PRÉCIS DE MICROBIE

ET DE

TECHNIQUE BACTÉRIOSCOPIQUE

BIBLIOTHÈQUE DE L'ÉTUDIANT EN PHARMACIE

Publiée sous la direction du D' Hugouneno

Professeur à la Faculté de Médecine et de Pharmacie de Lyon

PRÉCIS DE MICROBIE

ET DE

TECHNIQUE BACTÉRIOSCOPIQUE

PAR LES DOCTEURS

GABRIEL ROUX

Professeur agregé à la Faculté de Médecine
et de Pharmacie de Lyon.
Directeur honoraire
du Bureau municipal d'Hygiène.

A. ROCHAIX

Chef des Travaux d'Hygiène
à la Faculté de Médecine
et de Pharmacie de Lyon,
Pharmacien de 1re classe.

DEUXIÈME ÉDITION

avec 127 figures

PARIS

A. MALOINE, ÉDITEUR

25-27, RUE DE L'ÉCOLE-DE-MÉDECINE, 25-27

1911

PRÉFACE

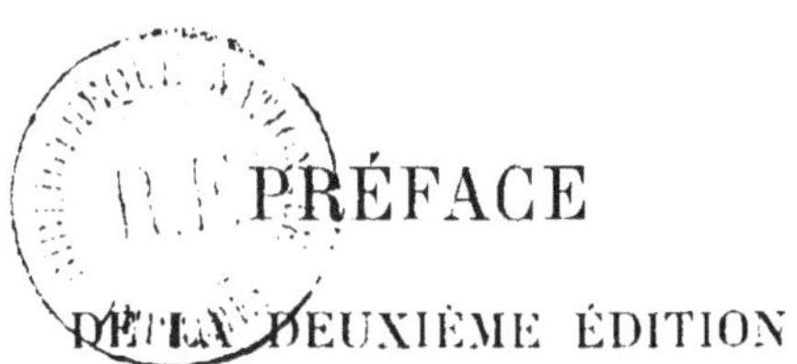

DE LA DEUXIÈME ÉDITION

Il y a douze ans que parut la première édition de
ce Précis.

Depuis cette époque, les progrès de la Bactériologie, de la Microbie physiologique surtout ont été
incessants ; ceux de la bactérioscopie proprement
dite sont moins importants et la technique telle que
nous l'avions décrite en 1898 a peu varié ; de nouvelles méthodes, cependant, de nouveaux procédés
ont apparu que nous avons fidèlement décrits et
fixés dans chacun des paragraphes où ils devaient
trouver place ; nous signalerons notamment ce qui
a trait à la diagnose différentielle du Bacille d'E-
berth et du Coli-bacille, comme aussi de la recherche, dans les matières fécales, des microbes pathogènes.

Les divers modes de défense de l'organisme humain et animal contre les agents de l'infection ou de
l'intoxication microbiennes ont été l'objet, dans ces
dernières années, de travaux importants et ont né-

cessité l'emploi d'une terminologie toute nouvelle presque totalement inconnue lors de la publication de la première édition de cet ouvrage ; nous leur avons consacré un paragraphe entier et avons cherché à rendre aussi compréhensibles que possible les notions de l'*antigène*, de l'*anticorps* et du *complément*. A la description déjà ancienne du *phénomène de Pfeiffer* sont venues s'ajouter des acquisitions nouvelles telles que la méthode de *déviation du complément* de Bordet et Gengou, l'*hémolyso-diagnostic* de Widal et le Sourd et la *séro-réaction* de Wassermann, comme aussi le rôle joué par les *opsonines* dans le mécanisme de l'immunité.

Quelques indications sur l'emploi de l'*ultramicroscope* ne pouvaient manquer de trouver place aussi dans cette nouvelle édition dont nous avons fait disparaître la monographie consacrée à l'agent microbien du clou de Biskra pour lui substituer l'étude d'un microorganisme récemment mis en évidence dans une affection voisine de la fièvre typhoïde et dénommée fièvre méditerranéenne ou de Malte : le *Micrococcus melitensis* qui tend à devenir de plus en plus fréquent dans notre pays.

Nous avons hésité quelque peu à introduire parmi nos monographies de microbes pathogènes celle qui a trait à l'agent animé de la syphilis : le *Spirochœte pallidum* de Schaudinn ou *Treponema pallidum* qui, nous ne l'ignorons pas, appartient au règne animal et doit être classé parmi les Infusoires non loin du genre *Trypanosoma* auquel est due la maladie du sommeil.

Après mûres réflexions nous avons pensé qu'en raison des procédés d'investigation utilisés jusqu'à ce jour dans l'étude de la syphilis et de la similitude de moyens employés par les Bactériologues et par ceux qui ont scruté la pathogénie de cette maladie, il était nécessaire de faire une exception en faveur de ce microorganisme et de celui de la fièvre récurrente qui en est très voisin ; on nous pardonnera, pensons-nous, cette infraction aux règles de la classification des êtres vivants en raison du but à atteindre.

L'auteur de la première édition de ce Précis s'est adjoint pour la réviser et mettre complètement au courant de la technique actuelle cette nouvelle édition un jeune savant depuis longtemps familier avec toutes les opérations du laboratoire et connu déjà du monde scientifique par des travaux de réelle valeur ; il est heureux d'associer ainsi son nom à celui de M. le docteur A. Rochaix, pharmacien de 1re classe, chef des travaux d'hygiène à la Faculté de médecine de Lyon.

GABRIEL ROUX.

Champeix, 1er janvier 1911.

CHAPITRE PREMIER

Généralités sur les Bactéries.

———

Leur place dans la nature. — Organisation. — Dimensions et formes. — Divers modes de reproduction. — Aérobiose et anaérobiose. — Principales fonctions. — Polymorphisme. — Essai de classification provisoire des bactéries.

Nous n'avons certes pas l'intention, dans un livre de la nature de celui-ci, de tenter, même en abrégé, une histoire morphologique et biologique des *Bactéries* ou *Microbes ;* mais nous ne pouvons cependant pas nous dispenser de fournir au lecteur quelques notions préalables élémentaires sur la nature, le mode d'organisation. les principales formes et la physiologie générale de ces petits êtres dont l'étude nous doit exclusivement préoccuper ici.

§ 1. — Place des Bactéries dans la nature.

Considérées pendant longtemps comme des animaux et classées. depuis la découverte du Hollandais Leuwenhoeck (24 avril 1676), parmi les *Infusoires* auxquels,

G. Roux et A. Rochaix.   1

vants microscopiques et... personne n'y trouvera à redire ! »

La boutade fut bien accueillie et le mot fit fortune ; il la fit d'autant mieux que les botanistes eux-mêmes n'étaient pas d'accord sur la place à assigner, parmi les cryptogames cellulaires, aux microorganismes en question, les uns voulant qu'ils soient des champignons et les dénommant, en raison d'un de leurs modes de reproduction (scissiparité ou bi-partition) dont nous aurons à parler bientôt, *Schizomycètes* (de σχίσμα, scission, et μυχης, champignon) et les autres qui les considéraient comme des algues, ne voulant admettre que le terme de *Schizophytes* ou de *Schizophycées* (de σχισμα, scission, et φύκος, algue).

En créant, et en proposant le mot *Microbes*, SÉDILLOT n'a certes pas voulu étouffer une discussion doctrinale ou marquer un dédain quelconque pour des préoccupations purement spéculatives ; il a seulement cherché à fournir à chacun et à tous un terrain neutre d'entente, grâce à une expression simple, facilement intelligible et ne donnant prétexte, par elle-même, à aucune controverse. Il a, croyons-nous, largement réussi. Ceci n'a du reste pas empêché, depuis cette époque, l'histoire naturelle des Microbes de progresser et les convictions de s'affermir. Aussi, pour l'immense majorité des naturalistes et des médecins, non seulement les microbes sont considérés aujourd'hui comme appartenant de façon incontestable au règne végétal, mais encore sont placés, comme le propose VAN TIEGHEM, dans la classe des *Algues*, dans l'ordre des *Cyanophycées* et dans la famille des *Bactériacées* (à spores endogènes), bien que, chez nombre d'espèces, les endospores soient encore inconnues.

Il serait assurément très intéressant de passer en

revue les principales raisons qui ont été invoquées pour justifier ce mode de classification et le défendre contre les arguments que font valoir à l'appui de leur thèse ceux, parmi les naturalistes, qui considèrent toujours les microbes non comme des algues, mais comme des champignons ; mais ceci nous entraînerait trop loin et hors du sujet que nous devons strictement traiter.

§ 2. — Organisation générale et dimensions moyennes des Bactéries.

Les Bactéries donc, ou microbes, sont des algues unicellulaires de l'ordre des Cyanophycées (algues bleues) à chlorophylle dissoute dans le protoplasma ou sans chlorophylle, dont la particularité biologique la plus saillante consiste précisément dans l'absence de véritable chlorophylle (matière verte des cellules végétales qui a la propriété de décomposer directement l'acide carbonique de l'air et d'en fixer le carbone), absence qui sert de principal argument aux botanistes qui veulent classer ces petits êtres parmi les champignons.

Les cellules microbiennes sont de deux sortes : les unes, purement végétatives, représentent un *thalle* (de θαλλος, jeune pousse), lequel, chez les cryptogames, peut être regardé comme analogue à la tige et aux feuilles des phanérogames et qui, suivant que ses cellules se séparent très hâtivement les unes des autres ou restent unies entre elles de façon variée, est *mono* ou *pluri-cellulaire*. Quant aux autres (corpuscules-germes de PASTEUR), à résistance beaucoup plus grande vis-à-vis les causes de destruction, servant concurremment avec les cellules à assurer la propagation de l'espèce, analogues quelque peu aux graines des plantes supérieures, elles sont universellement dénommées *spores* (exogènes ou endogènes).

Cellules bactériennes végétatives (Thalle). — Ce sont celles que le bactériologue a le plus d'occasions de rencontrer au cours de ses investigations et d'examiner au microscope, soit dans les produits naturels ou pathologiques, soit dans les cultures qu'il a artificiellement provoquées.

Elles sont toujours extrêmement petites, leurs dimensions varient en moyenne entre 0 µ 2 et 2 ou 3 µ (la lettre grecque µ (mu) représente l'unité de mesure adoptée par les micrographes, soit le millième de millimètre ou (*micra*). Très exceptionnellement certaines cellules, en forme de bâtonnets allongés (Bacilles, Leptothrix), peuvent atteindre une longueur de 8 à 10 µ et plus encore ; mais la grandeur ordinaire, normale, oscille entre 0 µ 5 et 2 µ 5 comme longueur et environ un tiers en moins comme largeur.

Afin de permettre au lecteur de se rendre approximativement compte des dimensions moyennes des Bactéries, nous avons, dans la figure 1, représenté côte à côte un globule rouge (7 µ de diamètre), un globule blanc (8-11 µ de diamètre) du sang de l'homme et quelques types de microbes, les proportions étant à peu près conservées entre leurs grandeurs respectives (fig. 1).

Chaque cellule est essentiellement constituée par un *protoplasma* hyalin, à réactions colorantes spéciales, dans lequel la substance *nucléaire* se trouve uniformément répartie et intimement mélangée avec lui. Les recherches de Ficker ont montré que la plupart des corps que l'on a voulu identifier avec des noyaux, en se basant sur leurs caractères morphologiques et leurs réactions colorantes, n'étaient en réalité que des amas de matériaux de réserve.

Mais on rencontre chez certaines bactéries de petites granulations très réfringentes, possédant une grande affinité pour les couleurs basiques d'aniline, auxquelles on a donné le nom de *granulations métachromatiques* ou de *corpuscules de Babes-Ernst*. On a cru d'abord que ces granulations n'étaient qu'un premier stade de la sporulation ; on a voulu leur faire jouer le rôle de noyaux. Il est très vraisemblable que ces granulations

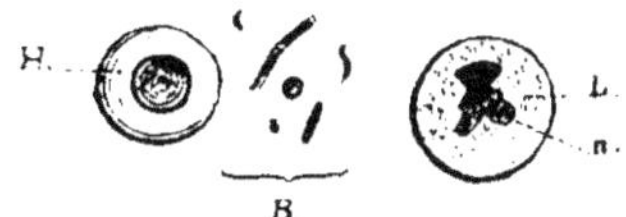

Fig. 1. — Dimensions comparées (diamètre) de quelques bactéries et des globules du sang de l'homme (afin de donner au lecteur une idée approximative de l'exiguïté des cellules microbiennes). — *H*. globule rouge ou hématie (7 µ D.) : *L*. globule blanc ou leucocyte (8-11 µ D.) ; *n* son noyau bosselé ; B, divers types de bactéries (ayant de 0,5 µ à 5 µ de diamètre ou de longueur).

ne sont que des amas de matériaux de réserve, ainsi que l'ont mis en évidence les recherches de Ficker ; Ernst et Ottolnighi. Nous signalons cependant l'opinion de Behring pour qui les corpuscules métachromatiques seraient les éléments d'où dérivent les toxines ou ferments.

En outre des corpuscules métachromatiques, les cellules bactériennes renferment souvent des *granulations* de nature variée. Celles-ci ne sont pas un produit de désintégration puisqu'elles peuvent être observées dans les éléments jeunes. Certaines sont constituées par de la graisse, d'autres enfin sont de nature albuminoïde et sont colorables par le bleu de méthylène.

Parfois enfin, la substance protoplasmique se creuse çà et là de *vacuoles* que l'on reconnaît facilement à leur défaut de coloration par les couleurs d'aniline. Pour certains auteurs, les vacuoles ne seraient que des accidents de plasmolyse ; pour d'autres, Migula en particulier, ce seraient des formations normales, analogues aux vacuoles des cellules végétales.

Une mince *membrane d'enveloppe* formée de deux couches, l'une externe, l'autre interne, maintient et déli-

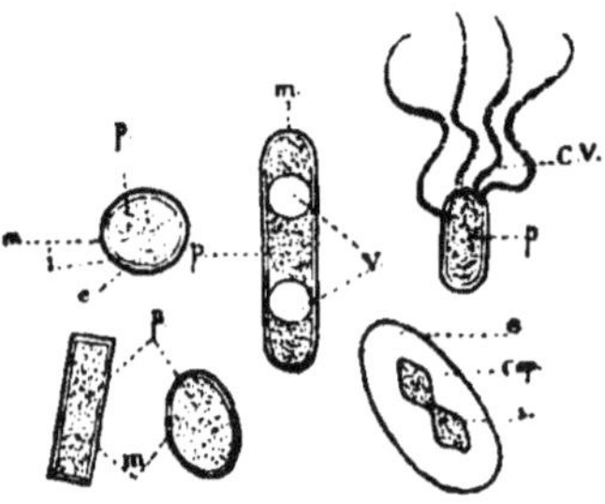

Fig. 2. — Schéma de l'organisation générale de la cellule bactérienne. — *m*, membrane d'enveloppe avec ces deux couches : interne (i) et externe (e) ; *p*, protoplasma ; V, vacuoles protoplasmiques ; *C. V.* Cils vibratiles ; *Cap.*, Capsule formée par la gélification de la couche externe (e) de la membrane d'enveloppe.

mite chaque masse protoplasmique ; tantôt, mais assez rarement, elle a la composition d'un hydrate de carbone se rapprochant de la cellulose des végétaux supérieurs et possède alors une consistance gélatineuse ; tantôt, ce qui est le cas le plus fréquent, elle est de nature albuminoïde, ressemble à du protoplasma condensé et a reçu de Nencki le nom de *myco-protéine* (fig. 2).

Pendant longtemps on n'a connu de la structure de la cellule bactérienne que ce que nous venons d'en exposer sommairement ; mais, depuis, les progrès vraiment surprenants dus au perfectionnement des instruments d'optique, d'une part, à celui des procédés techniques de coloration de l'autre, comme aussi à l'habileté des bactériologues et à l'usage qu'ils ont su faire de la micro-photographie, ont provoqué et réalisé d'autres découvertes concernant la morphologie de ces petits êtres, lesquelles sont d'un extrême intérêt et d'une importance majeure, aussi bien pour le bactériologue naturaliste que pour le praticien (médecin et pharmacien). C'est ainsi qu'on a pu, grâce surtout aux travaux de Koch et de Loeffler, déterminer une des causes de la mobilité de certains microbes et rendre visibles ce qu'on pourrait appeler les organes de cette fonction. Ces organes ne sont autres que des *cils*, analogues aux cils vibratiles de quelques cellules de l'organisme humain ou animal (cellules épithéliales à cils vibratiles) ou aux *flagella* si fréquents chez les Infusoires.

Ces cils, plus ou moins larges, plus ou moins flexueux ou contournés, en nombre variable suivant les espèces microbiennes, prolongent en dehors la surface de la cellule et sont doués de très actifs mouvements, grâce auxquels le microbe lui-même se déplace au sein du liquide dans lequel on l'examine avec une vitesse parfois prodigieuse. Ils constituent très probablement une expansion filiforme du protoplasme et non, comme on l'avait cru tout d'abord, un simple étirement de la couche gélatineuse externe de la membrane d'enveloppe.

Messea a proposé de réunir, sous le nom général de *Trichobactéries*, les microbes qui possèdent des cils et de les répartir, suivant le nombre, la position, la forme, etc., de ces appendices, dans la série de groupes ci-après :

Monotriches. — 1 seul cil à l'un des pôles (ex. : *Micrococcus agilis : Bacillus pyocyaneus*).
Lophotriches. — 1 touffe de cils à l'un des pôles (ex. : *B. cyanogenus*).

1.

Amphitriches. — 1 cil à chaque pôle (ex. : *Spirillum volutans*).

Péritriches. — Cils nombreux sur toute la surface (ex. : *Proteus vulgaris ; B. coli*).

La recherche des cils étant, sinon indispensable, du moins très utile pour la diagnose de certaines espèces, nous avons cru nécessaire d'entrer, à leur sujet, dans quelques développements qui seront complétés plus tard, lorsque l'occasion s'en présentera, par la description des procédés techniques de coloration, assez délicats, qu'exige leur mise en évidence.

Indépendamment de ces trois parties normalement constituantes, sinon toujours essentielles, de la cellule bactérienne (protoplasma, membrane d'enveloppe, cils), il en existe accidentellement encore une quatrième qui peut et doit être d'autant moins passée sous silence qu'elle sert bien souvent à caractériser certaines espèces particulièrement intéressantes pour le pathologiste, et à les faire rapidement reconnaître au simple examen microscopique.

Nous faisons allusion à ce qu'on nomme la *capsule* [V. fig. 2] entourant parfois, comme d'un *halo* plus ou moins étendu, un ou plusieurs éléments microbiens et qui n'est autre que le résultat de la *gélification* (transformation gélatineuse) des couches les plus externes de la membrane d'enveloppe. Parfaitement nette et pour ainsi dire individualisée, quand elle peut s'étaler régulièrement tout autour d'une cellule isolée ou d'un petit nombre de cellules placées bout à bout dont elle épouse alors les formes et les contours (ex. : Pneumocoque et Pneumobacille), la capsule change complètement d'aspect et perd jusqu'à la signification de son nom, lorsqu'elle se développe entre des éléments assez nombreux disposés sur plusieurs plans et tassés les uns contre les autres : elle constitue alors une sorte de gangue gélatineuse qui réunit et sépare en même temps ces éléments et en fait ce qu'on nomme une *zooglée*.

De nature tantôt cellulosique et tantôt albuminoïde (myco-protéine), comme la membrane d'enveloppe dont elle est issue, la capsule a des réactions colorantes toutes spéciales que nous apprendrons à connaître à l'occasion de certaines espèces intéressantes et elle présente cette curieuse propriété d'apparaître ou de disparaître, chez la même espèce bactérienne, suivant les milieux naturels et artificiels dans lesquels on force à se développer les microbes normalement encapsulés (ex. : Pneumocoque).

§ 3. — Formes principales et types morphologiques fondamentaux. — Les divers modes d'agrégation des cellules bactériennes. — Scissiparité ou Bipartition.

Si la structure intime de la cellule microbienne (les cils et la capsule mis à part) est sensiblement la même pour toutes les espèces de bactéries, il n'en est plus ainsi en ce qui concerne la forme, laquelle est variable, mais dans d'assez étroites limites ; aussi pouvons-nous rapporter à trois types primordiaux, fondamentaux, tous les aspects qu'il nous sera donné de rencontrer.

. Ce sont : 1° le type *sphérique* ; 2° le type *cylindrique droit* ; 3° le type *cylindrique courbe* (fig. 3).

Nous allons successivement et très rapidement les passer en revue.

1° *Type sphérique.* — La cellule, ici, représente une sphère plus ou moins parfaite dont tous les diamètres sont tantôt égaux entre eux et tantôt quelque peu irréguliers, sans que toutefois une des dimensions (longueur) l'emporte jamais beaucoup sur une autre (épaisseur).

Pour nous bien faire comprendre et afin de mieux fixer dans l'esprit du lecteur les faits ci-dessous exposés, nous emprunterons à quelques fruits communs, connus de tous, des termes faciles et simples de comparaison.

La cellule bactérienne du type sphérique, prise et con-

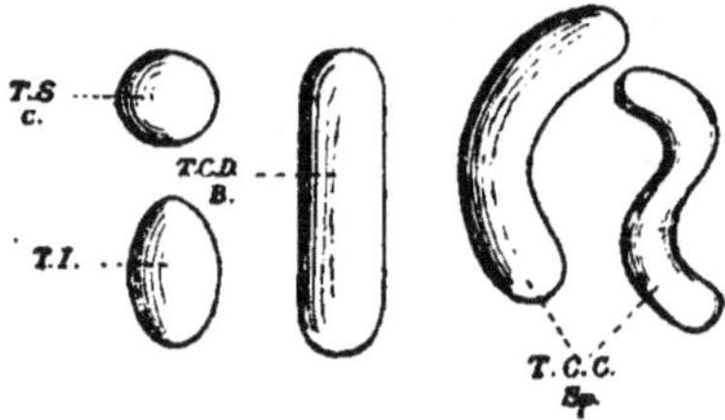

Fig. 3. — Schéma des trois formes bactériennes fondamentales. *T. S.* Type sphérique (*coccus*) ; *T. C. D.* Type cylindrique droit (*bacillus*) ; *T. I.* Type intermédiaire entre les deux précédents (coccus lancéolé ou *bacterium*); *T. C. C.* Type cylindrique courbe (bacille-virgule, *spirillum*).

sidérée isolément, qu'on est convenu d'appeler alors *coccus* ou coque, *micrococcus* ou microcoque, ressemblera, suivant les cas, à une orange (sphère à peu près parfaite), ou à une olive, une noix, une noisette, etc. (ovoïde plus ou moins allongé) et l'on comprend, que, pour peu qu'un des diamètres continue à l'emporter sur les autres, un moment viendra où il sera assez difficile de discerner un coccus très allongé d'avec un cylindre (*bacterium*) très raccourci.

A chaque instant, on le verra, nous nous trouverons en face de difficultés de cette nature et dès maintenant nous pouvons nous rendre compte des raisons qui font que tel auteur appelle *microcoque* une espèce bien nettement déterminée à laquelle tel autre donne cependant le nom de *bacille* (ex : *micrococcus* ou *bacillus prodigiosus*).

Mais ce sont là difficultés de peu d'importance, au sujet desquelles il suffit d'être renseigné dès le début.

Si, dans chacun des principaux types morphologiques ci-dessus indiqués, les cellules bactériennes étaient toujours libres, isolées les unes des autres, la nomenclature qui sert à désigner et à caractériser leurs divers aspects serait des plus sommaires et extrêmement simple ; mais ce n'est pas ainsi que les choses se passent et avant de poursuivre l'étude de nos différents types, il est indispensable que nous consignions ici l'histoire d'un des modes (le plus fréquent à coup sûr, sinon le plus important de reproduction et de propagation des bactéries, faute de quoi resteraient inexplicables ou peu compréhensibles les agencements divers des cellules les unes par rapport aux autres, comme aussi les termes techniques qui servent à les désigner.

Nous voulons parler de ce phénomène, plus généralisé qu'on ne croit dans la nature, que les biologistes nomment indifféremment *scissiparité* ou *bipartition*, phénomène grâce auquel, même avant l'apparition des spores, les bactéries sont capables de se reproduire et de se multiplier avec, comme nous le verrons, une rapidité vraiment incroyable.

Voici en quoi il consiste : une cellule microbienne, considérée isolément, arrivée au terme de sa croissance normale, donne naissance, en son équateur, s'il s'agit du type sphérique, en son milieu, pour les types cylindriques, à une sorte d'épaississement annulaire qui prenant son origine à la périphérie, au contact de la membrane d'enveloppe, progresse de l'extérieur à l'intérieur, étrangle le protoplasme et finalement le divise en deux masses distinctes, séparées l'une de l'autre par une mince cloison. Celle-ci s'épaissit peu à peu puis se dédouble et bientôt la cellule mère a donné naissance à deux cellules filles dont chacune, au reste. est une émanation directe de la productrice initiale (fig. 4). Ce processus de dédoublement s'opère sans qu'on ait pu, jusqu'à présent du moins, observer dans l'intimité même du protoplasma des phénomènes analogues à ceux qui carac-

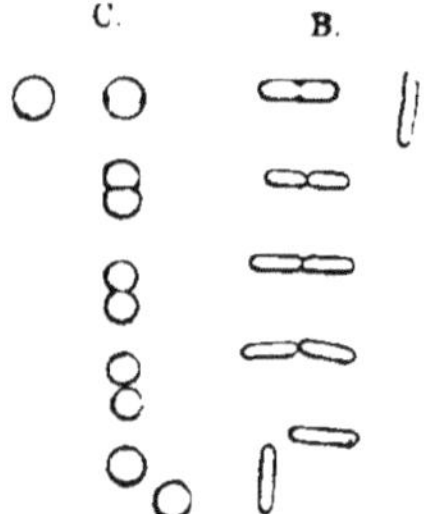

FIG. 4. — Schéma du processus de la scissiparité ou bipartition chez un microcoque (C) et chez un bacille (B).

térisent la division indirecte des cellules des organismes supérieurs, ou phénomènes *karyokinétiques*. Chacun des nouveaux éléments microbiens croît à son tour, devient adulte et se divise bientôt d'identique façon, de sorte qu'il suffit de semer dans un milieu nutritif approprié, à une température convenable (*eugénétique*), une cellule bactérienne unique pour pouvoir bientôt constater, même sans l'aide du microscope, par la seule apparition du trouble plus ou moins intense du liquide de culture, la formation d'innombrables générations issues en quelques heures de l'unique élément vivant ensemencé.

Nous ne saurions mieux faire, pour donner au lecteur

une idée de l'intensité vraiment merveilleuse de la pullulation microbienne par la seule mise en activité du processus scissipariteur, que de reproduire ici un tableau dressé par Davaine, basé sur de très sérieuses observations et se rapportant à une des bactéries les mieux connues et les plus souvent étudiées.

Si nous supposons, avec Davaine, qu'un individu unique (un seul bâtonnet) de *Bacillus anthracis* (bactéridie charbonneuse a été introduit dans le système circulatoire d'un homme de taille et de poids moyens, nous constaterons la marche de la pullulation bactérienne et la multiplication, vraiment fantastique, au bout de quelques heures, qui sont résumées dans le tableau suivant :

1 bactéridie charbonneuse est introduite dans le sang.
Après 2 heures, il y a   2 bactéries;
   — 4 —   —   4   —
   — 6 —   —   8   —
   — 24 —   —   4.096 —
   — 48 —   —   16.777.216   —   , soit 1 bactéridie pour 3.500 globules rouges du sang :
   — 60 —   —   1 milliard, soit 1 bactéridie pour 60 globubes rouges du sang;
   — 72 —   —   71 milliards, soit plus d'une bactéridie pour un globule (on estime à 60 milliards le nombre des globules rouges) ;
   — 74 —   —   142 milliards.

N'avions-nous pas raison de traiter de fantastique et d'incroyable un tel mode de reproduction, dont il n'existe, même chez les espèces animales ou végétales inférieures les plus prolifiques, aucun exemple qui s'en puisse approcher?

Nous n'aurons donc pas lieu d'être étonnés lorsque, plus tard, nous enregistrerons la rapidité de fertilisation de nos substrata nutritifs ou la foudroyante pullulation de quelques espèces pathogènes dans l'organisme humain.

Et cependant, ainsi que nous le verrons bientôt, les bactéries ont à leur disposition un autre mode de reproduction, sinon plus hâtif, du moins plus sûr et soumis en tout cas à moins d'aléas naturels ou provoqués.

Mais, nous ne voulons, pour l'instant, utiliser la notion que nous venons d'acquérir qu'en vue de rendre plus facilement intelligibles les modes variés d'association, d'agrégation des cellules micrococciennes entre elles.

Plusieurs cas peuvent se présenter :

a) Aussitôt la scissiparité opérée, il y a vraiment bipartition, suivant l'acception stricte de ce dernier terme, c'est-à-dire que les deux cellules issues de la cellule mère se séparent immédiatement l'une de l'autre et vivent isolément, individuellement, constituant ainsi chacune un être autonome, un thalle spécial. Que cette dislocation hâtive se produise normalement, chaque fois que sera mise en œuvre la scissiparité, et nous aurons constamment des thalles unicellulaires, des microcoques solitaires, des *monocoques,* comme il serait assez logique et naturel de les appeler. Cette dernière expression n'ayant, nous ne savons pour quel motif, été adoptée par personne, les cellules microbiennes du type sphérique, dont l'allure habituelle est d'être isolées, portent plus spécialement les noms de *Coccus,* au pluriel *Cocci* ou de *Micrococcus. Micrococci.*

b) Assez fréquemment l'élément coccus primitif s'étant divisé en deux, les deux grains restent réunis entre eux

de très solide façon et le processus de bipartition continue à s'opérer, de telle sorte que ce sont presque toujours, dans certaines espèces déterminées (exemples :
pneumocoque de TALAMON et FRÆNKEL, diplocoque de la
grippe, etc.), des sphères accouplées qui se présentent à
l'œil de l'observateur. Les bactériologues nomment ces

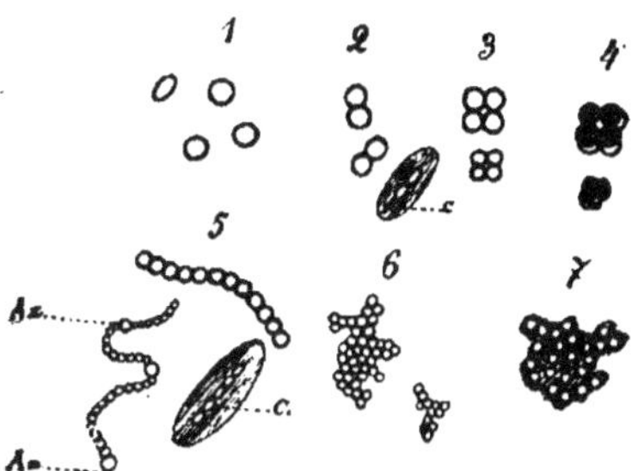

FIG. 5. — Divers modes d'agrégation des cellules micrococciennes. —1. Microcoques isolés ou monocoques. — 2. Diplocoques,
c., diplocoques lancéolés encapsulés. — 3. Tétrades ou tétracoques. — 4. Sarcines. — 5. Streptocoques, c, str. encapsules;
Ar. pseudo-arthrospores. — 6. Staphylocoques ou essaims. —
7. Zooglées .

formes en haltères : *diplococcus, diplococci, diplocoques* (fig. 5).

c) Supposons maintenant une bipartition s'exerçant,
non plus dans un seul sens, mais dans deux, et une
cellule microbienne se dédoublant, d'une part, de façon
à produire un diplocoque, puis chacun des deux nouveaux éléments ainsi produits se séparant à son tour
dans le sens latéral, nous obtiendrons alors deux diplocoques accolés ou une *tétrade* (amas rectangulaire carré
de 4 cocci). Nous devrions logiquement appeler une
semblable association *Tetracoccus*; on se contente de la
désigner, suivant les auteurs ou les pays, sous les noms

de : *Tétrade, Tétragène, Mérismopœdia*. Ce qui nous prouve, en passant, qu'une terminologie homogène, naturelle et internationale, serait des plus désirables et des plus utiles dans une science aussi hérissée de termes techniques et de synonymes multipliés et parfois bizarres qu'est la Microbie.

d) Si le diplocoque qui vient d'être considéré comme pouvant être le point de départ de la formation d'une tétrade, au lieu de se dédoubler latéralement, continue le processus de la bipartition dans le sens linéaire, nous ne tarderons pas à avoir quatre cocci ajoutés bout à bout, comme les grains d'un chapelet, puis 8, 16, 32, etc., donnant alors naissance à une chaînette plus ou moins longue et flexueuse. C'est là ce que les anciens appelaient *Torula* (du latin *torus*, renflé de distance en distance) et ce que les bactériologues modernes nomment : *Streptococcus* (de στρεπτός, tortillé, tordu), *Streptococci* : Streptocoques, ou encore dans un langage plus familier, microcoques en chaînettes.

e) Jusqu'à présent, la division cellulaire ne s'est exercée que dans un seul plan, quel que soit le sens dans lequel elle a été plus spécialement dirigée ; mais, il peut advenir que la bipartition apparaisse en n'importe quel point de la sphère initiale et, qu'au lieu d'une assise unique de cellules, nous obtenions, en fin de compte, un amas plus ou moins épais et plus ou moins irrégulier. Si la scissiparité semble suivre comme une règle géométrique et donne naissance à des amas assez régulièrement cubiques, nous avons ce qui est décrit dans tous les ouvrages sous le nom de *Sarcina, Sarcine* dont l'origine étymologique σαρξ, chair, ne signifie pas grand' chose et qui est encore un de ces nombreux exemples de transposition d'un nom générique à un groupe d'ordre supérieur ou même, comme ici, à un mode spécial d'agencement cellulaire, une cause fâcheuse de confusion, par conséquent.

Si, au lieu d'être régulier et géométrique, l'amas est disposé comme au hasard, les cellules étant superposées les unes aux autres sans aucun ordre et en nombre variable, ou bien celles-ci se trouvent toutes directement accolées, sans interposition d'une gangue ou d'un ciment quelconques, et nous avons alors affaire à des *Staphylocoques, Staphylococcus, Staphylococci* (de σταφύλιον, petite grappe de raisin), appelés parfois encore par certains auteurs *essaims*, ou bien leur ensemble, grâce à l'existence d'une gangue gélatineuse interposée, présente quelque analogie avec le frai de grenouilles et porte plus spécialement le nom de *zooglée*.

Tels sont les principaux modes d'agencement cellulaire concernant le groupe des Microcoques, mais qui, nous allons le voir, sont exactement les mêmes pour les autres types microbiens. Aussi les détails dans lesquels nous venons d'entrer nous permettront-ils d'être très brefs en ce qui concerne ces derniers.

2° *Type cylindrique droit.* — Il y a, nous l'avons vu, des passages et comme des intermédiaires entre le type sphérique et celui-ci qui est essentiellement représenté par un cylindre, tantôt surbaissé et tantôt au contraire plus ou moins allongé, tantôt terminé à ses deux extrémités par une calotte hémisphérique et tantôt coupé carrément ou paraissant tel sur la coupe optique que donne l'examen microscopique. Car, il importe de le noter dès maintenant, lorsque le bactériologue examine au microscope une bactérie quelconque, il ne la voit pas, étant données ses infiniment petites dimensions, avec sa forme réelle, mais suivant un plan passant par l'équateur des microcoques et le grand axe des bâtonnets, de sorte qu'en réalité, au lieu de sphères et de cylindres, ce sont des cercles et des parallélipipèdes qu'il croit avoir sous les yeux. Il n'est pas inutile d'appeler dès maintenant sur ce point l'attention des commençants.

C'est donc sous l'aspect de bâtonnets que se présenteront à nous les microbes du type cylindrique droit. Lorsque ces bâtonnets seront très courts, deux ou trois

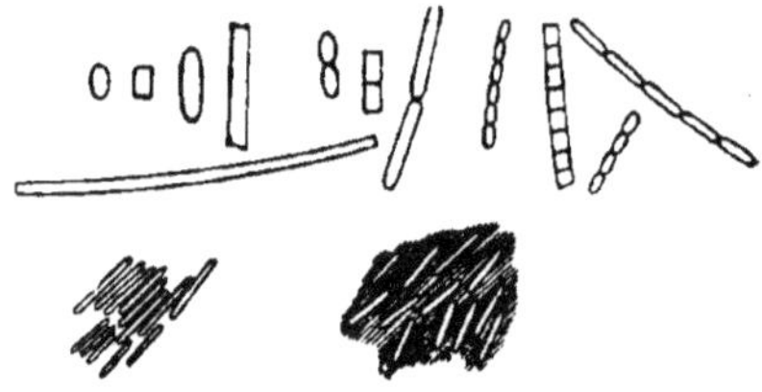

Fig. 6. — Principales formes et divers modes d'agrégation des cellules du type cylindrique droi (bacterium et bacillus). Comparer à la figure 5.

fois à peine plus longs que larges, que leurs extrémités soient convexes ou qu'elles soient planes, nous serons en face de ce qu'on est convenu d'appeler *Bacterium*, bactérie (de βακτήριον, bâtonnet), tandis que si la longueur du cylindre excède de beaucoup la largeur, c'est à un *Bacillus* (petit bâton), à un *Bacille* que nous avons affaire. Si la cellule bacillaire, tout en restant unique, s'étire encore davantage de façon à représenter un véritable fil, nous avons alors le *filament*, nommé parfois *Leptothrix* (de λεπτός, mince et θρίξ, gen. τριχός, cheveu) (fig. 6). Les différents termes ci-dessus, indépendamment de leur signification générale, s'appliquent plus spécialement aux cellules qui restent isolées ; mais, lorsqu'elles se groupent suivant les modes variés déjà décrits, on dit : *diplo-bactérie*, *strepto-bactérie*, *diplobacille*, *strepto-bacille* et on devrait pouvoir dire aussi *staphylo-bactérie* ou *staphylo-bacille*. Mais, dans ce dernier cas, l'usage est d'employer les expressions de *zooglée* (bactérienne ou bacillaire) ou *d'essaim*, ou encore, parce que c'est souvent à la surface des liquides de culture qu'apparaissent ces sortes d'agrégations ; *mycoderme* ou *voile*.

Il est enfin des cas dans lesquels divers bâtonnets se juxtaposent par une de leurs extrémités seulement, de façon à simuler une véritable ramification, alors qu'il n'y a, en réalité, que simple soudure des éléments par une substance gélatineuse ou cornée ; c'est à ces apparences de fausse dichotomie qu'on donne les noms de *Cladothrix* ou *Crenothrix*, qui sont devenus des appellations génériques.

Quoi qu'il en soit des nombreuses variétés d'aspect, ci-dessus énumérées, le second type microbien est essentiellement représenté par les formes *bactérienne* et *bacillaire*.

3° *Type cylindrique courbe*. — Qu'après avoir modelé avec de la cire ou de la terre glaise un cylindre à extrémités arrondies, on recourbe celui-ci de façon à lui faire représenter un arc de cercle, un segment d'ellipse ou deux arcs inversement situés, on obtiendra l'image exacte de ce que sont les bactéries du troisième type, lesquelles, suivant le degré et le nombre de leurs courbures, ressembleront à une virgule, une cédille, un accent grave, aigu ou circonflexe, une S majuscule, un ω grec, etc. Dans le cas le plus simple, on a ce qu'on nomme, depuis la découverte par Koch du microbe cholérigène, un *bacille-virgule*. Si les courbes sont multiples, produisant une série d'ondulations, on obtient un *Spirillum* ou ce qu'on appelle encore avec les anciens micrographes, un *Vibrion* (du latin *vibrare*).Ce sont là, en un mot, les formes *spirillaires* qui méritent bien davantage encore leur nom, lorsque plusieurs éléments sont unis bout à bout, en plus ou moins longues chaînettes. Comme dans ce dernier cas, en effet, les courbures sont alternativement inverses,on observe alors de très élégantes et parfois assez longues spires qui se meuvent en serpentant ou en ondulant au sein des liquides,

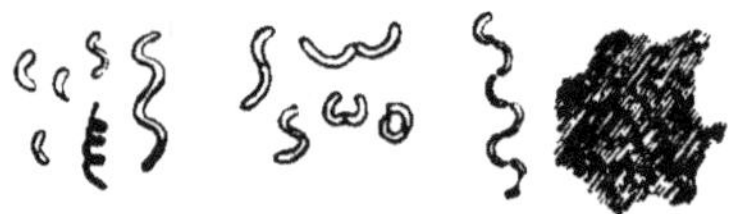

Fig. 7. — Principaux aspects et modes d'agrégation des cellules du type cylindrique courbe ou spirillaire.

dans lesquels on les examine, et représentent de véritables *strepto-spirilles*, de même que, réunis en amas irréguliers et de volume variable, ils mériteraient le nom de *staphylo-spirilles* ; mais ici, comme pour les bacilles, l'usage veut qu'on dise simplement *essaims* ou *zooglées spirillaires* (fig. 7).

§ 4. — Modes de reproduction des Bactéries. Sporulation.

Ils sont, nous l'avons vu, de deux sortes : l'un purement végétatif que nous connaissons déjà, la *scissiparité* ou *bipartition* et l'autre vraiment spécial, rudiment d'une sexualité indécise, qui est la *sporulation* ou formation de *spores*.

Celles-ci, PASTEUR les a connues et il les a décrites sous le nom de *corpuscules-germes* ; elles sont quelque peu analogues morphologiquement aux spores des cryptogames supérieurs et, en raison de leur résistance exceptionnelle vis-à-vis les agents de destruction, elles sont dénommées encore par quelques bactériologues *formes durables* des bactéries, ce qui signifie qu'elles ont pour but et pour rôle de perpétuer l'espèce, grâce à leur endurance particulière.

On décrit théoriquement, chez les microbes, deux espèces de *spores*, les unes *exogènes* ou *arthrospores* et les autres *endogènes* ou *endospores* ou spores proprement dites ; en réalité, l'existence des premières, des arthrospores, reste encore hypothétique et n'est admise que par analogie avec ce qui a été constaté chez des algues du groupe des Cyanophycées, voisines des Bactéries, mais non identifiées avec elles (*Leuconostoc*), et aussi parce que certains faits du domaine de la Microbie médicale plaident en sa faveur.

Quelques bactériologues pensent, il est vrai, que, chez les streptocoques surtout, certains grains micrococciens, tranchant sur leurs congénères d'une même chaînette par des dimensions un peu plus grandes et par un excès de réfringence, doivent être considérés comme des arthrospores (V. fig. 5, *5. Ar.*) ; mais jusqu'à présent, ni les réactions colorantes qui caractérisent, comme nous le verrons, les spores endogènes, ni l'exagération de la résistance aux agents de destruction ne sont venues confirmer une semblable opinion, soutenue aussi par quelques-uns au sujet de la forme micrococcienne du bacille du pus bleu. Si vraiment les arthrospores ne méritent pas cette qualification et ne sont autre chose que des cellules végétatives, plus ou moins morphologiquement modifiées, il en résulte ceci qu'on ne connaît pas encore de formes durables chez les espèces qui appartiennent à notre premier type, c'est-à-dire les Microcoques ; car on n'a pu, que nous sachions, déceler sûrement, chez ces derniers, des spores endogènes.

Celles-ci, ou endospores, se rencontrent exclusivement, en effet, chez les Bacilles et les Spirilles, où elles ont été très bien étudiées et suivies dans toutes les phases de leur développement par de nombreux observateurs.

Elle apparaissent au sein du protoplasma de la cellule bactérienne, de préférence lorsque le milieu de culture

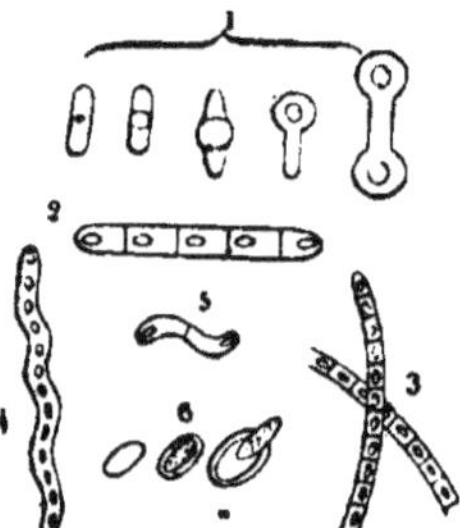

1. Schéma de la formation des spores en divers points de la cellule bactérienne. — 2. Spores de *B. subtilis*. — 3. Spores de *B. anthracis*. — 4-5. Spores chez des Spirilles. — 6. Germination d'une spore de *B. butyricus*.

Fig. 8. — Formation et germination des spores endogènes.

se trouve être, pour une raison ou pour une autre, relativement épuisé, privé de quelques-uns des aliments indispensables à la végétabilité des formes adultes ou, au contraire, encombré des produits de désassimilation ou de sécrétion du microbe lui-même (fig. 8).

On constate alors l'apparition, tantôt au centre, tantôt à une des extrémités, quelquefois, mais beaucoup plus rarement, simultanément en plusieurs points de la cellule, d'une petite tache arrondie ou ovale, grisâtre, très réfringente, qui s'accroît rapidement jusqu'à occuper le plus souvent toute l'épaisseur du cylindre bactérien.

Une fine membrane d'enveloppe limite et individualise la spore définitivement constituée et la sépare complètement du protoplasma végétatif qui persiste au-dessus et au-dessous d'elle et se charge, au moment de la sporulation, de granulations de nature spéciale constituées par des substances dites de réserve (glycogène, amyloïde, etc.).

Une assez grande variété d'aspect résulte de la forme, de la grosseur, de la position et du nombre des spores considérées, dans chacun des éléments microbiens qui leur a donné naissance ; nous ne pouvons qu'énumérer ici les principaux sans nous y arrêter davantage, l'occasion devant se présenter dans la suite de revenir sur ce sujet à propos de quelques espèces bactériennes intéressant le praticien.

Si la spore, placée en n'importe quel point du protoplasma, n'atteint ou n'excède pas l'épaisseur du bacille, la forme primitive de celui-ci ne sera en rien modifiée et c'est tout au plus si l'observateur pourra juger qu'il y a production de germes par la constatation au microscope, sans coloration préalable, de points brillants, beaucoup plus réfringents que le reste du protoplasma. polaires ou centraux. Mais au cas, qui n'est point rare, où la spore finit par acquérir un volume supérieur à celui du corps bacillaire en refoulant graduellement devant elle et en dehors la membrane d'enveloppe de ce dernier, l'aspect initial de l'élément microbien changera fatalement et se modifiera de telle ou telle façon, suivant la situation et le nombre des spores.

Y a-t-il, par exemple. un gros corpuscule unique à l'un des pôles d'un bacille, celui-ci prendra la forme d'un clou ou d'un têtard de batracien (*B. tetani ; B. megatherium*); deux spores volumineuses se développent-elles simultanément chacune à une des extrémités. on aura quelque chose d'analogue à ces haltères spéciaux, à boules séparées par une tige de fer, dont se servent les jongleurs et les acrobates (*B. disporus*) ; si c'est enfin dans le milieu même du bacille qu'a lieu le processus sporigène, nous obtiendrons une forme en navette ou fuseau que les anciens désignaient sous le nom de *Clostridium*.

Bien d'autres variétés peuvent apparaître ; mais ce sont là les principales, auxquelles il convient cependant d'en ajouter une autre : celle occasionnée par le développement spontané dans une même cellule bactérienne d'un très grand nombre de spores qui utilisent alors, pour leur formation, le protoplasma végétatif dans son entier et ressemblent, lorsqu'on les examine avec soin, surtout après coloration, à une série de grains de chapelet (*B. anthracis, B. sublilis*). Il n'est pas sans intérêt d'être instruit de cette particularité ; car on pourrait, l'ignorant, confondre très facilement un semblable bacille *mulli-sporulé* avec un streptocoque.

Pendant que se forment et s'accroissent les diverses spores endogènes, le protoplasma voisin subit lui-même toute une série de modifications internes de nature bio-nutritive dont l'étude serait certes très intéressante, mais est trop en dehors du caractère de ce livre.

Une fois mûres, les spores sont mises en liberté ; elles abandonnent la cellule végétative qui leur a donné naissance et se conservent un temps très long, résistant au froid et au chaud, à la sécheresse et à l'humidité, à l'action de la lumière solaire si funeste pour les bactéries adultes, parfois même à l'attaque fortuite ou voulue de puissants agents chimiques d'antisepsie, jusqu'à ce que, trouvant enfin un milieu favorable à leur germination, elles y éclosent par rupture de la couche externe (*exospore*) (fig. 8) de leur membrane d'enveloppe

et donnent issue à leur contenu protoplasmique limité
et protégé par la seconde assise de la membrane
endospore qui deviendra l'enveloppe du jeune bacille.
Celui-ci se constitue aussitôt à l'état végétatif et recommence un nouveau cycle, lequel sera peut-être à son tour
terminé par un processus sporigène.

Enfin, pour en terminer avec ce succinct exposé de la
morphologie des spores bactériennes, nous rappellerons
encore leur manière toute spéciale de se comporter vis-
à-vis les couleurs basiques d'aniline qui fait que leur
mise en évidence par les procédés de coloration est infiniment moins simple et moins facile que ne l'est celle
des cellules microbiennes végétatives. Nous ferons connaître les principales méthodes à utiliser au chapitre de
la technique générale.

§ 5. — Notions sommaires de physiologie microbienne.
Les principales fonctions des Bactéries.

Nous nous empressons d'intituler de la sorte ce
paragraphe, car, si, dès avant de l'écrire, nous n'avions
pris la très ferme résolution de ne fournir ici au lecteur,
sur ce point, que des notions essentiellement sommaires,
nous aurions couru le risque de nous laisser entraîner
par l'importance et l'extrême intérêt du sujet et de
lui consacrer un nombre par trop disproportionné de
pages.

C'est qu'en effet, à l'heure actuelle, les façons essentiellement variées dont végètent, s'alimentent, réagissent
vis-à-vis les milieux simples ou complexes, dans lesquels
elles vivent, les Bactéries, ne peuvent plus laisser indifférent qui que ce soit, pas plus l'homme du monde que
le savant. Il n'existe peut-être pas une seule branche de

la Science universelle qui n'ait à recueillir quelque notion utile de l'étude de la biologie microbienne.

Sans parler, ce qui serait banal, des grands progrès réalisés en ces dernières années, grâce à la Microbie, dans l'art de guérir, combien d'industriels, de commerçants, d'agriculteurs qui, à chaque instant, avec l'aide de cette science, trouvent et apportent des perfectionnements qu'on n'aurait même pas osé prévoir autrefois et obtiennent ainsi de grands bénéfices.

Si donc, par la connaissance des détails de la biologie bactérienne, on parvient à de si merveilleux résultats, c'est que ces détails sont innombrables, d'une importance majeure et doivent exiger, pour être sérieusement exposés, des développements autres que ceux qu'il nous est permis de leur consacrer dans ce petit volume.

Force nous est donc de pratiquer parmi eux un choix aussi serré que possible et de ne parler que des particularités les plus saillantes, les mieux connues et les plus indispensables surtout à la pratique professionnelle de ceux auxquels sont destinées ces lignes.

Tout ce qui manque, et ce sera forcément et malheureusement beaucoup, ils le trouveront dans les principaux ouvrages classiques de Microbie.

Respiration, aérobiose et anaérobiose. — Tous les êtres vivants, animaux ou végétaux, ne peuvent, cela est un axiome fondamental, subsister et pulluler qu'à la condition d'avoir à leur disposition et en quantité suffisante de l'oxygène à l'état libre (l'air atmosphérique, on le sait, est non pas une combinaison chimique mais un mélange d'oxygène, d'azote et d'acide carbonique) ; en sont-ils privés, même un temps relativement fort court, ils meurent asphyxiés.

Et non seulement chaque être vivant pris dans son ensemble, dans son intégrité organique, est esclave de cette condition *sine qua non* et doit respirer, mais encore, comme l'ont démontré les très précises expériences de PAUL BERT, les moindres parcelles de cet être, les plus infimes de ses éléments anatomiques, tant qu'ils sont doués de vie, sont forcés de respirer, d'absorber de l'oxygène jusque dans l'intimité des organes et des tissus. Les Bactéries ont été regardées pendant fort longtemps comme ne faisant pas exception à cette loi générale et il a fallu le génie de PASTEUR pour découvrir, proclamer et surtout faire admettre ce fait, au premier abord incroyable, en tout cas exceptionnel, que non seulement certains microbes n'ont point besoin, pour végéter et se reproduire, d'air ou d'oxygène libre, mais que cet air ou cet oxygène constituent, parfois à doses infinitésimales, un poison violent et sont cause de leur mort rapide. De là cette division, proposée par PASTEUR et adoptée par tous aujourd'hui, des microbes en deux grandes catégories : les *aérobies* qui empruntent directement l'oxygène dont ils ont besoin pour vivre et se développer à l'air atmosphérique, et les *anaérobies* qui, comme le fait la levure de bière quand elle est enfouie au sein du liquide fermentescible, décomposent, réduisent certains corps oxygénés et se procurent de la sorte l'oxygène indispensable.

Mais, de même que la levure de bière (*Saccharomyces*), à laquelle nous venons de faire allusion est capable de vivre tantôt en *aérobiose* (utilisant directement l'oxygène de l'air) lorsqu'elle est cultivée à la surface d'une mince couche de liquide et tantôt en *anaérobiose* (disloquant les molécules du sucre qu'elle fait fermenter et lui prenant son oxygène), quand on la maintient submergée sous une couche épaisse de moût,

2.

de même certains microbes peuvent indifféremment, suivant les cas, fonctionner tantôt comme aérobies et tantôt comme anaérobies. Ils constituent un troisième groupe : celui des *anaérobies facultatifs*, tandis que l'on réserve le nom d'*anaérobies vrais* ou *stricts* à ceux que des traces d'oxygène à l'état libre suffisent à immobiliser ou parfois même à tuer.

Nutrition. — Le fait à coup sûr le plus important de l'histoire de la nutrition des Bactéries est celui-ci : impossibilité pour l'immense majorité, si ce n'est pour la totalité des microbes d'opérer, comme cela existe pour les plantes vertes, la synthèse des hydrates de carbone en décomposant l'acide carbonique à la lumière, impossibilité qui tient elle-même à l'absence du pigment chlorophyllien et qui, sous ce rapport, solidarise au point de vue fonctionnel ces petits organismes plutôt avec les champignons qu'avec les algues.

Certains naturalistes ont bien prétendu avoir trouvé dans le protoplasma de quelques espèces bactériennes une substance très analogue à la chlorophylle ou un pigment rouge de nature spéciale virant au bleu ou au brun (*bactério-purpurine*) et possédant les mêmes propriétés biologiques que le pigment vert des végétaux supérieurs ou des algues ordinaires, mais ces faits sont encore fort obscurs, controuvés par plusieurs et, en tout cas, les phénomènes observés seraient très peu accusés.

Les bactéries ont donc absolument besoin, pour se nourrir, de trouver à leur disposition de véritables aliments tout préparés, lesquels doivent, comme pour tous les autres êtres dépourvus de chlorophylle, être constitués, indépendamment de l'oxygène dont il a déjà été question, par la triade suivante : substances azotées, hydrocarbonées. minérales. Les exceptions à cette règle générale sont des plus rares et une des plus remarquables nous est fournie par la manière de vivre des microbes de la nitrification ou *Nitro-Bactéries* de WINOGRADSKY qui, sans pigment assimilateur ni lumière, peuvent végéter et se reproduire dans un milieu exclusivement minéral (sulfate d'ammoniaque, phosphate de potasse, carbonate de chaux) au sein duquel ils forment des nitrites ou des nitrates, tandis qu'ils empruntent au carbonate le carbone indispensable à l'édification cellulaire. Nous pouvons citer encore, tout au moins comme exemple de bactéries à exigences alimentaires des plus minimes, nulles même pour ainsi dire, quelques espèces microbiennes aquatiles telles que : *Bacillus erythrosporus*, *Micrococcus aqualilis*, etc., qui, au dire de MEADE BOLTON et d'autres auteurs, pulluleraient normalement dans l'eau distillée.

Entre ces espèces qui, on le voit, se contentent vraiment de bien peu et celles qui, au contraire, ont, en ce qui concerne leur substratum nutritif, des exigences telles (Ex. : Bacille de la lèpre, Spirille de la fièvre récurrente) que, malgré les recherches les plus tenaces et les mieux dirigées, les bactériologues n'ont pû encore parvenir à constituer de toutes pièces un milieu de culture artificiel qui leur convint, nous trouvons tous les degrés possibles, tous les intermédiaires imaginables. Telles n'exigent que de l'eau légèrement salée et peptonée; telles autres demandent du bouillon de bœuf, de veau ou de poule, de la gélatine-peptone, de la gélose nutritive ordinaire ou une tranche de pomme de terre : telles encore, plus difficiles, ne végètent bien que sur du sérum de sang humain ou animal ou dans des milieux glycérinés (Bacille de la diphtérie; Bacille de la tuberculose de KOCH, etc.) ; telles enfin ne consentent à pousser que dans certaines humeurs de l'économie animale ou humaine, etc.

Mais ce que toutes les espèces microbiennes, sauf quelques rares exceptions, exigent impérieusement pour fournir une culture intensive et normale, c'est une réaction légèrement alcaline, ou tout au moins neutre, du substratum alimentaire, de quelque nature qu'il puisse être, et cela, à l'encontre d'autres petits organismes d'origine végétale qui abondent dans la nature, les moisissures, lesquels préfèrent l'acidité.

De tout ce qui vient d'être dit il résulte que, sauf en ce qui concerne la réaction des milieux alimentaires, il est presque impossible et en tout cas extrêmement difficile de présenter, à l'heure.actuelle, une histoire synthétique et générale de la nutrition bactérienne, chaque espèce se comportant en quelque sorte de façon individuelle.

Comme l'occasion se présentera à nous de revenir, à propos de la description des principales espèces pathogènes, sur quelques-unes des particularités les plus saillantes de leur nutrition, nous ne croyons pas devoir insister davantage sur ce point, pour le moment.

Produits de sécrétion et d'excrétion des cellules microbiennes. — Toute cellule vivante, qu'elle soit de nature animale ou végétale, qu'elle constitue à elle seule un être autonome ou qu'elle fasse partie d'une agglomération tissulaire, doit fatalement, par cela seul qu'elle est vivante et qu'elle se nourrit, pratiquer elle-même, sur les aliments qui lui ont été fournis, comme une sorte de sélection bio-chimique : elle prépare, absorbe, s'assimile — c'est l'expression consacrée — ce qui peut lui être directement utile et profitable et ne manque pas de rejeter en dehors de son protoplasma les éléments qui, lui étant inutiles et parfois même nocifs, constituent un véritable déchet organique, représentant primordial et essentiellement simple des matières usées dont se débarrassent les organismes supérieurs.

Les *excrétions* des cellules bactériennes sont donc le corollaire obligé, indispensable de leur propre nutrition ; mais, parmi ces excrétions, il importe de distinguer celles qui méritent vraiment ce nom, qui, étant, en tout petit, les analogues des fèces et de l'urine humaine ou animale. doivent, comme ces dernières. être rapidement entraînées et dénaturées, et celles, au contraire. que le protoplasma microbien semble vouloir produire en vue d'un but parfaitement déterminé et d'un rôle physiologique à remplir : ce sont alors des *sécrétions* plus ou moins comparables à celles des glandes salivaires, intestinales, mammaires, à venin, du foie, du pancréas, etc.. chez les animaux supérieurs.

Cette distinction entre *secreta* et *excreta* microbiens est certes très logique, théoriquement indiscutable et des plus compréhensibles ; mais pouvons-nous, en pratique. l'établir sur des faits précis et avons-nous le moyen de dresser, dès maintenant, la liste totale des produits qui appartiennent à l'une ou à l'autre catégorie ?

Nous n'hésitons pas à répondre par la négative, au moins pour certains d'entre eux, et nous ne croyons pas la partie physiologique de la Microbie assez avancée pour nous permettre autre chose. à l'heure actuelle. que des présomptions et des hypothèses plus ou moins plausibles.

En plaçant dans la catégorie des excreta des produits fixes comme la leucine, la tyrosine, le glycocolle et autres amidés ou des produits volatils acides tels que l'hydrogène, l'hydrogène sulfuré ou phosphoré, l'acide carbonique, quelques carbures d'hydrogène ou encore des

acides gras (acides butyrique, valérianique, etc.), des
mercaptans, le phénol, l'indol, le scatol, etc., que nous
savons être, en biologie générale, les principaux parmi
les éléments de déchet organique, le bactériologue ne
risquera guère de se tromper ; mais en sera-t-il de
même lorsque, à l'instar de quelques auteurs classiques,
il considérera comme appartenant au même groupe les
diastases toxiques, albumoses ou toxalbumines, et les
corps alcaloïdiques, ou ptomaïnes, qui jouent, les premières surtout, un si grand rôle en Microbie infectieuse ?

Il nous paraît bien difficile de donner une raison plausible d'un tel classement, lorsque d'autres diastases ou
produits peptonés sont regardés comme de légitimes
secreta, uniquement pour ce fait qu'ils ne sont que peu
ou pas toxiques pour l'homme ou les animaux supérieurs.

Ne cherchons donc pas, pour l'instant, à catégoriser à
outrance et bornons-nous à énumérer les uns à la suite
des autres, après répartition préalable entre un certain
nombre de groupes naturels, les divers corps plus ou
moins chimiquement définis que le protoplasma de la
cellule bactérienne est capable de fabriquer en vue d'une
action parfois nettement appréciable, mais trop souvent
encore obscure et momentanément insaisissable, exception faite cependant pour les produits fixes ou volatils
ci-dessus énumérés, lesquels appartiennent manifestement au groupe des excreta.

Quant aux autres, jusqu'à plus ample informé, nous
les considérerons comme le résultat d'une sécrétion ou
fonction spéciale : *chromogène*, *diastasigène*, etc., et
nous comprendrons parmi eux ce qu'on a coutume de
nommer *produits solubles microbiens*, lesquels par
leurs propriétés toxiques ou, au contraire, anti-toxi-

ques, jouent un rôle si prédominant en pathologie infectieuse.

Fonctions chromogène, fluorescigène, photogène. —
La grande majorité des cellules bactériennes vues en
masse à l'état de colonies, lorsque surtout leur développement s'est opéré à la surface d'un substratum nutritif
solide, offrent une coloration qui leur est propre, quand
ce ne serait que la couleur blanche plus ou moins pure ;
le nombre des espèces microbiennes à colonies absolument incolores est relativement rare. Mais on ne considère habituellement comme vraiment *chromogènes* que
les bactéries dont les colonies ont une teinte autre que
la blanche ou la grise et apparaissent aux yeux de l'observateur avec une couleur rouge, jaune, bleue, violette, etc., plus ou moins intensive et tranchée.

Pour se rendre facilement compte par lui-même de
l'abondance et de la variété d'aspect de ces bactéries
chromogènes, le débutant n'aura qu'à laisser exposées
pendant une demi-journée à l'air libre d'un appartement
quelconque deux ou trois plaques de gélatine-peptone
stérilisées ; après quelques jours, un assez grand nombre
de colonies bactériennes diversement colorées apparaîtront à la surface des plaques, mélangées çà et là à des
mycéliums de moisissures facilement reconnaissables.

Les Bactéries chromogènes, suivant l'espèce considérée,
peuvent présenter toutes les variétés de teintes du rouge
(*Micrococcus roseus*, *Bacillus prodigiosus*, *Bacillus
ruber*), du jaune (*M. luteus*, *M. pyogenes aureus*, *M.
pyogenes citreus*), du bleu (*B. syncyanus*, *B. pyocyaneus*), du violet (*B. violaceus*, *B. xanthinus*), du vert
(*B. viridis*, *B. virens*, *B. chlorinus*), du brun (*B. brunneus*, *Cladothrix dichotoma*). Tantôt le pigment reste
localisé à l'intérieur de la cellule bactérienne et ne dif-

fuse pas au dehors, tant que celle-ci reste vivante (*M. luteus, St. pyogenes aureus, B. prodigiosus,* etc.), tantôt, au contraire, la matière colorante diffuse avec facilité et se répand rapidement dans le milieu ambiant, donnant aux substrata nutritifs eux-mêmes une coloration spéciale (*B. pyocyaneus, B. viridis, Cladothrix dichotoma,* etc.).

La véritable nature des pigments bactériens, comme aussi le rôle qu'ils doivent jouer, sont encore à peu près inconnus. On sait seulement qu'ils se comportent de très variable façon vis-à-vis de certains réactifs ou lorsqu'on examine leurs solutions au spectroscope.

Ceux qui ont été le mieux étudiés sont la *bactériopurpurine* (RAY, LANKESTER) et la *pyocyanine* (FORDOS, GESSARD, CHARRIN, etc.) sur laquelle nous aurons à revenir en faisant l'histoire du Bacille du pus bleu.

La fonction chromogène enfin est très contingente : elle peut se manifester ou disparaître suivant les conditions physiques ou chimiques qui accompagnent le développement des bactéries.

Il est des cas où les pigments produits manifestent en même temps une fluorescence plus ou moins marquée (*B. cyaneo-fluorescens, B. fluorescens liquefaciens, B. pyocyaneus,* etc.) qui est le résultat de la mise en activité d'une fonction très analogue à la précédente et que l'on nomme *fluorescigène;* elle aussi peut faire défaut dans certaines circonstances.

La fonction *photogène,* grâce à laquelle certains Microbes sont capables d'émettre, dans des conditions déterminées, une véritable phosphorescence, parfois même une lumière très vive, peut être, jusqu'à un certain point, considérée comme une sécrétion analogue à celle qui rend lumineux quelques champignons ou certains animaux (Ver luisant, *Pholas dactylus*), sécrétion

qui, d'après R. Dubois, produirait une sorte de diastase
à laquelle il donne le nom de *luciférase*.

C'est aux espèces : *Micrococcus phosphoreus, Bacillus phosphorescens* qu'est due la phosphorescence si
souvent observée à la surface de poissons, de mollusques,
de crustacés, de la viande fraîche de boucherie et surtout
du porc, et peut-être aussi de certains liquides de l'organisme (lait, urine, sueur, pus, etc.).

On commence aujourd'hui à bien connaître les circonstances qui favorisent ou, au contraire, empêchent la
fonction photogène de s'exercer chez les Bactéries phosphorescentes et le bactériologue est en quelque sorte
maître de la provoquer ou de la faire disparaître à
volonté.

Fonction diastasigène. — La grande majorité des
Bactéries possède la propriété de peptoniser les substances
albuminoïdes qui, sans cela, ne pourraient guère être
utiles à leur nutrition : elles sécrètent donc des *diastases*,
se rapprochant plus ou moins de celles des glandes des
animaux supérieurs, et dont l'action se manifeste nettement dans les processus de putréfaction qui débutent
toujours par une peptonisation, comme aussi dans le
phénomène si souvent cité de la liquéfaction de la gélatine nutritive par les espèces dites liquéfiantes, lesquelles
sécrètent un ferment soluble (Bitter, Sternberg) isolé
par Rietsch (1887) et qui se rapproche assez de la *papaïne* ou de la *trypsine* du pancréas.

Bien d'autres ferments spéciaux ont aussi été découverts dans les produits de sécrétion des Bactéries : la
caséase par Duclaux (1883) chez les *Tyrothrix* (Microbes
du fromage) ; l'*uréase* isolée depuis longtemps par Musculus (1876), retrouvée par Pasteur et Joubert, puis par
Miquel dans les cultures des ferments figurés de l'urée,

ceux que ce dernier auteur appelle les *Urocoques* et les *Urobacilles* et qui n'étaient guère représentés autrefois que par le *Micrococcus* ou *Torula ureæ* ; l'*amylase* que HUEPPE (1884) a montré être une des diastases sécrétées par le *Bacillus lacticus* et que VIGNAL (1807) a presque constamment trouvée parmi les produits de sécrétion des nombreuses Bactéries, hôtes habituels de la bouche humaine ; la *sucrase*, grâce à laquelle le sucre de canne est transformé en sucre interverti (mélange de glucose et de lévulose) notée par HUEPPE (1884) chez le *B. lacticus* et le *B. butyricus* et par VIGNAL (1887) chez les microbes de la bouche et le *B. sublilis ;* la *cellulase* qui seule peut permettre l'attaque de la cellulose et sa transformation en corps amylacé, signalée dès 1879 par VAN TIEGHEM chez le *B. butyricus* ou *amylobacter* et la même année par PRAZMOWSKY chez le *Spirillum rugula.*

La liste est déjà longue, on le voit, de ces diastases microbiennes vraiment physiologiques, indispensables à la nutrition de la cellule bactérienne et elle s'accroît chaque jour. Mais, à côté d'elles, il s'en rencontre d'autres, simultanément produites, qui intéressent à un bien plus haut degré le biologiste et le médecin, pour cette raison que si nous ne pouvons pas nous bien rendre compte encore de leur utilité et de leur rôle vis-à-vis du Microbe lui-même (ce qui a incité quelques auteurs à les considérer comme des excreta). nous commençons à avoir des notions très précises et très sûres en ce qui concerne leur mode d'action sur l'économie animale ou humaine: elles constituent pour celle-ci, trop souvent, en effet. de véritables poisons et méritent bien le nom de *toxines* qui leur a été donné. Elles se comportent aussi quelquefois, il est rassurant de le constater, comme un vaccin préservateur ou un médicament curateur.

Produits solubles microbiens. — Ces produits. élaborés au sein du protoplasma microbien et qui, pour la plupart, diffusant au travers de la membrane d'enveloppe dans le milieu nutritif ambiant, se trouvent, dans celui-ci, à l'état de dissolution, ne sont peut-être pas tous des diastases à proprement parler, mais la très grande majorité s'en rapprochent singulièrement, beaucoup plus que des ptomaïnes (analogues aux alcaloïdes d'origine végétale, isolées et décrites par les premiers observateurs, BRIEGER, LEBER, etc.) qui eurent. il y a quelques années. un moment de très grande vogue. Il fut une période, en effet. qui succéda immédiatement à celle, toute primordiale, où l'action pathogène des Bactéries était uniquement attribuée à des processus mécaniques, physiques ou de chimie banale, au cours de laquelle les effets toxiques observés chez les animaux ou chez l'homme étaient invariablement rapportés à un empoisonnement d'ordre alcaloïdique causé par les ptomaïnes bactériennes.

Depuis, les choses ont bien changé ; au fur et à mesure que la micro-bio-chimie faisait des progrès, les substances alcaloïdiques nocives d'origine microbienne sont devenues de plus en plus rares. Quant aux autres, plus ou moins voisines des diastases physiologiques. elles sont connues en microbie sous les noms de : *Albumoses, Albumines toxiques. Toxalbumines* ou plus simplement *Toxines* (1). Mais comme, parmi elles. il s'en peut rencontrer de non toxiques. mieux vaut encore employer l'expression assez vague et élastique de : *Produits solubles microbiens* qui ne préjuge rien. ni sur la nature

---

(1) Nous croyons utile de noter ici que certains bactériologues utilisent souvent le terme *toxine* comme synonyme de culture microbienne (principalement liquide) privée de tout organisme vivant soit par chauffage, soit par filtration et ne renfermant plus que les produits solubles toxiques, les *toxines*.

chimique ni sur l'action pathologique des substances que l'on veut désigner et qui, toutes, ont bien une origine microbienne, soit qu'elles proviennent directement de la mise en action des processus biologiques de la cellule bactérienne, soit que — ce qui arrive quelquefois — elles prennent naissance au sein du liquide nutritif de culture, mais toujours grâce à la présence des microorganismes et à leur mode spécial de fonctionnement.

Étant donnés, d'une part, le but poursuivi par les auteurs de ce Précis, et de l'autre, les véritables intérêts scientifiques et pratiques de ceux auxquels il est destiné, nous ne pensons pas qu'il soit utile d'entrer dans de plus amples développements au sujet de ces produits solubles microbiens qu'il importe tant, au contraire, au médecin de connaître et nous nous contenterons de reproduire ici le tableau dressé par J. Courmont (*Précis de bactériologie pratique*, Paris, 1897, p. 281), tableau dans lequel

Produits solubles microbiens			
Toxiques	Toxines proprement dites	presque tous les microbes (pathogènes)
	Ferments solubles engendrant des toxines	*Bacillus tetani* (Nicolaier)
Vaccinants	parfois mélangés aux prédisposants	la plupart des microbes (pathogènes)
Prédisposants	à action immédiate, mais passagère	*Bacillus Chauvœi* / *Bacillus pyocyaneus* / Staphylocoque pyogène
	à action lente mais durable	Bacille tuberculeux (Courmont) / Staphylocoque pyogène / Streptocoque pyogène

sont résumés les principaux effets biologiques que peuvent réaliser les produits solubles des microbes pathogènes.

Ce qu'il pourrait y avoir d'obscur pour le lecteur dans ce tableau lui sera bientôt expliqué, lorsqu'il prendra connaissance de chacune des très sommaires monographies consacrées à l'histoire naturelle des principales espèces microbiennes et nous n'avons, pour l'instant, qu'à insister sur ce fait : qu'à côté des produits solubles plus ou moins nettement et rapidement toxiques, il en est d'autres, qui, sans constituer par eux-mêmes de véritables poisons, *prédisposent* cependant, lorsqu'ils sont introduits dans l'organisme, à une intoxication ultérieure qui devient dès lors plus hâtive, plus intensive et plus grave. Heureusement qu'à côté de ceux-ci, d'autres produits, fabriqués par le même microbe, possèdent des propriétés inverses et, qu'injectés à temps, ils *immunisent, vaccinent* l'organisme contre l'intoxication et parfois même l'infection qui apparaîtraient sûrement sans cette action préalable.

Le vieil adage a bien ici raison et le remède se trouve à côté du mal ; le difficile est de les séparer l'un de l'autre et de faire agir le premier avant que l'ancienneté ou l'intensité du second ne rende inutile ou inefficace l'intervention.

Nous devons citer enfin, en raison de l'extrême importance qu'on leur a attribuée en ces derniers temps dans les phénomènes d'infection ou d'immunisation et dans la défense de l'organisme, les produits dit *chimiotaxiques* sécrétés par un grand nombre de bactéries pathogènes qui, tantôt attirent en foule, là où ils se trouvent, les leucocytes du sang (diapédèse), possédant alors la *chimiotaxie positive* (PFEIFFER), et tantôt, au contraire, exercent sur ces mêmes éléments une véritable action répulsive, laquelle est due à ce qu'ils sont alors doués de *chimiotaxie négative*. La chimiotaxie positive, qui est la plus fréquente, constitue un des plus puissants facteurs de la *phagocytose*, ce puissant moyen de défense de l'organisme vivant contre l'invasion microbienne, mis en lumière et bien étudié par METSCHNIKOFF.

Réactions de l'organisme infecté par les microbes sous l'influence de leurs sécrétions. — Le fait que la grande majorité des Bactéries, celles particulièrement qui intéressent le médecin et le pharmacien vivent à l'état de parasites dans l'intimité même des tissus vivants, baignés par les humeurs de l'organisme, explique que fatalement toute une série d'actions et de réactions réciproques ne manquera pas de s'exercer entre les microbes d'une part et les éléments cellulaires ou fluidaux d'autre part qui servent d'habitat aux premiers ; d'où toute une série de modifications d'ordre biologique survenant dans un organisme infecté et production de nouvelles substances non directement sécrétées par les Bactéries mais ne prenant naissance que parce que celles-ci sont présentes ou l'ont été et qui tantôt permettent à l'organisme humain ou animal de résister plus ou moins victorieusement à l'infection ou à l'intoxication, l'immunisent et le vaccinent et tantôt, au contraire, comme dans les cas d'*anaphylaxie*, le mettent en état de moindre résistance ou le prédisposent à des récidives.

Les travaux qui se sont multipliés dans ces dernières années sur ce point tout spécial de la physiologie microbienne ont été l'origine de toute une terminologie nouvelle qu'il n'est plus possible d'ignorer à l'heure actuelle et il est absolument indispensable à quiconque veut posséder des notions de microbie médicale de savoir à quoi s'en tenir sur la valeur et la signification des termes :

Antigènes, Anticorps, Ambocepteurs, Sensibilisatrices, Fixateurs, Compléments, Hémolyse, Bactériolyse, Agglutinines, Opsonines, etc., etc.

La compréhension des phénomènes d'immunité, de séro-réaction, de séro et d'hémolyso-diagnostic, etc., est étroitement liée à l'étude de ces faits récemment mis en lumière ; aussi nous efforcerons-nous de les présenter ici au lecteur aussi brièvement et aussi clairement que possible.

On sait que certains individus sont *naturellement* réfractaires à certaines affections morbides (*immunité naturelle*) ou le deviennent, soit à la suite d'une première atteinte de la maladie (variole, fièvre typhoïde, rougeole, etc.), soit parce qu'ils ont été rendus artificiellement réfractaires par l'inoculation de substances vaccinantes ou de sérums antitoxiques ; ils possèdent dès lors ce que l'on nomme l'*immunité acquise*, laquelle peut persister plus ou moins longtemps. Comment s'acquiert cette immunité ? Quel est son mécanisme ? C'est ce qu'il nous faut rapidement étudier pour voir intervenir les agents d'immunisation auxquels nous avons fait allusion.

Les phénomènes qui jouent un rôle dans cette immunisation sont de deux ordres : *cellulaires* et *humoraux* et parmi les premiers nous noterons ceux qui se passent au sein des leucocytes ou globules blancs du sang ; ces leucocytes, en effet, sont capables d'englober et de détruire par une véritable digestion intra-cellulaire les microbes pathogènes (*Phagocytose* de Metchnikoff) et de donner naissance à des ferments ou cytases qui, passant dans le sérum, communiquent à ce dernier des propriétés spéciales dues à des substances que nous retrouverons bientôt sous le nom d'alexines, sensibilisatrices, etc.

Une fois indiqué le rôle des éléments leucocytaires

dans la genèse des facteurs de l'immunisation, c'est au sein des liquides de l'organisme et notamment du sérum du sang qu'il nous faut maintenant poursuivre l'étude de leur action.

On a coutume, et c'est justice, de considérer ici comme fondamental ce qu'on nomme le *phénomène de Pfeiffer*, du nom du savant qui l'a le premier observé ; voici en quoi il consiste : si on inocule dans le péritoine d'un cobaye, préalablement vacciné contre le choléra par une injection non mortelle d'une culture pure du bacille virgule, une quantité de vibrions cholériques qui, chez un cobaye neuf, déterminerait une péritonite mortelle, l'animal survit et on constate au microscope dans la sérosité péritonéale que les bacilles sont devenus immobiles, réduits en granulations et morts (*Bactériolyse*) ; tel est le phénomène de Pfeiffer qui peut aussi s'observer *in vitro* en mélangeant à une culture de vibrions cholériques du sérum de cobaye vacciné contre le choléra alors que le phénomène ne se produirait pas si on faisait agir du sérum de cobaye vacciné contre une autre maladie, d'où cette conclusion qu'il s'agit bien ici d'une *réaction d'immunité* et *spécifique*.

Si l'on suit au microscope les diverses phases du phénomène de Pfeiffer produit *in vitro*, on constate qu'avant de subir la fonte granuleuse, les bacilles perdent d'abord leur mobilité, se groupent en amas, *s'agglutinent* en un mot, comme l'a dit le premier Gruber, et cela grâce à l'action de substances spéciales dites *agglutinines* qui, d'après Bordet, auraient pour origine les leucocytes, ce que ne semble pas admettre cependant la majorité des auteurs, tandis que d'après Krause et Schiffmann ils se formeraient aux dépens de l'endothélium vasculaire et s'accumuleraient dans la rate au début des infections (PFEIFFER : en tout cas, elles résistent au chauffage à

+ 55° C., ce qui les différencie des substances bactéricides, et prennent naissance en pleine période d'infection ; elles sont aussi spécifiques, d'où leur utilisation pour le séro-diagnostic de la fièvre typhoïde notamment.

Il est à noter enfin que le phénomène de l'agglutination s'exerce non seulement à l'égard des microbes mais encore à celui des globules rouges du sang lorsque certaines conditions ont été réalisées ; mais, il y a mieux, certains sérums ont la propriété de précipiter les flocons fibrineux au sein de cultures microbiennes préalablement filtrées et, ici encore, ce phénomène de la précipitation est *spécifique* au même titre que celui de la Bactériolyse de Pfeiffer ou de l'agglutination ; il est dû à la formation de substances : les *précipitines* qui d'après certains auteurs, Wassermann entre autres, seraient identiques aux *agglutinines* dont elles différeraient, au contraire, totalement, d'après Klein, Beljaeff, etc., elles résistent, en tout cas, comme ces dernières, au chauffage à + 55° C. et ne sont détruites qu'à + 65°.

Les phénomènes qui viennent d'être décrits accompagnent le plus souvent et semblent en quelque sorte préparer ceux plus importants et surtout plus définitifs de la *bactériolyse* et de la *cytolyse* (*hématolyse*) qui, eux aussi, sont l'apanage de certains sérums qui détruisent radicalement les bactéries ou les cellules sur lesquelles on les fait agir et cela grâce aux substances bactériolytiques ou cytolytiques qui diffèrent essentiellement des agglutinines ou précipitines en ce qu'elles ne résistent pas, comme ces dernières, à un chauffage à + 55° C.

Ces notions préalablement admises, il est possible maintenant d'aborder l'étude du mécanisme même de l'immunité à la production de laquelle participent en même temps la *phagocytose*, d'une part, grâce à l'action des *opsonines* et la *bactériolyse*, d'autre part, que vient

3.

éclairer la conception toute moderne des *Antigènes*, des *Anticorps* et du *Complément*.

La phagocytose ne peut jouer un rôle dans l'immunité qu'à la condition expresse de détruire les microbes d'une affection déterminée dès leur introduction dans l'organisme et avant qu'ils n'aient provoqué l'apparition d'aucun symptôme morbide ; or, pour cela faire, les phagocytes devraient posséder des propriétés spécifiques vis-à-vis de chaque bactérie pathogène, ce qui est logiquement impossible, et cependant ils agissent incontestablement dans certains cas, comme s'ils possédaient ces propriétés ; ce n'est là qu'une apparence et c'est en réalité le sérum sanguin au milieu duquel évoluent ces phagocytes qui, lui, renferme des substances dites *opsonines* qui possèdent une spécificité relative et se fixent sur les microbes pour les rendre plus vulnérables aux phagocytes. Metchnikoff croyait à l'existence de *stimulines* qui exaltaient le pouvoir phagocytaire des leucocytes, mais c'est Wright qui, le premier, a démontré l'existence dans le sérum de substances capables de préparer les microbes à être digérés plus facilement par les leucocytes et que, pour ce fait, il a nommé *opsonines* (de οψονειν, préparer) ; celles-ci perdent leurs propriétés à une température de + 55° C. à + 60°, mais si le chauffage a lieu après un certain temps de contact entre les microbes et le sérum opsonisant, la phagocytose s'exerce activement dès que l'on ajoute des leucocytes neufs, ce qui démontre que la fixation des opsonines est énergique et durable ; quant à leur origine, il faut la chercher soit dans les leucocytes, soit dans les organes hématopoiétiques ; il semble enfin résulter de diverses expériences et notamment de celles de Milhit que les opsonines ne possèdent qu'une spécificité relative, beaucoup moins étroite et absolue que celle des agglutinines.

On peut dès lors s'expliquer le rôle des opsonines dans le mécanisme de l'immunité de la façon suivante : des microbes sont introduits dans l'organisme soit naturellement, soit artificiellement (vaccination) en quantité trop minime pour provoquer l'apparition de la maladie dont ils sont les facteurs, mais tels quels ils suffisent à provoquer dans le sérum l'apparition d'opsonines possédant une spécificité réelle quoique relative ; si plus tard le même organisme est envahi par les mêmes bactéries, en très grand nombre, celles-ci seront phagocytées, la maladie ne pourra se développer et l'immunité sera réalisée pour un temps plus ou moins long.

Nous aurions encore à faire connaître bien des particularités intéressantes concernant le pouvoir et l'indice opsonique et leurs applications au diagnostic et au pronostic, comme aussi les principes de la thérapeutique opsonisante par les vaccins de Wright, mais ceci nous entraînerait trop en dehors du cadre qui nous est imposé ; nous nous contenterons de dire qu'entre les mains de Wright la méthode opsonique est devenue une méthode de contrôle pour le traitement des maladies infectieuses par les vaccins atténués, d'après les principes de la méthode pasteurienne.

Grâce aux opsonines donc les phagocytes deviennent des agents actifs de destruction microbienne et sont susceptibles de jouer un rôle dans la production de l'immunité, mais le sérum des individus immunisés a acquis, lui aussi, nous l'avons vu, des propriétés bactériolytiques et cytolytiques ; il s'agit maintenant de pénétrer dans le mécanisme intime de la *bactériolyse* et pour cette étude nous allons être obligés d'utiliser un langage nouveau et de faire intervenir à chaque instant des expressions totalement inconnues lors de la publication de la première édition de ce précis, telles que : *antigènes, anti-*

corps, complément ; ces expressions ayant elles-mêmes de nombreux synonymes employés tour à tour et indifféremment par les auteurs qui se sont occupés de la question, nous croyons devoir tout d'abord énumérer ces synonymes et fixer en quelques mots la valeur et la signification de chacun de ces termes : les *antigènes* sont des éléments cellulaires (microbes ou cellules des tissus, hématies), qui, introduits dans l'organisme, sont susceptibles de faire apparaître dans le sérum les *anticorps spécifiques* ; les *anticorps* (syn. : sensibilisatrices, fixateurs, ambocepteurs) sont des substances agissant sur les *antigènes* pour les préparer à la *bactériolyse* ou à la *cytolyse*, mais ne possédant par eux-mêmes aucun pouvoir cytolytique ; ils ont besoin pour produire la destruction des bactéries ou des cellules de se combiner au *complément* qui existe dans tout sérum normal et qui n'est nullement spécifique ; comme ces *anticorps* résistent à un chauffage d'une heure à + 55° C., on dit qu'ils sont *thermostabiles* ; le *complément* (syn. : Alexine, Cytase) enfin, ne peut agir pour produire la bactériolyse ou la cytolyse des *antigènes* qu'en présence des *anticorps* ; étant détruit par un chauffage d'une heure à + 55° C., il est dit *thermolabile*.

Le phénomène de Pfeiffer, nous l'avons vu, nous a démontré l'existence dans les humeurs de substances bactéricides, mais c'est à Bordet que l'on doit d'avoir indiqué que ces substances sont constituées par des éléments indépendants les uns des autres qui n'agissent que lorsqu'ils sont réunis ; l'un, l'*anticorps*, n'existe que dans le sérum des individus immunisés et n'agit que sur le microbe (*antigène*) pour lequel a eu lieu l'immunisation, il est donc *spécifique*, inactif par lui-même mais capable, en se *fixant* sur les microbes, d'où son nom de *fixateur*, en les *sensibilisant*, ce qui lui a fait encore donner le nom de *sensibilisatrice*, d'attirer en quelque sorte à titre d'intermédiaire (ambocepteur) la substance destructive ou *complément* (alexine, cytase).

Le schéma ci-après dû à Ehrlich fera comprendre

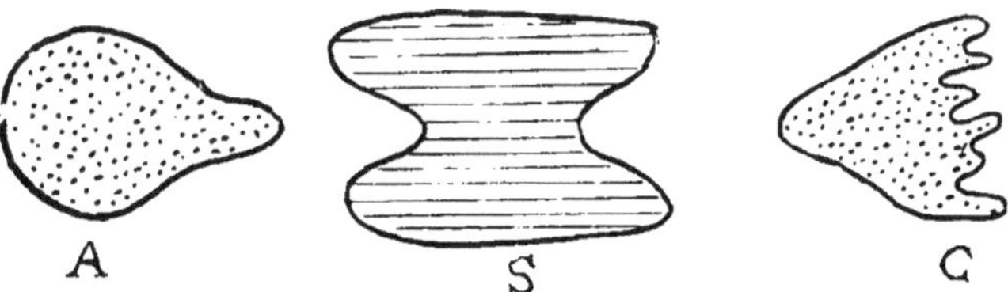

Fig. 9. — Les trois facteurs de la *Bactériolyse* : A. *Antigène* (Bactérie), S. *Anticorps* ou *Sensibilatrice*, C. *Complément* ou *Alexine*, indépendants les uns des autres.

mieux qu'une plus longue explication le mécanisme du phénomène que nous venons de décrire (fig. 9 et 10).

Si au lieu d'être représenté par une Bactérie, l'*antigène* l'est par une cellule, un globule sanguin par exemple, il

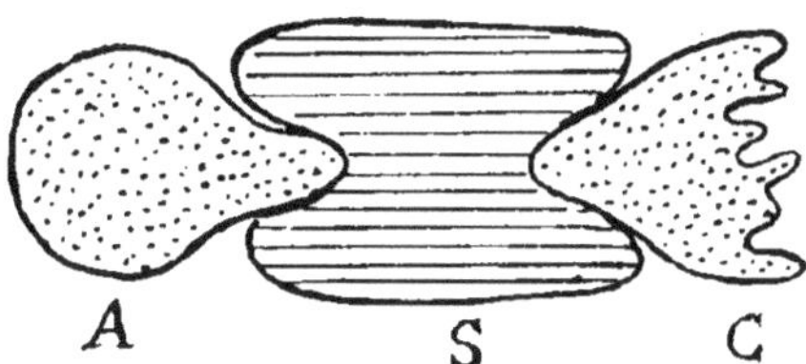

Fig. 10. — Les mêmes facteurs réunis et groupés pour produire la *Bactériolyse*.

sera possible d'obtenir toute une série d'actions hémolytiques sur lesquelles il ne nous est pas possible d'insister ici, mais dont la genèse est identique à celle de la bactériolyse, en groupant, comme celle-ci, l'*antigène*, l'*anticorps* et le *complément*.

Il ne faudrait pas croire qu'il s'agit ici de simples **vues** de l'esprit, d'hypothèses plus ou moins ingénieuses pour expliquer les processus d'immunité ; on peut facilement mettre eu évidence l'existence non seulement matérielle des substances bactéricides, mais encore de l'*anticorps* d'une part et du complément de l'autre, grâce à la *méthode de déviation* du *complément* de Bordet et Gengou.

Avant de décrire les expériences fondamentales sur lesquelles est basée cette méthode, il est nécessaire de fournir au lecteur quelques notions indispensables pour leur compréhension. Nous avons vu que le *complément* (alexine ou cytase) existe dans tout sérum normal et qu'il est *thermolabile*, c'est-à-dire détruit par un chauffage d'une heure à + 55° C., tandis qu'au contraire l'*anticorps* est *thermostabile*, c'est-à-dire résiste à un chauffage identique ; si donc nous chauffons à 55° un sérum renfermant à la fois les trois facteurs de la bactériolyse ou de l'hémolyse nous priverons ce sérum de son *complément* tout en lui laissant l'*anticorps* fixé par son *antigène*, mais sans action destructive sur lui puisque le troisième facteur essentiel, le *complément* fait défaut ; ceci est démontré par l'expérience suivante :

On chauffe à 55° (1 heure) du sérum hémolytique ; on ajoute des globules rouges (antigène) spécifiques ; ceux-ci ne sont pas détruits (perte du *complément*) ; on les sépare alors par centrifugation du sérum primitif et on ajoute du sérum neuf non chauffé (possédant son *complément*) ; les hématies sont alors détruites, ce qui prouve qu'elles s'étaient combinées avec l'*anticorps* puisque le sérum neuf ne possédait pas, lui, d'anticorps ; on mélange alors à ce même sérum spécifique chauffé puis additionné de sérum neuf indifférent de nouveaux globules rouges et on constate que l'hémolyse de ces nouveaux globules ne se produit pas parce que le sérum primitif spécifique a perdu son *anticorps* fixé par les premières hématies.

De ces notions découle la *méthode de la déviation* du *complément* de *Bordet* et *Gengou* qui dérive elle-même des expériences ci-après :

I. — Si à du sérum neuf de cobaye renfermant le *complément*) on ajoute des globules rouges de lapin mélangés à du sérum hémolytique chauffé (privé de *complément*), on obtient l'*hémolyse* des hématies, grâce à ce fait que le *complément* du sérum neuf est *dévié* par l'*anticorps* du sérum hémolytique ; si au bout d'un certain temps on introduit dans le mélange ci-dessus des Vibrions cholériques additionnés de choléra-sérum chauffé (sans *complément*), on constate que les Vibrions restent intacts parce que le mélange ne renferme plus du tout de *complément*, celui-ci ayant été précédemment dévié par l'*anticorps* primitif pour détruire les hématies du lapin.

II. — Inversement, un mélange de sérum neuf additionné de Vibrions cholériques et de choléra-sérum chauffé produit la *bactériolyse* des Vibrions ; si alors on ajoute à ce mélange des globules rouges en suspension dans du sérum hémolytique chauffé, il n'y a pas d'*hémolyse* parce que le *complément* du sérum neuf a été *dévié* par l'*anticorps* du choléra-sérum et que le sérum hémolytique chauffé ajouté ensuite ne renferme pas de nouveau *complément* : mais si dans le mélange ci-dessus on avait supprimé le choléra-sérum, l'*hémolyse* aurait eu lieu parce que le *complément* du sérum neuf aurait alors été dévié par l'*anticorps* hémolytique, puisque l'*anticorps* bactériolytique n'aurait pas existé.

Comme il est beaucoup plus aisé de constater les phénomènes d'*hémolyse*, grâce à la teinte uniformément rouge que donne au sérum l'hémoglobine dissoute, que ceux de *bactériolyse* qui nécessitent presque toujours l'emploi du microscope, on peut avoir recours à l'expépérience ci-dessus décrite avec suppression du choléra sérum pour apprécier si un sérum est oui ou non *bactériolytique* ; il a suffi pour cela de faire *dévier* le *complément* (facteur neutre) sur un *anticorps* hémolytique (facteur spécifique). Cette *méthode de la déviation* a été utilisée pour le diagnostic de la fièvre typhoïde (*hémolyso-diagnostic* de Widal et Le Sourd) et pour celui de la syphilis (*séro-réaction* de Wassermann) ; ces deux procédés seront décrits à l'occasion de la description monographique du bacille d'Eberth et du Tréponème de Schaudinn.

En résumé, la lutte contre l'invasion des microbes pathogènes dans l'organisme humain ou animal et la création de l'immunité sont dues non pas tant aux produits de sécrétion directs des Bactéries qu'à l'apparition dans le sérum des individus devenus réfractaires de nouvelles substances dont l'existence est, il est vrai, sous la dépendance immédiate des microbes ou peut-être de leurs secreta, substances dont les unes facilitent la phagocytose et dont les autres provoquent la destruction des bactéries, la bactériolyse, par le sérum lui-même ; grâce aux premières, les *opsonines*, qui se fixent sur les microbes et les rendent plus vulnérables, la phagocytose est facilitée ; pour les secondes. l'analogie de mécanisme est incontestable puisqu'il est nécessaire que les *anticorps* dont l'apparition est provoquée par la présence des *antigènes* (microbes) se combinent au *complément*, substance destructive se rencontrant dans tout sérum normal. pour que l'action bactériolytique puisse se produire. On ne manquera pas de remarquer la grande ressemblance qui existe entre les opsonines spécifiques et les anticorps également spécifiques, d'une part, entre les leucocytes destructeurs et non spécifiques et le complément également destructeur et sans spécificité, d'autre part ; on peut donc schématiser les deux propriétés essentielles du sérum immunisant de la façon suivante :

Bacilles + Opsonines + Leucocytes = Phagocytose
Antigène (Bacilles) + Anticorps + Complément = Bactériolyse

§ 6. — Polymorphisme ou Pléomorphisme microbien.

On doit strictement entendre par *polymorphisme* ou — pour employer une expression plus récente — *pléomorphisme microbien*, la faculté que possèdent certaines espèces bactériennes de se présenter à l'observateur avec une forme, un type morphologique différent de celui sous lequel on a coutume de les voir et cela suivant telles ou telles circonstances dont il n'est pas toujours bien facile de fixer le déterminisme.

Telle espèce, par exemple, apparaîtra à l'un comme un microcoque, qui sera décrite par l'autre comme une bactérie ou un bacille ; c'est ainsi que le microbe du choléra des poules a été dénommé par PASTEUR : *Micrococcus choleræ gallinarum*, alors que BABES et les bactériologues actuels en font le *Bacillus choleræ gallinarum :* de même, le fameux *Komma-bacille* de KOCH, l'agent causal du choléra asiatique, appartient, d'après les uns, au groupe *Bacillus*, tandis que le plus grand nombre le range parmi les *Spirillum*.

C'est à l'infini que nous pourrions multiplier ces exemples qui réduisent singulièrement l'importance et la valeur que les naturalistes voulaient dès l'abord attribuer au type morphologique, c'est-à-dire à l'aspect extérieur de la cellule bactérienne.

Il ne faudrait pourtant pas pousser les choses à l'extrême et ne croire, comme le faisait Billroth, qu'à une seule et unique espèce microbienne. *Coccobacteria*, d'où dériveraient ensuite, suivant les circonstances d'ordre physique, chimique ou biologique, toutes les variétés connues de microbes, pathogènes ou non.

Il est incontestable qu'une espèce bactérienne donnée

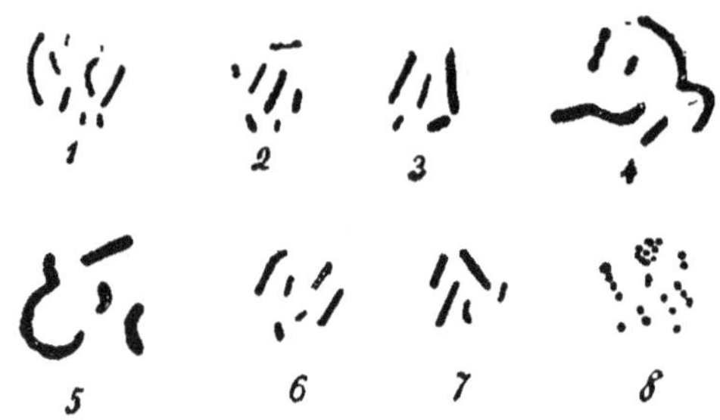

Fig. 11. — Bacillus (spec. ?) des eaux de la Saône. — Ses différentes formes et dimensions (dessiné à la chambre claire avec le même grossissement) suivant les milieux de culture :

1. Gélatine-plaque (18° C.).
2. Bouillon de Loeffler (38° C.).
3. Bouillon phéniqué (30° C.).
4. Gélose nutritive (38° C.).
5. Bouillon de veau peptonisé (38° C.).
6. Pomme de terre (38° C.).
7. Racine jaune (38° C.).
8. Sérum sanguin (38° C.).

n'est pas forcément et strictement confinée dans un moule morphologique unique et que les infiniment petites cellules qui la constituent, suivant qu'elles atteignent, dans un sens déterminé, de plus ou moins grandes dimensions ou qu'elles se replient et se contournent sur elles-mêmes — ce qui est bien admissible chez un protoplasma aussi primitif et aussi malléable — pour rontnous apparaître successivement et même parfois simultanément sous la forme de microcoques, bacilles, spirilles.

sans que pour cela leur individualité spécifique ait changé.

C'est là un *polymorphisme naturel* qu'il faut bien connaître, si l'on veut plus tard éviter d'ennuyeux tâtonnements ou de véritables erreurs. Nous ne pouvons mieux faire, pour familiariser le lecteur avec l'infinie

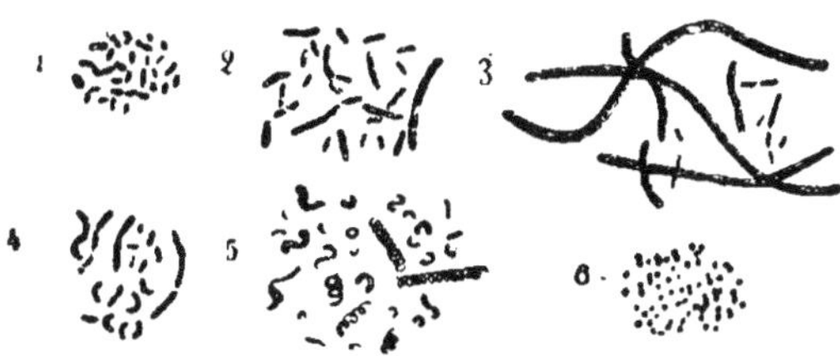

FIG. 12. — Polymorphisme expérimental du Bacille pyocyanique
(d'après GUIGNARD et CHARRIN) :

1. Forme normale (Bacilles très courts ou Bactéries) dans bouillon de bœuf.

2. Forme bacillaire allongée dans bouillon avec 4 p. 100 d'alcool (24 heures).

3. Forme filamenteuse dans bouillon avec 0,15 p. 100 de bichromate de potasse (15 heures).

4. Forme bacille-virgule dans bouillon avec 0,06 p. 100 d'acide borique (48 heures).

5. Forme spirillaire dans bouillon avec 0,70 p. 100 d'acide borique (6 jours).

6. Forme micrococcienne dans bouillon avec 0,10 p. 100 de créosote (quelques semaines).

variabilité de forme de certaines bactéries, que de mettre sous ses yeux la figure 11, dans laquelle nous avons placé, côte à côte, les divers aspects fournis, dans des milieux nutritifs différents, par un même microorganisme retiré par nous des eaux de la Saône, en 1890, et dont les colonies avaient quelque analogie avec celles du bacille du rouget du porc, mais ne s'identifiaient pas avec elles.

Mais, à côté de ce polymorphisme naturel que nous

commençons seulement à connaître et qui est peut-être beaucoup plus répandu que nous le croyons, il y en a un autre que l'on confond trop souvent avec le premier et que nous provoquons expérimentalement ; c'est ce que l'on pourrait nommer le *polymorphisme expérimental*, dont le meilleur et plus classique exemple est tiré des recherches faites en commun sur le *Bacille pyocyanique*, par CHARRIN et GUIGNARD. Nous nous contentons de reproduire ici (fig. 12) quelques types morphologiques empruntés au travail de ces auteurs, en faisant observer que les formes extrêmement variées (allant du microcoque au spirille) obtenues par eux, l'ont été grâce à l'addition aux bouillons de culture de substances antiseptiques, à doses plus ou moins fortes.

Il existe, en outre, chez un assez grand nombre de bactéries, un autre mode de *polymorphisme* d'ordre *biologique* qui se manifeste par l'atténuation ou la disparition totale de la fonction chromogène ou du pouvoir de produire des spores, la perte plus ou moins complète de la mobilité, l'atténuation de la virulence pouvant aller jusqu'à sa disparition absolue, etc.

Nous n'y insisterons pas davantage pour l'instant, nous réservant d'y revenir, le cas échéant, à propos de l'histoire naturelle de tel ou tel microbe qu'il importe au praticien de connaître avec plus de détails.

§ 7. — Essai de classification provisoire des Bactéries.

Tout ce qui a été dit. soit au début de ce chapitre, soit dans le paragraphe précédent, au sujet du polymorphisme microbien a déjà, sans doute, mis en garde le lecteur contre la valeur scientifique et les chances de pérennité de toute classification qui aurait la prétention,

à l'heure actuelle, de vouloir grouper, en séries taxinomiques naturelles, les diverses espèces bactériennes.
C'est qu'en effet, malgré les progrès qu'a réalisés l'étude
de la Microbie depuis le jour, si peu éloigné de nous, où
cette science, aujourd'hui si développée, a été créée par
Pasteur, malgré l'acharnement vraiment passionné
avec lequel les savants de tous les pays, botanistes,
biologistes, médecins, hygiénistes, chimistes, ont scruté
dans ses plus obscurs recoins la vie de ces infiniment
petits, malgré l'extrême abondance et très souvent la
réelle valeur des documents assemblés, nous ne possédons pas et nous ne sommes pas près, croyons-
nous, de posséder encore le ou les critères nous
permettant de classifier à coup sûr les Bactéries, comme
cela a été depuis longtemps fait pour les autres êtres du
règne végétal : phanérogames ou cryptogames.

C'est pour ce motif qu'aucune des nombreuses classifications proposées jusqu'à ce jour, depuis celles de
Mueller (1773), d'Ehremberg (1838), de Dujardin
(1841), de Davaine (1859), jusqu'à celles plus modernes
de Cohn, de Noegeli, de Rabenhorst, de Van Tieghem,
de Zopf, etc., n'a été universellement adoptée et n'est
devenue définitive. A peu près toutes attribuent à la
forme une importance de premier ordre, sont, par conséquent, basées, les unes même presque exclusivement,
sur la morphologie, et on ne peut guère, pour l'instant,
agir d'autre façon.

C'est donc cette forme que, nous aussi, nous prendrons
pour point de départ de nos divisions primordiales, mais
en soulignant bien le caractère purement provisoire et
probablement artificiel des coupes très simples et très
peu nombreuses que nous indiquons dans le tableau
ci-après. Nous croyons, d'un autre côté, devoir faire une
part aux processus de biologie microbienne, et voici

pourquoi nous proposons la double classification morphologique et biologique suivante :

CLASSIFICATIONS PROVISOIRES DES BACTÉRIES

A. — *Morphologique* (basée sur la forme)

Cellules bactériennes
- *Sphériques* . . . . Micrococcus
- *Cylindriques droites*
  - courtes . . . . Bacterium
  - allongées . . . . . . Bacillus
  - filamenteuses . . . . Leptothrix
- *Cylindriques courbes* ou *spiralées*. . Spirillum

B. — *Biologique* (basée sur la fonction ou le rôle principal)

Bactéries
- *Saprogènes* (putréfaction)
- *Zymogènes* (fermentation)
- *Pathogènes* (virulence)

oui ou non *Chromogènes* (à pigment)

CHAPITRE II

Éléments de technique bactérioscopique générale. — Le laboratoire du microbiste praticien.

Microscope et ses accessoires ; objets de verrerie et instruments pour l'examen microscopique. — Ultra-microscope. — Solutions colorantes les plus usuelles. — Appareils fondamentaux pour la stérilisation préalable des récipients et des milieux de culture. — Instruments et objets de verrerie indispensables. — Composition et mode de préparation des principaux substrata nutritifs, liquides ou solides. — Étuves d'incubation. — Notions sommaires d'expérimentation sur les animaux.

Trois principaux groupes de moyens ou de procédés techniques sont à la disposition du bactériologue pour rechercher, mettre en évidence et étudier les divers microbes qui peuvent l'intéresser ; ce sont : *l'examen microscopique* avec ou sans *coloration* préalable ; les *cultures microbiennes* sur des milieux nutritifs d'origine, de nature et de composition très variées ; enfin, *l'expérimentation* sur les animaux. Il peut, suivant les cas, se contenter de l'une ou de l'autre de ces méthodes générales, mais il lui arrive fréquemment qu'il soit mis dans l'obligation d'avoir recours successivement ou simultanément à chacune d'elles ; c'est pour cela que, bien que le pharmacien n'ait guère le plus souvent l'occasion que d'utiliser les deux premières, sur lesquelles nous nous étendrons particulièrement, nous avons cru, néanmoins, devoir fournir quelques sommaires indications sur la façon dont se pratiquent, sur les animaux, les principaux modes d'inoculation.

Très vraisemblablement, en effet, beaucoup, parmi ceux qui liront ces lignes, sont destinés à devenir de vrais praticiens, qui, pour la plupart, seront éloignés des centres hospitaliers ou scientifiques. Ils devront, par conséquent, se suffire absolument à eux-mêmes et ne pourront bénéficier de cette division extrême du travail qui fait que dans une grande ville, à l'heure actuelle, le médecin ou le pharmacien peut, à la rigueur, n'être pas du tout bactériologue technicien.

Ce chapitre, donc, va être consacré à l'étude des éléments de technique bactérioscopique générale (1), c'est-à-dire de celle qui trouve son emploi à chaque instant et dans presque tous les cas indifféremment, et aussi à l'énumération et à la description des instruments de toutes sortes : objets de verrerie, réactifs colorants ou autres qui doivent constituer le fonds strictement indispensable de tout laboratoire de microbiste praticien.

Que nul ne soit effrayé, nous nous hâtons de le dire, par cette expression « laboratoire », et n'aille croire que l'installation qu'il importe d'établir dans une annexe

---

(1) Nous donnons la préférence à cette dernière expression employée par FIRKET dans la 2ᵉ édition du *Manuel de Microscopie clinique* de BIZZOZERO, parce qu'elle nous paraît plus appropriée que celle de « bactériologiques » aux opérations d'un laboratoire, et cela en raison de son étymologie même, *bactérioscopique* venant de *bacterium*, bactérie, et σχοπεῖν, *regarder, découvrir.*

de l'officine ressemblera en quoi que ce soit à ce qu'on a coutume de voir dans les Instituts bactériologiques, entrainant fatalement ainsi à de grandes dépenses. Nous avons la conviction que, pour les recherches courantes, usuelles de Microbie pratique, le pharmacien qui voudrait s'y adonner spécialement pourrait le faire avec une très suffisante organisation, sans que cela lui occasionne beaucoup de frais nouveaux.

C'est afin de faciliter la tâche à ceux qui désireraient entrer dans cette voie que nous donnons à la rédaction de certaines parties de ce chapitre une tournure un peu spéciale, celle d'un exposé de devis. Peut-être, en agissant de la sorte, serons-nous utiles à quelques-uns, sans nuire cependant à la clarté du texte et à l'enchaînement des descriptions.

§ 1. — Le Microscope et ses accessoires.
Objets de verrerie pour l'examen microscopique.
L'Ultramicroscope.

Le premier instrument qu'il importera d'acquérir, c'est un *microscope*.

Il y en a d'origines bien diverses, de nationalités variées ; nous ne voulons faire ici aucune réclame pour tel ou tel fabricant ; nous nous bornerons à dire, parce que nous nous en sommes souvent servi à notre entière satisfaction, qu'un microscope de VÉRICK avec les oculaires 1 et 3 et les objectifs 2 et 7, est parfaitement suffisant pour les examens bactérioscopiques ordinaires. Au laboratoire, presque tous les examens courants peuvent se faire avec ce microscope, muni de l'oculaire 3 et de l'objectif 7, l'objectif 2 servant plus spécialement comme

loupe simple pour examiner les colonies en tube d'Es-
MARCH, dont il sera question plus tard.

MICROSCOPE DE VÉRICK, *modèle n° 5*. — Petit modèle
à platine fixe. — Ce modèle, léger et portatif, présente :
le mouvement d'inclinaison, la platine munie d'une glace
noire pour résister à l'action oxydante des réactifs. Un
mécanisme particulier permet d'y adapter l'éclairage
Abbe perfectionné (à 140°).

Le mouvement rapide s'obtient par le glissement du
tube dans sa gaine ; le mouvement lent par une vis mi-
crométrique très précise agissant sur la colonne.

Ce microscope avec :

Ocul. 1. 3 ;

Objectifs 2, 7 (grossissement maximum == 700 d.) ;
Éclairage Abbe.

MICROSCOPE, *modèle n° 5 bis*. — Spécial pour les
études de bactériologie. Ce modèle, analogue au précédent, présente en plus une crémaillère pour le mouvement rapide ; cette disposition permet l'emploi du
revolver porte-objectifs ; la platine n'est pas incrustée
de verre noir.

Même composition optique que ci-dessus.

Si l'on désire mieux voir encore et se livrer à des
investigations plus approfondies, un objectif à immersion homogène avec condensateur Abbe sera alors utile,
parfois même indispensable. Nous conseillerons, comme
pouvant s'adapter aux *stativs* (pied du microscope) des
modèles précédents les objectifs à immersion homogène
suivants du même constructeur :

1/12 de pouce de foyer (grossissement maximum avec
l'oculaire 3 = 1.050 d.) ;

1/16 (gross. max. = 1.250 d.).

Mais, nous le répétons, la plupart des recherches ordinaires et courantes du praticien peuvent très bien se faire sans ces lentilles d'un prix assez élevé.

Bien d'autres microscopes donneront des résultats très satisfaisants, notamment ceux de NACHET, en France, de ZEISS, de LEITZ, de REICHERT, en Allemagne ou en Au-

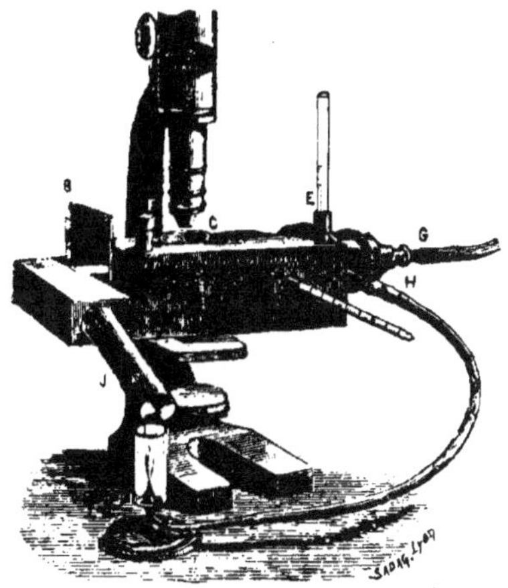

FIG. 13. — Platine chauffante de VIGNAL.

triche. On pourra toujours à l'aide des catalogues de ces différentes maisons, établir la combinaison optique qui conviendra le mieux : l'important est de ne pas perdre de vue qu'il faut, pour bien voir les Bactéries, des grossissements variant entre 700 et 1.200 diamètres. Un *diaphragme iris*, une *chambre claire* pour dessiner, une *chambre humide* de RANVIER et une *platine chauffante* (fig. 13) rendront de très grands services, mais ne sont pas indispensables ; un *micromètre* pour la mensuration des Bactéries sera beaucoup plus utile.

Les observations microscopiques devront, autant que possible, être toujours pratiquées à la lumière naturelle et non à celle d'une lampe quelconque qui cause des illusions d'optique extrêmement décevantes. Une table placée devant une large fenêtre, regardant au nord de préférence et, si cela se peut, recevant la lumière directement du ciel ou réfléchie par une muraille blanche ou grise, suffira amplement, et point n'est besoin, sous ce rapport, d'installation coûteuse ou particulière.

Les accessoires obligés du microscope sont : les lames *porte-objets*, lesquelles doivent avoir 7 centimètres et demi de long sur 2 centimètres et demi de large et être en verre blanc, aussi dépourvu de tares que possible (il est bien inutile que les bords en soient rôdés, particularité qui en augmente le prix dans de notables proportions, sans bénéfice bien considérable) ; les lamelles *couvre-objets* (covers) de 18 à 22 millimètres carrés, aussi minces et régulières qu'on pourra les trouver.

Ultramicroscope. — Avec le microscope ordinaire, les objets sont vus par transparence ; ils tranchent en sombre, sur le fond lumineux du champ ; ils seront donc très difficiles à voir, s'ils sont très transparents et d'autant plus que le champ sera très éclairé. C'est pourquoi on doit diaphragmer lorsqu'on veut bien voir sans coloration certains bacilles vivants, comme le bacille de la fièvre typhoïde pour observer le phénomène de l'agglutination. C'est une des raisons pour lesquelles on colore les préparations.

Dans l'ultramicroscope, les objets sont éclairés latéralement et sont absolument comparables aux objets lumineux par eux-mêmes, comme, par exemple, les planètes qui nous renvoient la lumière qu'elles ont reçue latéralement du soleil, sont comparables aux étoiles qui sont des sources lumineuses propres. C'est, en effet, l'aspect du ciel étoilé que nous présentent la plupart des préparations à l'ultra-microscope; les objets nous apparaissent brillants sur un fond noir, d'où le nom d'appareil à éclairage sur fond noir (Dunkelfeld belenchtung) que l'on donne à certains de ces instruments. L'augmenta-

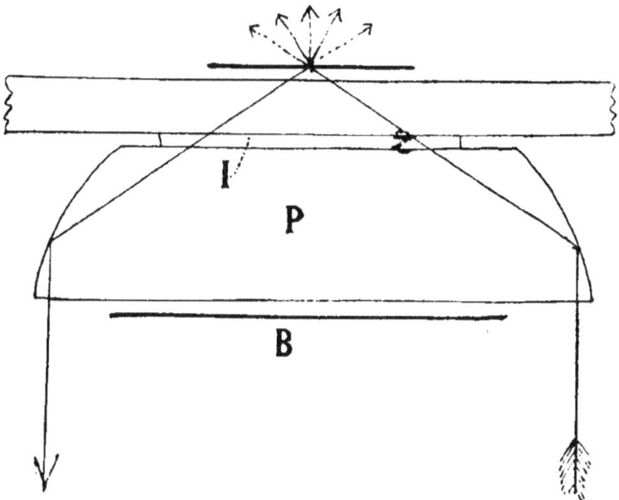

FIG. 14. — Schéma du condensateur parabolique.

tion de l'intensité lumineuse permet en outre de voir des particules invisibles au microscope ordinaire, en les faisant apparaître plus éloignées les unes des autres, comme le télescope permet de *résoudre* les nébuleuses. Ces particules sont les particules ultra-microscopiques (on dirait mieux hypermicroscopiques), d'où le nom d'ultramicroscope, que l'on a donné à l'instrument permettant de les voir.

L'ultramicroscope découvert par Zsigmondy et Sieden-

topf, a été perfectionné par Cotton et Mouton. Mais il
n'est devenu un instrument vraiment utile aux Microbiologistes que depuis la construction des *condensateurs
pour examen sur fond noir*. Chaque fabricant de microscope a son modèle. Nous donnons ici le schéma du
condensateur parabolique de Siedentop ; ce condensateur
se place sous le microscope à la place du condensateur
Abbe ordinaire. C'est une masse de verre P dont la surface convexe forme un paraboloïde de rotation ; B est un
diaphragme central. La préparation liquide est entre lame
et lamelle, d'épaisseurs données ; une goutte d'huile à
immersion I relie la face inférieure de la lame à la face
supérieure du condensateur. Le foyer du paraboloïde se
trouvant sur la surface de la lamelle, tous les rayons
parallèles réfléchis par le miroir du microscope et qui ne
sont pas arrêtés par le diaphragme B arrivent donc à ce
foyer après avoir subi une première réflexion sur la surface du paraboloïde.

Arrivant ainsi sur la lamelle, sous un angle très obtus,
ils se réfléchissent totalement et sortent du condensateur
symétriquement à leur entrée. Les particules situées
dans la préparation sont donc éclairées obliquement.

Nous verrons quel parti on a tiré de l'ultramicroscope
pour l'étude de certains microbes.

Objets de verrerie et instruments. — Nous n'énumérerons que les plus indispensables : verres à expériences
ou à précipité de contenance variée, verres de montre,
tubes à essai, petits cristallisoirs, capsules en porcelaine
de petite capacité, agitateurs, pipettes longuement effilées et stérilisées sur la fabrication desquelles, en raison
du rôle prédominant qu'elles jouent en Bactériologie,
nous allons bientôt insister, pissettes pour eau, alcool, etc.,
porte-lamelles avec cloche, support chauffant à étages

(fig. 15), etc.. pinces brucelles, pinces de CORNET, scalpels et ciseaux fins, aiguilles à dissociation, fils de platine nous y reviendrons', soudés à l'extrémité d'un agitateur de grosseur variée et terminés en pointe en spatule, en crochet, en boucle (*œse* des Allemands), etc.

Peut-être serons-nous utiles à quelques-uns en consacrant incidemment ici quelques lignes au mode de fabrication, par le praticien lui-même, des pipettes spé-

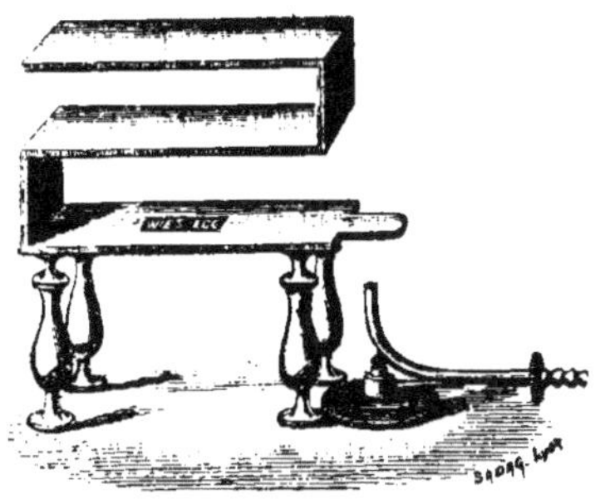

Fig. 15. — Table chauffante à étages.

ciales à la microbie, dont il vient d'être question, et de quelques autres objets de verrerie courante.

Les pipettes de verre longuement effilées jouent, nous l'avons dit, un grand rôle en bactériologie : elles servent à chaque instant, soit pour puiser un liquide à examiner ou à ensemencer, soit encore pour le conserver un certain temps dans un milieu parfaitement aseptique. On peut les acheter toutes faites en donnant des indications précises sur leur fabrication ou les faire soi-même à la flamme d'une lampe à alcool, d'un bec de Bunsen et mieux d'un chalumeau à gaz (lampe d'émailleur). Au cas où on désirerait s'occuper assez couramment de recherches microbiologiques, il y aura tout intérêt à posséder ce dernier appareil, qui permettra d'établir pomptement et à bas prix toute une série d'objets de verrerie qui, chez les spécialistes, coûtent en général très cher. Nous croyons donc opportun de donner ici quelques très brèves indications sur la manière de fabriquer soi-même au moins les pièces les plus usuelles de verrerie.

L'outillage, au reste, n'est ni compliqué ni dispendieux. On se procurera un chalumeau à gaz ; cet instrument se compose de deux tubes en laiton se réunissant sous un angle quelconque pour devenir concentriques. Le tube extérieur, largement ouvert, donne issue au gaz d'éclairage ; par le tube intérieur, à ouverture capillaire, on lance un courant d'air dont le but est d'activer la combustion, et, par suite, d'augmenter la chaleur de la flamme. Il est bon que les deux tubes du chalumeau soient munis de robinets permettant de régler l'accès du gaz. Les personnes qui n'ont pas à leur disposition le gaz d'éclairage pourront le remplacer par un mélange d'air et de vapeur de pétrole, suivant le procédé utilisé dans l'emploi des thermo-cautères. Il faut donner au carburateur un volume assez considérable, afin que l'appauvrissement de l'essence de pétrole ne se fasse pas trop vite sentir. On fera barboter l'air provenant d'un sac de caoutchouc dans un flacon à large tubulure, dans lequel on aura mis un litre ou deux d'essence minérale du commerce ; l'air chargé de vapeurs combustibles sera ensuite conduit au chalumeau et brûlera avec une belle flamme éclairante.

Le courant d'air comburant est avantageusement produit par une soufflerie disposée à cet effet. Imaginez une sorte de manchon métallique placé verticalement et fermé à sa partie supérieure par un plateau qui sert de table de travail. Dans l'intérieur est un soufflet à double effet que l'on peut facilement mettre en action à l'aide d'une pédale ; c'est là la *lampe d'émailleur* (fig. 16). En cas de nécessité, on peut se passer de cet important accessoire et se contenter de souffler l'air des poumons par un tube de caoutchouc qui réunit directement la bouche au chalumeau. Avec quelque habitude et en met-

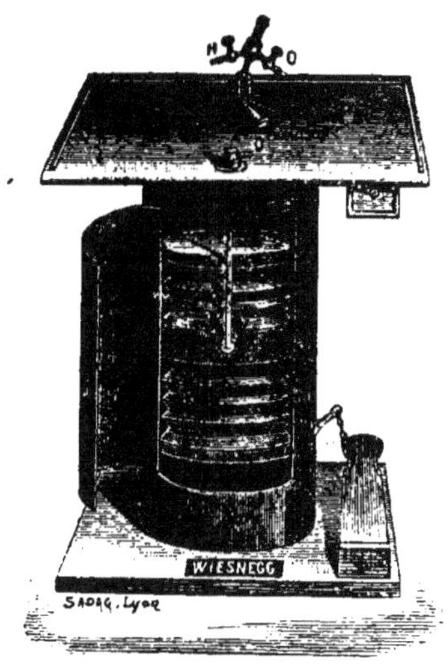

Fig. 16. — Table d'émailleur, soufflerie et chalumeau.

tant alternativement en jeu les muscles de la poitrine et ceux des joues, on arrive à produire un courant continu et d'une vitesse convenable ; car si l'on souffle trop doucement, l'effet est insuffisant ; si l'on souffle trop fort, l'excès d'air refroidit la flamme. Ajoutons, enfin, que la flamme oxygénée d'un bec Bunsen est suffisante, si l'épaisseur du verre employé n'est pas trop grande. Dans tous les cas, à défaut d'instruments plus compliqués, une simple lampe à alcool pourra rendre de grands services ;

on aura soin d'y adapter un chalumeau d'analyse, simple tube coudé en laiton, dont le corps peut être maintenu par un support et dont l'orifice doit être placé au sein même de la flamme.

La nature du verre à employer n'est point indifférente. On doit rejeter les verres à base de plomb ; ils ont, en effet, l'inconvénient de noircir sous l'action du chalumeau ; d'autre part, les verres qui ont été maintenus longtemps à une température voisine de celle de leur fusion perdent peu à peu leur transparence, deviennent très durs et à peu près infusibles ; on rejettera donc aussi cette catégorie de produits, reconnaissables à leur aspect louche. Un tube propre à faire des pipettes convenables est celui dont la tranche présente une légère teinte verte ; une coloration jaunâtre doit le faire regarder comme moins avantageux. Le verre doit être exempt de stries, de bulles ou de pailles ; la lumière des tubes sera exactement calibrée, toute irrégularité dans l'épaisseur déterminant souvent des ruptures pendant les opérations. L'épaisseur de la paroi variera avec le diamètre et l'usage que l'on désire faire du tube.

Ces indications étant données, entrons dans quelques détails sur la confection des instruments les plus simples. Nous voulons fabriquer, par exemple, ces pipettes longuement effilées dont il a déjà été question et qui sont dues à PASTEUR. Prenons un tube de verre de moyen calibre (ceux de 5 millimètres de diamètre intérieur sont les plus ordinairement employés) ; à l'aide d'une lime fine et triangulaire, faisons une série de traits bien marqués, perpendiculaires à l'axe et espacés de 14 centimètres environ ; un léger effort au niveau de ces traits suffira pour partager le tube en autant de fragments à cassure nette ; chacun de ces fragments pourra fournir deux pipettes (fig. 17).

Au chalumeau à gaz, un dard de 10 centimètres de longueur convient. Saisissant le petit tube par ses extrémités, on expose sa partie moyenne à la pointe du jet enflammé, en ayant soin de le tourner constamment et rapidement entre les doigts ; cette précaution est indispensable lorsqu'on veut chauffer uniformément la circonférence d'un tube et obtenir des pipettes régulières. La partie léchée par le dard rougit bientôt ; quand elle est suffisamment molle, on éloigne de la flamme et on tire sur les extrémités avec une vitesse régulière et

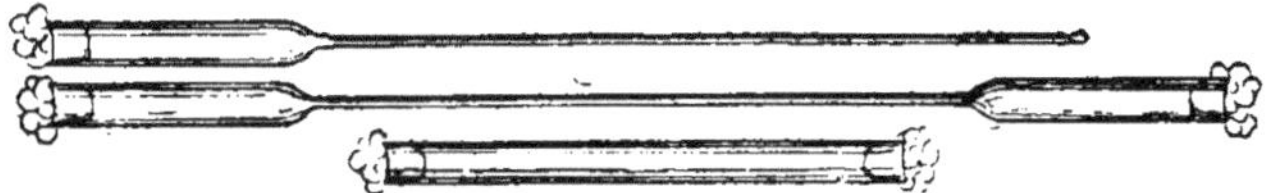

Fig. 17. — Mode de fabrication d'une pipette longuement effilée pour opérations bactérioscopiques.

d'autant plus grande que les pipettes doivent être plus effilées. On a ainsi obtenu deux pipettes réunies par leur pointe ; chacune d'elles doit avoir une longueur de 30 centimètres environ. Les pipettes sont alors séparées l'une de l'autre par un coup de chalumeau qui, en même temps, les ferme à la pointe au sein même de la flamme. Si les pipettes doivent contenir une quantité de liquide considérable, il devient alors nécessaire de façonner leur corps en forme de boule. On donne au chalumeau une quantité d'air plus considérable et on double le volume de la flamme qui léchera une surface assez étendue du tube. Au point où doit se produire la boule, et pour donner à cette dernière une épaisseur convenable, il convient de tasser le verre sur lui-même ; lorsque le ramollissement dû à la chaleur est très avancé, on tient la pipette verticalement et l'on souffle modérément par la partie ouverte en tournant sans cesse pour maintenir la pointe, qui est scellée, dans le prolongement de l'axe. La boule se développe au point chauffé et ramolli et atteint les dimensions voulues. Ne pas trop amincir les parois.

On soudera facilement deux objets en les faisant rougir séparément dans la même flamme, puis en les mettant en contact ; un séjour assez prolongé dans le jet du chalumeau consolidera l'ouvrage. Enfin, il est indispensable de savoir emmancher un fil de platine à l'extrémité d'un agitateur. Pour cela, on prend une baguette de verre plein de 20 centimètres de longueur ; on la maintient verticalement et l'on plonge une des extrémités dans un dard puissant dont la direction sera horizontale ; on évitera ainsi toute déformation de la baguette. On doit porter le verre au rouge blanc ; saisissant alors le fil de platine avec la main restée libre, on aura soin de l'enfoncer de 5 à 6 millimètres, en le maintenant exactement dans l'axe de l'agitateur.

Les notions que nous avons exposées et d'autres encore, omises à dessein, seront plus vite acquises par une pratique assidue que par les descriptions les plus détaillées.

§ 2. — Solutions colorantes les plus usuelles et principaux réactifs utilisés en Microbie.

L'emploi des couleurs d'aniline, indiqué pour la première fois par WEIGERT (1875-1877), réglementé et systématiquement préconisé par KOCH (1877-1878), scientifiquement fixé par EHRLICH (1879), a marqué une ère nouvelle et particulièrement heureuse dans l'histoire naturelle des Bactéries. Distinguées par EHRLICH et ses élèves en *couleurs basiques, acides* et *neutres*, les premières jouent un rôle de tout premier ordre dans la mise en évidence et l'examen facile de ces infiniment petits, pour le protoplasma desquels elles manifestent une véritable attraction élective, en s'y fixant avec une intensité vraiment extraordinaire et qui n'a d'égale que celle qu'elles montrent vis-à-vis de la substance nucléaire. C'est même pour cela que nous avons plus haut signalé celle-ci comme devant être intimement mélangée au protoplasma proprement dit de la cellule microbienne.

Les principales couleurs basiques d'aniline, le plus ordinairement employées dans les laboratoires, sont : la fuchsine et ses nombreuses variétés, le bleu de méthylène, le violet de gentiane, le violet dahlia, le vert de méthyle, la chrysoïdine, la vésuvine ou brun Bismarck, la thionine, cette dernière prônée depuis peu.

Parmi les couleurs acides, nous signalerons : les éosines, les fluorescéines, l'induline ou nigrosine, l'acide picrique, le picrate d'ammoniaque, etc., et parmi les neutres : le picrate de rosaniline.

Ainsi que nous venons de le dire, ce sont surtout les couleurs basiques qui sont presque constamment utilisées par le bactériologue qui ne se sert qu'assez rarement et dans certains cas spéciaux, que nous indiquerons chemin faisant, des couleurs acides.

Une observation préalable de la plus grande importance est ici nécessaire : les très nombreuses couleurs basiques d'aniline fabriquées dans un très grand nombre de laboratoires ou d'usines de France ou de l'étranger sont bien loin, quoique portant les mêmes noms, de posséder des propriétés colorantes identiques et nous pouvons affirmer, parce que nous en avons une longue expérience, qu'à côté de telles marques de fuchsine, de bleu de méthylène ou de violet de gentiane, par exemple, qui donnent toute satisfaction, il en existe nombre d'autres qui fournissent de déplorables résultats. Aussi ne saurions-nous trop engager les commençants à prendre conseil, au début, pour l'achat de leurs produits, auprès de personnes compétentes et, s'ils en sont contents, de s'adresser toujours aux mêmes fournisseurs.

Les couleurs usuelles se conservent très bien et longtemps, en poudre ou en cristaux, dans les flacons bien bouchés à l'émeri et placés dans une armoire fermée, à l'abri de la lumière et de l'humidité ; mais il est bon d'avoir toujours, prêtes à servir, des *solutions alcooliques* à *saturation*, filtrées et renfermées de préférence dans des flacons *compte-gouttes* dont un des plus récents modèles représentés par la figure 18 est extrêmement commode.

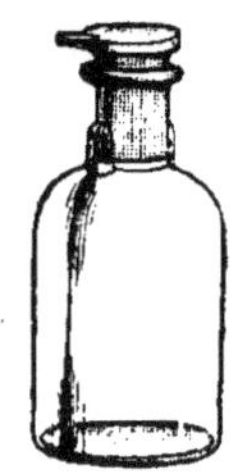

Fig. 18.
Flacon
compte-gouttes.

Pour les colorations simples, banales, ordinaires, on emploie des solutions hydro-alcooliques que l'on ne prépare qu'au moment de l'emploi et de la façon suivante :

(1)
> Solution alcoolique de violet de gentiane (par exemple), 1 c. c.
> Eau distillée, fraîchement filtrée ou mieux stérilisée, 10 c. c.

En conservant trop longtemps une semblable solution, où domine le principe aqueux, on risquerait de le voir se peupler de micro-germes (bactéries ou moisissures) et provoquer ensuite des erreurs d'observation.

Quant à la proportion entre le volume de la solution alcoolique et celui de l'eau, il peut varier au gré de chacun et suivant les cas, depuis 1/3 (qu'on ne dépasse guère jusqu'à 5 ou 6 gouttes seulement, si l'on veut notamment examiner des microbes à l'état vivant, sans nuire ni à leur forme, ni à leur mobilité ; ils sont en ce cas peu colorés, mais suffisamment pour être bien vus à un grossissement convenable.

Conformément à la ligne de conduite que nous nous sommes tracée, nous nous contenterons de donner dans ce paragraphe les formules des solutions simples ou complexes les plus classiques, les plus habituellement employées et qui suffiront presque toujours aux exigences de la pratique (1) ; nous laisserons, par contre, complètement de côté tout ce qui a trait à la coloration des microbes dans les coupes de tissus, ce genre de technique nécessitant des connaissances d'histologie et d'anatomie pathologique.

A. — SOLUTIONS COLORANTES PROPREMENT DITES. — Indépendamment de la solution hydro-alcoolique simple au 1/10 dont il a été question plus haut (solution n° 1) qui, faite avec le violet de gentiane, est celle que nous employons presque constamment pour les colorations banales, il en est une série d'autres plus ou moins compliquées que nous allons rapidement énumérer :

Solution anilinée d'Ehrlich-Frœnkel.

(2)	Solution alcool. satur. de violet de gentiane.		1 c. c.
	Eau anilinée { huile d'anil. incolore 3 c. c. ; Alcool à 90°. . . 7 c. c. ; Eau distillée . . 90 c. c. }		10 c. c.

(1) Quant aux solutions colorantes ou autres réactifs qui ne trouvent leur emploi que dans des cas exceptionnels, nous les indiquerons lorsque l'occasion se présentera de les utiliser.

Bleu phéniqué de Kühne.

(3)
Bleu de méthylène	1 gr. 50
Alcool absolu	10 —
Eau phéniquée à 5 p. 10	100 —

Solution phéniquée de Ziehl.

(4)
Fuchsine	1 gramme
Acide phénique	5 —
Alcool absolu	10 —
Eau distillée	100 —

Solution de thionine phéniquée de Nicolle.

(5)
Solut. alcol. satur. de thionine. . . .	10 c. c.
Eau phéniquée à 1 p. 100	100 —

Bleu de Roux.

(6)

Solution A
Violet dahlia	1 gramme
Alcool à 90°.	10 —
Eau distillée.	90 —

Solution B
Vert de méthyle	1 —
Alcool à 90·.	10 —
Eau distillée	100 —

Mélanger, au moment de l'usage, 1/3 de la solution A et 2/3 de la solution B.

(7) Solution de *Giemsa* { Bleu d'azur, éosine, glycérine, alcool méthylique (1)

dont on fera une dilution au moment de l'emploi à raison de 10 gouttes pour 10 centimètres cubes d'eau distillée.

L'*éosine* soluble dans l'eau, la seule qui rende de réels services en bactériologie pour la coloration des fonds,

(1) Cette solution est fournie par la maison Gübler de Leipzig.

s'emploie en solution aqueuse plus ou moins concentrée et préparée au moment de l'usage.

B. — Réactifs autres que les colorants. — Un des réactifs les plus fréquemment employés est, sans contredit, celui auquel on donne quelquefois et improprement le nom de *liquide de Gram* ; il joue un rôle important dans la technique de la *méthode* dite de *Gram*, mais ce réactif doit porter le nom de Lugol, qui a fixé sa composition, laquelle varie, dans sa teneur en eau, de façon à constituer une solution forte et une faible.

Liquide de Lugol.

(8)	Iodure de potassium.	2	grammes
	Iode	1	—
	Eau distillée.	200 ou 300	—

Nicolle a modifié quelque peu la technique de la méthode de Gram, comme nous l'expliquerons avec détails : il utilise uniquement la solution forte de Lugol, c'est-à-dire celle qui ne renferme que 200 grammes d'eau. et se sert, comme décolorant, du mélange suivant :

(9)	Acétone.	5 c. c.
	Alcool absolu.	10 —

Les autres réactifs, les plus indispensables et qu'il faut avoir toujours sous la main, sont : l'eau très propre et même stérilisée ; alcool absolu et à 90° ; acides sulfurique, chlorhydrique, nitrique, acétique aussi purs que possible ; glycérine neutre ; carbonate de potasse ; huile d'aniline (la conserver à l'abri de la lumière et la redistiller si elle devient trop brune) ; térébenthine, benzine, etc.

De l'eau distillée, plusieurs fois bouillie ou mieux stérilisée, sera conservée dans une pissette (fig. 19 et 20),
dont le tube non effilé sera muni près de son extrémité
extérieure d'une bourre de ouate stérilisée ; quant à l'effilure du tube plongeant, elle regardera en bas et sera
assez longue pour qu'on puisse la fermer à la lampe,

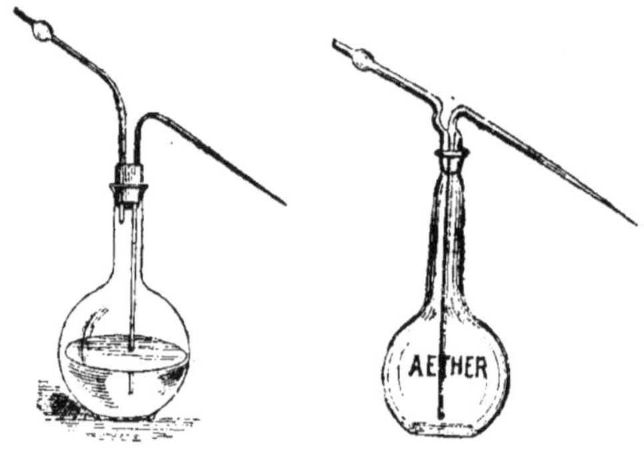

Fig. 19.
Pissette ordinaire.

Fig. 20.
Pissette perfectionnée.

après usage, et la casser ensuite un certain nombre de
fois.

De l'alcool absolu et de l'alcool à 90° seront placés
dans des récipients analogues dont le tube effilé pourra
rester ouvert.

L'essence de bergamotte ou l'huile de cèdre qui servent à éclaircir les préparations microscopiques comme
aussi le baume de Canada dissous dans le xylol qui sert
à les montrer, seront conservés de telle sorte que les
poussières extérieures ne viennent pas les contaminer.

En ce qui concerne le baume, le choix du dissolvant
n'est pas indifférent ; le chloroforme, qui est ordinairement employé en histologie, est un extracteur des

matières colorantes d'aniline et pourrait en peu de temps décolorer complètement les préparations ; c'est pour cela qu'on lui substitue le xylol (1), qui n'a pas les mêmes inconvénients.

On trouve dans le commerce des tubes de plomb analogues à ceux dont se servent les peintres et renfermant du baume de Canada dissous dans divers véhicules ; ils rendent de grands services.

C. — TECHNIQUE GÉNÉRALE DES COLORATIONS MICROBIENNES SIMPLES. — Règle générale, lorsqu'il s'agit de mettre en évidence, dans un produit pathologique quelconque, un ou plusieurs microbes, voici comment on procède :

Déposer sur un cover, lavé à l'alcool et flambé, une faible parcelle de la matière à examiner (crachat, pus, sang, dépôt urinaire, etc.) ; l'étaler en couche aussi mince que possible au moyen d'un second couvre-objet que l'on frotte à plusieurs reprises sur le premier et parallèlement à lui ; détacher vivement les deux lamelles l'une de l'autre.

Dessécher la préparation en l'agitant rapidement à l'air libre ou en produisant à sa surface une insufflation au moyen d'une poire en caoutchouc. Lorsque la dessiccation est parfaite, mais alors seulement, passer trois fois au-dessus d'une flamme la face négative du cover (celle qui n'est pas recouverte par le produit pathologique) tournée en bas ; on produit ainsi la *caléfaction* qui a pour but de précipiter en les *homogénéisant*, les albuminoïdes et de les fixer au verre ; ce double temps est très important.

---

(1) C'est pour un motif analogue que l'on substitue, pour éclaircir les préparations bactériennes, à l'essence de girofles qu'emploient les histologistes, l'huile de cèdre, l'essence de bergamotte ou, tout simplement, la térébenthine.

Plonger alors la préparation dans un bain colorant composé d'une solution hydro-alcoolique de violet de gentiane ou de fuchsine, par exemple (1 partie de solution alcoolique saturée pour 10 parties d'eau), l'y laisser deux à trois minutes ; la retirer, la laver à grande eau, boire sur du papier buvard l'excès de liquide, essuyer la face négative et faire un premier examen tout simplement dans une goutte d'eau distillée.

Il est parfois nécessaire de savoir retrouver la face positive pour ne pas s'exposer à la détruire en l'essuyant. Cette recherche est très simple : saisir la petite lamelle par sa tranche entre le pouce et l'index, de la main gauche, l'interposer entre la lumière et l'œil, et au moyen d'une aiguille ou du fil de platine tenu de la main droite, tracer sur chaque face une légère strie ; là où celle-ci se forme est la face positive.

L'examen, pratiqué alors dans l'eau pure, permet de constater d'abord si, oui ou non, il existe des micro-organismes et quels ils sont (bacilles, cocci, isolés, en amas ou en chaînettes, etc.) ; mais, si l'on désire conserver la préparation, il faut alors faire glisser avec précaution le cover sur la lame porte-objet, l'en séparer et le dessécher en promenant à une certaine distance au-dessus de la flamme sa face négative. Il y a intérêt, en ce cas, à ne se servir ni d'alcool, ni d'essence de girofles qui peuvent agir comme extracteurs de la matière colorante ; avoir soin de déposer, d'autre part, sur une lame porte-objet bien propre, une goutte de baume de Canada dissous dans le xylol, et, appuyant par une de ses tranches le cover sur la goutte, de façon à ce qu'il fasse avec la surface de la grande lamelle un angle dièdre aigu ouvert du côté de l'opérateur, le laisser tomber tout naturellement ; il s'applique alors très exactement sur le porte-objet en chassant devant lui toutes les bulles d'air, et, lorsque, après quelque temps de séjour sur un plan horizontal, le baume est complètement sec, on a une préparation qui se conservera indéfiniment et pourra être placée de champ dans une boîte *ad hoc*, après avoir été munie d'un numéro d'ordre ou d'une étiquette explicative.

Plus tard, nous dirons comment, par les élégants procédés de GRAM, de THOST et de quelques autres, on peut obtenir des doubles ou même triples colorations, dont quelques-unes sont remarquablement belles et particulièrement instructives.

Lorsque maintenant, dans une culture, par exemple, on veut, tout en colorant les microbes, les conserver vivants, de façon à observer les dimensions vraies, la structure de leur protoplasma, leurs mouvements plus ou moins compliqués, etc., il faut alors procéder de façon encore plus simple.

Une parcelle de la culture est déposée sur le porte-objet et délayée dans une goutte de solution colorante aqueuse extrêmement faible ; le tout est recouvert par la petite lamelle.

En raison de leur affinité très grande pour les couleurs basiques d'aniline, les microbes sont teintés et continuent à se mouvoir pendant un certain temps ; de plus, ils ne sont nullement déformés et peuvent être facilement mesurés ou dessinés à la chambre claire. Il est possible même, au besoin, de les conserver, en remplaçant peu à peu, par imbibition, l'eau primitive par de la glycérine tenant en dissolution une couleur brune d'aniline, de préférence le brun de Bismarck ou *Vésuvine*.

§ 3. — Appareils fondamentaux pour la stérilisation préalable des récipients et des milieux de culture.

Un principe absolu de la Bactérioscopie est de n'utiliser, pour recevoir les milieux de culture ou les prises de semence, que des réservoirs absolument purs, microbiologiquement parlant, c'est-à-dire dépourvus de tout germe vivant. Une seule bactérie, susceptible de se diviser, suffirait, en effet, pour vicier toutes les opérations dès leur origine ; et quand on songe qu'il n'est besoin pour cela que d'un corps ayant moins parfois d'un millième de millimètre de diamètre, on est vraiment effrayé des aléas que court le manipulateur et des difficultés qu'il aura à surmonter. Heureusement, nous possédons dans la chaleur un agent précieux et facilement maniable de désinfection absolue. Mais il faut bien savoir que, pour détruire les germes des microbes à l'état sec, il est nécessaire d'employer des températures autrement élevées que celles qui suffisent à les tuer à l'état humide. Or, pour les appareils de verrerie vides, c'est ce dernier cas qui se présente. Aussi, ne faut-il pas craindre de les soumettre, pendant une demi-heure à une heure, à une chaleur de 150° à 180° C., si l'on veut être bien sûr qu'ils soient stérilisés.

Four Pasteur. — Il existe dans les laboratoires, pour cela faire, un poêle extrêmement simple et relativement peu coûteux qu'on nomme le *four Pasteur*, simple poêle à gaz, fonctionnant sans pression, et n'ayant pas besoin de régulateur (fig. 21). Mais, comme il entre dans le plan de ce Précis de simplifier autant que faire se pourra, et sans nuire à la sûreté des résultats, le matériel du praticien improvisé bactériologue, nous croyons être en droit d'affirmer qu'il est à la rigueur possible de se passer de cet appareil spécial. Pour cela, lorsqu'il s'agira de *flamber* un objet de verrerie, on pourra emprunter pour quelques instants le vulgaire fourneau d'une cuisine et, dans son four chauffé comme pour un rôti, on stérilisera absolument les récipients de verre. Nous nous

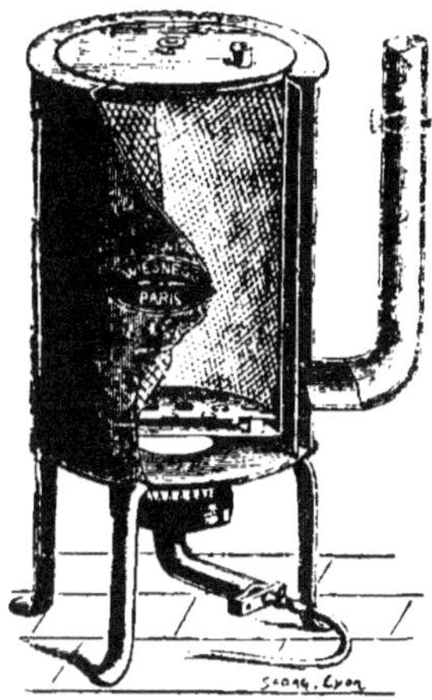

Fig. 21. — Four PASTEUR à air chaud.

sommes assurés, en effet, que dans ces conditions la température du four s'élève à 150°–170° et que le flambage s'y opère d'une façon parfaite en vingt minutes ou une demi-heure [1].

(1) SALOMENSEN propose comme succédané pratique et peu coûteux du four Pasteur une de ces caisses métalliques dans lesquelles on expédie de grandes quantités de biscuits. On pratique sur les parois latérales, en haut et en bas, des trous d'aération, dans le couvercle une ouverture pour le thermomètre: on dispose dans le fond un support grillagé pour recevoir les objets : on revêt la boîte extérieurement de feutre, sauf en bas, et l'on chauffe au gaz ou au pétrole.

Mais le seul desideratum n'est pas de rendre aseptique l'air renfermé dans les tubes, ballons, pipettes, etc., il faut encore lui permettre de se renouveler tout en restant pur ; il n'est pas difficile d'obtenir ce résultat.

Que l'on se souvienne tout simplement des remarquables expériences qui ont amené Tyndall puis Pasteur à reconnaître que le coton à l'état de ouate sèche est pour les bactéries une barrière infranchissable, un filtre qui rend l'air optiquement et microbiquement pur, qu'on applique ces principes à l'obturation des récipients de verre et l'on réussira à coup sûr.

On munira donc, avant toute chauffe, les tubes ou ballons d'un fort tampon de ouate (1) convenablement tassé et assez volumineux et on les mettra au four, celui-ci étant hermétiquement clos, afin que si, par hasard, la température montait trop haut, le coton ne prenne pas feu au contact de l'oxygène renouvelé ; pour la même raison, il faut attendre que le fourneau soit un peu refroidi pour retirer les objets qui peuvent alors se conserver indéfiniment en état d'asepticité. Avoir soin toutefois de les protéger contre les poussières extérieures dans un placard bien fermé en les enveloppant de deux ou trois doubles de papier à filtrer en forme de bonnet ou de cornet par-dessus le coton, celui-ci devant avoir, mais sans la dépasser, une légère teinte jaunâtre, café au lait.

Il sera bon de posséder toujours ainsi en réserve un certain nombre de tubes, de ballons et surtout de pipettes, ces dernières, détail important, étant fermées à

---

(1) Le coton le meilleur pour cet usage est l'ordinaire ; celui, en effet, qui a subi les préparations qui le rendent boriqué, salicylé, etc., ne convient pas car il tombe en poussière, après le flambage, ou prend feu, lorsqu'on ouvre les tubes dans la flamme d'un bec Bunsen, avec une trop grande facilité.

la lampe à leur extrémité effilée et munies d'un tampon
de ouate à l'autre bout.

Nous sommes bien sûrs maintenant qu'il n'y aura

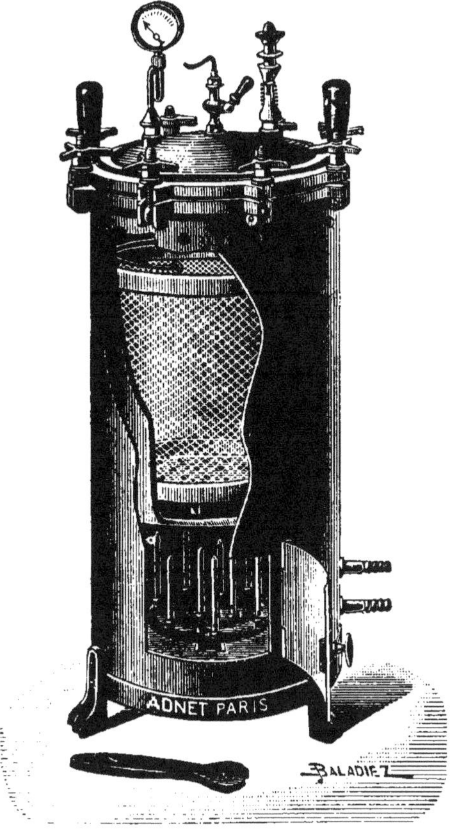

Fig. 22. — Autoclave Chamberland.

dans nos récipients ainsi préparés. en fait d'organismes
vivants, que ceux que nous y mettrons.

Mais ce ne sont pas seulement les récipients vides qui demandent à être stérilisés ; tous les milieux de culture qu'utilisera le Bactériologue, qu'ils soient liquides ou solides, naturels ou artificiels, doivent être, eux aussi, rendus strictement aseptiques, sous peine d'erreurs considérables qu'il sera impossible de rectifier plus tard.

Cette *asepsie* peut être obtenue de deux façons principales : soit encore par la chaleur, humide cette fois, soit par filtration.

Autoclave de Chamberland. — C'est une sorte de marmite de PAPIN (fig. 22), dans laquelle les milieux de culture sont soumis, pendant trente ou quarante minutes, à une température de $+ 115°$ C. à $+ 120°$ dans la vapeur, sous pression. Cet appareil se compose essentiellement d'un chaudron cylindrique en cuivre rouge, à parois épaisses, surmonté d'un couvercle également en cuivre, très lourd et très massif, lequel, au moyen de fortes vis de pression et grâce à l'interposition d'une épaisse rondelle circulaire en caoutchouc, obture hermétiquement l'orifice supérieur de la chaudière ; dans l'intérieur de celle-ci peut être placé à volonté un grand et solide panier métallique cylindrique dont le fond est percé d'assez larges ouvertures et se trouve muni de trois ou quatre pieds qui se surélèvent quelque peu au-dessus du fond de la chaudière et de l'eau qui y est versée. Quant au couvercle, il est muni de trois orifices qui correspondent : l'un à un manomètre qui indique en même temps la pression et la température intérieures (1 atmosphère $= 120°$; 2 atmosphères $= 134°$), l'autre à une soupape de sûreté graduée de façon à fonctionner lorsque la tension de vapeur atteint le degré voulu ; le troisième, enfin, à un robinet de dégagement que l'opérateur ouvre ou ferme quand il le juge nécessaire (1).

Le tout est solidement maintenu dans un cylindre ou manchon en tôle qui porte à sa partie inférieure une double couronne de Bunsen pour le chauffage de l'appareil.

Pour opérer une stérilisation dans l'autoclave, on s'y prend de la façon suivante. On verse dans le fond de la chaudière une quantité d'eau suffisante pour que la couche liquide ait une épaisseur de 10 à 15 centimètres ; on met en place le panier muni des divers récipients qui renferment les milieux de culture, après les avoir bouchés à la ouate et recouverts, pour empêcher que cette dernière ne soit mouillée, d'un capuchon en papier ; on place alors et on boulonne fortement, à l'aide d'une clef anglaise, le couvercle muni de sa rondelle en caoutchouc ; on met le feu à la rampe de gaz au travers de la porte qui existe au bas du cylindre en tôle, en ayant bien soin de toujours présenter aux brûleurs l'allumette enflammée avant l'ouverture du robinet d'accès du gaz, précaution sans laquelle on risquerait de déterminer une explosion, due à la formation d'un mélange détonant d'air et de gaz, qui pourrait être dangereuse (on agira de même sorte pour allumer le four Pasteur). Au cas, assez fréquent, où les becs brûleraient en dedans, éteindre et rallumer aussitôt. Le robinet de dégagement dont est muni le couvercle doit être ouvert dès le début de l'opération et rester en cet état jusqu'à ce qu'il donne issue à un véritable jet de vapeur (ce qu'on reconnaîtra à l'humi-

____

(1) L'expérience nous a démontré que dans la plupart des *autoclaves* l'ouverture de ce robinet est trop petite, lorsqu'on veut utiliser l'appareil, comme il sera dit bientôt, à la façon d'un *stérilisateur à vapeur* fonctionnant sans pression ; aussi engageons-nous les personnes qui voudraient s'en procurer à exiger d'un constructeur un robinet à lumière plus large.

dité perçue par la main placée dans le jet).dont l'apparition indique que l'atmosphère intérieure de l'autoclave est totalement purgée d'air, la présence de ce dernier pouvant vicier les indications thermométriques fournies par le manomètre et faire croire à une température supérieure à celle qui existe réellement. Le robinet est alors fermé et la vapeur commence à avoir une certaine tension. Avant d'atteindre et de maintenir le temps voulu celle qui a été adoptée, il est bon d'ouvrir encore à deux ou trois reprises, pendant quelques secondes chaque fois, le robinet de dégagement, afin de provoquer des détentes de vapeur qui rendent plus uniforme la répartition de la température à l'intérieur de l'appareil. Ceci fait, on attend que l'aiguille du manomètre ait atteint, suivant les cas, 115° ou 120° et on compte le temps de la stérilisation à partir de ce moment seulement.

Ce temps écoulé, le brûleur est éteint et lorsque l'aiguille est revenue à 0°, on ouvre le robinet ; puis, après quelques minutes, on dévisse le couvercle ; on ouvre l'appareil et on retire les récipients qu'il renfermait.

L'autoclave peut être employé comme il vient d'être dit toutes les fois que les substances à stériliser sont susceptibles de supporter impunément de fortes températures ; mais ce n'est pas toujours le cas et certaines parmi elles, la gélatine notamment, se trouvent être plus ou moins altérées par un chauffage intensif ou trop prolongé.

On doit alors procéder de façon un peu différente, mais ici encore, « l'autoclave, comme le dit J. COURMONT, dans son *Précis de Bactériologie* (p. 39), peut suffire à lui seul à toutes les stérilisations nécessaires au bactériologiste ». Il suffit, en effet, de ne pas boulonner le couvercle et de laisser largement ouvert son robinet (dont l'ouverture, nous l'avons dit, doit être suffisamment large ; il n'y aura pas alors de pression intérieure, la température ne dépassera pas 100° C. et on obtiendra les mêmes résultats que ceux atteints avec l'aide d'appareils spéciaux comme par exemple le *stérilisateur à vapeur* de Koch, celui de Chantemesse, etc.

Malheureusement, en n'utilisant que des températures voisines de 100° C., on n'est pas assuré de tuer tous les germes et on est dès lors obligé de recourir à un autre procédé, celui du *chauffage discontinu* de Tyndall.

Lorsqu'on a parcouru les travaux des microbiologistes qui se sont plus particulièrement occupés de l'action nocive de la chaleur sur les microorganismes, on est au premier abord étonné qu'il faille faire agir des températures aussi élevées (115°-120° C. pour obtenir une stérilisation parfaite des milieux de culture. Nous savons en effet que pour la plupart des bactéries, les températures 42°, 45°, 50°, 60°, 70° C. au maximum suffisent, maintenues pendant quelques minutes ou une heure tout au plus, pour les tuer. On cite comme une exception *Bacillus thermophilus*, de Miquel, qui vit et se développe au delà de 70°.

Il y a quelques années, Rodet a fait connaitre un procédé auxiliaire de dissociation du coli-bacille et du bacille d'Eberth précisément basé sur ce fait d'observation que la plupart des microbes des eaux, autres que les deux ci-dessus, sont tués par un séjour de vingt-quatre à quarante-huit heures dans une étuve chauffée à 45° ; or, nombre de bactéries se comporte de même vis-à-vis de températures bien inférieures à 100°.

D'où vient donc, étant donnée cette vulnérabilité extrême de la majorité des bactéries, la nécessité d'une stérilisation des milieux nutritifs à 115° ou 120° ?

Tyndall va nous répondre par une expérience, en apparence paradoxale, mais des plus instructives : il prend deux ballons renfermant la même infusion de foin ; il chauffe à 100° l'une d'elles, trois heures durant et une fois pour toutes, et l'autre trois minutes seulement, en trois fois, une minute toutes les quarante-huit heures. Au bout de ce temps, les deux ballons sont placés dans l'étuve d'incubation : le premier se peuple de *Bacillus sublilis* (bacille du foin), le second reste stérile.

Pour comprendre ce qui s'est passé, il faut connaître un léger détail d'expérimentation qui permet de se rendre compte de ce qui est survenu invisiblement dans les deux infusions. La première a été bouillie une seule fois pendant trois heures ; tous les microbes *adultes* y ont assurément été tués ; mais les *spores*, sur la résistance desquelles nous avons déjà insisté, ont à peine été endommagées par cette chauffe prolongée, la plupart d'entre elles sont restées indemnes ; et, lorsque, plus tard, on vient à placer dans une étuve convenable le véhicule qui les renferme, elles germent bientôt et se transforment en bacilles adultes qui pullulent par scissiparité.

Notre seconde solution n'a été soumise à l'ébullition que pendant trois minutes, en trois fois ; lors de la première séance, la grande majorité des adultes a péri, les *spores* n'ont pas été atteintes, mais si nous avons eu soin, avec TYNDALL, de placer alors notre ballon dans un incubateur, elles ont germé et se sont transformées en bacilles vulnérables ; nous soumettons alors ces derniers à une seconde ébullition d'une minute et nous les détruisons ; cependant, il se peut que quelques germes soient restés. pendant la première incubation, à l'état de spores ; nous les forçons à devenir adultes par un nouveau séjour dans l'étuve à 35°, par exemple, et nous les tuons alors sûrement par une troisième chauffe à 100°.

Le paradoxe est ainsi expliqué, ou, plutôt. il n'en est plus un.

Le principe que nous venons d'exposer avec quelques détails, en raison de son importance, est celui du *chauffage discontinu* qui, entre les mains de Koch, a donné de si utiles et remarquables résultats, et que le microbiste aura maintes fois l'occasion de mettre en pratique en chauffant à 95° ou 100° et même beaucoup moins haut. en trois ou quatre séances. espacées de vingt-quatre heures chacune. les produits les plus altérables par la chaleur.

Stérilisation par filtration. — Il est des cas où, pour une raison ou pour une autre, on ne peut appliquer la chaleur. même peu intensive, à la stérilisation de certains liquides et où l'on doit avoir recours à la filtration.

Celle-ci s'opère le plus ordinairement à travers des bougies de porcelaine dégourdie, dont le type le plus classique est la *bougie Chamberland*. Cette bougie rendra de grands services, mais à condition d'être parfaite, dépourvue de toute fissure microscopique, ce qu'on reconnaitra en l'essayant à la pompe à air, d'être fréquemment nettoyée et stérilisée par l'un des divers procédés (permanganate de potasse, four Pasteur, etc.) récemment préconisés.

La difficulté de l'opération réside dans ce fait que les pores de ces bougies étant d'une extrème finesse et l'épaisseur de la paroi filtrante relativement assez grande, il faudra avoir recours à une force considérable pour obliger les liquides de culture à passer au travers du filtre. Deux principaux artifices sont mis en œuvre pour cela : l'*aspiration* et le *refoulement*.

C'est l'aspiration qui agit dans la mise en fonctionnement des filtres dits de voyage ou de ménage où une pression négative est déterminée dans la carafe qui doit recevoir le liquide purifié au moyen, soit d'un flacon aspirateur de MARIOTTE, soit d'une pompe aspirante analogue à celle des appareils POTAIN et DIEULAFOY. On

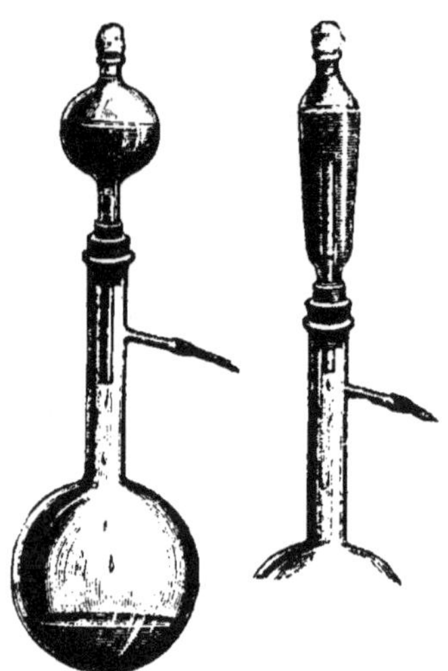

FIG. 23 — Filtre de KITASATO.

peut utiliser encore dans le même but une pompe à mercure ou une trompe à eau.

Le filtre de KITASATO, fort commode pour aspirer de très petites quantités de liquide, peut être actionné par l'un ou l'autre de ces procédés. En voyant les figures représentant ce petit filtre et les modifications qu'on lui a fait subir, on comprend comment il doit fonctionner (fig. 23 et 24).

Avec la méthode du refoulement on exerce, au contraire, une pression directe et positive sur le liquide à filtrer. On se sert, dans les laboratoires, pour obtenir ce résultat, de l'*appareil* à *pression graduée* (fig. 25) dans lequel l'air peut être comprimé à plusieurs atmosphères au moyen de la pompe aspirante et foulante de GAY-LUSSAC. Il existe plusieurs modèles, plus ou moins volumineux, de cet appareil, qui tous marchent très bien.

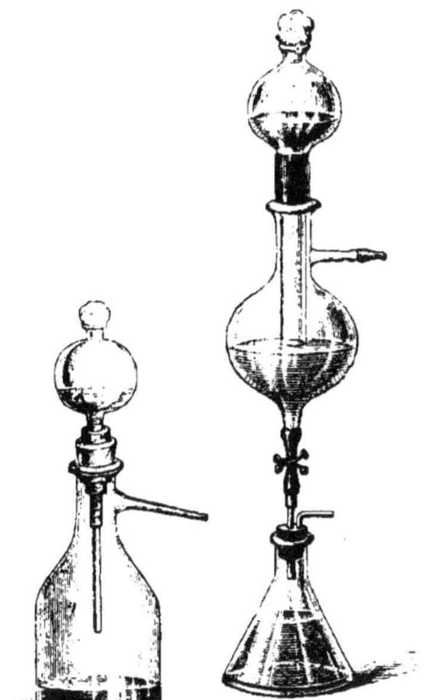

FIG. 24. — Filtre de KITASATO modifié.

Le réservoir à air comprimé, en cuivre rouge à parois très épaisses, lequel reçoit en même temps le liquide à filtrer, est muni, à sa partie inférieure, d'un ajutage sur lequel on peut visser un filtre CHAMBERLAND ordinaire muni de son armature métallique, comme on le ferait sur un robinet de distribution d'eau ; son ouverture supérieure est très hermétiquement close par un couvercle que l'on fixe, comme celui de l'autoclave, avec des vis à pression et qui est aussi muni de trois orifices : pour le manomètre, pour l'introduction du liquide à l'aide d'un entonnoir, et enfin pour l'adaptation du tube métallique coudé qui fait communiquer le réservoir avec la pompe. Un simple coup d'œil jeté sur la figure 25 suffira, pensons-nous, à faire comprendre le fonctionnement de l'appareil. Nous ajouterons seulement que l'extrémité inférieure de la bougie filtrante doit être munie d'un tube de caoutchouc et d'un tube de verre effilé, le tout

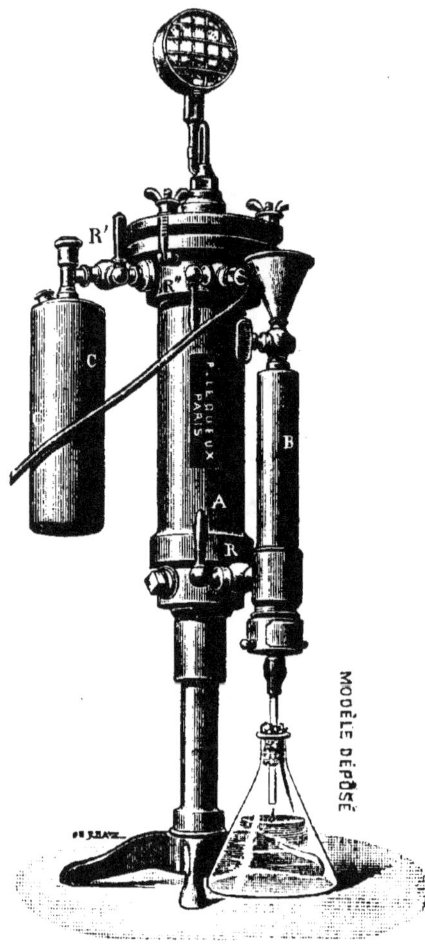

Fig. 25. — Appareil pour filtrer sous pression.

bien stérilisé et flambé au moment de l'usage, qui sont

destinés à amener le liquide asepsié dans un récipient
également stérilisé.

§ 4. — Instruments et objets de verrerie indispensables en Bactériologie.

Instruments. — L'instrument par excellence du bactériologue est un simple fil de platine. emmanché d'ordinaire à l'extrémité d'une baguette de verre qui. soit
sous forme d'aiguille ou de spatule, soit sous celle d'un
crochet ou d'une boucle, sert à chaque instant pour
ensemencer les milieux de culture solides ou liquides,
pour pêcher (c'est le mot) la substance à examiner. ou
bien encore pour l'étaler à la surface du couvre-objet
(fig. 26).

Le platine a été choisi pour cet usage. de préférence à
tout autre métal, parce qu'il est résistant et assez
flexible. inaltérable à la chaleur. surtout s'il est iridié,
et aux actions chimiques les plus variées. Sa stérilisation à une haute température est chose des plus simples :
il suffit de le promener pendant quelques secondes dans
la flamme d'une lampe à alcool ou d'un bec Bunsen.
Mais ici, un écueil est à éviter : il garde, comme on dit
vulgairement. très longtemps la chaleur et il a perdu sa
teinte rouge, qu'il est encore loin d'être froid ; aussi
faut-il avoir grand soin de ne pas le choisir trop gros ; on
s'exposerait. en ce cas, à stériliser par la chaleur qu'il a
conservée la semence qu'on voulait reproduire et bien
des insuccès dans les cultures instituées par les commençants n'ont pas d'autre cause.

On se servira donc de fils ayant à peu près le diamètre
d'une épingle à suture ordinaire et 5 à 7 centimètres de

longueur (plus longs, en effet, ils deviendraient trop
flexibles) ; on les soudera à l'extrémité d'un agitateur de
la grosseur d'une plume d'oie et d'une longueur de 15
à 20 centimètres, et tandis qu'un des fils sera rendu
pointu à son extrémité libre au moyen d'une lime, un
autre sera recourbé en crochet ou en boucle presque

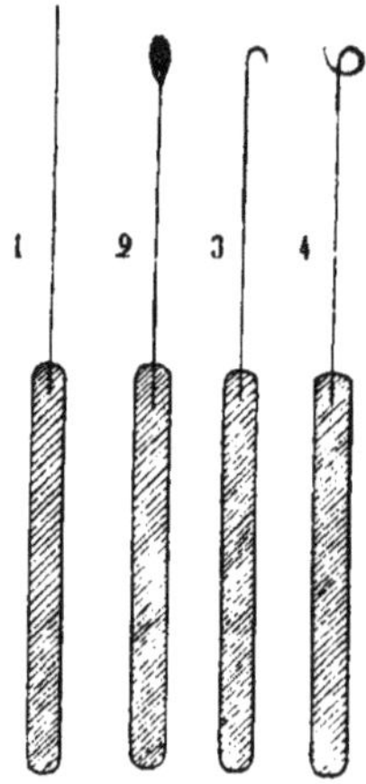

FIG. 26. — Fil de platine soudé à l'extrémité d'un agitateur en
verre, à pointe : 1. Effilée. — 2. En spatule. — 3. En crochet. —
4. En boucle (*œse* des **Allemands**).

fermée et un troisième aplati en spatule à son extrémité
libre (fig. 26).

Quelques pinces de dimensions et de formes variées
(fig. 27) (à dissection, brucelles), pinces de CORNET
(fig. 28) trois ou quatre scalpels et paires de ciseaux, une
bonne loupe, compléteront le matériel instrumental à
proprement parler qui, on le voit, n'est ni encombrant,
ni dispendieux. Quant aux balances, qui sont naturellement nécessaires, elles existent déjà dans toute officine ;
il n'y a donc pas lieu de s'en préoccuper.

Objets de verrerie. — La verrerie doit être mieux représentée et les objets de cette nature, qu'il faut toujours avoir sous la main pour ne point être pris au dépourvu, sont assez nombreux ; nous les énumérons rapidement ci-dessous, les figures se rapportant à certains d'entre eux nous paraissant suffisamment instructives pour ne pas être accompagnées de descriptions dé-

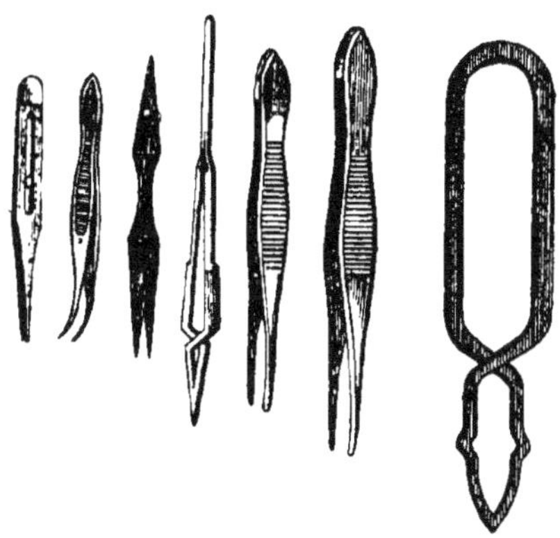

<table>
<tr><td align="center">Fig. 27.
Pinces variées.</td><td align="center">Fig. 28.
Pince de Cornet.</td></tr>
</table>

taillées. Tubes de verre creux dits *tubes chimic* de calibre varié ; baguettes de verre plein (pour faire des agitateurs) de plus ou moins gros diamètre ; tubes à essais en assez grande quantité, à bords lisses, non recourbés (les uns de 16 centimètres de long sur 1 centimètre et demi de large et d'autres de 19 ou 20 centimètres de long sur 2 centimètres et demi de large) ; le plus grand nombre des tubes à essais restera dans l'état où on les aura achetés et recevra les milieux solides (gélatine, gélose) ou liquides (bouillon, lait). Quant aux autres, par les moyens indiqués plus haut, on les rétrécira légèrement

G. Roux et A. Rochaix.   6

à l'union de leurs 4/5 inférieurs avec le 1/5 supérieur et on pourra alors les utiliser pour recevoir des bouillons ou autres milieux de culture liquides au lieu et place des

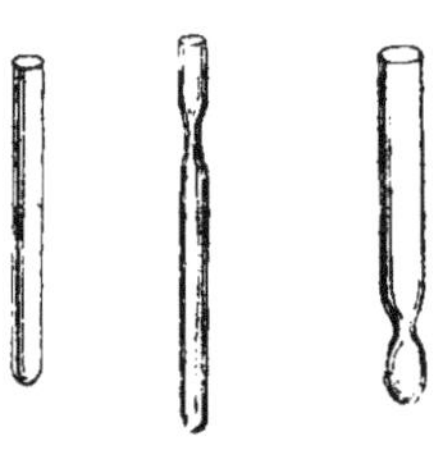

FIG. 29. — Tubes à essai pour cultures bacté-riennes.

ballons Pasteur dont le prix est par trop élevé et la fragilité extrême. Les plus larges enfin des tubes à essais seront rétrécis à leur 1/5 inférieur et transformés ainsi en *tubes de Roux* pour les cultures sur milieux solides naturels, tels que pomme de terre, carotte, etc. (fig. 29).

Des porte-tubes en bois dont quelques-uns calibrés de façon à recevoir les tubes du plus grand diamètre seront toujours utiles (fig. 30) pour maintenir verticaux et à proximité de la main ceux dont on va faire usage. On utilise dans le même but de petits paniers métalli-

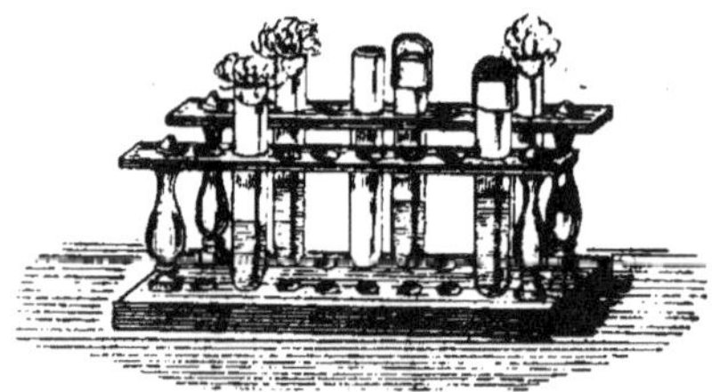

FIG. 30. — Porte-tubes en bois.

ques (fig. 31), qui ont le très grand avantage de pouvoir être placés soit dans l'autoclave, soit même dans le four Pasteur et plus tard dans l'étuve d'incubation. Bien entendu les pipettes longuement effilées de Pasteur, dont il a déjà été si souvent question, devront exister constamment en assez grand nombre, stérilisées et prêtes à

servir. pour parer à toutes les éventualités. Il sera bon
aussi d'avoir quelques pipettes ordinaires très bien gra-

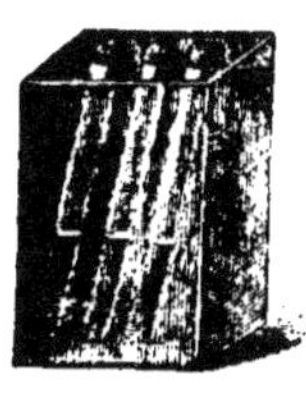

FIG. 31. — Panier mé-
tallique pour les
tubes de culture.

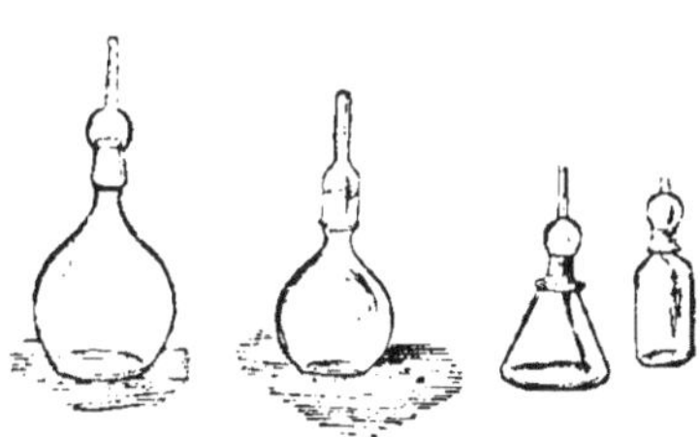

FIG. 32. — Divers types de ballons
Pasteur à capuchon de verre et
à cheminée.

duées et de diverses contenances. Les verres à expérience.
les vases à précipité, les éprouvettes graduées, les capsules de porcelaine, des cristallisoirs, de dimensions

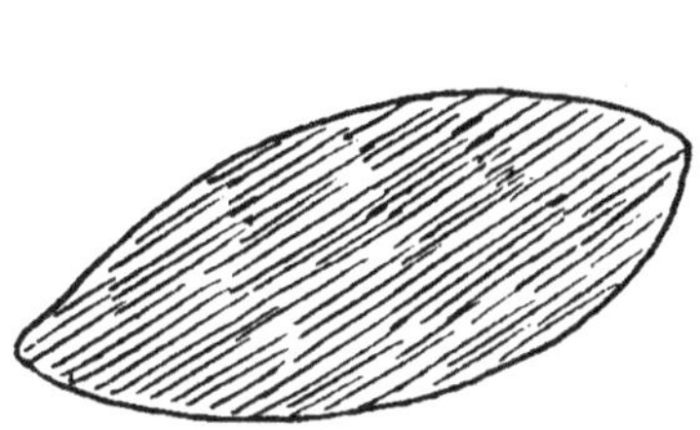

FIG. 33. — Feuille de papier à filtrer préparée pour faire un capuchon.

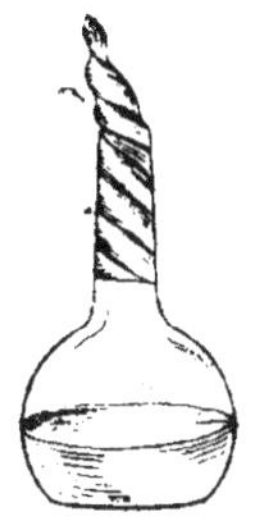

FIG. 34. — Ballon de cul-
ture bouché avec un
capuchon de papier à
filtrer.

variées, des entonnoirs, des mortiers de verre et de
grès, des ballons ou matras, etc.. existent toujours
dans une officine de pharmacien et trouveront fréquemment leur emploi en Bactérioscopie. Mais. outre ces
objets de verrerie. à destination en quelque sorte banale,

le microbiste devra s'en procurer quelques autres plus
spécialement adaptés aux recherches auxquelles nous

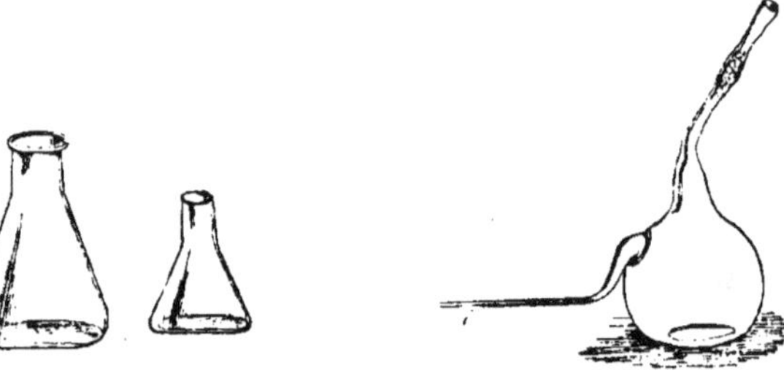

FIG. 35.
Flacons d'ERLENMEYER.

FIG. 36.
Ballon-pipette de CHAMBERLAND.

l'initions ici, ce sont principalement : les ballons ou
flacons Pasteur à couvercle de verre rodé et à cheminée
(fig. 32), d'un prix malheureusement trop élevé, mais

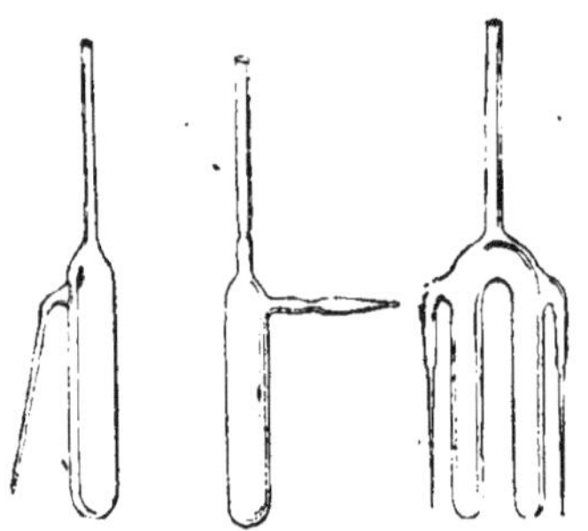

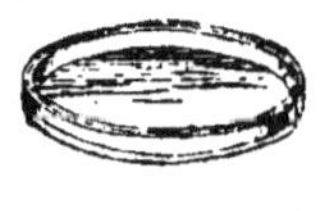

FIG. 37.
Tubes-pipettes de PASTEUR
simples ou doubles.

FIG. 38.
Boîte de Petri.

qui peuvent être avantageusement remplacés, soit par
les tubes à essai modifiés ou non dont nous avons déjà
parlé, soit par de petits matras ordinaires à fond plat, à
ouverture franchement circulaire, sans rebord exté-

rieur, qui seront bouchés à la ouate ou avec un capuchon de papier à filtrer, suivant les indications données par CHAUVEAU fig. 33 et 34 : les flacons d'ERLENMEYER, coniques et à fond plus ou moins évasé (fig. 35 ; les ballons-pipettes de distribution de CHAMBERLAND fig. 36 ; quelques anciens tubes PASTEUR de l'un ou de l'autre modèle représentés par la figure 37, qui ne sont guère plus utilisés à l'heure

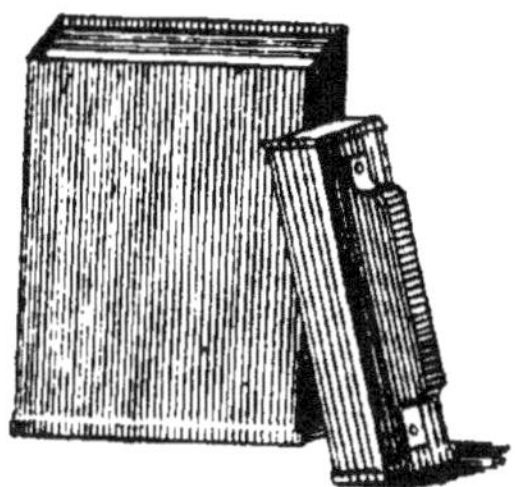

Fig. 39. — Boîte d'Israël.

actuelle, mais qui cependant, dans quelques circonstances, peuvent rendre de réels services ; des boîtes de PETRI (fig. 38 ou de SOYKA ; enfin, des plaques de verres dites de KOCH de 10 centimètres carrés environ, assez épaisses et à surface absolument régulière que l'on conserve et stérilise dans une boîte spéciale en tôle, dite boîte d'ISRAEL fig. 39 .

§5. — Composition et modes de préparation des principaux substrata nutritifs, liquides ou solides.

A l'heure actuelle et bien que la Microbie soit encore une science toute jeune, les expérimentateurs ont déjà tenté de faire pulluler les Bactéries sur des substrata extrêmement nombreux, des plus variés comme origine et comme nature, et s'il nous fallait les décrire tous, nous devrions y consacrer un grand nombre de pages. Mais, comme la plupart d'entre eux peuvent être considérés comme étant encore absolument exceptionnels, nous nous occuperons uniquement des plus classiques, de ceux journellement employés dans tous les laboratoires et avec l'aide desquels le praticien accomplira sûrement sa tâche.

Ces milieux, ou substrata nutritifs microbiens ordinaires, se peuvent répartir en deux principaux groupes, suivant qu'ils sont *artificiels*, c'est-à-dire fabriqués de toutes pièces par le bactériologue, ou *naturels*, lorsqu'ils existent, tels quels ou à peu près, dans la nature.

Chacun de ces groupes, à son tour, renferme des milieux *liquides* ou des milieux *solides* et d'autres parfois qui peuvent, alternativement et successivement, prendre ces deux états physiques (exemple : gélatine-peptone, gélose).

Bien entendu, ces divers substrata nutritifs ne peuvent être employés utilement et sûrement par le Bactériologue qu'à la condition expresse qu'ils auront été, au préalable, privés de tout germe vivant, stérilisés par l'un quelconque des procédés que nous avons sommairement indiqué : chauffage intensif à 115° ou 120° C., chauffage discontinu aux environs de 100° ou à des températures moins élevées encore (58°-70°), filtration. Nous laissons complètement de côté la stérilisation opérée par l'addition d'antiseptiques qui est infidèle et à peu près abandonnée aujourd'hui, sauf dans des cas tout spéciaux.

Le tableau ci-dessous donne la classification générale des principaux milieux de culture, suivant leur nature, leur origine et leur état physique.

MILIEUX DE CULTURE MICROBIENS :

- I. *Artificiels*
  - d'origine minérale — liquides
  - d'origine organique
    - de nature végétale — liquides
    - de nature animale — liquides solidifiables
- II. *Naturels*
  - de nature végétale — solides
  - de nature animale ou humaine — solides

I. — MILIEUX DE CULTURE ARTIFICIELS. — **A)** **D'origine minérale**. — Ce sont surtout des solutions, exclusivement ou presque exclusivement minérales, que l'on peut cependant solidifier parfois grâce à certains artifices qu'il est inutile de faire connaître ici.

Les plus connues, parmi ces solutions, et celles qui, bien que l'on ait à peu près complètement abandonné leur emploi en bactériologie à l'heure actuelle, peuvent cependant rendre quelques services dans des circonstances déterminées, sont :

Liquide de Pasteur (1859).

(10)
Eau distillée	100 grammes
Sucre candi	10 —
Cendres de levure	0,075

Liquide de Cohn.

(11)
Eau distillée	200 grammes
Tartrate d'ammoniaque	
Phosphate de potasse	aa 2 —
Sulfate de magnésie	1 —
Phosphate tribasique de chaux	0,1

Liquide de Raulin.

Eau	1.500 grammes
Sucre candi	70 —
Acide tartrique.	aa 4 —
Nitrate d'ammoniaque.	
Phosphate d'ammoniaque.	aa 0,60 —
Carbonate de potasse	
Carbonate de magnésie	0,40 —
Sulfate d'ammoniaque.	0,25 —
Sulfate de zinc	aa 0,07 —
Sulfate de fer	
Sulfate de potasse.	

(12)

Ce milieu nutritif de composition très complexe est celui, on le sait, qui convient le mieux à la végétation d'une moississure très répandue partout : l'*Aspergillus niger* et c'est grâce à lui que RAULIN, qui en avait patiemment recherché et fixé les éléments constituants, a pu faire. sur ce champignon, de minutieuses études biologiques.

Les milieux chimiquement définis, ne renfermant aucune substance albuminoïde et cependant suffisamment nutritifs, rendraient les plus grands services au micro-biologiste. Leur découverte ferait faire un grand pas à la connaissance des substances solubles, par conséquent à l'immunisation, à la vaccination et à la sérothérapie. De nombreux essais ont été faits dans ce sens, Arnaud et Charrin ont indiqué le milieu suivant qui permet la végétation du Bacille pyocyanique.

Phosphate monopotassique $PO \cdot KH^2$	0 gr. 1
Phosphate disodique $PO^4Na^2H + 12\ H^2O$	0 — 1
Bicarbonate de soude CO^3KH	0,134
Chlorure de calcium $CaCl^2$.	0,05
Sulfate de magnésie $MgSO^4 + 7\ H^2O$	0,05
Asparagine cristallisée	5 gr.
Eau	q. s. pour 1000 c. c.

L'azote est fourni par l'asparagine.

Ouchinsky en 1893 a proposé un milieu où l'azote est fourni par le lactate d'ammoniaque. En 1901, Lepierre indiqua un nouveau milieu, dans lequel l'élément azoté était formé par des glucoprotéines α, produits de dédoublement des albumines, mais Galimard, Lacomme et Morel (1906) ont montré que les glucoprotéines de Lepierre sont des mélanges d'acides monoaminés souillés d'impuretés, probablement de polypeptides et d'acides diaminés. Galimard (1907) a réussi à cultiver un certain nombre de microbes sur des milieux chimiquement définis où n'entrent comme matériaux azotés que des acides mono et diaminés.

B) **Milieux artificiels d'origine organique et de nature végétale**. — Ce sont d'ordinaire des *macérations*, ou des *infusions* ou des *décoctions*, dont les plus communément employées sont : les macérations de foin, les infusions de touraillon (résidu de l'orge germé, représenté par les radicelles, les tigelles et les gemmules), de malt, etc., les décoctions de fruits divers, ordinairement dans la proportion de 5 à 10 p. 100.

Tous ces liquides, neutralisés ou non, peuvent être solidifiés par adjonction de gélatine ou de gélose, suivant la technique qui va être bientôt exposée.

C) **Milieux artificiels d'origine organique et de nature animale**. — Ici, la division en liquides et solides, ou plutôt liquides solidifiables, s'impose dès l'abord, en raison de l'extrême importance des substrata nutritifs de cette catégorie utilisés constamment en Microbie, sous l'un ou l'autre de ces états physiques.

a) Milieux liquides. — Les milieux liquides étant indispensables pour la confection de la plupart des substrata solides. ce sont eux que nous décrirons les premiers, nous bornant, pour plus de simplicité et de clarté, aux plus facilement préparables.

Le bouillon de bœuf peptonisé répond à presque tous les besoins. et la formule la meilleure de son mode de préparation est celle de LOEFFLER. On prend 500 grammes de bœuf sans graisse, tendons ou aponévroses, que l'on hache aussi menu que possible ; les mettre à macérer pendant vingt-quatre heures, en un endroit frais, dans

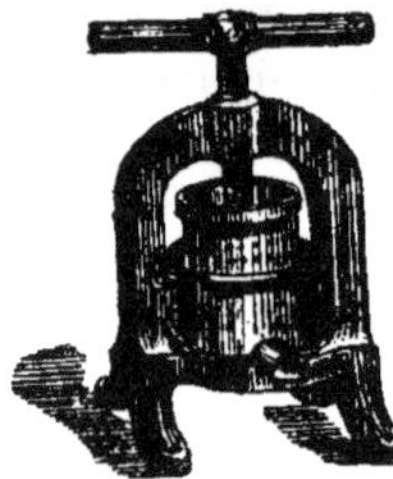

FIG. 40.
Presse à viande.

un litre d'eau distillée ou préalablement bouillie ; au bout de ce temps, filtrer à travers un linge, exprimer même fortément tout le suc au moyen d'une presse à viande (fig. 40) et ramener le volume à 1.000 grammes ; ajouter 5 grammes de chlorure de sodium, 2 grammes de phosphate de potasse (1) ou de soude et 20 à 25 grammes de peptone sèche ; porter à l'ébullition pendant une heure et précipiter ainsi les albuminoïdes, dont on se débarrasse complètement en filtrant à nouveau à travers un linge très fin d'abord, puis à travers un papier filtre. Si, à ce moment, on essaie au papier de tournesol la réaction du milieu, on constate qu'elle est assez fortement acide ; or, cette acidité est nuisible au développement de la plupart des bactéries, et il est absolument indispensable de la faire disparaître en neutralisant ou même en alcalinisant légèrement le macéré de viande avec une solution de potasse ou mieux de bi-carbonate de soude, que l'on

---

(1) L'addition du sel de potasse ou de soude est facultative et n'est pas utile, lorsqu'on a à sa disposition de la viande de bonne qualité, elle serait même nuisible, en ce cas, en provoquant un trouble permanent du bouillon.

verse goutte à goutte, en ayant soin d'agiter et de constater de temps à autre la réaction au tournesol ; s'arrêter lorsqu'il y aura une alcalinisation très légère.

On peut alors stériliser immédiatement le bouillon ; mais il vaut mieux, après l'avoir fait bouillir pendant un quart d'heure, le laisser reposer jusqu'au lendemain ; en le décantant, on le dépouille de la graisse, peu abondante d'ordinaire, qui surnage et des sels en excès qui seront précipités. Le liquide, parfaitement limpide et d'une belle couleur ambrée, sera alors versé dans un matras préalablement flambé et bouché avec un tampon de ouate ; il ne reste plus qu'à le stériliser. Pour cela, le ballon sera mis à l'autoclave où il restera pendant une demi-heure environ à la température de 115°– 120°.

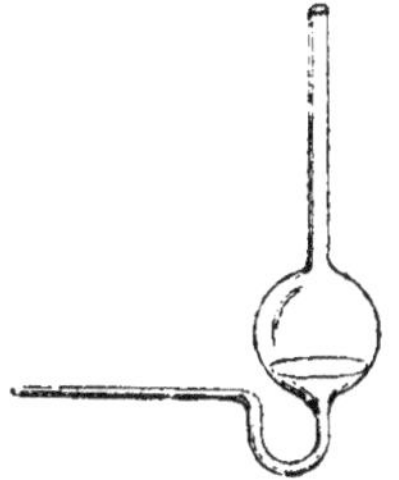

Fig. 41.
Pipette à boule.

Le bouillon, une fois stérilisé, sera réparti, par fractions de 10 à 30 ou 40 centimètres cubes, suivant la grandeur des récipients, dans des tubes à essai, des ballons, des flacons d'ERLENMEYER, etc., etc., qui seront plus tard, eux, directement ensemencés. Il sera bon, pour opérer ce transvasement, de prendre de très grandes précautions pour éviter l'apport des impuretés atmosphériques ou autres ; on pourra se servir pour cela du ballon-pipette de distribution de CHAMBERLAND (fig. 36) ou de la pipette à boule représentée dans la figure 41. Avec un peu d'habitude et en ayant soin de bien flamber les orifices des divers récipients et de maintenir ceux-ci dans une position oblique, on arrive très bien à opérer cette répartition directement, avec un petit entonnoir de verre que l'on promène de temps à autre dans la flamme d'un bec Bunsen au cours de la manipulation ; c'est de cette façon que nous procédons et il est bien rare que nous observions des contaminations accidentelles. Il vaut mieux néanmoins, pour plus de sûreté, que les débutants, quelque méthode qu'ils aient employée pour faire la distribution du bouillon dans les ballons ou tubes de culture, soumettent ceux-ci à une nouvelle séance de chauffe à l'autoclave ; ceci ne leur fera perdre que quelques minutes, tandis qu'avec un liquide éventuellement pollué ils risqueraient de faire fausse route et de commettre de grossières erreurs.

C'est même dans le but de les éviter à coup sûr et par un excès de prudence, toujours louable en Microbie, que les bactériologues conseillent de ne se servir d'un bouillon de culture que lorsqu'il aura été éprouvé par un séjour de quarante-huit à soixante-douze heures au moins à l'étuve d'incubation. Si, au bout de ce laps de temps, il ne s'est point troublé, c'est qu'il est vraiment aseptique.

Il est convenable enfin, pour éviter une trop rapide évaporation du liquide et l'apport de poussière à la surface de la ouate et du rebord de l'orifice des récipients, de placer par-dessus le tampon de coton un petit capuchon de plusieurs doubles de papier ou, mieux, de caoutchouc.

On prépare actuellement assez souvent le bouillon au moyen d'un *extrait de viande* commercial, par exemple l'extrait de viande Liebig. A cet effet, on dissout dans 100 centimètres cubes d'eau 5 grammes d'extrait de viande ; on ajoute 5 grammes de chlorure de sodium et 10 grammes de peptone. On neutralise, on chauffe à 115°, on filtre et on stérilise de nouveau à 115°.

On prépare de façon identique à celle qui a été décrite pour le bouillon de bœuf, des bouillons de veau, de poule ou d'une viande quelconque, en faisant varier en plus ou en moins, suivant le but que l'on se propose d'atteindre, la proportion de sel marin ou de peptone.

On utilise aussi beaucoup, comme milieu de culture, de l'eau simplement peptonée et salée à laquelle, parfois, on ajoute encore une faible quantité de gélatine, suivant la formule suivante :

(13)
$$\begin{cases} \text{Eau.} \dots\dots\dots\dots\dots & 100 \text{ grammes} \\ \text{Peptone sèche} \dots\dots\dots\dots & 1 \quad — \\ \text{Chlorure de sodium} \dots\dots\dots & 0,05 \quad — \\ \text{Gélatine.} \dots\dots\dots\dots\dots & 2 \quad — \end{cases}$$

Alcaliniser.

Enfin, les différents bouillons, préparés comme il vient d'être dit, peuvent, en outre, être additionnés de substances variées et l'on obtient de la sorte des bouillons : *glucosés*, en ajoutant, en même temps que le sel marin, 1 à 2 p. 100 de glucose pur ; *lactosés*, en les additionnant de 2 p. 100 de lactose (il est alors préférable, pour éviter la transformation de la lactose en galactose, de recourir, pour stériliser, à la filtration à travers une bougie plutôt qu'au chauffage) ; *glycérinés*, en versant 1 à 10 p. 100 de glycérine pure, après la filtration sur papier et avant la stérilisation (bien vérifier la réaction) ; *tournesolés*, en les colorant avec de la teinture bleue de tournesol. En 1898, Rothberger a préconisé un bouillon au *rouge neutre* (neutralrot) obtenu en ajoutant à 500 centimètres cubes de ce milieu 5 centimètres cubes d'une solution aqueuse de neutralrot à 5 p. 100. Nous verrons l'importance de ce milieu à propos du colibacille et de l'analyse qualitative de l'eau. En combinant entre elles plusieurs de ces substances, on obtient par exemple des bouillons glucosés-glycérinés, lactosés-tournesolés, des bouillons lactosés au neutralrot, etc., qui ont chacun leurs indications propres.

Il est aussi des cas où ce sont des antiseptiques que l'on ajoute aux bouillons, comme cela arrive pour le

G. Roux et A. Rochaix.   **7**

bouillon *phéniqué*, employé pour la recherche du bacille d'Eberth.

On comprend du reste que ces combinaisons peuvent varier à l'infini ; nous n'avions à indiquer ici que les plus usitées.

b) Milieux solides ou liquides solidifiables. — Indépendamment et bien au-dessus, par son degré d'importance, des substances ci-dessus énumérées, il en est une dont l'introduction dans la technique bactérioscopique a vraiment provoqué une véritable révolution dans la science des microbes et dans l'art de les obtenir à l'état de pureté absolue. Cette substance n'est autre que la gélatine ou colle de poisson qui, ajoutée en proportion déterminée aux liquides nutritifs et notamment aux bouillons, leur permet d'être maintenus fluides à une température qui n'est pas assez élevée pour nuire à la vitalité des bactéries et provoque d'autre part, fatalement, leur solidification dès que la température s'abaisse au-dessous de 23° ou 20° environ.

Nous ne tarderons pas à expliquer les raisons de l'extrême et très légitime prépondérance qu'ont pris, dès le début, les milieux nutritifs gélatinés en Microbie ; mais il nous faut d'abord préciser de quelle façon on les obtient.

Gélatine-peptone. — C'est le plus fréquemment avec le bouillon de bœuf, fabriqué suivant la formule de LOEFFLER, reproduite plus haut, que l'on prépare la gélatine-peptone. Pour cela, on ajoute au bouillon parachevé et, par conséquent, déjà peptoné, 10 p. 100 de gélatine (15 à 18 p. 100 en été ou dans les pays chauds) extra-fine (marque dorée), coupée en très petits morceaux ; on la fait lentement fondre au bain-marie. Si le papier de tournesol indique, ce qui est l'ordinaire, une réaction acide, on neutralise à nouveau. avec la solution de carbonate de soude versée petit à petit. jusqu'à légère alcalinisation et on filtre.

Ici se présente une assez sérieuse difficulté ; en raison, en effet. de son état très prononcé de viscosité, la solution gélatinisée ne filtre que très lentement et tend à

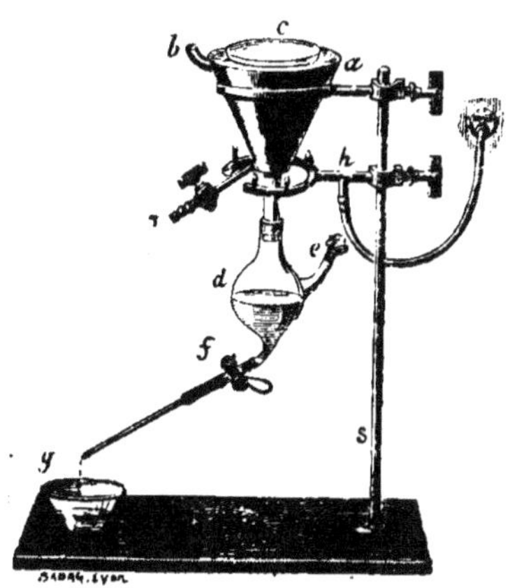

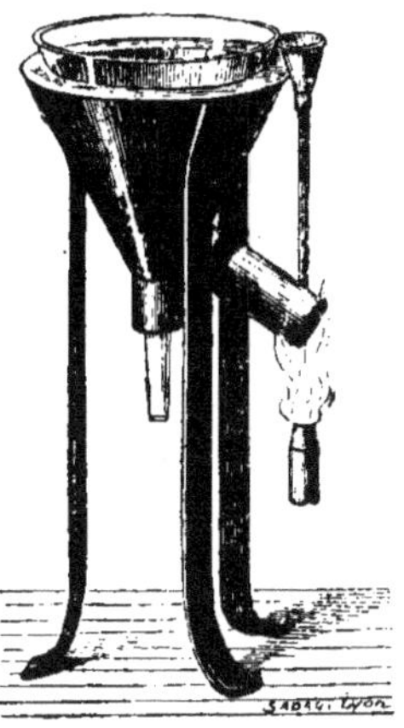

FIG. 42. — Entonnoir pour filtrer les matières gélatineuses, avec double paroi de cuivre, support, brûleur à gaz et réservoir en verre pour la matière filtrée.

FIG. 43.
Modèle plus simple.

se solidifier graduellement en se refroidissant. On peut bien réussir quelquefois en opérant avec un filtre CHARDIN préalablement mouillé et un liquide très chaud, mais les insuccès sont nombreux. C'est dans le but de les éviter sûrement et d'opérer facilement et rapidement la filtration de la gélatine-peptone que l'on a recours à ce qu'on nomme les *entonnoirs à filtration chaude,* plus ou moins perfectionnés (fig. 42 et 43). dont le mode de fonctionnement sera très aisément compris en examinant avec quelque attention les deux figures ci-jointes.

Une fois filtrée et bien limpide (ce qui est absolument indispensable et doit être obtenu par tous les moyens : blanc d'œuf, noir animal, etc., la gélatine-peptone est distribuée, soit dans des matras pour y constituer une réserve, soit directement dans des tubes à essai de différents calibres dans lesquels, plus tard, se feront les ensemencements.

Les uns et les autres de ces récipients ainsi garnis et munis, bien entendu, de leur tampon de ouate, doivent alors être stérilisés ; mais, nous l'avons déjà fait observer, la gélatine ne peut pas, sans dommage, sans perdre notamment la propriété de se prendre en gelée compacte et solide, être exposée à une température trop élevée, à celle, par exemple, obtenue dans l'autoclave pour la stérilisation du bouillon seul. Il faut donc pratiquer plusieurs séances de chauffe (2 à 3 sont d'ordinaire suffisantes, à vingt-quatre heures d'intervalle), au voisinage de 100°, dans la vapeur humide, mais sans pression. Pour cela, ou bien on utilisera l'autoclave dont on ne vissera pas le couvercle et dont on laissera ouvert le robinet de décharge, de façon à ce que la pression reste équivalente à celle de l'atmosphère, ou bien on s'adressera à des appareils spécialement fabriqués dans ce but et dont les plus connus sont le *poêle à vapeur* de Koch (fig. 44) et celui de CHANTEMESSE (fig. 45) qui ne diffère du premier que par quelques particularités insignifiantes. Mais, comme nous l'avons déjà dit, l'autoclave, dans les conditions ci-dessus stipulées, peut parfaitement suffire.

La gélatine-peptone rend de si grands services et est devenue tellement indispensable au bactériologue que l'on ne s'imagine guère aujourd'hui comment il pourrait s'en passer ; on éprouve de ce fait un plus haut sentiment d'admiration pour PASTEUR qui, n'ayant pas à sa disposition, au début de ses recherches, ce merveilleux agent de séparation et d'isolement des espèces microbiennes à l'état pur, n'en a pas moins fait ses mémorables découvertes et fondé sur d'inébranlables bases la Microbie.

Mais, si excellent soit-il, ce substratum nutritif n'est

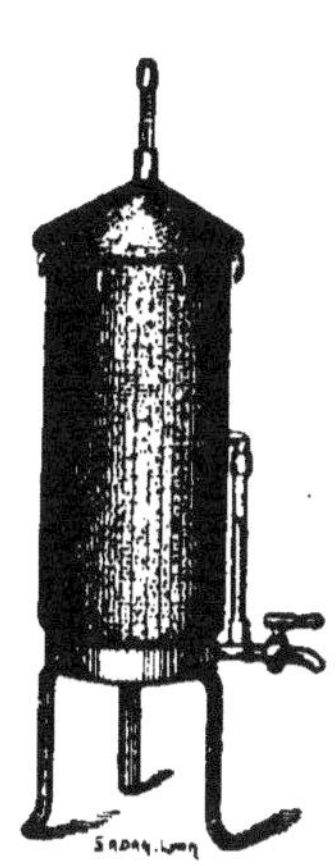

Fig. 44. — Poêle à vapeur de Koch.

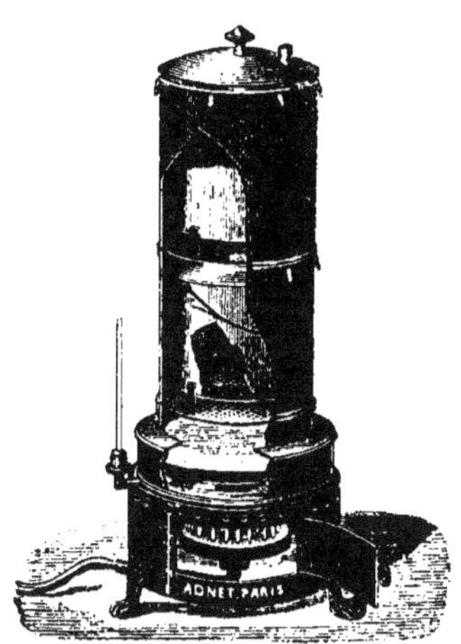

Fig. 45. — Poêle à vapeur de Chantemesse.

pas parfait et il a, pourrait-on dire, les défauts mêmes de ses qualités : c'est ainsi qu'en raison de son retour à l'état liquide sous l'influence de températures relativement peu élevées (de 20° à 24°, suivant la proportion de gélatine), on ne peut, en s'en servant comme milieu de culture solide, faire bénéficier des températures eugénétiques, qui ne sont obtenues qu'à l'étuve d'incubation entre 30° et 38°, les diverses bactéries ensemencées, dont certaines, parmi les plus intéressantes pour le médecin, ne pullulent et ne forment des colonies apparentes qu'au-dessus de 25°. De même, il est fluidifié, nous l'avons déjà vu, plus ou moins hâtivement par de nombreuses espèces, et cela à basse température, d'où création de nombreuses difficultés techniques que nous apprendrons cependant bientôt à surmonter ou à atténuer, tout au moins, dans la plus large mesure possible.

Agar-agar ou gélose nutritive. — Pour ces divers motifs, les bactériologues ont été amenés à rechercher un nouveau substratum pouvant être, lui aussi, alternativement liquide et solide, mais capable de se maintenir dans ce dernier état à l'étuve d'incubation, aux températures optima les plus élevées, et ne se laissant pas attaquer par les diastases digestives des bactéries.

Pour répondre à ces desiderata, MIQUEL avait proposé (1885). sans grand succès, des gelées nutritives fabriquées avec de la mousse d'Irlande (*Chondrus cripus*, algue de l'ordre des Floridées). C'est à une autre algue, toujours de ce même ordre des Floridées, que l'immense majorité des bactériologues a accordé ses préférences.

Il s'agit de l'*agar-agar* ou *varech corné*, qui est le produit desséché et quelque peu préparé d'une algue de la mer des Indes, *Gelidium spiriforme*, qui renferme, en très grande abondance, une matière gélatineuse à laquelle PAYEN a donné le nom de *gélose*. Cette dernière se trouve dans le commerce en longues. minces et étroites bandelettes jaunâtres, crispées, d'aspect corné et cassant ; elles se gonfle et se dissout dans l'eau bouillante puis, par refroidissement, solidifie 500 fois son poids d'eau, c'est-à-dire 10 fois plus que la meilleure gélatine. Afin de la rendre nutritive et propre aux cultures microbiennes, on l'incorpore au bouillon de LŒFFLER ou à tout autre, comme on fait de la gélatine, ou bien encore on additionne l'eau dans laquelle elle est dissoute d'une certaine quantité de peptone. Voici, au reste, comment on doit s'y prendre pour préparer la gélose nutritive, soit par le procédé de MACÉ, que nous préférons, soit par celui de ROUX (de l'Institut Pasteur).

Nous formulons tout d'abord, en les divisant en articles, les préceptes donnés par MACÉ :

1° — Faire macérer pendant vingt-quatre heures (douze heures en été) 25 grammes de gélose ou agar-agar, coupée en tout petits morceaux, dans un demi-litre d'eau acidulée avec de l'acide chlorhydrique à 6 p. 100. Avoir soin de remuer plusieurs fois.

2° — Laver à grande eau, à plusieurs reprises, la gélose qui a considérablement gonflé.

3° — Faire macérer à nouveau le produit, ainsi lavé et égoutté, pendant vingt-quatre heures (douze heures en été), dans un demi-litre d'eau additionnée de 5 p. 100 d'ammoniaque.

4° — Laver plusieurs fois à grande eau.

5° — Jeter l'algue dans un litre d'eau distillée en pleine ébullition ou de bouillon de LOEFFLER chauffé à feu nu ; la dissolution s'opère très rapidement.

6° — Neutraliser avec solution saturée de bi-carbonate de soude.

7° — Passer sur une flanelle, puis filtrer à chaud, à 100° environ, dans entonnoir à filtrations chaudes (fig. 42 et 43).

Si on a mélangé l'agar avec le bouillon-peptone, on peut, aussitôt après une filtration, répartir directement la gélose nutritive dans les tubes à essais qui seront plus tard ensemencés, en ayant soin de ne garnir que le quart ou le tiers de chaque tube ; stériliser alors les tubes, bouchés à la ouate et revêtus d'un capuchon de papier, dans l'autoclave fonctionnant sous pression (une demi-heure à 115°-120°), la gélose n'étant pas, comme la gélatine, altérée par les hautes températures.

Si, au lieu de bouillon, on s'est servi d'eau distillée, il faut alors, aussitôt après le temps 5°, ajouter 50 grammes d'eau renfermant 10-15 grammes de peptone sèche (1-2 grammes peptone p. 100 gélose), neutraliser (temps 6°), passer sur flanelle, filtrer, distribuer en tubes et stériliser à l'autoclave (temps 7°).

Après la stérilisation, et avant que le milieu ne se soit solidifié, il est bon d'étaler les tubes les uns à côté des autres sur un plateau très légèrement incliné, de façon à obtenir, après refroidissement, une surface de gélose très longuement oblique, car c'est presque toujours *par strie* que se font les ensemencements sur ce substratum nutritif. Une fois la solidification opérée, les tubes sont relevés verticalement et munis, chacun, d'un capuchon de caoutchouc pour éviter la dessiccation de la gélose qui n'a que trop de tendance à s'opérer rapidement, bien que l'on observe presque toujours, à la partie la plus déclive, quelques gouttes d'eau de condensation qui maintiennent une humidité très utile à la pullulation microbienne.

Voici maintenant en quoi consiste le procédé de Roux. On incorpore à un litre de bouillon peptoné, neutralisé, 15 grammes d'agar-agar, coupé en très petits morceaux; on chauffe une heure à 100°, en agitant très souvent ; on tamise sur une pièce de mousseline et on attend que le liquide ne soit plus qu'à 70°-75° pour y jeter un blanc d'œuf que l'on mélange intimement avec lui. Après avoir essayé la réaction et l'avoir modifiée, si nécessaire, on chauffe une seconde fois pendant 45 minutes, on filtre à chaud. on opère la distribution dans les tubes et on stérilise à l'autoclave, comme ci-dessus.

La gélose nutritive reste à l'état solide jusqu'à 70°-75°, ce qui est avantageux pour les cultures pratiquées à l'étuve ; mais elle n'est complètement liquéfiée qu'à 85°-90°, ce qui constitue. d'autre part, un gros inconvénient, si on veut s'en servir, comme on fait de la gélatine (cultures en plaques), pour la séparation, la dissociation des diverses espèces bactériennes les unes des autres, beaucoup parmi celles-ci, en effet, pouvant être tuées par de semblables températures.

Il n'y a enfin qu'un très petit nombre de microbes qui possèdent la propriété, en végétant. de liquéfier l'agar.

On sait depuis longtemps déjà que l'adjonction de glycérine à la gélose ordinaire. préparée comme il vient d'être dit. augmente ses propriétés nutritives. favorise à un très haut degré la pullulation de la plupart des Bactéries et même permet. seule, le développement de certaines d'entre elles, comme l'ont montré, dès 1886, Nocard et Roux pour le bacille de la tuberculose de Koch. Aussi la *gélose glycérinée* doit-elle exister dans tous les laboratoires. On la prépare en ajoutant au bouillon initial 1 à 5 p. 100 de glycérine neutre et aussi quelques gouttes de solution concentrée de gomme arabique qui favorisent l'adhérence de la gelée aux parois de verre des récipients, sur lesquels, sans cela, elle glisserait constamment.

Ne manquons pas de faire remarquer en passant que, comme le bouillon. on peut. en additionnant soit la gélatine-peptone. soit la gélose nutritive de diverses substances dont les principales ont été énumérées plus haut, obtenir des gélatines ou des géloses glucosées, lactosées, tournesolées. phéniquées, etc., etc.

Les *géloses colorées*. additionnées de tournesol milieu de Drigalski-Conradi et de Barsiekow), de vert malachite (milieu de Löffler). de fuchsine (milieu d'Eudo), de neutralrot (milieu de Rothberger). etc., prennent une importance de plus en plus grande pour la recherche ou l'identification de certaines espèces microbiennes. Nous y reviendrons à propos de leur emploi dans chaque cas particulier.

On peut aussi, en ajoutant 1 et demi p. 100 d'agar à la gélatine–peptone, élever jusqu'à 30° le point de liquéfaction de cette dernière et utiliser par conséquent des étuves réglées à 25°-29°. Parfois enfin, en réunissant de la gélose et du sérum sanguin, on arrive à créer un milieu de culture favorable pour des espèces que l'on ne fait artificiellement pulluler qu'à grand'peine, témoin le gonocoque dont WERTHEIM a réussi à obtenir d'incontestables colonies sur un mélange de deux parties d'agar et d'une partie de sérum gélatinisé.

On pourra, d'autre part, en additionnant de gélatine ou de gélose des infusions de touraillon ou de malt, des décoctions de fruits, de légumes, etc., fabriquer tout autant de milieux solides. Inutile, croyons-nous, d'insister davantage sur ce point.

Comme nous l'avons déjà nettement indiqué pour le bouillon, les tubes de gélatine ou de gélose ne seront utilisés pour des ensemencements que lorsqu'un séjour d'une semaine ou deux dans un placard fermé, à la température ambiante, pour la gélatine, ou de quarante- huit à soixante–douze heures à l'étuve, à 36°, pour la gélose, aura démontré leur complète asepsie, par l'absence de toute colonie microbienne ou d'un trouble quelconque.

Il nous faut enfin signaler ici, bien qu'elles soient d'un usage peu fréquent, les bouillies faites avec de la mie de pain, diverses farines, des pois ou du riz concassés, etc., laissées en l'état ou additionnées de substances variées.

II. — MILIEUX DE CULTURE NATURELS. — A) **De nature végétale.** — Bien qu'il soit infiniment probable que comme quelques autres végétaux cryptogamiques inférieurs (lichens, quelques algues et certains champignons) les Bactéries soient capables de vivre et même de végéter à la surface de substrata purement minéraux, on n'a pas encore, que nous sachions, utilisé couramment ceux-ci, tels qu'ils existent dans la nature, pour les recherches de laboratoire. Lorsqu'on a eu à s'adresser à eux, dans des cas tout spéciaux (sable, sulfate de chaux, nitrates, etc.), on les a toujours additionnés de bouillon ou tout au moins d'eau.

L'eau, par conséquent, au sein de laquelle, même si elle est distillée, nous savons, depuis les travaux de MEADE BOLTON, PRUDDEN, etc., que les microbes sont susceptibles, non seulement de se maintenir à l'état vivant, mais encore de pulluler, est à peu près le seul des milieux naturels d'origine minérale qui soit employé pur ou à titre de composant pour les cultures microbiennes.

Il n'en est pas de même en ce qui concerne les produits du règne végétal qui, eux, au contraire, ont été largement mis à contribution par les bactériologues. Il n'y en a pour ainsi dire pas de vraiment liquides ; cependant des latex de diverses origines ont été parfois, mais très rarement utilisés ; les autres sont toujours plus ou moins solides. Ce sont des tranches ou des fragments plus ou moins réguliers de pomme de terre, de carotte, de rave, de racines variées et de fruits divers (figues, cerises, amandes, abricots, fraises, raisins, etc.) crus ou cuits.

Les tranches de *pomme de terre* cuite étant journellement employées dans les laboratoires, il est indispensable que nous insistions quelque peu sur leur mode de préparation, qui pourra du reste servir de type pour celle des autres produits végétaux.

On choisira de beaux tubercules, aussi intacts que possible, appartenant de préférence à des variétés blanches un peu farineuses, à tissu pas trop dense. On brossera avec grand soin la surface extérieure qui recèle, surtout dans les enfoncements que font les yeux (bourgeons), une riche florule bactérienne renfermant les espèces les plus tenaces peut-être et les plus difficiles à détruire de tout le groupe microbien saprophytique (bacilles de la pomme de terre ou *Kartoffel-Bacillus* des Allemands).

On peut alors procéder de deux façons différentes : ou bien, comme le font presque tous les bactériologues, on distribue dans les récipients qui doivent les contenir les tranches de pomme de terre crue, après les avoir soigneusement lavées et pelées, et on opère leur cuisson en même temps qu'on les stérilise dans l'autoclave, ou bien, et c'est à cette seconde manière de faire que nous accordons nos préférences, on fait d'abord cuire les tubercules et ce n'est qu'après qu'on les lave une seconde fois, qu'on les pèle et qu'on les divise en tranches, lesquelles sont réparties enfin dans des tubes de Roux ou dans de petits cristallisoirs qui, remis à l'autoclave, subissent une seconde stérilisation, grâce à laquelle on sera assuré d'une parfaite asepsie.

Nous allons sommairement décrire les deux procédés ; le premier qui porte le nom de Roux, en raison surtout de ce fait que le récipient dont on se sert est le tube étranglé à sa partie inférieure (fig. 29 et 46) dont l'éminent bactériologue de l'Institut Pasteur est l'inventeur, consiste essentiellement en ceci : après avoir été brossées, lavées et pelées, les pommes de terre crues sont débitées au moyen d'un couteau à lame large et mince (on fabrique pour cela des couteaux en verre afin d'éviter le dépôt, sur la surface de section, de sels de fer qui lui

donnent une couleur désagréable ; mais, en ayant soin de
laver cette surface à l'eau, on peut se servir d'un instrument métallique, ou d'un emporte-pièce, en une série
de petits prismes rectangulaires d'un volume tel qu'ils
soient susceptibles d'être introduits dans les tubes. Ceci
fait, ces derniers, bouchés à la ouate et revêtus d'un
capuchon de papier, sont portés à l'autoclave, où ils

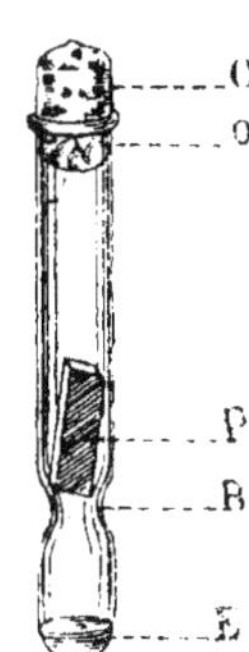

FIG. 46.
Tube de Roux
avec une tranche de pomme de terre.

C. — Capuchon de caoutchouc.
O. — Tampon de ouate.
P. — Tranche de pomme de terre.
R. — Rétrécissement du tube.
E. — Eau de condensation.

restent trente minutes à 100° et quinze minutes entre 115°
et 120°. Au bout de ce temps, la cuisson et la stérilisation sont parfaites et une certaine quantité de liquide, qui
s'est exprimé du tubercule au cours de l'opération, se
trouve collecté dans le fond du tube, sans aucun contact immédiat avec la tranche de pomme de terre, dont
le sépare l'étranglement, transformant ainsi l'atmosphère du récipient en une véritable chambre humide
qui empêchera la dessiccation du substratum nutritif
et favorisera le développement des microorganismes
(V. fig. 46).

Si on adopte le procédé que nous suivons plus volon-
tiers mais que nous sommes loin de préconiser à l'exclusion de l'autre, après avoir bien brossé et lavé les tubercules, on les enveloppe d'un linge et on les laisse à
l'autoclave pendant trois quarts d'heure ou une heure

à 115° ou 120°. Lorsqu'ils sont refroidis, on les pèle avec la plus grande facilité, on extirpe les yeux, nodosités, points noirs, etc., et, au moyen d'un cylindre de verre de 3 à 4 centimètres de diamètre, dont un des orifices a été rendu très coupant par l'amincissement de ses bords en forme de biseau (on peut se servir pour cela d'un large tube à essai à parois résistantes), on divise chaque tubercule, en enfonçant le tube perpendiculairement dans son épaisseur, en autant de cylindres, dont chacun est ensuite coupé en deux dans le sens de la longueur et donne ainsi deux morceaux très réguliers et ayant une surface plane très nette. Chaque demi-cylindre est alors introduit dans un tube de Roux et porté à nouveau à l'autoclave pendant un temps qui varie de quinze à vingt-cinq minutes, suivant le degré de cuisson constaté après la première opération.

Si, au cours de ces diverses manipulations, on observe de très strictes précautions de propreté et d'asepsie, si on a soin de flamber, en la tenant entre les mors d'une pince en bois, chaque tranche avant de l'introduire dans le tube, on peut, à la rigueur, se passer de la seconde stérilisation, ainsi que cela nous arrive maintes fois ; mais, nous le répétons, il est beaucoup plus prudent d'y avoir recours. NOCARD d'une part, PAWLOVSKY et SANDER, de l'autre, ont utilisé avec grand succès des *pommes de terre glycérinées* pour la culture du bacille de la tuberculose de KOCH, qui s'y développe assez rapidement et de façon exubérante. On les prépare de deux façons : ou bien on se contente de verser, avant la stérilisation, dans le tube de ROUX, de l'eau glycérinée à 4 p. 100 en quantité suffisante pour que l'extrémité inférieure du demi-cylindre de pomme de terre plonge dans le liquide et en soit constamment humectée, ou bien, comme l'indique NOCARD, on laisse macérer pendant quarante-huit heures

les morceaux de tubercules pelés dans de l'eau glycérinée
à 15 p. 100 ; après quoi, on garnit les tubes et on les stérilise ; on a eu le soin d'y verser, au préalable, quelques
centimètres cubes de cette même solution de glycérine.

La *carotte*, assez fréquemment employée, se prépare de
la même façon.

L'*artichaut* rend des services pour la différenciation
de certaines espèces microbiennes (colibacille et Bacille
d'Éberth, par exemple) et la culture de certaines levures.
Pour préparer ce milieu, on enlève les feuilles et on
débite le « fond d'artichaut » en petits cubes, en ayant
soin de conserver le foin. Ces petits cubes sont placés
dans des tubes fermés par un tampon de ouate de telle
façon que le foin soit en haut. On stérilise à l'autoclave
à + 115° pendant vingt minutes.

B. — Milieux naturels d'origine animale ou humaine.
— Ce sont surtout le sérum du sang de l'homme ou de
divers animaux, certaines sérosités normales (humeur
aqueuse, liquide céphalo-rachidien) ou pathologiques
(liquides de pleurésie, d'hydrocèle, d'ascite, etc.), le lait,
l'urine, les œufs, qui, pour la plupart, peuvent être employés tantôt à l'état liquide et tantôt à l'état solide ;
aussi, pour ne pas compliquer les choses, étudierons-
nous à la fois chacun d'eux dans son mode de préparation et d'emploi sous l'un et l'autre de ces deux états
physiques.

Sérum sanguin. — Il peut être emprunté à l'homme
ou, plus fréquemment, à un animal de grande taille
(bœuf, cheval, mouton, chèvre, etc.). L'idéal serait évidemment de pouvoir le recueillir toujours aseptiquement
au sortir de la veine ; mais, comme il n'est pas possible
de le réaliser à coup sûr et que, d'un autre côté, nous
avons affaire ici à un liquide éminemment altérable, il

est souvent utile et prudent, malgré les précautions prises, d'avoir recours à l'asepsie expérimentale que nous décrirons bientôt.

Pour recueillir le sérum du sang humain, on a à sa disposition trois procédés : la *saignée* ordinaire, après lavage antiseptique de la peau, le sang étant directement recueilli, bien entendu, dans un récipient stérilisé ; 2° la mise à profit de l'écoulement sanguin par le *cordon ombilical* après l'accouchement, ainsi que l'a préconisé Bumm (1885), dont la technique perfectionnée est la suivante : aussitôt après la ligature habituelle du cordon, placer, à 2 ou 3 centimètres au-dessus, une pince à forcipressure, au-dessous et assez loin de laquelle on fera une section nette avec des ciseaux flambés, section dont on asepsiera la surface, soit avec une spatule fortement chauffée, soit par un lavage avec une solution de sublimé à 2 p. 1.000 puis de l'alcool. On introduit alors dans l'artère ombilicale légèrement béante l'extrémité effilée d'une pipette de distribution Chamberland (fig. 36) ou mieux d'un tube de verre en communication directe avec le flacon où doit s'opérer la séparation de sérum d'avec le caillot. Ceci fait, on enlève la pince à forcipressure et, par de légères frictions sur l'abdomen, on provoque l'écoulement du sang (bien surveiller les contractions utérines, afin que le gâteau placentaire ne risque pas d'être expulsé d'un coup et ne vienne briser l'appareil récepteur) ; 3° les *ventouses scarifiées*, après lavage antiseptique soigneux du tégument cutané, ont souvent été utilisées par nous avec succès, le sang, recueilli dans chaque ventouse, étant aussitôt transvasé dans le récipient où s'opérera la formation du caillot. Mais, nous nous hâtons de le dire, il faut une grande habitude et beaucoup de dextérité pour opérer aseptiquement et il est toujours prudent d'avoir recours à la stérilisation.

Ce n'est qu'exceptionnellement que le bactériologue s'adresse au sang de l'homme pour se procurer le sérum nécessaire aux cultures microbiennes et presque toujours il utilise celui des grands animaux. lequel peut. à la rigueur. mais non sans difficultés. être obtenu aseptiquement. en enfonçant un trocart ou une canule de verre stérilisés dans la carotide ou la jugulaire, mises préalablement à nu.

Le plus souvent on se contente du sang recueilli à l'abattoir. suivant la technique que nous allons indiquer.

Au sortir de la veine de l'animal, le liquide sanguin est reçu dans de grands cristallisatoirs en verre de Bohème d'une contenance de deux litres environ, stérilisés à l'autoclave et non au four Pasteur (pour éviter la casse et aussi l'adhérence du sang aux parois si elles sont trop sèches), munis d'un couvercle obturant bien. Une fois remplis à peu près aux trois quarts, les cristallisoirs sont couverts et mis à reposer dans un endroit frais. une cave par exemple. Après vingt-quatre ou quarante-huit heures, le caillot, en se rétractant, s'est séparé du sérum qui doit être citrin et d'une absolue limpidité.

On l'aspire alors avec précaution, en ayant soin de ne pas même effleurer le caillot, dans une pipette de distribution (fig. 36) et on le répartit. à la dose de 10 centimètres cubes environ, dans toute une série de tubes à essais préalablement flambés au four Pasteur et munis de leur tampon de ouate.

Quelle que soit l'origine du sérum et la façon dont il a été recueilli. il est presque toujours indispensable, nous l'avons vu. sauf dans des circonstances assez rares, de le priver radicalement des micro-organismes qu'il peut renfermer. Pour obtenir un semblable résultat. on ne peut songer ni au chauffage intensif dans l'autoclave. ni même à l'action d'une température voisine de 100°, qui, tous deux, coaguleraient le sérum en l'opacifiant beaucoup et lui enlèveraient partie de ses propriétés nutritives, aussi bien, du reste, en ce qui concerne ce dernier effet, que la filtration qui serait, en outre, très pénible en raison de la viscosité du liquide. C'est donc ici le cas d'avoir recours au chauffage discontinu de

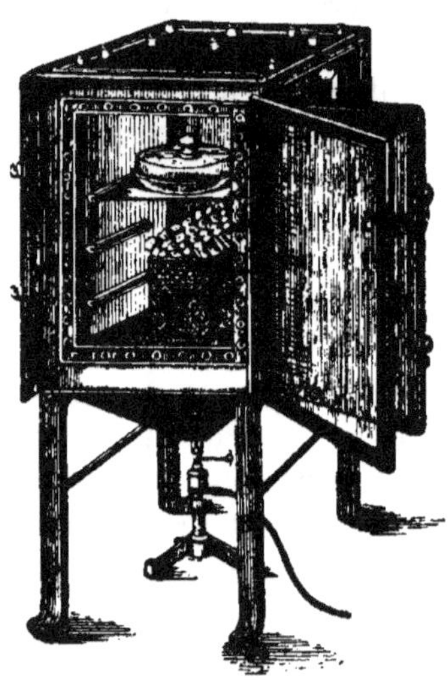

Fig. 47. — Étuve de Hueppe pour stériliser le sérum.

Tyndall et de Koch, en ayant toujours présente à l'esprit cette particularité que le sérum se coagule à 70° et devient opaque au-dessus de 75°.

On pratique, suivant les préceptes de Koch, un chauffage de trois heures par jour, pendant cinq à six jours à 58°-60° dans une étuve ou dans un bain-marie *ad hoc* (fig. 47) très rigoureusement réglé grâce à l'existence d'un des régulateurs dont nous nous occuperons bientôt à propos des étuves à incubation.

Dans l'intervalle des séances de chauffe, les tubes de sérum sont abandonnés à la température du laboratoire pendant la saison chaude ou placés dans une étuve réglée à 25°-30° pendant l'hiver.

Nous avons déjà expliqué le phénomène de la tyndallisation (p. 89) ; nous n'y revenons pas.

Une fois l'opération totale terminée. on laisse encore à l'étuve, pendant quelques jours, les tubes renfermant

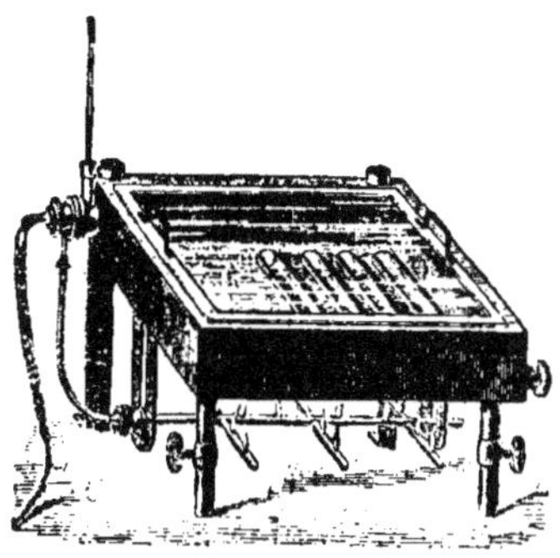

Fig. 48. — Étuve de Koch pour coaguler le sérum, avec régulateur d'Arsonval.

le sérum qui est toujours liquide, afin de s'assurer que la stérilisation est parfaite ; puis, après avoir muni d'un capuchon de caoutchouc et mis de côté dans un placard les tubes dont on désire conserver le sérum dans son état primitif, on procède. vis-à-vis des autres, pour rendre ce dernier solide, à une nouvelle opération qui est celle de la gélification ou gélatinisation (1) et qui

(1) Il est bon de noter expressément ici que malgré le terme employé: *gélatinisation*, il n'entre absolument pas trace de *gélatine* dans la préparation du *sérum gélatinisé* ou solidifié. On veut indiquer tout simplement que celui-ci a pris la consistance et un peu l'aspect de la *gélatine-peptone*.

consiste en ceci : les tubes sont placés très obliquement dans une petite étuve spéciale imaginée par KOCH (fig. 48) dont l'intervalle entre les deux parois est remplie d'eau et qui est réglée à 65°-68° ; ils y restent, maintenus à cette température, pendant une demi-heure à une heure, et sont retirés au fur et à mesure que leur contenu devient ambré et solide, ce dont on peut se rendre facilement compte en surveillant attentivement la marche de l'opération à travers la glace épaisse qui sert de paroi supérieure à l'étuve. Aussitôt après, les tubes, munis d'un capuchon de caoutchouc, sont verticalement disposés, afin que l'eau de condensation puisse s'accumuler dans les parties déclives, dans une étuve à 38°, où ils subissent une incubation d'épreuve de quelques jours.

Comme pour la gélose, c'est surtout en strie que sera ensemencé plus tard le sérum solidifié.

En additionnant le sérum liquide de 6 à 8 p. 100 de glycérine stérilisée et en le gélifiant à 75°-78°, on obtient le *sérum glycériné*, préconisé à juste titre par NOCARD et ROUX (1887) pour la culture de quelques bactéries éminemment pathogènes (tuberculose, dipthérie, etc.).

Depuis 1895, Marmoreck utilise pour conserver la virulence de son streptocoque des mélanges de sérum et de bouillon ou encore de bouillon et de sérosités naturelles ou pathologiques.

Les diverses *sérosités naturelles ou pathologiques* (liquides d'hydrocèle, de pleurésie, d'ascite, etc.) sont recueillies le plus aseptiquement possible, tyndallisées, filtrées, employées enfin telles quelles ou après solidification soit par la chaleur, soit par l'adjonction de gélatine ou de gélose.

On peut agir de même façon pour l'*urine* et le *lait* (sauf la filtration pour ce dernier) ; mais il n'est pas interdit d'utiliser, pour eux, le chauffage sous pression, dans l'autoclave.

Depuis quelque temps on s'est servi assez fréquemment, pour cultiver certains microbes ou pour étudier certaines de leurs propriétés biologiques, des *œufs* de poule ou d'autres oiseaux, soit à l'état cuit, le blanc qui a été le plus employé étant coupé en tranches comme les pommes de terre et placé dans de petits cristallisoirs ou dans des tubes de Roux, soit à l'état cru.

En ce qui concerne ce dernier mode d'utilisation, nous

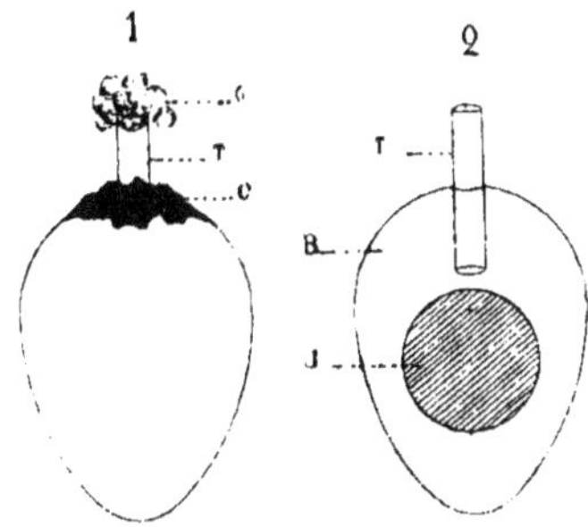

FIG. 49. — OEuf de poule cru, muni de sa cheminée en verre. — 1. OEuf entier. — 2. OEuf coupé longitudinalement. — *T.* Tube de verre servant de cheminée. — *O.* Tampon de ouate. — *C.* Cire à cacheter. — *B.* Blanc de l'œuf, — *J.* Jaune.

indiquons schématiquement dans la figure 49 le dispositif spécial que nous avons, pour notre part, adopté et qui permet, non seulement d'ensemencer avec la plus grande facilité et sans risque de contamination, les œufs à tel point de leur hauteur qu'on le désire, dans le blanc ou dans le jaune, mais encore de retirer, à n'importe quel moment et sans sacrifier l'œuf, une parcelle de la substance fertilisée.

La surface de l'œuf étant lavée avec grand soin dans une solution antiseptique, on flambe au bec Bunsen ou à la lampe à alcool le point choisi comme lieu de pénétration, on y pratique avec un scalpel une petite ouverture,

en prenant garde de ne point percer la membrane coquil-
lière qui se trouve au-dessous. puis, prenant un petit
tube de verre, T, de 4 à 5 centimètres de hauteur, bien
stérilisé, on le flambe à nouveau et on introduit son
extrémité ouverte dans l'œuf à la profondeur voulue,
l'autre extrémité ayant été munie d'un tampon de ouate
aseptique O.

On obture parfaitement l'orifice de l'œuf et on lute du
même coup le tube au moyen de cire à cacheter C, et
lorsque, plus tard, on voudra faire pénétrer de la semence
ou en retirer, on le fera très aisément en enlevant
momentanément le petit bouchon de ouate et en intro-
duisant à travers le tube soit l'extrémité d'une pipette,
soit un fil de platine.

Peut-être nous resterait-il maintenant, les principaux
milieux de culture microbiens ayant été décrits, à formuler les règles générales de la technique ordinaire des
ensemencements de produits bactérifères sur ces divers
substrata nutritifs. Mais, si nous faisions cela, nous ris-
querions fort d'être obligés plus tard à des redites fastidieuses. Ainsi que nous le déclarons dans le chapitre suivant. nous avons pour principal objectif de guider le
lecteur au travers du dédale des diverses opérations
bactérioscopiques, à la façon d'un moniteur de travaux
pratiques qui, au lieu de fournir oralement les indications
nécessaires, les donnerait par écrit, sur le tableau noir,
par exemple. C'est donc au fur et à mesure que l'occasion
s'en présentera et à propos de telle ou telle recherche nettement déterminée que nous exposerons les divers procédés de mise en culture, sauf à renvoyer à la première
description, si la même manipulation, ce qui sera fréquent,
se présente à nouveau, sans variante aucune.

§ 6. — Des étuves à incubation.

C'est un axiome bien connu des jardiniers et des horticulteurs que les diverses plantes, à quelque degré de
l'échelle qu'elles appartiennent, ont des exigences ther

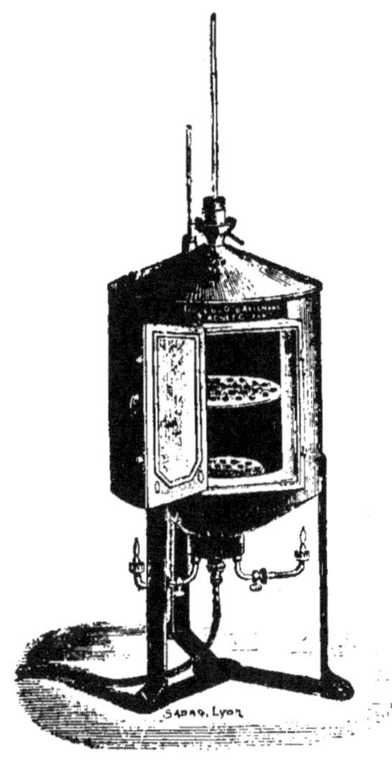

Fig. 50. — Étuve de d'Arsonval (nouveau modèle).

miques individuelles extrêmement variées et les botanistes savent bien que si telle espèce est pour ainsi dire
ubiquiste, peut vivre à peu près sous tous les climats et
à toutes les altitudes, la majorité exige, au contraire, des
conditions climatériques parfaitement déterminées et ne

peut se développer que si une certaine moyenne thermique se trouve atteinte dans le lieu de culture.

Il en est exactement de même pour les microbes et si les botanistes ou les horticulteurs d'une région donnée doivent avoir des serres chaudes, tempérées ou froides, pour faire germer, végéter et fleurir certains végétaux exotiques ou particulièrement sensibles, les bactériologues, de leur côté, ne peuvent se passer de sortes de serres de dimensions très réduites où pulluleront les

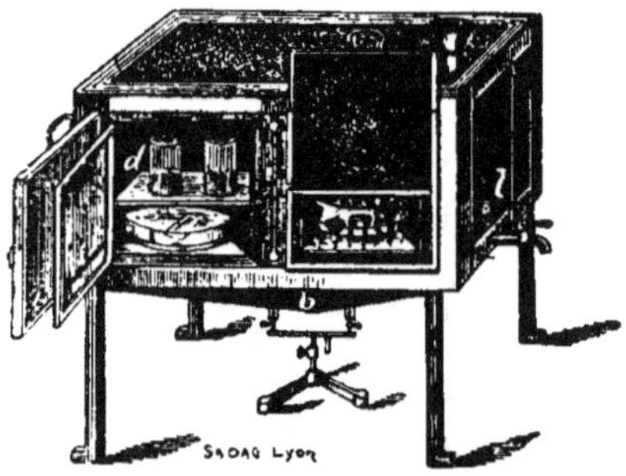

FIG. 51. — Étuve de BABÈS.

Bactéries qui ne s'accommodent que de températures strictement limitées.

Ces serres du microbiste, ce sont les *étuves à incubation*, dont il existe des modèles extrêmement variés, soit comme formes, soit comme dimensions, et dont tout laboratoire un peu important doit posséder au moins trois ou quatre spécimens, tandis qu'un seul peut parfaitement suffire aux exigences professionnelles d'un praticien ordinaire.

Toute bonne étuve à incubation doit surtout réaliser ces deux conditions : se chauffer facilement, rapidement et économiquement, ce que les constructeurs obtiennent

par certains détails d'agencement de l'étuve et en faisant
en sorte que la déperdition de calorique soit réduite à son
minimum ; conserver absolument constante, une fois
qu'elle a été obtenue, une température dont les écarts ne
doivent être qu'insignifiants. C'est grâce aux *régulateurs*

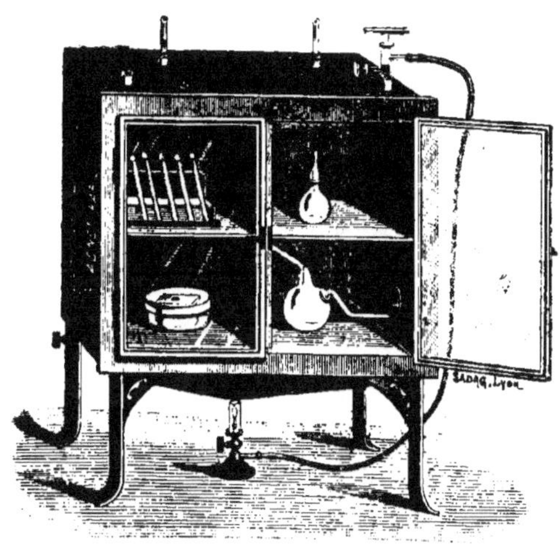

Fig. 52. — Étuve à incubation de Cornil et Babès,
avec régulateur Chancel,

des différents systèmes que l'on atteint un tel résultat,
indispensable en Microbie.

Décrire les modèles les plus connus des étuves dont
on se sert dans les laboratoires serait, croyons-nous,
parfaitement inutile et nous nous contenterons de
placer sous les yeux du lecteur les figures (fig. 50, 51, 52
et 53) de quelques-uns d'entre eux, avec le nom sous
lequel on les désigne et en les choisissant parmi les types
de dimensions et de prix extrèmes, depuis les plus bas
jusqu'aux plus élevés.

Nous devons signaler cependant les étuves électriques,

G. Roux et A. Rochaix.   8

l'étuve de REGAUD et FOUILLIAUD, de Lyon, en particulier. Dans ces appareils, la chaleur se dégage au niveau de résistances métalliques disposées contre les parois intérieures de l'étuve et en quantité décroissante de bas en haut.

Chauffées intérieurement et perdant peu de chaleur,

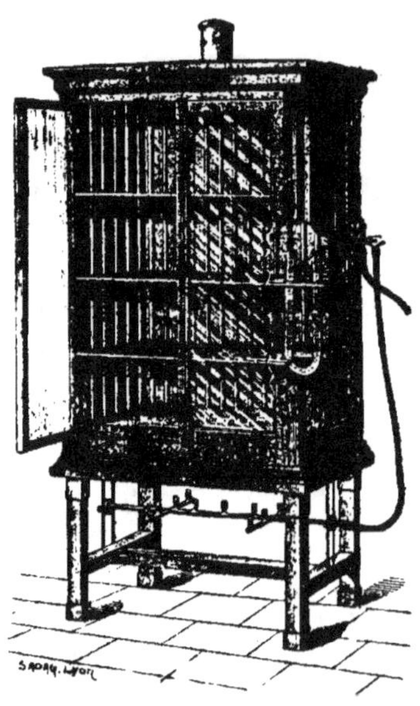

FIG. 53. — Étuve de SCHRIBEAUX
avec régulateur bi-métallique de E. ROUX.

elles peuvent être amenées rapidement à la température de réglage. On peut les mettre en marche quand on veut, ne les faire fonctionner que pendant le temps strictement nécessaire ; le chauffage électrique est très favorable à la propreté des étuves et ne comporte pas les accidents (explosions, extinctions, etc.), inhérents à l'emploi du gaz d'éclairage. Ces avantages compensent largement le prix de revient plus élevé que pour les autres étuves.

Aussi les recommandons-nous vivement, toutes les fois qu'on disposera de l'énergie électrique.

Nous entrerons dans quelques détails à propos des régulateurs ordinairement employés, parce qu'il est indispensable que le praticien en connaisse bien le mécanisme et sache les faire fonctionner. Tous sont construits de

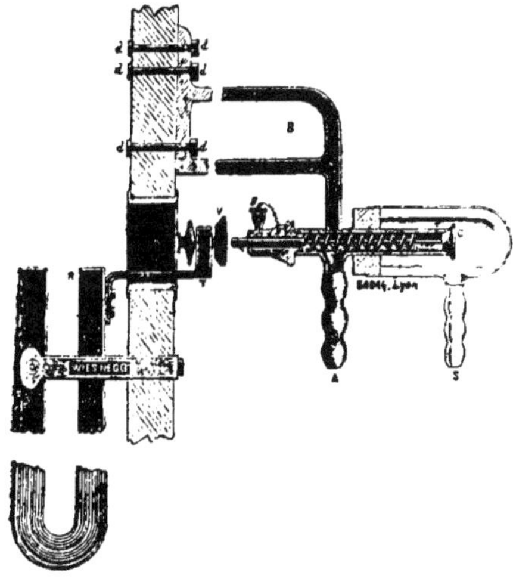

Fig. 54.
Détail du mécanisme du régulateur bi-métallique de Roux.

sorte qu'ils ne peuvent être utilisés que là où il existe une distribution de gaz d'éclairage, servant au chauffage des étuves ; or, non seulement ce gaz peut ne pas exister dans des localités où se trouvent des praticiens désireux cependant de se livrer à des recherches bactérioscopiques, mais encore, avec la tendance actuelle de substituer presque partout l'électricité aux anciens modes d'éclairage, il arrivera forcément que bien des personnes se trouveront un jour, de ce fait, embarrassées pour chauffer et régler leurs étuves. C'est afin de les tirer d'embarras que nous décrirons quelques appareils nouveaux, grâce auxquels il est possible d'obtenir avec du pétrole, par exemple, les mêmes effets qu'avec le gaz.

L'étuve d'incubation dont on se sert le plus, à l'heure actuelle, dans les laboratoires, grands ou petits, et dont on fabrique des modèles plus ou moins volumineux et de prix variés est l'étuve de SCHRIBEAUX munie du *régulateur bi-métallique* de ROUX. Nous la représentons ici (fig. 53) munie de son régulateur en fer à cheval et nous donnons dans la figure 54 le détail de la structure de ce dernier que nous accompagnons d'une description suffisante pour bien saisir son fonctionnement.

L'étuve de SCHRIBEAUX, quelque peu modifiée par PASTEUR et ROUX, se compose essentiellement de toute une série de tubes en cuivre disposés verticalement contre la paroi interne des panneaux de bois qui constituent l'enveloppe isolante de l'étuve. Les gaz de combustion, dégagés par le brûleur, s'engagent dans chacun des tubes et ceux-ci déterminent par rayonnement un échauffement uniforme de l'atmosphère de l'appareil. Le régulateur (fig. 53 et 54) est entièrement métallique ; il se compose d'une lame de zinc et d'une lame d'acier soudées ensemble et recourbées en forme d'U (fig. 54).

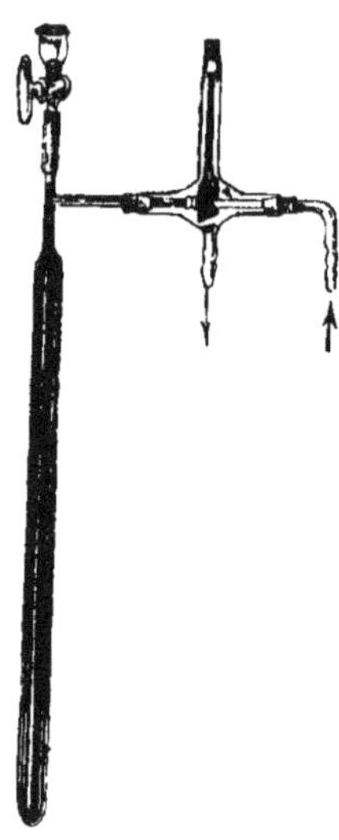

FIG. 55. — Régulateur de SCHLŒSING.

La branche de gauche est fixée ; l'autre, *R*, reste libre ; c'est elle qui totalise les déformations provoquées par l'élévation ou par l'abaissement de la température et qui, à l'aide d'une tige rigide, horizontale, de longueur variable, les transmet au piston d'admission du gaz, *P*, placé extérieurement. Lorsque la température s'élève, la branche *R* se rapproche de l'autre, entraînant avec elle la tige rigide ; le piston, sollicité par un ressort, se ferme, ne laissant pour tout passage au gaz qu'un trou de sûreté ou rallumeur *l*. La température s'abaissant, le phénomène inverse se produit et, au bout de quelques oscillations décroissantes, l'étuve est définitivement réglée. Pour faire varier en plus ou en moins la température, il suffit d'augmenter ou de diminuer la longueur de la tige, ce que l'on obtient facilement en tournant ou en détournant la vis V.

Cette étuve, d'une régularité absolue, présente sur ses devancières l'avantage incontestable de n'exiger aucune surveillance ni aucun entretien. Le chauffage s'effectuant directement, c'est-à-dire sans l'intervention d'eau ou de vapeur, il n'est plus nécessaire de se préoccuper soit du remplissage, soit de la condensation.

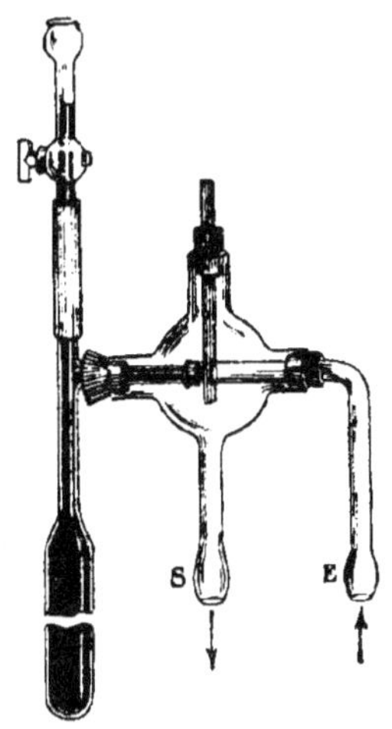

Fig. 56. — Régulateur de SCHLŒSING (détail).

Le régulateur, d'une simplicité remarquable et d'une solidité irréprochable, n'a plus aucune raison de se détériorer ni de demander, par suite, le remplacement de l'un ou de l'autre de ses organes, comme cela se produisait avec les anciens appareils.

Pour les étuves de moins grand modèle, la maison WIESNEG construit des régulateurs bi-métalliques beaucoup moins encombrants dont les branches de l'U, très rapprochées l'une de l'autre, sont renfermées et dissimulées dans un cylindre de cuivre percé de trous.

Parmi les autres régulateurs utilisés, dans les laboratoires, nous signalons celui de Schloesing (fig. 55 et 56) dont le mode de fonctionnement est connu de tous les chimistes et que nous ne décrirons pas à nouveau, celui de Chancel auquel les Allemands donnent à tort le nom de Reichert et qui est un des plus simples et des plus maniables. sinon des plus sensibles. Voici comment il fonctionne (fig. 57) : le gaz arrive en T, pénètre dans l'appareil et, trouvant largement béante l'ouverture O percée dans la paroi d'un tube en T, qui pénètre à frottement dans le réservoir inférieur renfermant du mercure, s'y engage et ressort librement par T' pour se rendre au brûleur avec lequel on chauffe l'étuve. Lorsque la température a, à peu près, atteint le degré que l'on désire obtenir. on agit sur la vis V de façon à refouler le mercure M du côté de l'orifice O, qui finit par être complètement obturé. A ce moment, le gaz ne peut plus passer que par la très petite ouverture *p* ménagée dans le tube en T. à peu près en face du tube T ; en imprimant alors un mouvement de rotation à ce petit tube intérieur, on déplace l'orifice *p* jusqu'à ce que le gaz ne passe plus qu'en quantité suffisante pour que la flamme du brûleur soit à l'état de veilleuse. La température dans l'étuve tend alors à décroître ; mais le mercure M', qui se trouve dans la partie inférieure de l'appareil, laquelle plonge

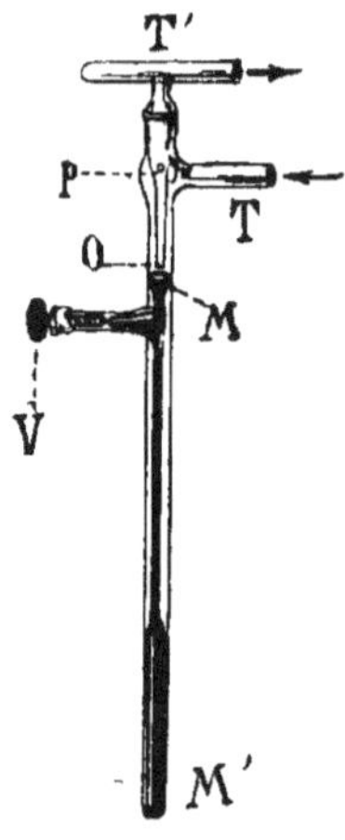

Fig. 57.
Régulateur de
Chancel.

dans l'étuve, se contracte en même temps ; l'orifice O est dégagé, le gaz afflue à nouveau, la flamme devient plus haute et la température tend à remonter. C'est par une série d'oscillations semblables qu'elle se maintient à peu près aux environs immédiats du degré choisi d'avance.

Malheureusement le régulateur de CHANCEL n'est pas d'une exquise sensibilité ; aussi a-t-on cherché à le perfectionner.

Notre ancien préparateur, CH. PITTION, en s'inspirant des indications fournies par le régulateur de CHAUVEAU, est arrivé à créer un modèle très simple, très pratique et doué d'un sensibilité parfaite, grâce à l'éther employé. Voici du reste en quoi consiste et comment fonctionne le régulateur de PITTION, que représente la figure 58.

Il se compose d'un tube de verre A dont le calibre présente deux rétrécissements : le premier a au tiers de la longueur, le deuxième b commence au second tiers ; à partir de b, le tube va en s'effilant jusqu'à son extrémité inférieure où il ne possède plus qu'une lumière très étroite. Au point b est soudé un tube beaucoup plus large, fermé et arrondi à

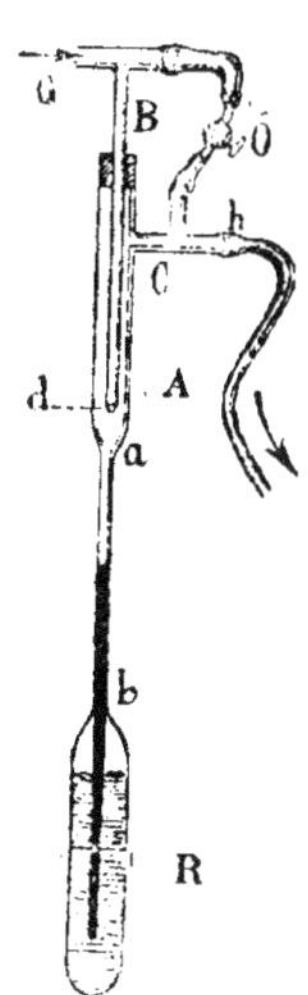

Fig. 58. — Régulateur à mercure et à éther de M. CH. PITTION.

sa partie inférieure ; c'est le réservoir R qui communique librement avec le tube A. La partie supérieure du tube A est fermée par un bouchon percé d'un trou pouvant admettre à frottement un second tube B, de petit diamètre, rétréci à celle de ses extrémités qui plonge dans la lumière du tube A, soudé par l'autre extrémité à un tube transversal librement ouvert ; l'ensemble de cette pièce a la forme d'un T présentant trois orifices. Enfin, dans le tube A, à 2 centimètres environ de l'extrémité supérieure, s'ouvre une tubulure latérale C portant elle-même une tubulure plus petite ; cette dernière est réunie à l'une des branches supérieures du tube B par un petit tube en caoutchouc muni d'un robinet O.

A l'aide d'une pipette recourbée, on a fait passer dans le réservoir B, rempli de mercure, quelques gouttes d'éther qui, en raison de leur faible densité, sont venues se rassembler à la partie supérieure r.

Le régulateur, ainsi constitué, est prêt à fonctionner. On le met en place, en observant que le réservoir R soit complètement immergé dans le liquide de l'étuve. On réunit l'extrémité libre C du tube mobile au robinet du gaz et, à l'aide d'un tube en caoutchouc, on fait communiquer l'extrémité de la tubulure latérale h avec le brûleur.

Le fonctionnement et le réglage sont des plus simples. Le gaz arrive en G, passe librement dans le tube A, et de là arrive au brûleur par la tubulure C. L'étuve s'échauffe peu à peu. Dès que la température de $35°$ est atteinte, l'éther entre en ébullition ; les vapeurs formées refoulent le mercure qui, ne trouvant pas d'autre issue, s'élève dans le tube A, d'une quantité d'autant plus grande que la température est plus élevée. Lorsque le thermomètre accuse la température choisie, on baisse le tube R jusqu'à ce que l'extrémité d arrive au contact du mercure. Aussitôt, le passage du gaz étant obstrué, le brûleur s'éteint. Pour éviter ce phénomène, qui nécessiterait des rallumages très fréquents, on a ouvert très légèrement le robinet O ; le gaz ne pouvant plus passer en d, trouve par là une issue et peut encore arriver au brûleur, où il donne une flamme très petite et incapable à elle seule d'exercer aucune influence sur la température de l'étuve. Cette température, par suite de l'extinction partielle du brûleur, baisse au bout de peu de temps; une partie des vapeurs d'éther formées se condense, le mercure descend et démasque l'orifice d; aussitôt un afflux de gaz se produit et se manifeste par une élévation de la flamme qui sera suivie bientôt d'un nouvel abaissement.

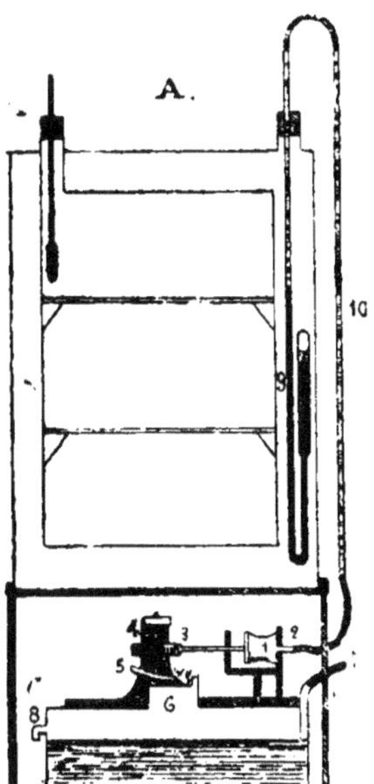

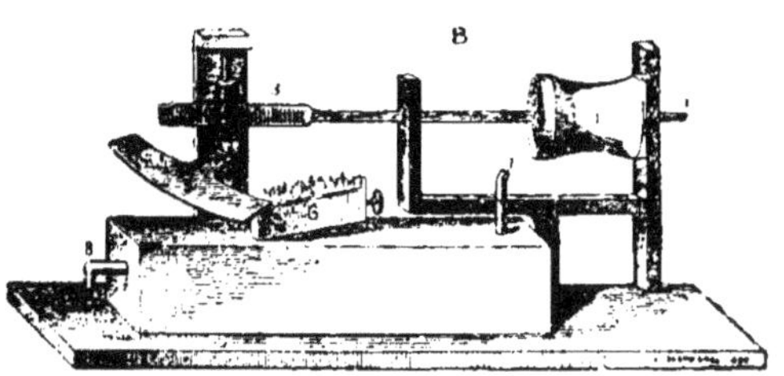

A. Coupe verticale d'une étuve avec le régulateur mis en place. — B. Les diverses parties du régulateur (réduction à 1/10e). — 1. Tambour élastique. — 2. Tubulure en rapport avec la cavité du tambour. — 3. Tige à crémaillère. — 4. Roue dentée et son pivot muni du mécanisme de réglage 4'. — 5. Disque extincteur. — 6. Bec de la lampe oblique et clef. — 7. Tube communiquant avec le réservoir de pétrole. — 8. Trop-plein de sûreté. — 9. Tube en U. — 10. Tube de raccord plein d'eau.

Fig. 59. — Régulateur pour étuve au pétrole du Dr DESPEIGNES.

Ce régulateur, on le comprend aisément, ne peut fonctionner au-dessus de 35° C., point d'ébullition de l'éther, mais il pourra être utilisé pour les températures supérieures à 78°, à condition de remplacer l'éther du réservoir par de l'alcool absolu.

Quant au régulateur à membrane métallique de d'ARSONVAL, qui fait corps avec les divers appareils auxquels il est adapté, son mécanisme et son mode de réglage sont nettement indiqués dans les instructions qui accompagnent les étuves : on s'y reportera donc le cas échéant.

SAHLI puis KRASILSTCHICK (1889) ont inventé des étuves chauffées au pétrole et munies d'un régulateur spécial qui a le grand inconvénient de ne pouvoir être adapté à aucun autre modèle d'incubateur.

DESPEIGNES, ancien préparateur à la Faculté de médecine de Lyon. a proposé, en 1890. un nouveau régulateur propre au chauffage par le pétrole et pouvant s'adapter à n'importe quelle étuve. Nous nous contentons de reproduire ici la figure (fig. 59) qu'il a donnée de son appareil et nous renvoyons le lecteur, pour l'étude de son fonctionnement, qu'il serait beaucoup trop long de détailler ici. à la note originale publiée dans *Lyon médical* de 1890.

REGAUD, de Lyon. a construit pour son étuve électrique, décrite plus haut, un régulateur à hydrogène, extrêmement sensible. Il est constitué par un tube en U dont la branche A est beaucoup plus large que l'autre B. La branche A porte un diverticulum C, qui sert à loger une certaine quantité de mercure lors du réglage.

Dans la branche A se trouve de l'hydrogène pur et sec sous une pression inférieure à la pression atmosphérique. Le mercure de B descend en laissant au-dessus de lui le vide barométrique et la hauteur de la colonne mercurielle est telle qu'elle fait équilibre à la pression de l'hydrogène.

Deux fils de platine D et D' traversent la paroi. Ces deux fils sont reliés au circuit de chauffe de l'étuve et à une prise de courant industriel à 110 volts (continu ou alternatif.

Pour obtenir la température voulue. on incline le régulateur à gauche suivant la flèche F pour faire passer dans le diverticulum C la quantité de mercure suffisante pour que le fil D vienne juste toucher le niveau du mercure quand la température voulue est atteinte.

Il est maintenant facile de comprendre le fonctionnement du régulateur. Dès que la température dépasse la
valeur fixée, l'hydrogène repousse le mercure et le contact cesse en D. Le courant, source de chaleur, est inter

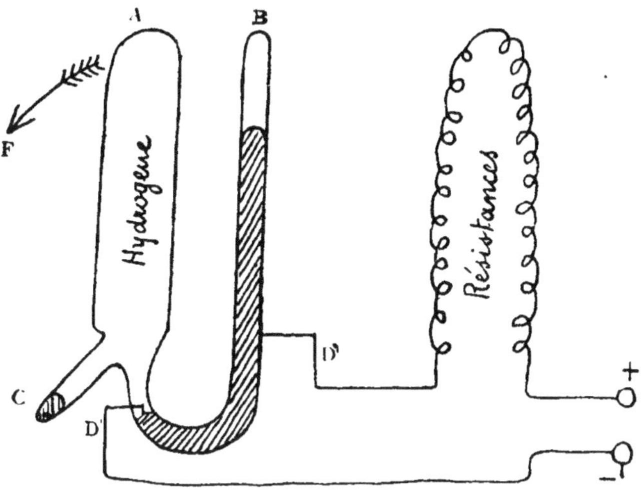

Fig. 60. — Régulateur à hydrogène de Regaud.

rompu et la température de l'étuve tend à baisser immédiatement ; mais alors le volume de l'hydrogène diminue
et le contact en D est aussitôt rétabli.

Ce régulateur est à recommander pour toutes les étuves
à chauffage électrique.

Les températures les plus courantes auxquelles doivent
être réglées, suivant le but à atteindre, les étuves incubatrices, varient entre 20°-25°, 30°-36°, 36°-38°, 40°-45°.
Nous indiquerons, chemin faisant, la raison d'être et l'uti-

lité de ces principales séries thermiques ; mais nous insistons dès maintenant sur ce fait qu'il est possible, dans un même appareil, d'obtenir des températures différentes suivant les étages.

§ 7. — Notions sommaires d'expérimentation sur les animaux.

L'inoculation, aux animaux, de produits bactérifères variés, qui est journellement pratiquée dans les laboratoires d'études et occupe une place sinon prépondérante du moins des plus importantes dans la technique du véritable bactériologue, ne joue, au contraire, qu'un rôle secondaire dans les recherches ordinaires, courantes, professionnelles, pourrait-on dire, du praticien, surtout si celui-ci est pharmacien. Il est quelques circonstances cependant où ce dernier doit fatalement y avoir recours, s'il ne veut pas laisser sans réponse une question à lui posée.

Un exemple entre autres, et des plus typiques. Le médecin vient de retirer de la plèvre d'un malade atteint de pleurésie suspecte un liquide auquel il espère arracher le secret de la nature et de la cause de l'inflammation pleurale. Renferme-t-il, oui ou non, le bacille tuberculeux ? La réponse à cette question est, tout le monde le comprend, d'un intérêt majeur et le problème, ainsi posé, parait d'abord facile à résoudre. On va voir qu'il n'en est rien.

Supposons, pour plus de simplicité, que l'on ait affaire à du pus. Le technicien étalera celui-ci en couche mince entre deux covers, le desséchera rapidement à l'air libre en agitant vivement les lamelles, passera ensuite celles-ci, suivant le précepte de KOCH, trois fois au-dessus de la flamme d'un bec de Bunsen pour produire la caléfaction, et colorera la préparation en suivant la technique qui sera bientôt indiquée pour la mise en évidence du Bacille tuberculeux. Or, cet examen microscopique peut rester absolument négatif.

Est-ce à dire que le pus n'est pas spécifique, que le pronostic doit rester bénin? Non certes, et on ne saurait trop répéter qu'en Bactériologie, si tout résultat positif doit compter, l'examen négatif est loin d'avoir une valeur absolue. Que faire alors? Adressons-nous à notre seconde catégorie de recherches, instituons des cultures suivant la technique que bientôt aussi nous apprendrons à connaître.

Dans le cas où, ici encore, nos tentatives auront échoué (1), où nos ensemencements seront stériles, doit-on penser que la question est définitivement vidée, que le malade est indemne en ce qui concerne, tout au moins, la tuberculose? Ne nous hâtons pas de conclure encore, mais procédons à la troisième série d'investigations bactérioscopiques.

Injectons dans le péritoine ou sous la peau de quelques cobayes le liquide purulent suspect, et gardons un ou plusieurs témoins non opérés : et, trois semaines après l'inoculation, lorsque nous sacrifierons nos animaux, ne nous montrons pas trop étonnés si nous constatons chez la plupart d'entre eux les signes indubitables d'une tuberculose expérimentale.

Et ce n'est pas, ici, une vaine hypothèse, une suppo-

---

(1) Un semblable échec est des plus fréquents ; car, s'il est relativement très facile de reproduire sur un nouveau milieu une culture pure du *Bacille de la tuberculose humaine* de Koch, il est, par contre, assez malaisé d'obtenir d'emblée une première culture par l'ensemencement direct d'un produit tuberculeux provenant de l'homme.

G. Roux et A. Rochaix. 9

sition toute gratuite que nous avons formulée pour le besoin de la cause.

Gilbert et Lion (*Annales de l'Institut Pasteur*, décembre 1888) ont montré combien difficile était la recherche du bacille tuberculeux dans des épanchements pleuraux, dont l'autopsie avait cependant affirmé plus tard la nature spécifique ; la comparaison de leurs investigations avec celles de Gombault et Chauffard,

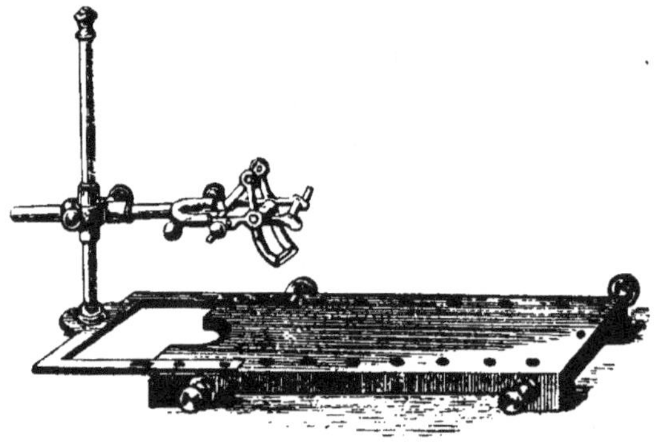

Fig. 61. — Appareil contentif pour lapins, de Czermak.

de Kelsch et Vaillard est des plus instructives à cet égard. A chaque instant, au cours des travaux de bactérioscopie clinique, on se heurte ainsi à des difficultés de cette nature et les trois séries de manipulations que nous venons d'indiquer ne sont pas de trop pour nous éclairer.

De ceci résulte que le Microbiste praticien, même le plus modeste, doit être à même, le cas échéant, de pratiquer, chez les petits animaux, des inoculations de diverses sortes.

Les animaux sur lesquels il aura le plus souvent à opérer sont : les cobayes ou cochons de mer, les souris

et les lapins. Pour agir sûrement et pouvoir se passer
d'un aide expérimenté, il sera bon de se procurer, soit
par achat, soit en les faisant construire, des *appareils
de contention* analogues à ceux que nous représentons
dans les figures 61, 62 et 63. Il est, en effet, extrêmement difficile d'inoculer avec succès un animal insuffi-
samment fixé qui se remue constamment et produit

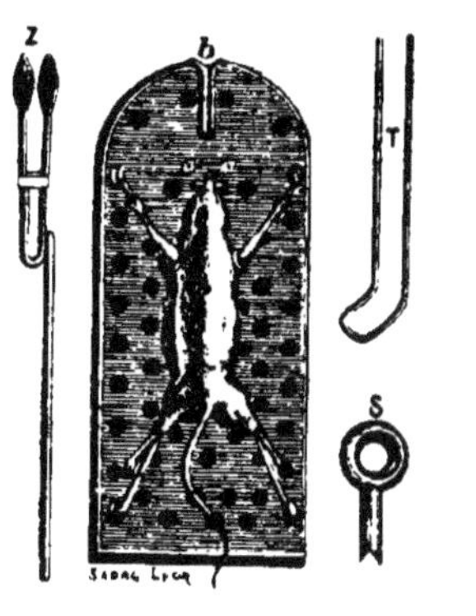

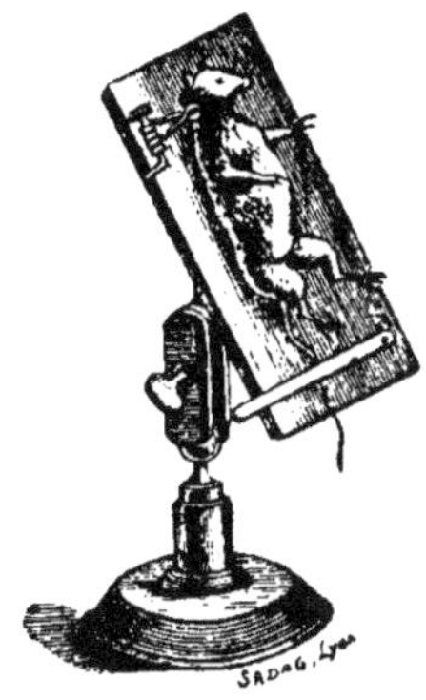

FIG. 62. — Appareil de contention
pour cobayes et rats. — Z. Pince
pour les saisir.

FIG. 63. — Appareil
de contention
pour les souris.

parfois des morsures désagréables et même dangereuses.

Ce premier point acquis, il y a nécessité absolue à
désinfecter avec un soin méticuleux la région sur
laquelle on va opérer. Les poils seront coupés avec des
ciseaux et même rasés ; la peau, nettoyée avec de l'eau
savonneuse tiède et une brosse, sera, en outre, lavée
avec une solution de sublimé à 2 p. 1.000, puis avec de
l'alcool et de l'éther qui enlèveront l'excès d'antiseptique et les matières grasses. Tous les instruments
employés seront, cela va de soi, d'une absolue propreté
et flambés au moment où on les utilisera.

Quels sont maintenant les principaux modes d'inoculation ?

Nous ne signalerons brièvement que les plus universellement adoptés que nous groupons dans le tableau synthétique ci-après :

INOCULATIONS			
sans traumatisme (sans plaie)	*par inhalation.*	(poussières pulvérisées et aspirées).
	dans la trachée.	(quelquefois après irritation préalable).
	par ingestion .	(avec les aliments ou introduction directe dans l'estomac).
avec traumatisme (avec plaie)	*intra-épidermiques*	(par scarification).
	sous-cutanées .	(avec seringue hypodermique).
	intra-musculaires	— —
	intra-pleurales ou *pulmonaires*	— —
	intra-péritonéales. . . .	— —
	intra-veineuses.	(avec seringue ou pipette).
	dans chambre antérieure de l'œil	(avec seringue hypodermique).
	sous la dure-mère. . . .	(avec seringue, après trépan).

Les instruments indispensables pour pratiquer ces diverses inoculations sont : pinces, dont 2 ou 3 à forci-pressure de Péan, ciseaux, scalpels, aiguilles à cataracte, fils de platine, épingles, aiguilles et fil à sutures, pipettes longuement effilées et surtout seringue à injections hypodermiques

A la grande rigueur, une seringue de PRAVAZ peut suffire ; mais, comme il faut absolument, sous peine d'erreurs grossières, que l'intérieur en soit strictement asepsié au moment de chaque opération, il est préférable d'avoir à sa disposition l'un ou l'autre des assez nombreux modèles de *seringues stérilisables* qui sont aujourd'hui dans le commerce : seringue de STRAUSS avec piston en moelle de sureau, seringue de DEBOVE dont le piston est en amiante, celle enfin de ROUX, à rondelles de caoutchouc facilement stérilisables, mais dont le volume (20 c. c.) limite l'usage aux injections très copieuses. KOCH et LUER ont inventé aussi des types de seringues qu'il est très facile de maintenir en état d'asepsie parfaite, mais qui ne nous paraissent pas très commodes comme maniement.

Les aiguilles à adapter à ces seringues seront de calibres variés et choisies de préférence parmi celles en platine iridié qui peuvent, sans s'altérer, être portées au rouge dans la flamme d'un bec BUNSEN. Lorsque cependant on aura besoin d'une aiguille très piquante, il vaudra mieux en prendre une en acier.

Quelques mots d'explication maintenant sur la façon d'opérer dans chaque cas particulier.

Inoculations par inhalation. — On pulvérise la matière virulente tenue en suspension dans l'eau, ou on agite constamment les poussières suspectes dans une cloche hermétiquement close où est renfermé l'animal en expérience (peu employé).

Inoculations dans la trachée. — Porter directement, au moyen d'une petite sonde, dans la trachée intacte ou préalablement irritée, par des instillations de tartre stibié, par exemple (GAMALÉIA), le produit à essayer.

Inoculations par ingestion. — Mélanger les substances infectieuses avec les aliments ou les introduire isolément dans l'estomac à l'aide d'une petite sonde œsophagienne.

Pour ce qui regarde les inoculations par effraction, c'est-à-dire accompagnées d'un traumatisme quelconque, il est bien entendu, et nous le répétons pour n'y plus revenir, que les conditions préalables d'asepsie du tégument cutané doivent être scrupuleusement observées.

Inoculations intra-épidermiques. — Pratiquer avec le scalpel ou la lancette, comme pour une vaccination, une série de petites scarifications, à la surface desquelles on promènera un fil de platine spatulé imprégné de la substance virulente.

Inoculations sous-cutanées. — Se pratiquent avec la seringue (faire un pli à la peau et introduire l'aiguille dans son épaisseur parallèlement à son grand axe) ; avec la pipette (faire une petite boutonnière avec des ciseaux ou le scalpel et introduire l'extrémité effilée de la pipette) ; ou avec une pince (boutonnière comme ci-dessus mais un peu plus grande, creusement d'une sorte de tunnel sous-cutané plus ou moins profond et introduction, à l'aide d'une pince, du fragment solide que l'on désire inoculer).

Dans tous les cas, dans les deux derniers surtout, cautériser la plaie extérieure avec une baguette de verre rougie ou placer un ou deux points de suture.

Inoculations intra-musculaires. — Comme ci-dessus, mais pénétrer dans l'épaisseur même des masses musculaires.

Inoculations intra-pleurales ou pulmonaires. — Employer l'aiguille de Pravaz que l'on enfoncera obliquement entre deux côtes de préférence du côté droit pour ne pas léser le cœur ou les gros vaisseaux, dans un point rapproché du creux de l'aisselle.

Inoculations intra-péritonéales. — Très fréquemment employées. Faire sur le ventre, avec le pouce et l'index de la main gauche, un pli assez épais pour qu'il comprenne la peau, les plans musculaire et aponévrotique et le péritoine ; enfoncer brusquement l'aiguille perpendiculairement au grand axe de ce pli jusqu'à ce qu'elle soit sur le point de sortir du côté opposé : la ramener doucement alors à soi en lâchant le pli ; elle tombera alors tout naturellement dans la cavité péritonéale et on sera sûr ainsi de n'avoir lésé ni l'intestin ni aucun viscère.

Inoculations intra-veineuses. — Très usitées aussi, particulièrement chez le lapin. Après avoir coupé les poils de la face externe du pavillon de l'oreille, on fait saillir, en comprimant la base de celui-ci entre le pouce et l'index de la main gauche, sa veine marginale ; d'un très léger coup de ciseau, on pratique dans le point choisi une petite entaille en biseau n'intéressant que le tégument, puis, faisant glisser presque parallèlement à la veine turgescente l'aiguille de Pravaz, on l'introduit brusquement dans le vaisseau, la pointe tournée du côté du cœur, c'est-à-dire du côté de la base de l'oreille, un des doigts de la main gauche formant en dessous un plan résistant qui guide l'instrument, l'empêche de dévier ou de transpercer.

Il est très important de bien vérifier, avant de pousser le liquide, que la seringue ne renferme plus de bulles d'air, sinon on s'exposerait à voir l'animal foudroyé par la pénétration de ce gaz dans le système circulatoire.

Inoculations dans la chambre antérieure de l'œil. — Instiller préalablement entre les paupières quelques gouttes d'une solution de chlorhydrate de cocaïne, fixer le globe de l'œil entre les doigts et enfoncer doucement l'aiguille tangentiellement à la cornée jusqu'à ce qu'on sente que sa pointe est libre.

Inoculations sous la dure-mère. — Les travaux de E. Roux et Borel sur le tétanos céphalique ont donné un regain d'actualité à ce mode d'inoculation.

On enlève le muscle temporal et on applique sur l'os temporal une couronne de trépan de 5 millimètres de diamètre ; une fois la rondelle osseuse enlevée, on inocule avec la seringue, à travers la dure-mère, soit dans l'espace sous-arachnoïdien, soit dans le tissu cérébral lui-même. Suturer la peau.

Lorsque les animaux ont succombé à une inoculation ou ont été sacrifiés prématurément, il importe de pratiquer leur autopsie le plus rapidement possible après leur mort, afin d'éviter le développement des processus de putréfaction. On opère, cela va de soi, le plus proprement et le plus aseptiquement que l'on peut et, au moyen de pipettes stérilisées, on prélève soit sous la peau, soit dans le péritoine, soit dans le sang du cœur, etc., quelques gouttelettes de liquide qui devront ou être examinées au microscope ou être ensemencées dans les milieux de culture usuels.

CHAPITRE III

Histoire naturelle des principales espèces bactériennes (1).

———

§ 1. — Quelques mots d'explication préalable.

Ce livre étant plus spécialement destiné aux pharmaciens qui, non seulement désirent posséder quelques notions de Bactériologie théorique, mais veulent encore et surtout être mis à même de pratiquer les diverses opérations bactérioscopiques, notre but essentiel est, nous ne saurions trop le répéter, de les rendre capables de résoudre aussi rapidement et aussi sûrement que pos-

(1) Si nous avions voulu exposer dans ce chapitre la monographie — si écourtée fût-elle — de chacune des espèces microbiennes que le praticien a chance de rencontrer, au cours de ses opérations bactérioscopiques, c'est à peine si nous aurions eu assez de ce volume tout entier. Aussi, nous sommes-nous strictement limité à l'étude, aussi complète que possible, des seules *Bactéries pathogènes* pour l'homme et unanimement admises comme telles. Quant aux principales, parmi les autres, nous en fournirons un bref signalement, lorsque l'occasion se présentera.

sible les problèmes variés, d'ordre microbique, que leur apporteront, chaque jour, les hasards de la vie professionnelle.

C'est pour atteindre ce but que nous avons cru devoir exposer, dans autant de chapitres distincts, le *modus operandi* qu'il leur faudra adopter chaque fois qu'ils se trouveront en présence de l'une ou de l'autre des éventualités les plus ordinaires ou les plus importantes ; et c'est pour cela aussi que seront successivement indiquées les diverses circonstances obligeant les praticiens à avoir recours aux principales méthodes d'examen ou d'analyse de l'eau. de l'air. du sol, des crachats ou autres sécrétions, du pus, du sang. de l'urine. etc.

Mais, si ce mode de répartition des matières est avantageux pour le lecteur, en lui permettant de trouver facilement, pour les consulter. le ou les chapitres traitant de la question qu'il doit résoudre, il a, d'autre part, le très grave inconvénient d'exposer à de nombreuses répétitions et d'obliger, notamment, au rappel de la description morphologique d'espèces bactériennes ubiquistes qui peuvent être indifféremment rencontrées dans l'eau, dans l'air, dans le pus, l'urine, le sang, les crachats, etc. Aussi, avons-nous cherché à concilier, du mieux qu'il nous a été possible, les exigences de la rédaction avec les intérêts ou la commodité du lecteur, et nous pensons y avoir réussi en procédant comme il va être dit.

Nous consacrons, tout d'abord, le présent chapitre à *l'histoire naturelle*, c'est-à-dire l'histoire morphologique et biologique, succincte mais suffisante, de chacun des principaux microbes dont il sera question au cours de l'ouvrage et qu'il importe de connaître assez pour pouvoir les spécifier lorsqu'on les rencontrera.

Toutes les fois donc que, dans un chapitre quelconque,

il sera fait mention d'une de ces espèces bactériennes, le lecteur n'aura qu'à se reporter à la page, indiquée du reste entre parenthèses, où il trouvera sa description morphologique. Nombre de redites fastidieuses et inutiles seront de la sorte évitées.

Il peut se faire, d'autre part, et cela arrivera assez fréquemment, qu'un même procédé de technique bactérioscopique, culture, coloration, inoculation, etc. trouve son application dans des circonstances très variées et demande à être rappelé à plusieurs reprises. Lorsque chacun de ces procédés se présentera à nous pour la première fois, il sera décrit, s'il ne l'a été déjà dans le chapitre II, avec tous les détails exigibles pour sa parfaite et entière compréhension, accompagné même, s'il s'agit de formules de liquides colorants ou autres réactifs, d'un numéro d'ordre et lorsque, plus tard, il en sera à nouveau question, des indications précises permettront de s'y référer promptement.

Nous aurions pu, il est vrai, imitant en cela les auteurs de traités récents de Bactériologie, consacrer un ou plusieurs chapitres à la technique opératoire complète, envisagée dans ses moindres détails ; mais, en agissant de la sorte, nous aurions craint de rompre l'intérêt qui, semble-t-il, doit accompagner l'exposé d'une série de manipulations bactérioscopiques considérées dans leur ensemble, et c'est pourquoi nous nous sommes bornés à indiquer dans le précédent chapitre, avec quelques détails, il est vrai, les principaux instruments, objets de verrerie, réactifs, etc., qui constituent le fonds même du laboratoire.

Nous avons voulu surtout, en effet, frapper l'esprit du praticien en le plaçant en face d'une tâche non encore accomplie et en le guidant, pas à pas, dans les opérations auxquelles il doit avoir recours pour obtenir le résultat cherché ; notre désir, en un mot, ainsi que nous l'avons déjà dit, a été de devenir pour lui, par le livre, ce que serait le moniteur de laboratoire qui, oralement, lui expliquerait toutes les phases techniques d'une recherche microbique et veillerait à ce qu'il ne commette, en la pratiquant, aucune erreur ni aucune omission. Ces explications indispensables une fois données, nous allons passer successivement en revue chacune des espèces bactériennes les plus importantes et aussi, nous devons l'ajouter, les plus classiques et les mieux définies, parmi celles qu'il nous sera donné de rencontrer et de mettre en évidence, au cours des divers examens que le pharmacien peut avoir à exécuter. Quant aux espèces rares, sans grande signification clinique, ou controversées, nous nous contenterons de les indiquer très sommairement.

Conformément à ce qui a été déjà dit dans le chapitre Ier, nous répartirons les Bactéries étudiées en trois grandes catégories, en tenant uniquement compte de la forme qui se trouve être, pour chacune d'elles, la plus fréquente, soit le groupe des *Microcoques* ou *Micrococcus*, pour celles qui sont sphériques ou à peu près ; le groupe des *Bacilles* ou *Bacillus* pour les formes en bâtonnet plus ou moins allongé, mais droit ; enfin, le groupe des *Spirilles* ou *Spirillum* pour les bâtonnets plus ou moins contournés en hélice.

Pour chaque espèce, la description sera concise, mais comprendra les particularités morphologiques ou biologiques les plus saillantes et les plus propres à établir une diagnose sûre. Elle sera, aussi, uniforme, en ce sens qu'elle sera comme enfermée dans un cadre commun, dont les compartiments se trouveront méthodiquement et uniformément disposés, de façon à rendre comparables les caractères propres à chaque microbe.

§ 2. — Les Microcoques.

Staphylococcus pyogenes aureus, albus, citreus. — Micrococcus gonorrheæ. — Diplococcus intra-cellularis meningitidis. — Pseudo méningocoques. — Diplococcus pneumoniæ. — Streptococcus pyogenes. — Micrococcus tetragenus. — Micrococcus melitensis.

Les Microcoques, nous le savons déjà, sont des Bactéries dont chaque individualité cellulaire (coccus) est très

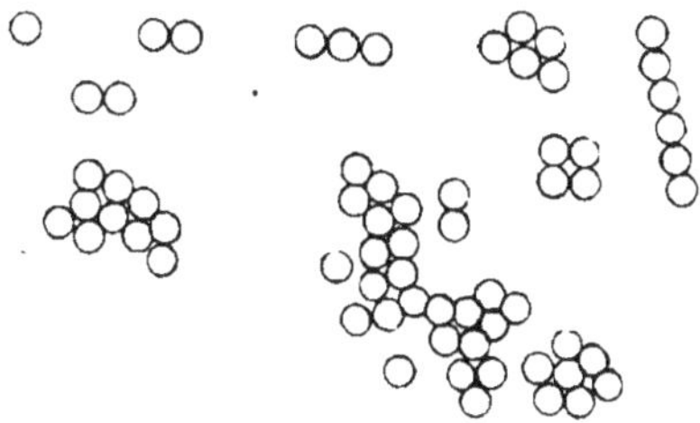

Fig. 64. — Microcoques. — Éléments micrococciens très grossis et diversement groupés (Monocoque, Diplocoque, en tétrade, en courtes chaînettes et en amas).

nettement ou à peu près sphérique, c'est-à-dire à diamètres tous sensiblement égaux entre eux. Pas de spores endogènes ou, s'il en existe — ce qui est probable pour certaines espèces — elles n'ont pu encore être mises en évidence de façon certaine.

Modes d'agrégation des cellules microbiennes les unes avec les autres très variés (fig. 64) : cellules isolées ou Microcoques à proprement parler (*micrococcus*), groupées deux par deux ou Diplocoques (*diplococcus*), par quatre ou tétrades, Tétracoques, Tétragènes, disposées en amas plus ou moins volumineux mais géométriquement réguliers ou Sarcines (*sarcina*), en amas irréguliers simulant plus ou moins grossièrement l'aspect d'une grappe de raisin ou Staphylocoques *staphylococcus*, en chaînettes plus ou moins longues formées de grains placés bout à bout ou Streptocoques *streptococcus*. De plus, dans l'un ou l'autre de ces divers modes d'agrégation, une sorte de capsule gélatineuse peut entourer les éléments cellulaires ou faire totalement défaut ; dans le premier cas, on dit que les Microcoques sont encapsulés (ex. : Pneumocoque, fig. 5, 2, c.) et s'ils sont réunis en amas irréguliers au sein d'une gangue gélatineuse, ils constituent alors des Zooglées.

Négligeant ici les groupes taxinomiques secondaires, qui n'ont d'intérêt que pour le naturaliste et qui ne peuvent, au reste, à l'heure actuelle, qu'être purement provisoires, nous nous bornons à décrire les espèces micrococciennes les unes à la suite des autres, en ayant soin de faire remarquer que cette manière de procéder ne saurait avoir aucune signification au point de vue de la classification naturelle et méthodique des diverses bactéries ci-dessous décrites, et n'implique, par conséquent, entre elles, aucun lien de parenté généalogique.

STAPHYLOCOCCUS PYOGENES AUREUS (ROSENBACH, 1884).

Principaux synonymes.. — Staphylocoque pyogène ; St. doré ; microbe orangé ; *Micrococcus osteomyelitis* (BECKER, 1883).

Découverte. — Vu probablement dès 1874 (KLEBS) et 1875 (EBERTH) dans le pus de lésions osseuses ; retiré de l'eau de Seine et trouvé dans le pus de furoncle et d'ostéomyélite par PASTEUR (1878-1880) ; rencontré dans le pus de nombreux abcès par OGSTON (1881) et enfin isolé à l'état pur, bien décrit et définitivement nommé par ROSENBACH (1884). PASSET (1885), etc.

Habitats naturels les plus fréquents. — Ce microcoque est un des plus ubiquistes qui soient et des plus répandus partout, aussi bien dans les milieux cosmiques (air, eau, sol, poussières, etc.) que sur le corps de l'homme lui-même (vêtements, peau, muqueuses, cheveux, cavités naturelles accessibles à l'air, matières fécales, etc., etc.).

Forme, dimensions et principales particularités morphologiques. — Le staphylocoque doré est le véritable type du microcoque, c'est-à-dire de la Bactérie exactement et absolument sphérique ; dans n'importe quelles circonstances, presque toujours, en effet, chacun de ses éléments cellulaires a tous ses diamètres identiques et apparaît au microscope, vu en coupe optique, comme un cercle parfait. Quant à ses dimensions, elles sont, il est bon de s'en souvenir, assez variables, soit dans une même préparation, soit dans des préparations provenant de diverses origines (pus, cultures sur milieux solides ou en milieux liquides, etc.) : elles oscillent en général entre 0 µ 3, 0 µ 5 et 1 µ 2 de diamètre, les dimensions moyennes ordinaires étant de 0 µ 87 (PASSET) ou 0 µ 9 (MACÉ) ; plus petits dans les cultures âgées, les éléments staphylococciens atteindraient, au contraire, leur maximum de grosseur lorsqu'ils proviennent de cultures faites aux températures les plus élevées qui soient encore compatibles avec la pullulation microbienne (COURMONT). Parfois enfin, sur certaines cultures (agar, sérum, pomme de terre), cocci plus gros encore, déformés, se colorant très mal et constituant sans doute des formes d'involution ou formes monstrueuses.

Protoplasma cellulaire d'apparence homogène, hyalin, assez réfringent et non vacuolaire.

Le mode de groupement des éléments micrococciens, bien que répondant presque toujours au type staphylocoque (amas en grappe), varie quelque peu cependant suivant les circonstances et il n'est pas rare de les observer, simultanément ou successivement : isolés, en diplocoques, en tétrades, en courtes chaînettes et enfin en staphylocoques, c'est-à-dire en amas plus ou moins

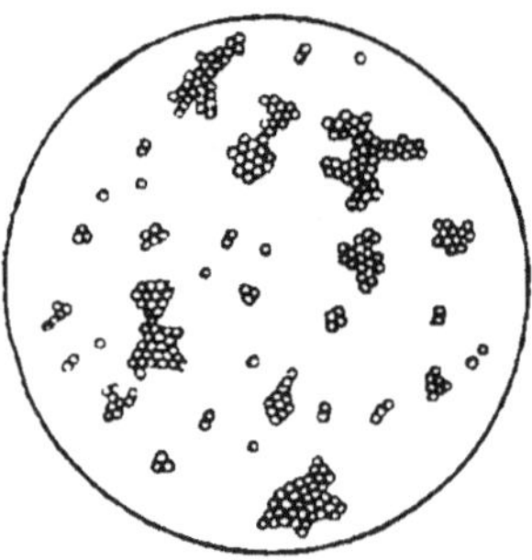

FIG. 65. — Staphylocoques. — Modes divers de groupement des éléments micrococciens dans une culture.

volumineux et irréguliers qui constituent, à coup sûr, la disposition la plus fréquente (fig. 65).

Dans le pus, les amas sont, d'ordinaire, peu volumineux, constitués tout au plus par 2, 3, 4, 5 éléments microbiens et assez rarement 9 ou 10; ils sont le plus fréquemment disposés en dehors et autour des cellules de pus, mais ils peuvent aussi (ce qui, en certains cas, pourrait créer une confusion avec les gonocoques) être intracellulaires (fig. 66).

Les amas les plus riches et les plus caractéristiques, donnant le mieux l'impression d'une grappe de raisin (σταφυλιον), se rencontrent dans les cultures sur milieu solide (gélose, gélatine avant la liquéfaction, etc.), tandis que dans les milieux liquides, le bouillon notamment, il se produit une sorte d'égrènement qui réduit à 3 ou 4 éléments les amas staphylococciens et laisse isolés, par deux, ou en très courtes chaînettes, les autres éléments.

Ce sont là tout autant de particularités dont le praticien devra se souvenir pour ne pas être exposé, le cas échéant, à faire fausse route et à perdre en tâtonnements stériles un temps précieux.

Le Staphylocoque pyogène est certainement une des

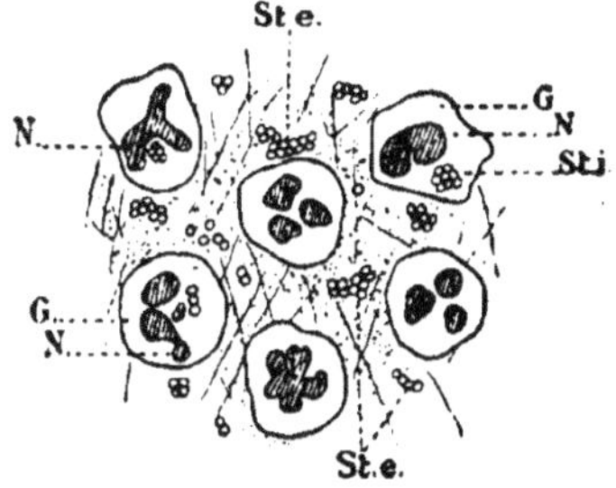

Fig. 66. — Staphylocoque pyogène dans le pus. — G. Globules de pus. — N. Noyau fragmenté. — St.e. Amas de staphylocoques extra-cellulaires. — St.i. Amas intra-cellulaires.

bactéries les plus faciles à reconnaître, parfois même au simple examen microscopique, mais encore faut-il être familiarisé avec les divers aspects qu'il peut prendre et perdre tour à tour, suivant les circonstances.

Mobilité. — Le microbe orangé est absolument immobile et jamais personne n'a pu, à sa surface, déceler la présence de cils vibratiles. Par contre, ils est animé d'oscillations moléculaires très vives.

Sporulation. — Les spores du Staphylocoque pyogène ne sont pas encore morphologiquement connues ; mais, en raison de la très grande résistance que présente parfois ce microorganisme aux agents physiques ou chimiques de destruction, quelques biologistes sont assez portés à croire qu'elles existent réellement, soit sous forme d'arthrospores (spores exogènes), soit sous celle d'endospores (spores endogènes).

Caractères de coloration. — La coloration du Staphylocoque, partout où il se rencontre (pus, crachats, fausses membranes, cultures, etc.), par les couleurs basiques d'aniline est une des plus faciles, des plus rapides et des plus intensives que l'on connaisse et point n'est besoin, pour qu'elle s'opère avec énergie, de la mort préalable et de la fixation par la chaleur des cellules microbiennes ; la technique d'usage est néanmoins nécessaire si l'on veut monter dans le baume et conserver les préparations.

Nous conseillerons comme liqueur colorante de choix la solution hydro-alcoolique de violet de gentiane (voir p. 74, n° 1) ; le staphylocoque peut aussi être coloré par certaines couleurs acides et par l'hématoxiline ; les éléments cellulaires restent colorés avec traitement par la méthode de GRAM classique ou modifiée par NICOLLE (voir p. 77) ; ils *prennent* — suivant le langage conventionnel adopté en Microbie — le *Gram*.

Bien retenir ce détail qui aura son application dans la diagnose différentielle d'un pus ordinaire d'avec un pus d'uréthrite blennorragique.

Aérobiose ou *anaérobiose*. — Le Staphylocoque pyogène est surtout aérobie, mais il peut néanmoins se cultiver avec une intensité égale dans le vide ou dans un gaz inerte, où, d'après COURMONT et NICOLAS, il sécréterait les mêmes produits solubles qu'à l'air libre ; il constitue par conséquent ce qu'on nomme un anaérobie facultatif.

Principaux caractères fournis par les cultures. — Exigences de température : pullulation facile à la température ordinaire des laboratoires (12°-15° C.), a son optimum [1] à 37°-38° et ne cesse que vers 44°.

Cultures sur gélatine-peptone en plaques. — Les cultures en plaques de gélatine, qui jouent un rôle prédominant dans la dissociation. la séparation les unes d'avec les autres d'un très grand nombre d'espèces bactériennes, et notamment du Staphylocoque doré, lorsqu'elles coexistent dans une même substance ou un même produit pathologique, qui constituent par conséquent une opération d'importance majeure pour le praticien, consistent essentiellement — nous l'indiquons une fois pour toutes — en ceci : on incorpore une très faible parcelle du produit à examiner. après l'avoir préalablement, suivant les cas, dilacéré, trituré ou dilué, à une petite quantité de gélatine-peptone stérilisée (voir p. 110), et liquéfiée au bain-marie à une température relativement peu élevée (28°-40°). Puis. après un mélange aussi parfait que possible de la substance bactérifère et du substratum nutritif. on solidifie brusquement la gélatine en couche mince. soit à la surface d'une plaque de verre (méthode primitive de Koch) ou dans le fond d'une boîte de Pétri, soit tout autour de la paroi interne d'un tube à essai (procédé d'Esmarch), soit enfin (procédé de choix) tout le long de la paroi interne et inférieure d'un large tube à essai couché horizontalement ou très obliquement.

Chaque bactérie pullule là où elle a été emprisonnée lors du refroidissement et donne bientôt naissance à

---

(1) La température à laquelle végète le plus abondamment un microbe donné est ce qu'on appelle, avec Chauveau, sa température *eugénétique.*

une colonie isolée de ses congénères qui devient de plus en plus volumineuse, atteint la surface de la gélatine et acquiert bientôt certains caractères dont on a souvent à tenir compte pour la diagnose spécifique.

En ce qui concerne le Microbe orangé, cultivé de la sorte, son développement est assez rapide à 18°-20° et ses colonies sont déjà visibles au bout de quarante-huit heures ; elles sont, à ce moment, très petites, punctiformes, discoïdes, granuleuses, à bords nets et paraissent grisâtres à l'œil nu et jaune clair à un faible grossissement. Au bout de quatre à cinq jours, elles ont un peu augmenté de volume et se trouvent constituées par deux zones distinctes : l'une centrale, très opaque, foncée, représente la colonie primitive tandis que l'autre, périphérique, n'est autre chose qu'un anneau de gélatine liquéfiée. laquelle, plus ou moins claire ou au contraire, trouble, est le résultat d'une sorte de digestion opérée sur la gélatine-peptone par des diastases que sécrète le microbe lui-même. Ce qu'il faut, en tout cas, bien retenir, parce que cela a une réelle importance pratique, c'est que le Staphylocoque pyogène, cultivé sur gélatine, de n'importe quelle façon, *liquéfie toujours assez hâtivement cette gélatine* (1).

Au fur et à mesure que s'étend et s'approfondit la zone de liquéfaction. la colonie s'y enfonce, une légère odeur de lait aigri se dégage de la culture et le substratum nutritif, si les Staphylocoques sont seuls ou prédo-

---

(1) Il est bien entendu — nous rappellons ici le fait pour n'y plus revenir — que toutes les cultures sur gélatine d'un microbe quelconque se feront toujours à une température ne dépassant pas 20°, la gélatine se liquéfiant spontanément à 23°-24° C. On les maintiendra donc dans un placard fermé, dans une salle ayant 15°-20° de température ou dans une étuve chauffée seulement à 18°-20° pendant l'hiver, et parfois même à la cave pendant les fortes chaleurs de l'été.

minent, se transforme dans sa totalité en un deliquium visqueux, granuleux et jaunâtre dans le fond. Fait intéressant à noter : la gélatine ainsi liquéfiée par le Staphylocoque est impropre à la culture d'un nouveau Staphylocoque pyogène.

En piqûre ou en strie. — Rien de bien particulier à noter. Colonies apparaissant dès le deuxième jour à 18°-20°, d'abord grisâtres puis bientôt jaunâtres et enfin d'un jaune orangé plus ou moins net ; liquéfaction hâtive s'opérant comme ci-dessus.

Cultures sur agar-agar en strie (gélose). — Les tubes de culture pouvant ici être mis à l'étuve à 30°-37°, la croissance de la colonie est plus hâtive et plus exubérante ; déjà, au bout de vingt-quatre heures, tout le long de la strie d'ensemencement on observe une série de petites colonies blanchâtres, lisses, se rejoignant bientôt en une tache légèrement opaque, humide, à bords festonnés, à fond granuleux, qui va en s'épaississant de plus en plus, se bosselle et prend vers le huitième ou dixième jour une belle coloration jaune d'or ou jaune orangé, rappelant assez bien (MACÉ) un large trait de couleur à l'huile de cette nuance ; en vieillissant, la surface de la colonie, surtout au centre, devient plus ou moins mamelonnée ou fissurée longitudinalement.

La culture ne liquéfie par ce substratum nutritif, qui résiste au reste, sous ce rapport, à la presque universalité des bactéries fluidifiantes.

Cultures sur pomme de terre. — Le microbe orangé s'y développe très intensément et avec ses propriétés chromogènes poussées au plus haut degré ; nous avons même souvent constaté que des variétés, peu colorées sur les autres milieux, récupéraient de suite sur la pomme de terre la faculté de produire un pigment très accusé. A 30°-37°. il apparaît dès les deux premiers jours une sorte de dépôt blanchâtre, humide, mince .qui ne tarde pas à devenir épais, visqueux, et à prendre la teinte caractéristique : jaune d'or ou orangé.

La culture dégage alors une forte odeur de colle d'amidon.

Cultures sur sérum sanguin gélatinisé. — Se comportent à peu près comme celles sur pomme de terre : pas de liquéfaction.

Cultures en bouillon peptonisé. — Développement extrêmement rapide, surtout à l'étuve à 30°-37° ; déjà au bout de douze heures, léger trouble uniforme qui va en augmentant les jours suivants ; il se produit ensuite dans le fond du récipient (ballon ou tube) un précipité granuleux blanchâtre qui peut devenir jaunâtre à la longue ; parfois, dans les premiers jours, à la surface du bouillon, léger voile pelliculaire, irisé, assez résistant, adhèrent à la paroi sur son pourtour. Un bouillon qui a été fertilisé est impropre à une nouvelle culture du même organisme.

Cultures dans le lait. — Cultures faciles, abondantes, provoquant plus ou moins rapidement (de un à huit jours) la *coagulation du lait*, grâce à certains produits acides de sécrétion et notamment l'acide lactique (KRAUSS).

En n'importe quel milieu les cultures de *Staphylococcus pyogenes aureus* dégagent toujours une odeur aigrelette spéciale qui ressemble à celle de la colle de farine fermentée, si elles sont récentes, et à celle du lait aigri, si elles sont vieilles.

Sécrétions et virulence. — Parmi les multiples pro-

duits de sécrétion que le Microbe orangé est susceptible
de fournir. soit *in vitro*. soit dans l'organisme animal et
humain. et dont quelques-uns commencent à nous être
suffisamment connus. il faut placer en première ligne
le pigment jaune doré ou jaune orangé qui caractérise
l'espèce et lui a valu son nom. Nous verrons bientôt
que. seule. cette propriété chromogène constitue, pour
nombre d'auteurs. en variant d'intensité ou en disparaissant. l'unique différence entre les Staphylocoques
doré. blanc et citrin qui ne seraient dès lors que de
simples variétés d'une même espèce et non. comme le
veulent certains (LANNELONGUE et ACHARD). trois espèces
distinctes.

Quoi qu'il en soit des idées doctrinales que l'on peut
avoir à cet égard, il est incontestable — et c'est là un
point de pratique qu'il importe de bien connaître — que
la faculté de produire le pigment jaune ou orangé peut
être artificiellement suspendue ou détruite. et cela assez
facilement, chez le Microbe orangé le plus typique. Il
suffit, entre autres moyens employés. de le cultiver à
l'abri de l'oxygène. dans le vide ou sous une couche
d'huile, d'additionner ses milieux de culture de certains
produits. notamment d'antipyrine. d'acétalinide (R. Lépine et G. Roux. de l'exposer assez longtemps à la
lumière (Gaillard). etc.

Il peut arriver enfin — et le praticien doit le savoir
pour ne pas être exposé à commettre une erreur — que.
sorti achromogène d'un produit pathologique quelconque,
le Staphylocoque doré récupère plus ou moins vite sur
les milieux de culture, et surtout la pomme de terre. la
faculté de produire du pigment (G. Roux et Lannois).

Celui-ci. il est bon de le faire remarquer. existe seulement dans le protoplasma cellulaire du microbe lui-
même et y reste confiné. au lieu de se répandre dans le

milieu de culture, comme cela s'observe pour d'autres bactéries, le bacille pyocyanique, par exemple.

Ce sont aussi des produits de sécrétion du microbe, mais diffusibles, ceux-ci, dans le milieux ambiant, qui occasionnent la liquéfaction rapide de la gélatine-peptone (*gélatinase*, diastase que l'on peut séparer par filtration des cultures en bouillon) et la coagulation plus ou moins hâtive du lait (acide lactique).

Contrairement à ce qui existe pour beaucoup d'autres bactéries, le Staphylocoque ne produit pas de gaz dans ses diverses cultures.

Mais les sécrétions, sans contredit, les plus intéressantes pour le praticien sont celles auxquelles on reconnaît une action réelle sur l'organisme animal ou humain et qui peuvent l'impressionner soit en mal, soit en bien, c'est-à-dire en jouant un rôle toxique ou, au contraire, immunisant ou vaccinant.

Ne signalant ici que pour mémoire la *diastase pyogénétique* de Christmas (1888), nous insisterons particulièrement sur les produits solubles, bien mis en évidence et étudiés avec soin par deux savants lyonnais : RODET et COURMONT (1891 et suiv.) qui ont utilisé, pour dissocier les unes des autres les substances parfois antagonistes qu'elles renferment, trois procédés principaux : la filtration, le chauffage, et la précipitation par l'alcool, employés tantôt isolément et tantôt simultanément. On a pu de la sorte séparer, par exemple, les *produits prédisposants* des *produits vaccinants* par un chauffage de vingt-quatre heures à 55° des cultures filtrées.

Les produits solubles étudiés par les auteurs précités sont :

Produits toxiques. — Ils sont prédominants dans les cultures en bouillon de bœuf ou de veau légèrement alcalin et non peptonisé, mais sont plus actifs dans les cultures stérilisées par le chauffage que dans celles traitées par la filtration (RODET et COURMONT), fait qui paraît être en contradiction avec ce qui vient d'être dit sur l'action dissociatrice du chauffage. L'injection intraveineuse au lapin d'un certain nombre de centimètres cubes de culture stérilisée (de 15 à 60 centimètres cubes suivant les cas) peut le foudroyer. Si on traite une semblable culture par l'alcool, on obtient deux sortes de substances, les unes précipitables et les autres restant en dissolution, qui paraissent être antagonistes au point de vue des effets produits, chacune d'elles étant, en tout cas, plus toxique, prise séparément, que lorsqu'elle est associée à sa congénère dans le mélange initial.

Produits pyogènes. — En concentrant, par évaporation dans le vide, une culture stérilisée de Microbe orangé, on obtient, lorsqu'on l'inocule aux animaux, des effets pyogènes (formation d'abcès) analogues à ceux que donne la diastase de CHRISTMAS.

Produits nécrosants. — Ce n'est qu'exceptionnellement que les cultures de certains Staphylocoques peuvent renfermer des produits nécrosants (amenant la gangrène) ainsi que l'a montré L. DOR (1892). Mais les propriétés nécrosantes peuvent se manifester normalement lorsque l'organisme récepteur renferme du sucre en assez grande quantité, témoin celui des diabétiques (BUJDWID. NICOLAS) lequel, on le sait, est essentiellement prédisposé aux manifestations de la *Staphylococcie* (infection par le Staphylocoque, de gravité variable).

Propriétés chimio-taxiques. — Les toxines du Staphylocoque ont une action chimio-taxique positive très nette sur les globules blancs, laquelle s'atténue assez largement lorsque le Microbe orangé a végété dans des milieux nutritifs renfermant de la lactose ou de la glucose (CAPELLI), ce qui expliquerait en partie la prédisposition des diabétiques, dont il vient d'être question.

Produits vaso-dilatateurs. — Ils ont été mis en évidence par ARLOING (1891) et persistent très longtemps dans les cultures filtrées.

Produits hémolysants. — Kraus a le premier démontré la production d'hémolysine par le staphylocoque. Neisser a pu constater que l'hémolysine se rencontre surtout dans les cultures en bouillon maintenues pendant un temps prolongé à une température de 37° ; elle commence à apparaître vers le septième jour, et c'est entre le onzième et le quinzième jour que la production atteint son maximum ; la quantité d'hémolysine formée varie d'ailleurs suivant les cultures. L'hémolysine a pour effet de dissoudre le stroma des globules rouges et de mettre ainsi en liberté l'hémoglobine que ces derniers éléments renferment. On peut l'observer *in vitro* en mélangeant dans des tubes en quantités décroissantes, du filtrat de culture avec une émulsion de globules rouges dans la solution salée physiologique. Les tubes sont portés pendant une heure à l'étuve à 37°, puis dans une glacière pendant vingt-quatre heures. Lorsque l'hémolyse est totale, les tubes renferment une solution limpide d'hémoglobine et un sédiment incolore formé par le stroma des hématies. Si l'hémolyse est incomplète, il se dépose, au fond, des globules rouges non altérés.

Produits prédisposants. — Leur existence avait été pressentie déjà par GRAWITZ et DE BARY (1887) mais elle a été bien démontrée par RODET et COURMONT (1890) qui ont démontré leur prédominance dans les cultures stéri-

lisées par filtration, puis par HERMAN et MALTSEFF (1894).
La *leucocidine* de VAN DE VELDE ne serait elle-même
autre chose qu'un produit prédisposant sécrété par le
Staphylocoque, non plus *in vitro* mais *in anima vili*
(dans la plèvre des lapins infectés *in situ*, et qui agirait
en détruisant activement les globules blancs phagocytes).

On peut séparer ces produits prédisposants des toxines
à proprement parler, soit par le vieillissement qui n'a
d'action que sur ces dernières, soit par la précipitation
par l'alcool qui n'atteindrait pas les premières et les
laisserait à l'état de dissolution dans le mélange (RODET
et COURMONT). D'après COURMONT enfin (1895), le sérum
des lapins injectés avec ces produits favorisants serait
lui-même prédisposant à une infection ultérieure par le
Staphylocoque.

Produits vaccinants. — Masqués d'ordinaire, ainsi
que nous l'avons vu, par les prédisposants, ces produits
immunisants n'en existent pas moins, même parfois en
quantité prédominante (RODET et COURMONT, 1894), et
peuvent, en tout cas, être précipités par l'alcool sous
forme d'une poudre blanchâtre à l'état sec, non cristallisable, ou être séparés, comme nous l'avons déjà dit, des
autres produits coexistant dans une culture filtrée, par
un chauffage à 55° pendant vingt-quatre heures.

De même que la leucocidine de VAN DE VELDE qui est
détruite à cette même température de 55° a pu être assi-
milée aux produits prédisposants, il est légitime de considérer comme analogue aux produits vaccinants l'*anti-
leucoïdine* de DENYS et VAN DE VELDE, dont le rôle est
d'empêcher l'action destructive de la leucocidine sur les
globules blancs.

D'après COURMONT, le sang des animaux vaccinés à

l'aide de ces produits immunisants serait bactéricide ; il serait en même temps anti-toxique, d'après Mosny.

Rôle pathologique. — Le Staphylocoque doré, nous l'avons déjà constaté, existe partout autour de nous, il constitue même un de ces commensaux microscopiques habituels de notre économie, pouvant rester silencieux, c'est-à-dire inoffensifs, pendant de longues années, durant même parfois toute l'existence, mais toujours prêts à entrer en action et à revendiquer leur droit à la nocivité, lorsque des conditions favorables à la manifestation de leur virulence viennent à être créées.

Alors, suivant le degré de cette virulence, suivant la porte d'entrée qui lui est ouverte dans notre économie, suivant le terrain sur lequel il va évoluer, suivant les actions du voisinage et d'association que vont réaliser ses congénères (les autres bactéries, hôtes naturels ou accidentels du corps humain), suivant aussi l'intensité et la nature des moyens de défense plus ou moins rapidement ou opportunément utilisés contre lui, le Microbe orangé va, véritable protée pathogénique, donner naissance à l'une ou à l'autre des si nombreuses affections dont nous nous bornons à énumérer quelques-unes des principales : abcès, phlegmon, furoncle, ostéomyélite, pyohémie, endocardite, méningite, arthrite suppurée, pleurésie, broncho-pneumonie, empyème, otite, grippe, etc.

Facteur, ici, d'un accident banal et sans grande portée pathologique (acné suppuré, impetigo, furoncle, tourniole, etc.), il peut devenir, ailleurs, l'instrument principal d'une grave et souvent fatale maladie (ostéo-myélite, méningite, endocardite, etc.).

Le médecin, le chirurgien, l'accoucheur, appelés à donner des conseils éclairés au malade, le malade lui-même, une fois renseigné, ne doivent jamais perdre de vue ce fait, indéniable aujourd'hui, que le Staphylocoque doré se trouve partout embusqué, prêt à s'élancer sur la proie qui lui sera offerte et à s'en emparer. Un seul moment d'inattention peut suffire parfois pour que semblable résultat se produise ; aussi, la propreté méticuleuse de l'opérateur et de l'opéré, les soins d'asepsie et d'antisepsie pratiqués sans défaillance aucune par l'entourage du blessé, la pureté de l'air et celle de l'eau doivent-ils être l'objectif constant de quiconque approche un malade ou est appelé, par sa profession, à émettre un avis salutaire. Bien plus, en préconisant, pour les gens bien portants, ces mêmes précautions d'excessive propreté et d'antisepsie hygiénique, combien ne leur éviterait-on pas, dans l'avenir, de ces multiples et parfois graves lésions dont l'agent responsable est le Microbe orangé !

Principaux moyens de diagnose. — Ce sont : l'examen microscopique avec ou sans coloration, les cultures sur milieux variés, l'expérimentation sur les animaux.

Le Staphylocoque pyogène se présente à l'examen microscopique simple, sans avoir subi aucune manipulation, sous la forme de microcoques exactement sphériques, en amas plus ou moins volumineux et irréguliers, immobiles. Il se colore très intensément par les couleurs basiques d'aniline et notamment la solution hydro-alcoolique de violet de gentiane ; il reste coloré après traitement par la méthode de GRAM ou celle modifiée de NICOLLE.

Les cultures sont faciles, de 10° C. à 42°, aussi bien en aérobiose qu'en anaérobiose et, lorsqu'elles sont faites en présence de l'oxygène, elles ne tardent pas à manifester sur les substrata solides et particulièrement la pomme de terre, une belle couleur jaune doré ou

10.

orangé ; elles liquéfient assez hâtivement la gélatine.

Au point de vue expérimental, deux à dix gouttes de culture en bouillon datant de trente-quatre à quarante-huit heures, injectées dans la veine auriculaire d'un lapin, le tuent en huit jours environ avec une pyohémie généralisée, c'est-à-dire des abcès miliaires un peu partout, dans les muscles, le myocarde, etc., mais particulièrement dans les reins (lésion type).

Si le lapin est très jeune (2-3 mois) il peut se produire, même sans traumatisme préalable, de l'ostéo-myélite juxta-épiphysaire aiguë (RODET). Si, enfin, la culture est très virulente ou la dose trop forte, la mort survient chez les lapins de n'importe quel âge en moins de trois jours, sans autres lésions que la congestion des organes.

Du sang du cœur des divers animaux ayant succombé à l'infection staphylococcienne on peut retirer immédiatement après la mort, à l'état de pureté absolue, le Microbe orangé.

STAPHYLOCOCCUS PYOGENES ALBUS (ROSENBACH).

Synonymes. — Staphylocoque pyogène blanc ; *Micrococcus pyogenes albus.*

Considéré et décrit dès l'abord par ROSENBACH comme une espèce parfaitement distincte de la précédente, bien qu'ayant à peu près les mêmes habitats naturels ou pathologiques, le *Staphylocoque blanc* est regardé aujourd'hui par la plupart des bactériologues comme une simple variété achromogène du Staphylocoque doré dont le *Staphylococcus pyogenes citreus* serait, lui aussi, une autre variété, mais chromogène et à teinte un peu différente.

Les arguments invoqués en faveur de l'unité spécifique de ces trois microcoques par ceux qui s'en sont le plus occupés (RODET, 1885 ; JABOULAY, 1885 : RODET et COURMONT, 1890-1891 ; NETTER, 1894, etc.) paraissent être des plus sérieuses et devoir l'emporter sur ceux des partisans de l'opinion contraire (LANNELONGUE et ACHARD, 1890).

Il n'y a guère, en effet, que deux caractères qui différencient vraiment les uns des autres les trois staphylocoques dont il s'agit : ce sont ceux tirés de la propriété chromogène et du degré de virulence ; or, l'un et l'autre sont éminemment instables en Microbie et peuvent, pour la même bactérie — cela a été maintes fois démontré — varier dans de très grandes proportions, si grandes mêmes qu'on peut parfois les représenter par 0 et 100.

Sans prendre parti dans le débat, nous ne cacherons pas cependant nos prédilections personnelles pour la doctrine de l'unité spécifique et nous nous bornerons à noter ici que tout ce qui vient d'être dit du Staphylocoque orangé, au point de vue morphologique, biologique, pathologique, etc., doit strictement s'appliquer au Staphylocoque blanc, sauf en ce qui concerne les cultures sur milieux solides qui sont blanches au lieu d'être jaunes ou orangées, la liquéfaction de la gélatine qui est un peu plus tardive, la virulence enfin qui, à doses égales, se manifeste de façon un peu moins active.

STAPHYLOCOCCUS PYOGENES CITREUS (PASSET, 1883).

Plus légitimement encore que le Staphylocoque blanc, celui-ci peut être considéré comme une variété du Staphylocoque orangé dont il ne diffère vraiment que par la coloration plus franchement jaune citron de ses colonics sur milieux solides. Quant aux autres caractères, ils sont identiques chez l'un et chez l'autre microorganismes qui, assez fréquemment, se montrent associés dans le même pus avec, en outre, parfois le Staphylocoque blanc.

MICROCOCCUS GONORREÆ.

Synonymes. — Microcoque de HALLIER (1872) ; *Diplococcus Neisseri* (auct.) ; *Merismopædia gonorrhæ* (CROOSSKANK) ; Gonocoque de Neisser ; Gonocoque.

Découverte. — Vu peut-être pour la première fois dans le pus de la blennorrhagie par HALLIER d'Iéna, en 1872, mais réellement découvert par NEISSER, en 1877, puis bien décrit par lui, en 1882, et par ESCHBAUM, en 1884.

Habitats naturels les plus fréquents. — L'opinion de la très grande majorité des bactériologues et des vénéréologues est que le gonocoque de NEISSER n'existe et ne se rencontre que dans les produits pathologiques de la blennorrhagie aiguë ou chronique (pus uréthral, vaginal, anal, conjonctival et, d'après quelques-uns, liquide intra-articulaire et sang), la forme saprophytique de ce microorganisme étant inconnue et toute blennorrhagie devant fatalement son origine à une blennorrhagie antérieure. Cependant, il est quelques observateurs (STRAUS, PESCIONE, ÉRAUD, etc.) qui croient pouvoir justifier, par leurs découvertes personnelles, l'ancien et célèbre axiome de RICORD, et pensent que le gonocoque est un commensal habituel, normal des organes génitaux de l'homme et de la femme, restant longtemps et parfois toujours silencieux — pathologiquement parlant — à la façon du Staphylocoque, du Streptocoque, du Pneumocoque, du Coli-Bacille, etc., mais susceptible aussi de manifester sa virulence à la suite d'excès d'onanisme ou de coït.

L'*orchiocoque* d'ÉRAUD et HUGOUNENQ, le diplocoque de la vulvo-vaginite des petites filles de VIBERT et BORDAS représenteraient-ils cette forme *autochtone* du gonocoque ? Nous préférons ne point répondre à la question ainsi posée, en raison de l'obscurité qui règne encore sur ce point controversé et des conséquences exceptionnellement graves que pourrait avoir, en médecine légale, une erreur d'interprétation.

Nous nous rangeons donc, jusqu'à plus ample informé, à l'avis de la majorité et nous considérons le gonocoque comme n'ayant d'autre habitat que les sécrétions blennorrhagiques.

Forme, dimensions et principales particularités morphologiques. — Une des particularités les plus saillantes de la morphologie du Gonocoque de Neisser, comme le fait très justement remarquer dans son travail d'ensemble PIERRE BOSC (1), est de ne jamais se présenter à l'observateur sous la forme de chaînettes, malgré les affirmations contraires et erronées de CHARRIER (2), de JULLIEN (3), et de quelques autres. Il se trouve, au contraire, très fréquemment en petits amas extra ou intracellulaires et mérite à ce titre de prendre place dans un groupe voisin de celui des staphylocoques (fig. 67).

D'un autre côté, un de ses plus importants caractères, au point de vue de la forme, consiste en ceci : que chacun

---

(1) P. BOSC, *le Gonocoque.* Thèse de Montpellier, 1893.
(2) CHARRIER, Thèse de Paris, 1892.
(3) JULLIEN, *Traité prat. des malad. vénér.* Paris, 1890.

des éléments microbiens pris isolément (s il appartient surtouf à un couple), est franchement asymétrique, l'un de ses diamètres l'emportant sur l'autre. Au lieu d'une sphère parfaite, nous avons un corps ayant la forme d'un haricot ou d'un rein et comparé, suivant les auteurs, indépendamment des deux objets précédents, à une écuelle ou à une semelle de soulier (ESCHBAUM), à un grain de café, à un grain de froment, etc. (fig. 68).

Cette asymétrie n'est malheureusement pas spéciale

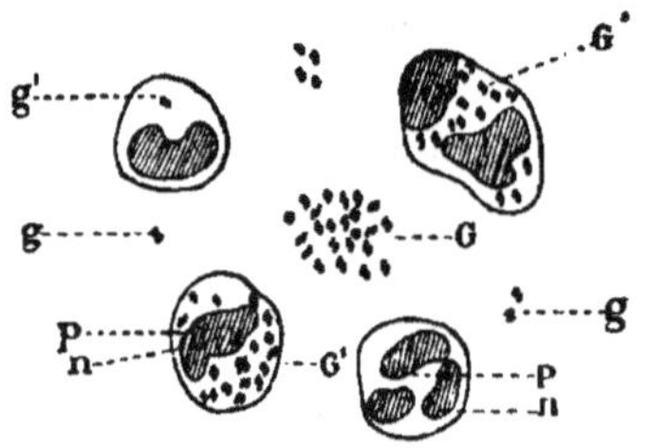

FIG. 67. — Gonocoques en amas intra et extra-cellulaires dans du pus blennorrhagique. — *p*. Cellule de pus ou pyocyte. — *n*. Noyau. — *G*. Gonocoques extra-cellulaires. — *G'*. Gonocoques intra-cellulaires. — *g* et *g'*. Gonocoques isolés.

au Gonocoque : aussi, bien qu'ayant une très grande importance au point de vue de la diagnose différentielle, elle ne constitue pas un caractère spécifique absolu, d'autant qu'elle s'atténue beaucoup, lorsque les cocci sont complètement séparés les uns des autres.

Cette éventualité est, il est vrai, assez rare et, dans la grande majorité des cas, le gonocoque observé dans le pus blennorrhagique apparaît sous forme de couples (diplocoques) (fig. 69) — c'est le cas le plus ordinaire — ou de tétrades (*Merismopædia*), ou encore, d'amas plus ou moins volumineux, constitués eux-mêmes le plus souvent par une agglomération de couples ; jamais, nous l'avons vu, il ne forme de chaînettes longues ou courtes.

Les dimensions de chacun des éléments pris isolément sont assez variables suivant les auteurs et peut-être aussi suivant les cas : 1,2 μ (grand diamètre) sur 0,7 μ (petit diamètre), d'après FLUGGE ; 0,6 à 0,7 μ sur 0,5 μ, d'après LEGRAIN ; de 0,4 à 0,6 μ seulement d'après CORNIL et BABÈS. De plus, suivant ces derniers auteurs, les Gonocoques situés dans l'intérieur des cellules (pyo-

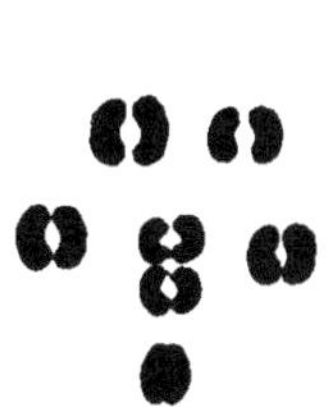

FIG. 68. — Principales formes des couples de gonocoque (figure schématique extrêmement grossie).

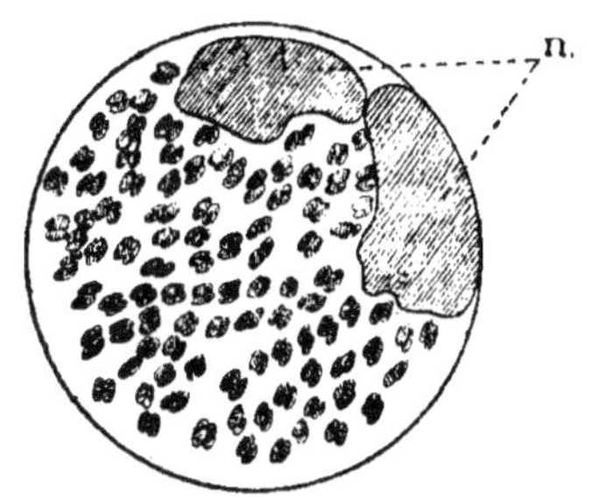

FIG. 69. — Une cellule de pus blennorrhagique très fortement grossie remplie de gonocoques (près de 100 couples), d'après une photographie. — n. Noyau fragmenté de la cellule.

cytes, cellules épithéliales) seraient plus volumineux que ceux placés en dehors ; la vérité est que les dimensions réelles sont très variables, mais qu'elles subissent aussi de très notables modifications accidentelles, suivant le mode de préparation employé, ce qu'il ne faut jamais oublier. Contrairement aux assertions de quelques auteurs, les microcoques de Neisser sont mobiles : ils auraient même (LEGRAIN) trois sortes de mouvements bien distincts, en ce qui concerne tout au moins les éléments pris dans une culture en pleine vitalité : 1° de translation assez lent ; 2° d'oscillation sur eux-mêmes ;

3° de rotation, faisant alternativement passer un des cocci sur l'autre.

Ce dernier genre de mouvements, qui ne serait guère possible si chaque couple gonococcien avait ses éléments fortement soudés l'un à l'autre, s'explique, au contraire, très bien lorsqu'on sait qu'il existe, entourant ces éléments et les reliant lâchement entre eux, une gangue gélatineuse analogue comme nature à la substance des capsules ou des zooglées et se colorant légèrement avec la solution phéniquée de ZIEHL.

Quant au nombre de couples pouvant exister sur un même point pour constituer un amas extra ou intra-cellulaire, il est des plus variables, allant de quelques unités jusqu'à une centaine et plus (BOUCHARD). La figure 69, qui est la reproduction d'une photographie prise par nous-mêmes, montre, dans un seul globule de pus dont le noyau est refoulé à la périphérie, près de cent diplocoques très fortement grossis.

Les spores sont encore complètement inconnues chez cette espèce microbienne.

Caractères de coloration. — Les Gonocoques ont une très grande affinité pour les couleurs basiques d'aniline dont ils s'imprègnent très vite et très intensément ; aussi n'est-il pas difficile de les mettre en évidence dans le pus qui en renferme. Il est parfois moins commode d'affirmer en toute sécurité leur véritable identité, si l'on songe qu'en même temps qu'eux, il est possible de trouver dans les écoulements de l'urèthre d'autres nombreux microorganismes (WINTER, LEGRAIN, AUBERT, etc.), dont plusieurs sont des microcoques pouvant être plus ou moins facilement confondus avec le Gonocoque (pseudo-gonocoques de BOCKHARDT et BUMM ; LUSTGARTEN et MANNABERG).

La méthode de Gram, dont l'un de nous a, en 1886 [1], signalé l'importance et l'utilité pour la diagnose différentielle du Gonocoque, peut rendre de très grands services. Sans être aussi absolu et infaillible que certains ont voulu l'affirmer, ce procédé ne mérite pas les injustes dédains de quelques autres et il pourra, dans bien des cas, faire cesser des hésitations fàcheuses, et cela d'autant mieux que, contrairement à l'opinion qui a eu cours longtemps parmi quelques médecins, le microbe de la blennorrhagie est loin d'avoir l'exclusif monopole de l'habitat intra-cellulaire.

C'est, en effet, un des caractères qu'on a coutume de donner comme un des plus importants que le fait de l'existence très fréquente des gonocoques dans les globules de pus ou dans les cellules épithéliales. Le fait, en lui-même, est certes indéniable et des plus intéressants à noter; mais, comme d'autres microcoques des sécrétions uréthrales et même les microorganismes classiques de la suppuration ordinaire peuvent eux aussi pénétrer dans l'intérieur des éléments cellulaires et y séjourner, la confusion reste possible, et une réaction colorante, aussi facile à réaliser que celle de Gram, ne peut qu'être dès lors utilisée avec profit pour la faire cesser. Steinschneider (1896) a cru perfectionner cette méthode en recolorant la préparation avec la vésusine, ce que nous faisions déjà avec l'éosine.

Aérobiose ou anaérobiose. — Le gonocoque semble devoir être exclusivement considéré, jusqu'à ce jour, comme un aérobie strict.

Principaux caractères tirés des cultures. — Les cul-

---

(1) G. Roux, *Procédé technique de diagnose des Gonocoques* (Compte rendu, Académie des sciences, 8 novembre 1886).

tures du Gonocoque de Neisser ne sont pas faciles à réaliser et elles paraissent se bien trouver, lorsqu'elles réussissent, d'une température de 33° à 37°. C'est BUMM, le premier, qui, en 1885, en a obtenu d'authentiques, à cette température précisément, sur sérum de sang humain ; depuis, on a essayé, avec un succès très inégal, l'emploi des autres substrata, liquides ou solides.

Une recommandation préalable, d'importance majeure, est celle-ci : ensemencer toujours le pus des premiers jours de la maladie, mais pas avant, cependant, la onzième heure à partir du début de l'écoulement ; plus tôt ou un peu plus tard on risquerait de mettre en culture, en même temps que le gonocoque, de nombreuses espèces saprophytes du canal de l'urèthre qui étoufferaient la végétation du premier.

Si la blennorhagie dont on veut cultiver le pus est chronique, NEISSER recommande (1889) de laver d'abord le canal avec une solution de sublimé qui détruit les bactéries banales et favorise, au contraire, d'après lui, la pullulation des gonocoques.

Cultures sur gélatine-peptone. — Même avec une forte proportion de gélatine qui permet l'emploi d'une température de 22°, les cultures sur ce milieu nutritif, obtenues pour la première fois par LEGRAIN, ne réussissent guère ; après ensemencement par strie, on observe vers le dixième jour à la surface une cupule de un centimètre environ de hauteur, remplie de gonocoques flottant au sein d'une sorte de déliquium qui résulte de la liquéfaction partielle de la gélatine et ne conservant leur vitalité que très peu de temps ; d'après TURRO (1894) et quelques autres, il serait préférable de ne point neutraliser le substratum nutritif qui, avec son acidité initiale, donnerait des colonies plus apparentes, blanchâtres et ne se liquiéfierait pas.

Cultures sur gélose peptonisée. — Elles sont un peu plus riches en raison de la température eugénétique de 35° que l'on peut faire agir, si surtout la gélose est légèrement glycérinée BOCKARDT, KREISS, LEGRAIN), ou si elle a été mélangée à de l'urine humaine normale (aa. ou 2 parties gélose pour 1 partie urine) comme l'ont préconisé FINGER, GHON et SCHLAGENHAUFER (1894), puis STEINSCHNEIDER (1895) ou, mieux encore, à de l'urine fortement albumineuse stérilisée par tyndallisation ou filtration (HAMMER, 1895) que l'on peut utiliser pour la dissociation du Gonocoque d'avec les autres microorganismes l'accompagnant, en l'étalant dans des boites de PETRI.

Les principaux caractères de la culture sont les suivants :

Dislocation des cellules de pus et commencement de pullulation microbienne dès la 10e heure, à 35°; entre la 30e et la 48e heure apparaît, tout autour de la strie d'inoculation, une sorte d'auréole mince, claire, transparente, régulière, atteignant un centimètre de diamètre vers le dixième jour et alors vernissée, luisante et plutôt sèche qu'humide, à contours devenant irréguliers à partir de ce moment ; croissance s'accentuant lentement jusqu'à la quatrième semaine où la colonie a 3 centimètres de diamètre, un aspect granuleux, des bords hérissés de petits mamelons transparents; elle se fissure alors et devient friable. A la quatrième génération de cultures, la vitalité des gonocoques a disparu.

Cultures sur sérum sanguin. — On emploie le sérum gélatinisé pur ou additionné de gélose peptonisée. BUMM 1885 se servait, nous l'avons vu, de sérum de sang humain recueilli, comme il a été dit au chapitre II (p. 124), après la section du cordon ombilical. D'après cet auteur, il y aurait, à 33°-37°, un développement assez rapide, donnant, au bout de vingt-quatre heures, un petit îlot grisâtre à bords escarpés, à surface humide, brillante, lisse et miroitante, ressemblant à une mince couche de vernis et ne dépassant pas 1 à 2 millimètres de longueur. Malgré ces résultats assez bons, qui ont été obtenus aussi par BOCKHARDT, KREISS, etc., on a cherché à perfectionner le procédé de culture et à le rendre plus facilement applicable en associant la gélose nutritive au sérum humain ou en substituant à celui-ci des sérums d'origine animale. C'est ainsi que WERTHEIM (1891) a utilisé avec succès un mélange à parties égales de sérum humain et de gélose peptonisée à 2 p. 100 ; que KEIFER (1895) a remplacé, sans inconvénients, ce sérum par la sérosité de l'ascite à laquelle il ajoute de la gélose glycérinée à 5 p. 100 de peptone, que KRAL (1894) affirme avoir obtenu de très bons résultats avec le sérum du sang de veau. En versant et en faisant solidifier dans des boîtes de PETRI ces divers mélanges, on peut ensuite les ensemencer par étalement ou par strie, sans recharger l'aiguille de platine avec le pus suspect, comme on le fait pour le Bacille de la diphtérie, et on a ainsi chance d'obtenir, à 36°, au bout de vingt-quatre à quarante-huit heures, des colonies isolées et pures de gonocoque que l'on reconnaîtra à leur petitesse, leur transparence, leur surface finement granuleuse et leurs bords sinueux.

Employée de la sorte, cette méthode peut rendre de très grands services au praticien et nous ne saurions trop la lui recommander dans les cas douteux où l'examen microscopique seul s'est montré insuffisant.

Cultures sur pommes de terre. — A 37°. très petites colonies rappelant un peu l'aspect des gouttelettes de pus.

Cultures dans bouillon-peptone. — A 35°. d'après LEGRAIN, on observe d'abord un louche très léger et très passager ; puis, vers le troisième jour. le bouillon s'éclaircit et il se dépose dans le fond un très fin sédiment grisâtre ; en somme, culture peu intense.

Il est à noter. du reste. que toutes les cultures de *Micrococcus gonorrheæ* sont peu abondantes, peu vivaces. difficiles à conserver et à multiplier, puisque la plupart d'entre elles deviennent stériles vers la quatrième génération. Il est même curieux de voir une Bactérie, qui occasionne *in vivo* une affection aussi tenace et aussi longue que l'est la blennorrhagie, perdre si rapidement *in vitro* sa vitalité.

Sécrétions. — On comprend aisément qu'avec des cultures aussi peu intensives. surtout dans les milieux liquides. que celles du Gonocoque. l'histoire de ses produits de sécrétion ne soit encore que très peu avancée.

ÉRAUD (1890) a retiré de cultures gonococciennes, qu'il croit pures et authentiques, une diastase et une ptomaïne agissant. la première surtout. avec une extrême intensité sur le tissu testiculaire pour provoquer une orchite parfois suppurée ; ces produits solubles. ajoute-t-il, sont sensiblement les mêmes que ceux fabriqués par un saprophyte ordinaire de l'urèthre normal qu'il nomme orchiocoque parce qu'il semble jouer le rôle prédominant dans la production des orchites blennorrhagiques. Ces produits de sécrétion dont l'un est une albumine phlogogène et parfois même pyogène, alors que le microbe lui-même ne l'est pas (FINGER cependant, 1894, affirme avoir provoqué la suppuration sous-cutanée avec le gonocoque) ont été à nouveau étudiés avec

grand soin, chez l'orchiocoque, par ÉRAUD et HUGOU-
NENQ (1895).

CHRISTMAS (1897-1900) a isolé la gonotoxine de gonocoques cultivés dans un mélange d'eau de viande et de
liquide d'ascite. Au bout de vingt à trente jours d'étuve
à 37°, la culture est filtrée.

La toxine ainsi obtenue possède les propriétés des diastases : l'alcool fort, le sulfate d'ammoniaque la précipitent
des cultures filtrées ; elle est soluble dans la glycérine.

La gonotoxine est très active pour les animaux de laboratoires réfractaires au Gonocoque. L'injection de quelques centimètres cubes sous la peau, tue le cobaye. Chez
l'homme, on obtient une uréthrite manifeste en injectant
dans la partie antérieure de l'urèthre un ou deux centimètres cubes d'une dilution de toxine au dixième.

WASSERMANN et NICOLAYSEN ont montré que la toxine
est intraprotoplasmique ; elle ne diffuse que très lentement dans le milieu ambiant.

Rôle pathologique. — Le Gonocoque de NEISSER est
l'unique facteur étiologique animé des suppurations de
la blennorrhagie ; ceci constitue aujourd'hui un véritable axiome de bactériologie vénéréologique. Certains
résultats expérimentaux positifs ne peuvent, en effet,
laisser aucun doute sur ce point, d'autant que ces résultats concernent non les animaux très réfractaires à ce
genre d'infection, mais bien l'espèce humaine qui n'est,
elle, au contraire, que trop prédisposée à ce qu'on pourrait appeler la *Gonococcie.*

Beaucoup d'expérimentateurs dignes de foi, et notamment BOKAI, BOCKART et BUMM, WERTHEIM, KIEFER,
FINGER ont provoqué de véritables écoulements blennorrhagiques en inoculant des cultures pures de gonocoques
dans l'urèthre, auparavant très sain, d'un assez grand

nombre de personnes de bonne volonté, hommes ou femmes, et ont retrouvé dans le pus des gonocoques authentiques.

Existent-ils, maintenant, en nature, ces mêmes gonocoques, dans ce qu'on nomme les accidents parablennorrhagiques (arthrite, endocardite, etc.), ou bien ne déterminent-ils l'apparition de ceux-ci que par l'intermédiaire des produits solubles sécrétés ? Pendant longtemps, cette question fut discutée. Aujourd'hui, depuis les travaux de Petrone, Kœmmerer, Griffon, Mosny et Beaufumé, etc., on sait qu'on peut le retrouver dans les cas d'arthrites blennorrhagiques et dans la circulation générale, par l'intermédiaire de laquelle il peut aller se localiser au niveau des plèvres et de l'endocarde pour déterminer des pleurésies et des endocardites infectieuses.

Principaux moyens de diagnose. — Quelque opinion que l'on ait sur la question de la nature des complications de la blennorrhagie, le Gonocoque de NEISSER est, en tout cas, par les inflammations primitives et spéciales qu'il provoque sur la conjonctive oculaire, les muqueuses uréthrales, vulvo-vaginales et ano-rectales, une des bactéries pathogènes qu'il importe le plus au praticien de bien connaître, étant donnée son extrême importance, non seulement en vénéréologie et en ophtalmologie, mais encore en médecine légale et en hygiène.

Sauf dans quelques cas exceptionnels, particulièrement difficiles et délicats, la diagnose du Gonocoque est relativement des plus aisées et d'autant plus rapide qu'on ne peut guère l'établir que grâce à l'examen microscopique, après coloration, les cultures étant toujours des plus laborieuses et trop souvent aléatoires et l'expérimentation sur les animaux pour ainsi dire nulle.

On reconnaîtra au microscope, après coloration par la

méthode de Gram, que l'on a bien affaire au Gonocoque de Neisser si l'on constate simultanément : l'*asymétrie* bien nette de chacun des éléments diplococciens, la disposition en petits *amas*, en véritables essaims, extra ou intra-cellulaires (dans les globules de pus ou dans les cellules épithéliales) des groupes de diplocoques, leur coloration très rapide, très régulière et très intensive par les couleurs basiques d'aniline et enfin, fait de très grande importance, leur *décoloration* par la *méthode de Gram*, alors que, traités de la même façon, les Staphylocoques, par exemple, qui se trouvent si souvent en amas extra-cellulaires, mais quelquefois aussi cependant à l'intérieur des pyocytes dans les suppurations banales, restent parfaitement colorés.

D'ordinaire, nous le répétons, ces caractères sont largement suffisants pour établir une diagnose certaine ; mais il y a malheureusement, coexistant souvent avec le gonocoque, ou se présentant en dehors de lui, des *cocci uréthraux* ou, de façon plus générale, *génitaux*, dont plusieurs possèdent la plupart de ces caractères et prêtent, surtout chez la femme, à de regrettables confusions.

Nous ne pouvons évidemment pas passer en revue, les unes après les autres, chacune de ces espèces litigieuses.

Nous nous contenterons de placer sous les yeux du lecteur le tableau de diagnose différentielle dressé par Pierre Bosc (de Montpellier) que l'un de nous a déjà reproduit dans son article : les *Microbes pathogènes*, du *Traité de pathologie générale* de Bouchard (t. II, 1895) et qui a paru suffisamment suggestif à Macé pour qu'à son tour il l'insérât dans la quatrième édition de son *Traité pratique de Bactériologie* (1901).

I. — CULTURES SUR GÉLOSE, JAUNES . . .	liquéfient la géla-tine	colorés après le Gram	*Diplococcus subflavus* de BUMM.
	Microcoques . . .	décolorés après le Gram . . .	Diplocoque jaune citron de STEINSCHNEIDER.
	ne liquéfient pas la gélatine.		Diplocoque jaune non liquéfiant de LEGRAIN. *Diplococcus citreus conglomeratus* de BUMM.
II. — CULTURES SUR GÉLOSE, A CENTRE JAUNATRE, A BORDS BLANCS OU GRISATRES. — LIQUÉFIENT LA GÉLATINE. . .			Diplocoque blanc jaunâtre de LEGRAIN. Microcoque orangé. *Micrococcus ochroleucus* de PROVE.
III. — CULTURES SUR GÉLOSE, BLANCHES OU GRISATRES . .	ne liquéfient pas la gélatine. Microcoques . .	colorés après le Gram . . .	*Diplococcus lacteus faviformis* de BUMM. Diplocoque blanc grisâtre de LEGRAIN.
		décolorés après le Gram . . .	Microcoque blanc grisâtre de STEINSCHNEIDER. *Micrococcus albicans amplus* de BUMM.
	liquéfient la géla-tine. Microcoques . .	colorés après le Gram . . .	Diplocoque à colonies foliacées de LEGRAIN.
		décolorés après le Gram . . .	Diplocoque de la vulvo-vaginite de VIBERT et BORDAS. Orchiocoque d'FRAUD et HEGOUNENQ. *Gonococcus gonorrhœæ* de NEISSER.

11.

Diplococcus intracellularis meningitidis.

Synonymes. — Méningocoque intra-cellulaire. — Méningocoque ou diplocoque de Weichselbaum.

Découverte. — Ce microbe a été trouvé par Weichselbaum en 1887 dans l'exsudat frais de six cas de méningite cérébro-spinale.

Habitat naturel. — Jundell l'aurait trouvé dans les fosses nasales d'individus sains ou atteints de maladies saisonnières diverses. De nombreux auteurs l'ont trouvé dans le rhino-pharynx d'individus sains vivant dans l'entourage de malades atteints de méningite cérébrospinale.

Caractères morphologiques et de coloration. — Cocci se présentant le plus souvent groupés en diplocoques. Les éléments ont l'aspect d'un grain de café, chaque élément possédant une face plane en rapport avec une face analogue de l'élément opposé ; ils présentent une grande analogie avec les gonocoques.

Les cocci sont parfois isolés et, dans ce cas, sphériques ; beaucoup plus fréquemment, ils sont en tétrades ; jamais on ne voit de chaînettes. Comme le gonocoque, le méningocoque de Weichselbaum est presque toujours, dans le pus, à l'intérieur des leucocytes polynucléaires. Ce sont des *microbes intracellulaires*. On en trouve cependant dans certains cas quelques-uns qui sont libres dans le pus.

Le méningocoque est dépourvu de mouvements spontanés et ne forme pas de spores ; ce microbe se colore aisément par toutes les couleurs basiques d'aniline ; le bleu phéniqué, la thionine lui conviennent particulièrement. Il ne prend pas le Gram.

Caractères de culture. — Aérobie strict, le *Diplococcus intra-cellularis meningitidis*, exige, pour végéter, une température relativement élevée, dans le voisinage de 37°. On ne peut donc le cultiver sur gélatine qui ne peut être mise à une température supérieure. Quand on cherche à l'isoler de l'organisme, les premières cultures sont difficiles à réaliser, mais en l'acclimatant, on peut arriver à l'obtenir sur les milieux ordinaires.

Les milieux de choix, surtout pour les premières cul-

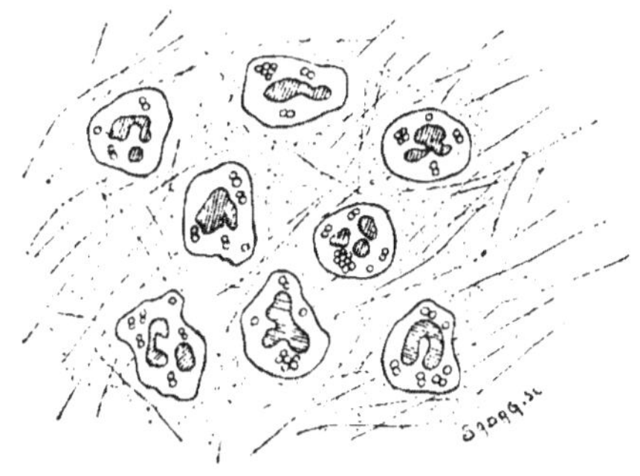

Fig. 70. — *Diplococcus intra cellularis meningitidis*, dans l'intérieur des globules de pus d'une méningite cérébro-spinale.

tures, sont la *gélose-ascite* ou la *gélose additionnée d'une macération de placenta humain et de sérum de bœuf* ou encore le *sérum non coagulé de lapin*. Sur les deux premiers milieux, le méningocoque qui vient d'être isolé de l'organisme forme de petites colonies transparentes, hyalines. Le deuxième jour, ces colonies présentent un centre légèrement saillant, entouré d'une zone aplatie, lisse ou un peu ondulée. On peut facilement pêcher ses colonies et les repiquer. En sérum de lapin, on obtient un trouble et il se fait un léger dépôt, formé de fins grumeaux.

En repiquant souvent ces colonies, on peut faire végéter le méningocoque sur les milieux ordinaires.

Sur *gélose*, il donne de petites colonies saillantes, à surface plane, à bords arrondis, grisâtres, transparentes d'abord, ensuite opaques au centre.

En *bouillon*, les premières cultures sont très maigres ou même nulles ; par acclimatement, elles peuvent devenir abondantes.

En *lait*, il se développe sans coaguler le milieu.

Sur *pomme de terre*, très mince enduit grisâtre.

L'addition de *sucres* aux divers milieux favorise la croissance du méningocoque. On se sert assez fréquemment, à la suite de von Lingelsheim, des milieux sucrés et tournesolés dans un but diagnostique. Le méningocoque fait fermenter la dextrose et la maltose, reste sans action sur la lévulose, le lactose, le galactose et le saccharose (1).

Vitalité. — Le diplocoque de Weichselbaum est un microbe peu résistant, surtout dans les premières cultures. Ces dernières meurent en un ou deux jours. Après un certain nombre de repiquages, elles deviennent plus résistantes. Malgré cela, il est peu de micro-organismes qui présentent une fragilité aussi grande que le méningocoque. La température de 56°, la lumière diffuse, la lumière solaire, les désinfectants en faible concentration le tuent très rapidement.

Toxines. — La question de la sécrétion de toxines solubles par le méningocoque n'est pas encore tranchée.

(1) La préparation des milieux sucrés pour l'étude de l'action fermentative du meningocoque se fait de la façon suivante : à 100 c. c. de gélose on ajoute, à 60°. 35 c. c. de liquide d'ascite et 15 c. c. de teinture de tournesol contenant 10 p. 100 de lévulose, maltose. glucose, etc.. on coule ces milieux en boîte de Petri et on ensemence.

Flexner cependant a obtenu un liquide toxique provenant de la filtration d'une émulsion de méningocoques qu'il considère comme renfermant la toxine méningococcique.

Rôle pathologique. — Le *Diplococcus intracellularis meningitidis* est l'agent spécifique de la méningite cérébro-spinale épidémique. Il se rencontre dans les exsudats des méninges et dans le liquide céphalo-rachidien. Ainsi que l'ont démontré Strumpell, Weigert. etc., il existe fréquemment dans les rhinites muco-purulentes qui accompagnent les méningites.

Le méningocoque est peu pathogène pour l'animal. Le lapin et le cobaye ne succombent qu'à de très fortes doses de culture en inoculation intraveineuse. La souris est l'animal le plus réceptif ; elle succombe à l'inoculation intra-péritonéale de doses moyennes. On retrouve le méningocoque dans le liquide péritonéal et d'une façon moins constante dans les organes (rate, etc.).

Moyens de diagnose. — On se basera pour la diagnose de cette espèce microbienne sur les caractères suivants : la plupart des microbes sont à l'intérieur des leucocytes ; en milieux liquides, présence exclusive de cocci isolés, en diplocoques et en tétrades, jamais en chaînettes ; le méningocoque ne prend pas le Gram ; on peut arriver à le cultiver sur les milieux ordinaires ; il est pathogène pour la souris ; enfin on agglutinera le microbe par du sérum antiméningococcique.

Pour réaliser l'expérience de l'*agglutination*, on verse dans de petits tubes du sérum antiméningococcique dilué à 1/100 ou à 1/200 et on ajoute à chaque tube 2 milligrammes d'une culture fraîche de méningocoque. On porte à l'étuve pendant 24 heures et on recherche l'agglutination macroscopiquement. On ne doit tenir compte que des agglutinations se produisant à des dilutions atteignant au moins 1 p. 200.

VINCENT et BELLOT ont proposé le diagnostic par la *précipito-réaction*. Si on fait tomber une goutte de sérum antiméningococcique dans des tubes renfermant l'un 50, l'autre 100 gouttes de liquide céphalo-rachidien suspect et préalablement clarifié par centrifugation, on observe dans les tubes placés à l'étuve à 37° au bout de six à douze heures un trouble caractéristique. La réaction précipitante ne se produit qu'avec les liquides céphalo-rachidiens renfermant du méningocoque de Weichselbaum.

Tous ces caractères permettront de différencier le méningocoque du pneumocoque et du gonocoque qui ont avec lui plusieurs points de ressemblance.

Il sera nécessaire également de distinguer soigneusement le *Diplococcus intracellularis meningitidis* de microbes très voisins, les pseudo-méningocoques.

PSEUDO-MÉNINGOCOQUES.

Diplococcus crassus ou *Méningocoque de Jager-Heubner*. — Ce microbe ressemble à s'y méprendre au Meningocoque de Weichselbaum, par son aspect et sa variabilité morphologique. Il s'en distingue par les caractères suivants : il pousse déjà à 20° et est beaucoup moins fragile que le méningocoque (BETTENCOURT et FRENCA). Il fait fermenter tous les sucres alors que le méningocoque vrai reste sans action sur la lévulose, le lactose, le galactose et le saccharose. Il prend le Gram. Le sérum d'animaux infectés par le *Diplococcus crassus* n'agglutinerait pas le méningocoque de Weichselbaum.

Diplococcus flavus ressemble beaucoup au début du

développement au méningocoque vrai : ses caractères morphologiques et colorants sont les mêmes, ses colonies sont semblables, il se comporte à peu près de même vis-à-vis des sucres. Mais au bout de quelques jours on ne tarde pas à voir apparaître un pigment de couleur jaune ou jaune orangé. Cette propriété chromogène et l'agglutination permettront de trancher le diagnostic.

Micrococcus catarrhalis. — Ce microbe est extrêmement fréquent dans les exsudats naso-pharyngés et peut causer par sa ressemblance avec le méningocoque des erreurs faciles. On le différenciera de ce dernier par sa culture facile sur tous les milieux, son absence d'action fermentative sur les sucres et par son défaut d'agglutination par le sérum antiméningococcique.

DIPLOCOCCUS PNEUMONIÆ.

Synonymes. — Microbe de la septicémie salivaire (PASTEUR, E. ROUX et CHAMBERLAND) ; *Micrococcus Pasteuri* (STERNBERG) ; *Micrococcus der Sputum Septikæmie* (A. FRÆNKEL) ; *Streptococcus lanceolatus Pasteuri* (GAMALÉIA) ; Microbe encapsulé ; Pneumocoque (TALAMON).

Découverte. — Vu et décrit pour la première fois, presque simultanément, dans le sang d'animaux ayant succombé à la suite d'inoculation de salive, par PASTEUR, E. ROUX, CHAMBERLAND (janvier 1881) en France, et par STERNBERG (avril 1881), en Amérique : confondu tout d'abord avec le pneumo-bacille de FRIEDLÆNDER (STERNBERG, FRIEDLÆNDER, etc.), bien étudié et reconnu comme espèce spéciale et comme agent microbien principal des pneumonies fibrineuses de l'homme par

A. Frænkel (1884), Talamon (1884), Weichselbaum (1886), Netter (1886), Gamaléia (1888) et l'universalité des bactériologues, d'où son nom le plus ordinaire de *pneumocoque* de Talamon et Frænkel.

Habitats naturels les plus fréquents. — Il s'agit encore ici d'un de ces microorganismes répandus un peu partout et pouvant exister dans le milieu extérieur ou même dans les cavités naturelles accessibles à l'air du corps de l'homme, à un état purement saprophytique; mais, comme d'autres microcoques, déja passés en revue, celui-ci est capable, en maintes circonstances, de manifester son pouvoir pathogène en provoquant l'éclosion non seulement de pneumonies, mais encore de beaucoup d'autres affections de gravité inégale que nous énumérerons bientôt.

Il se rencontre, en tout cas, comme l'a montré Netter, dans la salive d'un très grand nombre de personnes bien portantes et dans les crachats expectorés au cours de maladies autres que la fluxion de poitrine.

On a pu le déceler dans l'air atmosphérique (Uffelmann), dans des poussières (Emmerich). et il est probable que, si on ne le rencontre pas plus fréquemment dans les milieux extérieurs. ceci tient uniquement aux difficultés techniques de sa mise en évidence et de sa dissociation d'avec les autres bactéries qui alors l'accompagnent presque toujours.

Forme, dimensions et principales particularités morphologiques. — Cocci le plus ordinairement ovalaires, en forme de grain de blé, d'orge (Talamon), de lancette (Frænkel). ou de flamme de bougie, rarement sphériques (fig. 71) (ayant alors 0 µ 5 de diamètre) et isolés. le plus souvent accouplés deux à deux (d'où le nom générique de *diplococcus*) ou en courtes chainettes de quatre à six éléments (*streptococcus* de GAMALÉIA), chacun des éléments constitutifs ayant alors environ 1 μ 2 — 1 μ 5 de longueur sur 1 μ de largeur et représentant soit un ovale parfait, soit une ellipse terminée en pointe à l'un de ses pôles ; dans ce dernier cas les extrémités effilées de chaque microcoque sont opposées l'une à l'autre, c'est-à-dire tournées à l'extérieur.

Dans quelques cas plus rares, enfin, il semble que l'on ait affaire à de très courts bâtonnets (d'où l'assimilation aux bacilles faite par quelques auteurs).

Un des caractères morphologiques fondamentaux et

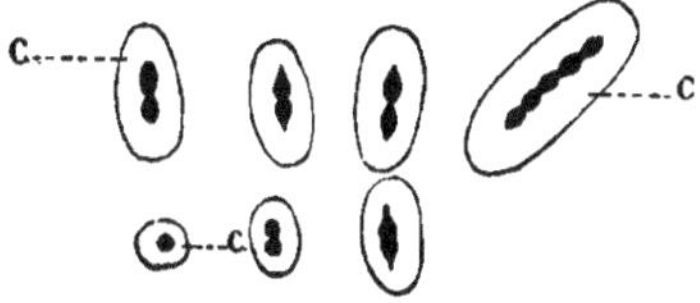

FIG. 71. — Formes et modes de groupement du Pneumocoque de TALAMON. — C. Capsule.

facilement appréciables du Pneumocoque, mais qui est loin d'être spécifique, comme on l'a cru à tort pendant quelque temps, est fourni par la présence d'une capsule gélatineuse assez épaisse tout autour des éléments micrococciens, ceux en diplocoques ou en chaînettes ne possédant qu'une seule capsule qui est appropriée comme forme et comme dimensions à la disposition de chaque groupe.

Seulement, fait important et dont le praticien doit bien se souvenir, cette capsule, qui est très apparente, même sans coloration préalable, dans les crachats, le pus, les tissus, le sang qui renferment des pneumocoques, autour desquels elle constitue comme une sorte de halo clair (fig. 71 et 72), disparaît complètement dans

la grande majorité des cultures, sauf cependant. d'après
SCHMIDT. dans celles pratiquées sur sérum sanguin
liquide ou, d'après GRAWITZ et STEFFEN, dans les crachats stérilisés de pneumoniques utilisés comme substratum nutritif.

Le Pneumocoque de TALAMON et FRÆNKEL est absolument immobile et ne possède pas de spores connues.

Caractères de coloration. — Sa coloration est des

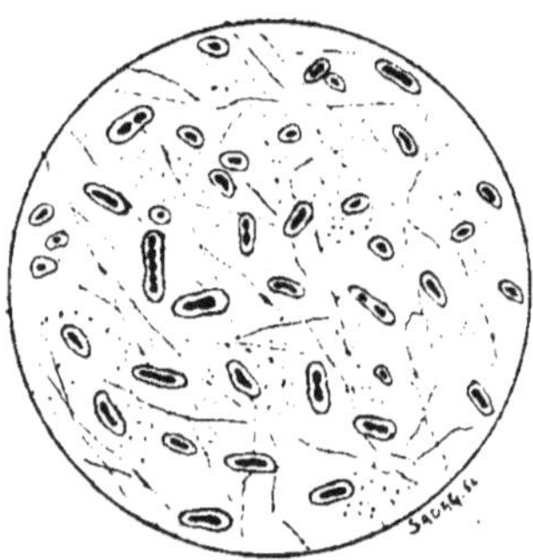

FIG. 72. — Pneumocoques encapsulés dans un crachat de
pneumonique (grossissement = 1200 D.).

plus faciles par la solution hydro-alcoolique de violet de
gentiane (n° 1, p. 74) et il reste coloré après traitement
par la méthode de Gram (ce qui, entre autres caractères,
le différencie du Pneumobacille de Friedlænder souvent
confondu avec lui) ; quant à la capsule, elle se montre
plus réfractaire et il faut, pour la colorer, avoir recours
à l'un des procédés spéciaux de FRIEDLÆNDER, de RIB-
BERT ou de THOST ; nous nous bornerons à décrire ce
dernier, très élégant et qui nous a donné de bons résultats.

Chauffer pendant quelques minutes la petite lamelle

couvre-objet (cover', chargée de la substance à examiner, dans la solution phéniquée de ZIEHL (n° 4, p. 76', que l'on a eu soin d'additionner de cinq à six gouttes d'acide acétique ; laver, puis recolorer avec solution aqueuse de bleu de méthylène à 1 p. 100 ; laver à nouveau, sécher et monter dans le baume ; les capsules seront teintées en bleu et les cocci apparaîtront en rouge vif.

Aérobiose ou anaérobiose. — C'est un anaérobie facultatif, mais que l'on cultive d'ordinaire en aérobiose.

Principaux caractères tirés des cultures. — Les cultures du Pneumocoque ne sont jamais très exubérantes et la séparation, à l'état pur, de ce microorganisme d'avec ceux qui coexistent avec lui dans le même produit naturel ou pathologique, est rendue malaisée en raison de ses exigences thermiques ; il ne se développe, en effet, qu'à partir de 24°, a sa température eugénétique à 35° et cesse de croître à 43°.

Aussi le meilleur moyen pour se procurer une culture pure de pneumocoque consiste à inoculer de la salive ou des crachats quelconques (sauf de tuberculeux' à des souris, des lapins ou des cobayes ; les derniers sont moins sensibles au virus.

Ces animaux, dans la majorité des cas, meurent rapidement de septicémie et, à l'autopsie pratiquée aussitôt après la mort, on peut retirer du sang du cœur les microbes encapsulés qui s'y trouvent seuls.

En ensemençant alors ceux-ci sur les substrata classiques, on observe les caractères ci-dessous énumérés.

Cultures sur gélatine-plaques (à 15 p. 100 de gélatine'. — Après quarante-huit heures à 24°, apparition de très petits points grisâtres dans la profondeur, et,

à la surface, de petites taches rondes, blanc grisâtre,
s'étendant très peu et ne liquéfiant pas la gélatine.

En piqûre, on a, au bout de quelques jours, une culture en forme de clou, mais infiniment moins épaisse et
fournie que celle que donne dans les mêmes conditions
le microbe de FRIEDLÆNDER ; pas de liquéfaction de la
gélatine.

Cultures sur agar. — En strie, à 35°, apparition assez
rapide de petites colonies arrondies, hyalines, sans relief,
assez semblables à des gouttes de rosée (FRÆNKEL).

Cultures sur pomme de terre. — Nulles.

Cultures dans bouillon-peptone. — Développement
assez rapide de 30° à 40°, mais surtout à 35° ; trouble
uniforme, léger d'abord, puis nuageux, et enfin formation
d'un précipité granuleux, peu abondant, au fur et à
mesure que le bouillon s'éclaircit.

Cultures sur sérum sanguin coagulé. — Ne donne
qu'une très mince couche muqueuse transparente, non
saillante, sur sérum gélatinisé.

Cultures sur sérum de lapin non coagulé. — BESAN-
ÇON et GRIFFON (1898) ont montré que le milieu le plus
favorable au développement du pneumocoque est le
sérum de *lapin jeune non coagulé*. Non seulement le
développement est déjà très riche en vingt-quatre heures,
mais le microbe garde sur ce milieu les caractères morphologiques qu'il possède dans les crachats, pus, etc., en
particulier sa capsule. C'est donc un véritable « milieu de
diagnostic » suivant l'expression même des auteurs. On
peut également se servir du sérum de sang de lapin
dilué au huitième, comme l'avait proposé Mosny en 1895.

Cultures en sang défibriné. — Gilbert et Fournier

(1896) ont préconisé l'emploi de sang défibriné de lapin. C'est un excellent milieu de conservation. Ces deux auteurs ont pu y conserver un pneumocoque virulent pendant plus de deux mois. Le sang défibriné de chien qu'on peut se procurer en beaucoup plus grande quantité donne les mêmes résultats (BESANÇON).

Cultures dans le lait. — Coagulation habituelle due à un acide qui est probablement l'acide formique.

Le *Diplococcus pneumoniæ* étant un anaérobie facultatif, son développement comme la conservation de ses propriétés végétatives ou biologiques bénéficient d'une culture à l'abri de l'air ou tout au moins d'un air trop facilement renouvelé.

Sécrétions et virulence. — Le Pneumocoque n'appartient pas à la catégorie des microbes chromogènes. Peut-être pourrait-on considérer, à la rigueur, comme un produit de sécrétion, la capsule gélatineuse qui entoure ses articles dans l'organisme vivant, tandis que, circonstance à noter expressément, elle disparaît complètement dans les milieux de cultures artificiels.

Les produits solubles fabriqués par le *Diplococcus pneumoniæ*, toxines ou autres, sont encore peu connus ; la pauvreté relative des cultures est évidemment un obstacle à leur recherche et à leur mise en évidence. On a pu cependant obtenir des cultures à virulence plus ou moins exaltée ou, au contraire, atténuée.

L'atténuation s'opère en quelque sorte d'elle-même, les cultures étant extrêmement délicates et perdant leur virulence au bout de peu de jours et de très peu de générations.

Quant à l'exaltation, on peut la réaliser en inoculant simultanément à un lapin une culture presque inoffensive de pneumocoque et du bouillon dans lequel a vécu le *Proteus vulgaris*, après filtration ; on l'obtient aussi par passages successifs en série chez les lapins ou les souris.

KLEMPERER (1891), enfin, a pu précipiter une toxine des bouillons de culture filtrés du pneumocoque par le sulfate d'ammoniaque et l'alcool.

En 1900, CARNOT et FOURNIER ont étudié les produits solubles du pneumocoque au moyen d'un procédé basé sur la dialyse. Ils cultivent le pneumocoque dans un tube de verre présentant des orifices fermés par une mince couche de collodion faisant office de paroi dialysante. Ce tube plonge dans un milieu nutritif, qu'on peut facilement renouveler.

Au bout de quelque temps, si on concentre dans le vide le bouillon dans lequel plonge le tube, on peut recueillir la toxine et l'étudier.

Un grand nombre d'animaux sont sensibles au virus pneumonique ; mais il est à noter qu'ils ont d'autant plus de chances d'avoir, comme l'homme, une inflammation du tissu pulmonaire, une pneumonie, qu'ils sont relativement moins sensibles (chien, mouton), tandis qu'au contraire, s'ils présentent une très grande aptitude à l'infection, ils meurent rapidement de septicémie (souris, cobayes, lapins), d'où cette conclusion, en apparence paradoxale, que si l'homme est atteint de pneumonie fibrineuse, maladie si fréquente et si universellement répandue, c'est parce qu'il ne présente qu'un degré médiocre de réceptivité vis-à-vis du Pneumocoque qui, sans cela, provoquerait chez lui une septicémie rapidement mortelle ; il est vrai qu'il faut aussi faire la part qui lui convient à l'influence qu'a, sur la manifestation totale de la virulence, la porte d'entrée du microbe infectieux qui, dans le cas actuel, réside dans l'arbre respiratoire.

Rôle pathologique. — Même en s'en tenant exclusivement à l'espèce humaine, le rôle pathologique du Pneumocoque est des plus variés : indépendamment de la pneumonie fibrineuse classique qu'il produirait presque constamment, il a été encore très souvent incriminé comme principal agent causal de broncho-pneumonies (surtout chez les enfants), de bronchite pseudo-membraneuse (JACCOUD) ou aiguë (MÉNÉTRIER et DUFLOCQ), de pleurésies purulentes (NETTER), d'endocardites ulcéreuses (JACCOUD, NETTER, WEICHSELBAUM), de rhumatisme articulaire aigu (FOA et UFFREDUZZI, MONTI, FAVA), de méningite suppurée cérébro-spinale (NETTER, FOA et BORDONI-UFFREDUZZI qui ont décrit sous le nom de *Meningococcus* une variété plus résistante et plus virulente du Pneumocoque), d'otites primitives (NETTER, ZAUFAL), d'inflammations suppuratives des fosses nasales et des sinus (WEICHSELBAUM, JACCOUD), de péritonites suppurées (WEICHSELBAUM, BOULEY, COURTOIS-SUFFIT, BOZZOLO, BANTI, NETTER et SEVESTRE), d'abcès variés et notamment du foie (NETTER), d'entérite (WEICHSELBAUM), d'angines, de conjonctivites des nouveau-nés (PARINAUD), de certaines grippes, etc.

On voit que le tableau des méfaits pathologiques du Pneumocoque a une sérieuse étendue et encore est-il bien incomplet !

Principaux moyens de diagnose. — L'examen microscopique, après coloration, suffit le plus ordinairement pour faire reconnaître le Pneumocoque que caractériseront surtout la présence de la capsule dans les divers produits pathologiques et la persistance de la coloration après traitement par la méthode de GRAM ; mais cette bactérie n'est pas la seule qui soit encapsulée et elle peut notamment être très facilement confondue, ce qui s'est.

au début, nous l'avons vu, produit constamment, avec le Pneumo-bacille de FRIEDLÆNDER qui a à peu près les mêmes habitats naturels. On peut également la confondre avec deux espèces intermédiaires au Pneumocoque et au Streptocoque, *Streptococcus mucosus* et le Streptocoque de Bonome.

Nous donnons dans le tableau ci-contre les caractères différentiels :

Le sérum des malades atteints de pneumococcie agglutine dans une certaine mesure le pneumocoque. Mais la technique (Besançon et Griffon) est très délicate et il existe encore des points obscurs qui rendent ce procédé de diagnose peu pratique.

Le *phénomène de Neufeld* peut rendre des services dans certains cas. Voici en quoi il consiste : si on ajoute 0,1 à 0,2 centimètres cubes de bile de lapin à 2 centimètres cubes de culture de pneumocoque âgée de vingt-quatre heures, on voit la culture s'éclaircir rapidement en 15 à 20 minutes au maximum et l'examen direct révèle l'absence de tout germe visible ; les pneumocoques ont été bactériolysés.

Tous les germes autres que le Pneumocoque et le *Streptococcus mucosus* végètent ou même poussent abondamment dans le mélange. Ces faits ont été confirmés par Nicolle, Levy, Leburaux, Rosenthal, etc., qui, en outre, ont montré qu'on peut se servir de bile de bœuf, de taurocholate de soude à 5 p. 100.

Enfin, on peut pratiquer une inoculation, soit des produits pathologiques, soit des cultures, à des souris ou à des lapins ; on fait à la racine de la queue, chez les premières, une série de scarifications que l'on frotte ensuite avec la matière virulente que l'on injecte sous la peau des seconds. Si on a affaire au Pneumocoque, la mort survient en vingt-quatre ou quarante-huit heures

CARACTÈRES DE	PNEUMOCOQUE DE TALAMON	PNEUMO-BACILLE DE FRIEDLÆNDER	STREPTOCOCCUS MUCOSUS	STREPTOCOQUE DE BONOME
Forme	Cocci lancéolés en diplocoques ou en courtes chaînettes.	Bacilles ± courts ovalaires.	Cocci de grande taille groupés en diplocoques ou en chaînettes rectilignes de 4 individus.	Chaînettes ± longues de cocci mélangées à des diplocoques, isolées ou enchevêtrées.
Coloration	Prend le Gram.	Ne prend pas le Gram.	Prend le Gram.	Prend le Gram.
Cultures	A partir de 24° seulement. *Sur gélatine :* très petites colonies, non saillantes. *Sur pomme de terre :* nulles.	A partir de 15°. Colonies exubérantes blanches, saillantes (eu forme de clou). Très épaisses.	Colonies aboudantes. Pas de liquéfaction. Pousse bien.	Pousse facilement. Nulles.
Virulence	Tue le lapin (septicémie).	Ne tue pas le lapin.	Tue le lapin.	Ne tue pas le lapin.

et l'on retrouve des microbes encapsulés en très grande quantité dans tous les viscères. le sang et surtout la moelle des os.

STREPTOCOCCUS PYOGENES.

Principaux synonymes. — *Micrococcus pyogenes* ; *M. erysipelatis* ; *M. septicus puerperalis* (COZE et FELTZ, 1889 ; *Streptococcus erysipelatosus* (FEHLEISEN, 1883) ; microcoque en chaînettes ; érysipèlocoque.

Découverte. — Vu peut-être par NEPVEU dès l'année 1870. dans du sang retiré de plaques érysipélateuses, il a sûrement été mis en évidence et bien décrit en 1881, par OGSTON. qui. sur 69 échantillons de pus examinés au point de vue microbien. le rencontra 17 fois et aussi par DOLÉRIS (1880) dans les cas de fièvre puerpérale (découverte confirmée par ARLOING et TRUCHOT, 1884) ; a reçu, pour ainsi dire. sa consécration bactériologique et son nom spécifique à la suite des remarquables travaux de ROSENBACH (1884) et de PASSET (1885).

Mais il importe essentiellement de bien noter ceci : considéré presque universellement, dès l'abord, comme formant trois espèces bactériennes distinctes. suivant qu'il tirait son origine du pus d'un abcès ordinaire, de la sérosité d'un érysipèle ou des lésions de la puerpéralité, le Streptocoque pyogène recevait, *ipso facto* et suivant le cas. à l'exclusion des autres. l'une ou l'autre des appellations ci-dessus indiquées.

Il n'en est plus de même à l'heure actuelle où la grande majorité des bactériologues s'est ralliée à l'opinion expérimentalement soutenue par EISELSBERG. PASSET, DOYEN, WIDAL. etc., à savoir : que *Streptococcus*

pyogenes de ROSENBACH. *Streptococcus erysipelatis* de
FEHLEISEN et *Micrococcus septicus puerperalis* de
COZE et FELTZ constituent une seule et unique espèce
microbienne. le *Streptocoque pyogène*, qui, suivant les
circonstances, lesquelles peuvent être de nature très
variée, donne naissance à l'une ou l'autre des trois principales modalités pathologiques infectieuses : abcès, érysipèle. infection puerpérale.

Existe-t-il maintenant, parmi les innombrables streptocoques qui ont été retirés, chez l'homme ou les animaux,
de lésions très diverses et qui sont plus ou moins facilement attribués au Streptocoque pyogène de ROSENBACH,
plusieurs espèces nettement tranchées ou de simples
variétés ?

Il semble bien. comme le dit J. Courmont (*Précis de
bactériologie*. 1901 . que « le Streptocoque pyogène
constitue une seule espèce microbienne. mais composée
d'une série de races et même d'individus. tellement
influençables par les conditions extérieures, que tous les
caractères peuvent varier facilement dans des proportions considérables ».

Il existe évidemment entre certains individus strepto-
cocciens de très grandes différences soit morphologiques.
soit biologiques. soit de virulence exemple : celles
signalées par J. COURMONT, 1897) entre le streptocoque
de MARMORECK et celui que l'on trouve d'ordinaire dans
l'érysipèle). et les principales parmi elles seront signalées chemin faisant : mais elles ne suffisent pas pour
caractériser des espèces différentes.

Habitats naturels les plus fréquents. — Comme le
Staphylocoque pyogène, le Streptocoque est universellement répandu dans la nature. ce dont témoigne *a
priori* et de façon indirecte l'extrême fréquence comme

aussi la variété des processus pathologiques dans lesquels il joue le rôle de facteur étiologique essentiel ou accessoire.

Quant à la démonstration expérimentale de son existence dans les différents milieux, elle est loin d'être aussi facile que lorsqu'il s'agit du Staphylocoque ou de quelque autres bactéries pathogènes, et cela pour des raisons les unes d'ordre biologique et les autres qui se rapportent à la virulence. Nous aurons l'occasion de les exposer sommairement au cours de cet article.

Malgré ces difficultés, un assez grand nombre d'auteurs ont pu déceler la présence du *Streptococcus pyogenes* dans l'air (EISELSBERG, 1887 ; EMMERICH, BABOUKHINE, 1889 ; G. ROUX, 1892 ; P. CHATIN, 1893, etc.), dans l'eau (MACÉ, G. ROUX, LANDMANN, 1893, etc.), dans le sol, les poussières des habitations, à la surface des vêtements et chez l'homme sain ; sur la peau, dans la bouche (NETTER), la salive, le mucus nasal, le vagin, le contenu intestinal, etc.

Il faut dire qu'assez souvent, particulièrement dans les cas qui se rapportent à l'eau ou à l'air, les streptocoques, ainsi isolés des milieux naturels, cultivés sur les substrata nutritifs appropriés et inoculés aux animaux de choix ne se montrent que très peu virulents et sont même parfois complètement inoffensifs.

Forme, dimensions et principales particularités morphologiques. — Considéré isolément, chacun des éléments cellulaires du Streptocoque pyogène qui peut et doit être envisagé comme individualité microbienne est un micrococoque, c'est-à-dire appartient au groupe des bactéries sphériques ; vu au microscope, en coupe optique, il nous apparaît le plus ordinairement comme un cercle régulier à diamètres tous égaux ; mais il peut, dans certains cas, affecter la forme d'un ovale peu allongé ; les dimensions sont quelque peu variables et oscillent entre 0 μ 3 et 1 μ, la moyenne étant de 0 μ 8 dans le pus. Toutefois, certains éléments, dont il va être question, peuvent atteindre jusqu'à près de 2 μ dans les cultures en plein développement, tandis que dans les vieilles cultures ils ont une tendance à se rapetisser.

Ce qui caractérise cette espèce microbienne et lui a valu son nom générique : *Streptocoque* (de στρεπτος,

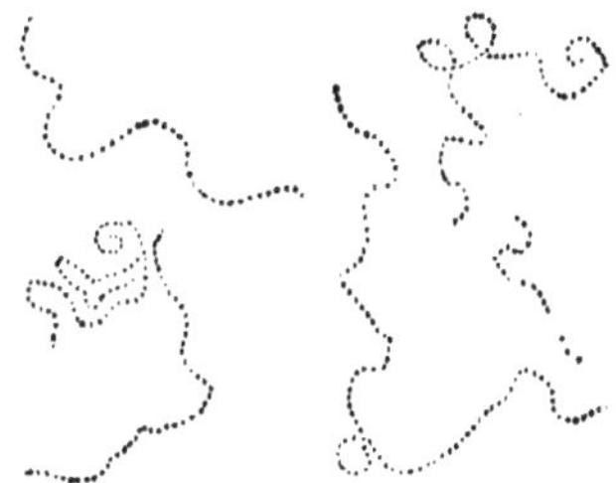

entortillé, tordu, flexible, c'est le mode tout particulier de connexion qu'ont ses éléments micrococciens les uns avec les autres, à savoir : leur disposition en chaînettes plus ou moins longues (fig. 73, flexueuses et contournées qui constituent ainsi un signe de reconnaissance et comme un cachet d'identité de la plus haute valeur et des plus faciles à constater.

On rencontre bien quelquefois, soit dans les produits pathologiques, soit dans les cultures, des éléments isolés ou formant des couples (diplocoques), mais la forme dominante, commune, normale est celle en chaînette, en chapelet, dont les grains sont représentés par les individualités micrococciennes qui, une fois le pro-

cessus de la bipartition opéré, restent ainsi groupées bout
à bout, suivant un axe unique et ne produisent jamais
d'amas ou essaims analogues à ceux du Staphylocoque.
Seulement, les chaînettes peuvent être de très inégale
longueur, suivant le plus ou moins grand nombre de
microcoques qui entrent dans leur constitution. Tantôt,
ces différences sont purement artificielles et tiennent au
milieu au sein duquel végète le Streptocoque, lequel, par
exemple, donne de longs chapelets à 30, 40, 50, et même

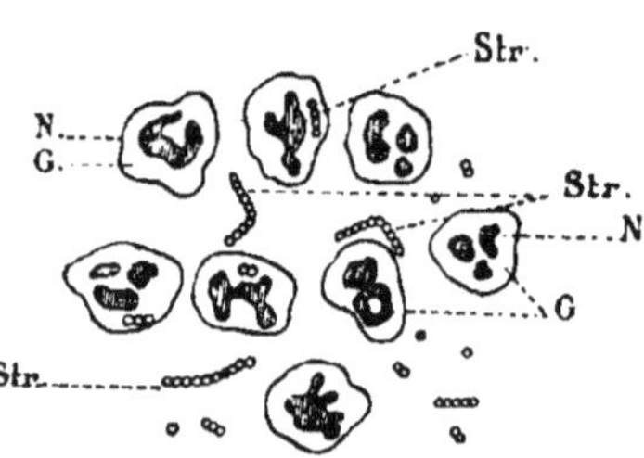

FIG. 74. — Streptocoque pyogène dans le pus. — *G.* Globule de
pus. — *N.* Noyau. — *Str.* Streptocoques dont quelques-uns,
Str., intra-cellulaires.

100 éléments dans les bouillons très nutritifs (fig. 73),
tandis que dans le pus ou dans le sang il n'en a guère
que 5 à 15 (fig. 74) et moins encore sur certains substrata solides ; tantôt, elles sont naturelles, congénitales
en quelque sorte, et caractériseraient alors, d'après VON
LINGELSHEIM (1892), deux variétés, voire même deux
espèces pathogéniquement distinctes : *Streptococcus
pyogenes longus*, à virulence ordinairement très accentuée et *Streptococcus pyogenes brevis* qui est beaucoup
moins infectieux.

Il arrive assez fréquemment que, dans les cultures en
plein épanouissement, certains éléments micrococciens
d'une ou de plusieurs chaînettes apparaissent au micro-

scope, aux yeux de l'observateur, avec un volume double de celui des éléments voisins, entre lesquels ils se trouvent interposés, à moins qu'ils n'occupent l'une ou l'autre des extrémités libres. Quelques bactériologues ont voulu voir dans ces grains géants, par analogie avec ce qui existe chez quelques algues voisines des Bactériacées, les *Leuconostoc* notamment, des spores exogènes ou arthospores ; morphologiquement, cette opinion n'a pu être encore confirmée, mais il est incontestable qu'au nom de la clinique, on doit admettre des formes durables (EISENBERG) ou spores non encore expérimentalement démontrées.

Sans vouloir entrer dans de trop minutieux détails d'ordre morphologique, il est indispensable cependant de mettre en garde le praticien contre certaines surprises que lui peuvent ménager les examens microscopiques du Streptocoque pyogène, avec ou sans coloration préalable : les chaînettes, nous l'avons déjà dit, peuvent être courtes (5-10 éléments), longues (30-40 éléments) très longues (de 50 à plusieurs centaines de grains) et constituées par des cocci de grosseur variable, tantôt égaux, et tantôt inégaux entre eux ; mais, indépendamment de cela, il importe encore de noter que si la plupart des chaînettes, comparées au chapelet, ont chacun de leurs éléments formés d'un grain arrondi unique, gros ou petit, c'est-à-dire de ce qu'on pourrait appeler un monocoque, il est des cas où chaque article, considéré isolément, se trouve être représenté par un élément en voie de dédoublement ou diplocoque, ce qui donne à la chaînette un aspect spécial qui pourrait rendre l'observateur hésitant, lorsque, surtout, les deux portions renflées de l'haltère ainsi formée, au lieu d'être hémisphériques et d'avoir leur grand axe parallèle à celui de la chaînette, sont aplaties transversalement (ce qui est rare, mais s'observe quelquefois) et ont leur plus grand diamètre perpendiculaire à la ligne du chapelet.

Il est facile de comprendre, sans une longue explication, ces variétés d'agencement.

Mobilité. — Les éléments du Streptocoque pyogène, qu'ils soient isolés ou groupés, sont immobiles ou doués tout au plus (ACHALME) d'un petit mouvement d'oscillation sur place.

Sporulation. — La question de l'existence de véritables spores reste, nous l'avons vu, encore obcure et controversée au point de vue morphologique.

Caractères de coloration. — La coloration par les diverses couleurs basiques d'aniline, la solution hydro-alcoolique de violet de gentiane notamment, est des plus faciles, très intense, et persiste après traitement par la méthode de GRAM.

Le Streptocoque pyogène prend donc le Gram, alors que des espèces voisines (ETIENNE, 1895), et que même certaines de ses variétés authentiques (LEMOINE, 1896) ne le prendraient pas.

Ce que nous dirons bientôt à propos de cette méthode pourra fournir une explication plausible de cette anomalie.

Lorsqu'on traite par un des procédés préconisés pour la coloration des spores des chaînettes de Streptocoque possédant les gros grains (arthrospores de certains auteurs) dont il a été question, on n'obtient nullement la réaction classique, ce qui est peu en faveur de la nature sporulaire de ces éléments.

Aérobiose ou anaérobiose. — Le Streptocoque pyogène est un anaérobie facultatif, poussant indifféremment en présence ou en l'absence d'oxygène, donnant même, d'après quelques auteurs, de plus vigoureuses cultures en anaérobiose et y conservant plus longtemps sa vitalité.

Principaux caractères fournis par les cultures. — Exigences de température. — Les cultures du Streptocoque pyogène, sur n'importe quel milieu, ne se développent que lentement et ne sont jamais très exubérantes. mais elles sont particulièrement pauvres à la température ordinaire des laboratoires 15°–29°, tandis qu'elles atteignent leur summun d'intensité entre 30° et 37° ; elles peuvent encore pousser vers 45°–46°, mais s'arrêtent absolument à 47°.

Les substrata acides ne conviennent en général pas du tout au streptocoque, exception faite cependant pour le bouillon de touraillon non neutralisé (G. Roux, Chatin, 1892-1893) qui constituerait au contraire un milieu de choix pour la mise rapide en évidence et l'isolement de ce microorganisme.

Cultures sur gélatine-peptone, en plaques. — Colonies visibles seulement après trente-six à quarante-huit heures et souvent encore par transparence. très petites, punctiformes, finement granuleuses. un peu jaunâtres à la longue, atteignant au maximum un demi-millimètre de diamètre et ayant alors, si elles sont superficielles, l'apparence de petits disques légèrement bombés, à contours nets d'où s'échappent parfois de fins filaments serpentant en tous sens et formés de chainettes streptococciennes en faisceaux. *La gélatine n'est jamais liquéfiée.*

Sur gélatine-piqûre. — Très petit disque blanc. peu proéminent à la surface avec. dans la profondeur, tout le long du trait d'ensemencement. un chapelet de très petites sphères blanches. séparées les unes des autres.

Sur gélatine-strie. — Développement, après trente-six à quarante-huit heures, le long de la strie d'ensemencement, d'une couche blanche, muqueuse, plus transparente sur les bords, lesquels tantôt sont plus ou moins ondulés et relevés en terrasse et tantôt très gracieusement découpés de façon à représenter les sinuosités d'une feuille de fougère ou d'une feuille d'acacia, particularités des plus variables et qui sont loin d'avoir l'importance morphologique que leur attribuait ROSENBACH.

Accroissement définitivement achevé en quatre ou cinq jours et mort de la culture au bout d'un mois environ.

Sur gélose-piqûre. — A 30°-35°, ligne grisâtre, rubanaire, hérissée de points saillants le long du canal d'inoculation ; pas d'aréole superficielle (EISENBERG).

Sur gélose-strie. — A 30°-35°, culture formée d'une série de petits mamelons blanchâtres, assez épais, à centre plus opaque que les bords qui simulent vaguement, au bout de quelques jours, les contours d'une fronde de fougère ou d'une feuille dite composée ; il est nécessaire, pour obtenir un beau développement, que la gélose soit assez humide ; la vitalité persiste peu.

Sur sérum sanguin. — S'il est liquide, même apparence grumeleuse que dans le bouillon, mais conservation plus longue de la vitalité et de la virulence. Sur le sérum gélatinisé, apparition très hâtive, à 37°, parfois vers la dixième heure, de colonies ayant l'aspect de petits grains de semoule. Pratiquée dans le vide, la culture peut amener la liquéfaction du substratum.

Sur pomme de terre. — Dans la très grande majorité des cas, culture non apparente, analogue par conséquent

à celle du bacille d'Eberth. EISENBERG pense qu'il n'y a
pas en effet pullulation réelle, mais seulement augmen-
tation de volume des cocci ensemencés ; nos observations
personnelles nous portent à penser, avec la plupart des
auteurs, qu'il s'agit bien ici d'une véritable culture que
sa grande minceur et son défaut de coloration rendent
invisible à l'œil nu, mais dont on constate l'existence en
examinant au microscope le produit de raclage de la
surface du tubercule. Comme MACÉ et MAROT 1893 ,
nous avons quelquefois observé des streptocoques d'origine aquatique donnant sur pomme de terre de petites
colonies apparentes sous forme de grains transparents
isolés.

Dans bouillon-peptone. — En thèse générale, le Streptocoque pyogène, ensemencé à l'état pur dans le bouillon
placé à l'étuve à 30°-35°, donne très rapidement une culture absolument caractéristique, très différente, en tout
cas, de celle du Staphylocoque : elle est caractérisée, en
effet, par toute une série de petits flocons muqueux,
nuageux, adhérant aux parois du verre ou flottant dans
le liquide qui reste limpide dans l'intervalle qui les sépare
les uns des autres, et finissent par se sédimenter au
fond du récipient au bout d'une huitaine de jours. C'est
là ce qui se produit le plus ordinairement, on pourrait
dire normalement : mais il existe cependant des observations dues à des bactériologues très dignes de foi
BEHRING, LINGELSHEIM, PASQUALE, BARBIER, VEIL-
LON, etc., qui se rapportent à des streptocoques d'origine
variée : pleurésie, broncho-pneumonie, angine, érysipèle, etc., troublant uniformément le bouillon.

Aussi quelques auteurs ont-ils voulu attribuer une
importance à ces divers aspects des cultures de streptocoques en bouillon, au point de vue, soit de la diagnose

d'espèces distinctes, soit du rôle étiologique et des propriétés pathogéniques.

Nous devons évidemment noter ces différences, nous en souvenir au besoin ; mais il serait prématuré de leur attribuer dès maintenant une signification absolue et définitive.

Le bouillon ensemencé avec le streptocoque devient assez rapidement acide (acide lactique ?) et impropre à conserver la vitalité et la virulence de la culture.

Dans décoction de touraillon (acide). — Dès l'année 1889, l'un de nous a, dans une note de la Société de Biologie, indiqué les milieux solides au touraillon (1) acide, la gélatine notamment, comme un excellent milieu de culture pour le Streptocoque pyogène, lequel, malgré l'acidité du milieu (employé tel quel et non neutralisé), acidité que les auteurs considèrent comme très défavorable, y forme néanmoins des colonies beaucoup plus exubérantes que sur la gélatine-peptone ordinaire.

Or, en 1893, nous avons, de concert avec CHATIN, médecin des hôpitaux de Lyon, utilisé la décoction acide de ce même touraillon, maintenue à l'état liquide, pour isoler de l'air des salles d'hôpitaux le Streptocoque et nous y avons pleinement réussi, comme il sera dit au chapitre consacré à l'analyse bactériologique de l'air.

Dans cette décoction de touraillon, le développement est encore plus vigoureux que dans le bouillon ordinaire.

(1) On donne le nom de *touraillons* aux différentes parties (radicelle, tigelle, gemmule) de la plantule issue de l'orge germé, en vue de la fabrication de la bière, lesquelles, desséchées par plusieurs passages sur des plaques de tôle chauffées et perforées (tourailles), lorsque le moment est arrivé d'arrêter la germination, se détachent du grain et sont recueillies par les brasseurs qui les vendent, soit comme fourrage pour les bestiaux, soit comme engrais ; c'est une substance éminemment azotée et nutritive.

mais les chaînettes y sont, en général, moins longues et les flocons moins nettement séparés les uns des autres.

Dans le lait. — Apparition, au bout de quatre à cinq jours, d'un centre isolé de coagulation dans la partie la plus déclive du récipient, puis coagulum généralisé, volumineux, entouré de liquide absolument limpide.

Sécrétions et virulence. — Le Streptocoque pyogène sécrète dans ses divers milieux de culture un acide, ceci est incontestable ; mais quel est-il ? Les opinions sont, sur ce point, des plus variables, les uns pensant que c'est de l'acide lactique et les autres affirmant, sans donner, au reste, une réponse définitive, qu'il ne s'agit d'aucun des acides : lactique, oxalique, succinique. Cependant, d'après SIEBER-SCHOUMOFF (1892) il se formerait sûrement de l'acide lactique qui, tantôt serait gauche (Str. de l'érysipèle, Str. du sang scarlatineux) et tantôt inactif (Str. du pus). La sécrétion en est, en tout cas, extrêmement inégale puisque, avec un même streptocoque, suivant certaines circonstances qui ne sont pas toutes nettement déterminées, on obtiendra une coagulation du lait très hâtive ou au contraire tardive et parfois complètement nulle (MACÉ). Ceci nous est un exemple frappant du peu d'importance qu'il convient d'attribuer à ce caractère de oui ou non coagulation du lait, caractère qui joue cependant, nous le verrons bientôt, un rôle de premier ordre dans la distinction spécifique du bacille d'Eberth et du Coli-bacille.

Le Streptocoque est susceptible de détruire les globules rouges du sang, par l'intermédiaire de l'hémolysine qu'il sécrète. Mais cette substance est produite en quantité beaucoup moindre que par le Staphylocoque et il ne paraît pas probable qu'elle joue un grand rôle dans l'organisme vivant.

G. ROUX et A. ROCHAIX.   13

Parmi les autres produits sécrétés par le Streptocoque, nous noterons une *substance albuminoïde douée de propriétés chimiotaxiques positives*, des *toxines* et des *produits solubles*, les uns prédisposants, les autres immunisants ou vaccinants.

La constitution et la nature des milieux de culture ont une réelle influence sur la production des substances toxiques par le Streptocoque, ainsi que cela résulte des observations et expériences de CHAUVEAU (1882) et ARLOING (1883) qui ont montré que le Streptocoque d'origine puerpérale perd sa virulence dès la deuxième génération dans le bouillon de poulet, alors qu'il peut la conserver intacte au delà de la trente-deuxième dans le bouillon de bœuf salé. De même, cette virulence disparait très rapidement dans les bouillons devenus acides, tandis qu'elle s'y maintient assez longtemps si on a soin de neutraliser l'acidité au moyen de craie en poudre ou d'une solution de carbonate de potasse ou de soude. Elle s'exalterait, d'autre part, dans les cultures en anaérobiose (dans le vide) et pourrait même se conserver, d'après ROGER, plusieurs années, dans les cultures faites en sérum liquide et d'après MARMOREK, dans un mélange de bouillon de bœuf et de sérum humain.

D'après MANFREDI et TRAVERSA (1888), les cultures filtrées de l'*Erysipélocoque* détermineraient chez les animaux des phénomènes convulsivants et paralytiques qui seraient dus à l'action de produits solubles facilement oxydables et disparaissant rapidement des cultures exposées à l'air, tandis que leur puissance s'accroîtrait dans celles pratiquées dans le vide : la température la plus favorable à la production de ces toxines est comprise entre 30° et 37° (LANNELONGUE et ACHARD, 1891).

On doit à ROGER (1891) des recherches expérimentales extrèmement précises qui ont démontré que, si on chauffe à 110° des cultures filtrées, les substances prédisposantes et toxiques qu'elles renferment sont détruites et il ne reste plus que les vaccinantes : si, maintenant, on fait agir, sur une culture en bouillon filtrée mais non chauffée, de l'alcool, on obtient un précipité qui renferme une toxalbumine très toxique pour le lapin, tandis que les produits vaccinants se trouvent dans la partie restée dissoute.

RODET et COURMONT (1892), en utilisant la méthode graphique, ont constaté que les toxines du streptocoque agissaient principalement, chez le chien et le lapin, sur la circulation et, de façon moins énergique, sur la respiration.

La virulence de ce microorganisme est extrêmement variable et, de façon générale, assez passagère ; son atténuation est donc des plus faciles à obtenir par les procédés ordinaires : vieillissement, oxygène, chauffage, etc.

Quant à son exaltation, en outre des moyens déjà indiqués incidemment, on peut la réaliser, soit par la culture sur des milieux spéciaux (mélanges de bouillon et de sérums ou de sérosités) qui ont permis à MARMOREK d'arriver à une virulence telle qu'il suffirait de un milliardième de centimètre cube de culture pour tuer un lapin, soit par passage en séries à travers le corps de plusieurs lapins, soit par association avec d'autres microbes (*M. prodigiosus, Proteus vulgaris,* B. typhique, *B. Zopfii,* B. de Lœffler, etc.) inoculés en même temps (ROGER, MONTI, VINCENT, ROUX et YERSIN, etc.), ou tout simplement même en injectant simultanément de la peptone putréfiée (ACHALME).

Il existe enfin une autre méthode d'atténuation ou d'exaltation de la virulence du streptocoque extrêmement intéressante au point de vue scientifique et qui nous amène tout naturellement à dire quelques mots de la *sérothérapie streptococcienne* ; elle est due à ROGER, qui a montré qu'en cultivant le streptocoque sur le sérum du sang d'animaux vaccinés ou, au contraire, prédisposés par des inoculations antérieures, on pouvait, à volonté, faire varier cette virulence ; ces faits, en partie contestés par MIRONOFF (1893), ont été rendus inattaquables par de nouvelles expériences de H. ROGER. De là à utiliser le sérum des animaux immunisés pour essayer de traiter et de guérir les affections à streptocoques, les *streptococcies* comme on les nomme aujourd'hui, il n'y avait qu'un pas.

C'est encore ROGER qui le premier (1895) est entré dans cette voie, bientôt suivi par CHARRIN, MARMOREK, J. COURMONT, etc. Tandis que ROGER se sert, pour immuniser les animaux, de cultures chauffées à 120°, MARMOREK inocule au cheval des doses de plus en plus considérables de *cultures entières* (c'est-à-dire renfermant les microbes vivants) de *son streptocoque* rendu extrêmement virulent par plusieurs passages par le lapin et aussi par la culture spéciale déjà signalée. Mais il est bon de noter expressément ici que, d'après J. COURMONT, ce streptocoque de MARMOREK constitue une espèce distincte de celui de l'érysipèle, qui ne saurait immuniser ni l'homme ni le lapin contre cette maladie et, à plus forte raison, les en guérir.

Ce dernier auteur, qui a opéré avec le véritable Érysipélocoque, immunise le cheval en imprégnant d'abord son organisme avec les produits solubles et en ne lui inoculant que plus tard les cultures virulentes.

Il est, en somme, à l'heure actuelle, difficile de se prononcer sur la véritable valeur qu'il importe d'attribuer, en pathologie humaine, à la sérothérapie streptococcique, les effets obtenus étant des plus inconstants et des plus variables.

Rôle pathologique. — Il est, comme celui du staphylocoque, très étendu et très varié, le streptocoque pouvant donner naissance à des affections de plus ou moins grande importance nosologique, suivant son origine, son degré de virulence, la nature de la porte d'entrée et la résistance de l'organisme infecté.

A son minimum de virulence, il est surtout pyogène et provoque l'apparition d'abcès ou de phlegmons, de vésicules d'herpès, d'angines, de broncho-pneumonies, de pleurésies, de méningites, d'endocardites, d'ostéomyélites, etc. On lui a fait jouer aussi un rôle dans la grippe.

A virulence plus élevée, il produit l'érysipèle dont la gravité, on le sait, est extrêmement variable.

A son maximum de virulence, enfin, il est l'agent de certaines septicémies qui ne pardonnent guère et en particulier de la septicémie puerpérale.

Principaux moyens de diagnose. — L'examen microscopique, qui permet de constater la disposition si typique, en chaînettes de plus ou moins grandes dimensions, suffit le plus ordinairement ; on s'assurera que les cocci restent colorés après action de la méthode de GRAM.

L'aspect grumeleux, floconneux des cultures en bouillon est très important aussi, quoique un peu moins sûr, puisque parfois, comme il a été dit déjà, le liquide peut être uniformément troublé ; il permet, en tout cas, de faire la diagnose différentielle d'avec le Staphylocoque pyogène qui, lui, trouble toujours uniformément le bouillon (fig. 75).

L'expérimentation sur les animaux permettra enfin de se rendre compte du degré de virulence du streptocoque examiné ; on choisira de préférence le lapin chez lequel, par inoculation sous-cutanée de 1 ou 2 centimètres cubes de bouillon de culture dans la peau de l'oreille, on provoquera souvent, en quarante-huit heures, l'apparition d'un érysipèle typique (gonflement œdémateux, rougeur, chaleur du pavillon de l'oreille

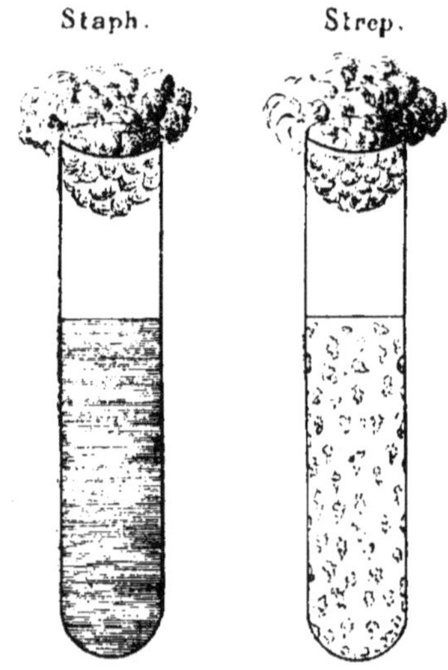

Fig. 75. — Différence d'aspect des cultures en bouillon du Staphylocoque (*Staph.* trouble uniforme) et du Streptocoque (*Strep.* petits flocons nuageux en suspension).

qui devient pendante) lequel, suivant les cas, guérira en quatre ou six jours ou entraînera la mort de l'animal.

Par injection intra-veineuse dans la veine auriculaire, on pourra déterminer soit une septicémie rapidement mortelle avec congestion généralisée des organes, soit une pyohémie d'une durée de huit à dix jours avec abcès miliaires dans les reins (COURMONT et JABOULAY), soit enfin, chez les tout jeunes animaux, une ostéomyélite

juxta-épiphysaire aiguë (COURMONT et JABOULAY.
LANNELONGUE et ACHARD). A l'autopsie. on retirera du
sang du cœur le streptocoque à l'état pur.

MICROCOCCUS TETRAGENUS.

Synonymes. — *Micrococcus tetragenes* ; tétragène :
microbe en tétrade ; *M. tetragenus septicus* (BOUTRON.
1894) ; tétracoque.

Découverte. — A dû être vu par les premiers observateurs. mais confondu peut-être par eux avec une sarcine.
dont il a un peu l'aspect extérieur ; expressément noté
pour la première fois par KOCH, dans le contenu d'une
caverne pulmonaire ; bien étudié, décrit et nommé par
GAFFKY. en 1883.

Habitats naturels les plus fréquents. — Le microbe
tétragène doit certainement exister en assez grande
abondance dans l'air atmosphérique. dont. au reste, l'a
isolé MIQUEL. si l'on en juge par sa fréquence relative
dans la bouche (BIONDI) et les premières voies aériennes
et digestives de l'homme en bonne santé ou malade. Il se
rencontre particulièrement. seul avec le bacille de la
tuberculose ou associé à d'autres microorganismes. dans
le contenu et sur les parois des cavernes pulmonaires
où KOCH l'a découvert (BABÈS . MANGIN-BOCQUET.
SHABAD. STEPHEN. ARTAULT. etc.). Considéré pendant
longtemps comme un vulgaire saprophyte. il présente,
on le sait aujourd'hui et nous le constaterons bientôt.
des variétés pathogènes à manifestations diverses et
parfois graves (*M. tetragenus septicus* de BOUTRON).

Forme, dimensions et principales particularités mor-

phologiques. — Le caractère principal de cette espèce, lorsqu'on l'examine tout au moins au sein de produits normaux ou pathologiques (salive, crachats, pus d'abcès, sang, contenu de caverne pulmonaire, tissus de poumon ou du rein, etc.), réside dans le mode de groupement tout spécial des éléments micrococciens, lesquels, presque constamment disposés en tétrades (fig. 76), (d'où le nom spécifique), pourraient en imposer à un examen superficiel pour des sarcines, assez fréquentes aussi dans

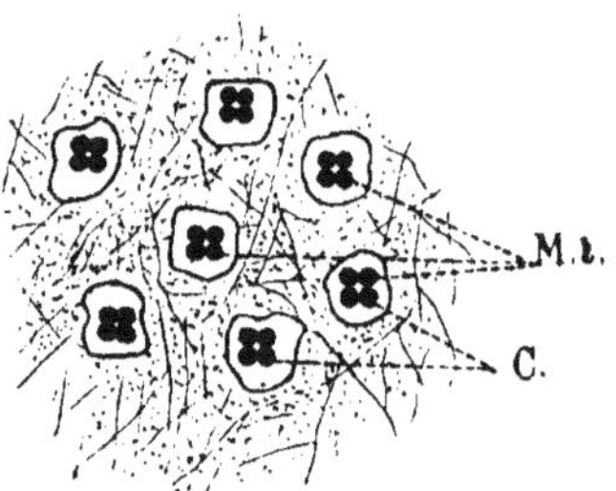

Fig. 76. — *Micrococcus tetragenus,* tel qu'il apparaît dans une préparation colorée de crachats, à un fort grossissement. — *M. t.* Microcoques en tétrades. — *C.* Capsule gélatineuse formant un *halo* clair, non coloré.

la bouche, l'estomac, etc. ; mais, tandis que celles-ci forment des amas cubiques à plusieurs plans de cellules, le *M. tetragenus* ne possède jamais qu'une seule assise cellulaire sur un plan unique.

Chacun des éléments de la tétrade, considéré isolément, a 1 μ à 1 μ 3 de diamètre, est exactement arrondi et se trouve uni et assez fortement relié à ses congénères d'un même groupe par une substance gélatineuse qui constitue autour de la tétrade une capsule très nette, peu volumineuse (beaucoup moins apparente, par exemple, que celle du Pneumocoque de Froenkel), mais facilement appréciable, surtout après coloration des microcoques, sous la forme d'un halo clair périphérique.

Dans les cultures un peu âgées, la taille des éléments, qui ne se montrent guère alors qu'isolés, à l'état de diplocoques ou d'amas irréguliers, se rapetisse et se réduit à 0 µ 6 ou 0 µ 8 de diamètre; la capsule, elle, fait complètement défaut dans n'importe quelle culture.

Le *M. tetragenus* est immobile; MENDOZA (1889), cependant, a décrit sous le nom de *M. tetragenus mobilis ventriculi*, une espèce ou variété ayant une mobilité manifeste.

Les spores sont inconnues.

Caractères de coloration. — Coloration très intense et très rapide par les couleurs basiques d'aniline (solut. hydro-alcool. de violet de gentiane) et pas de décoloration par la méthode de GRAM.

La capsule ne se teint que très faiblement.

Aérobiose ou anaérobiose. — Aérobie peu exigeant et peut-être même anaérobie facultatif.

Principaux caractères tirés des cultures. — Pas de développement au-dessous de 15°; végétation languissante à 20°; la température optimum est vers 37°-39°.

Cultures faciles, sur tous les milieux, même avec de très faibles proportions d'oxygène.

Cultures sur gélatine-plaque. — Apparition relativement assez rapide (en quarante-huit heures), dans l'épaisseur de la gelée, de petits points blancs, arrondis ou en forme de citron, paraissant gris jaunâtre à la loupe, à surface granuleuse, à bords légèrement sinueux; en atteignant la surface libre de la gélatine, ces petites colonies s'y épanouissent sous forme de gouttelettes

13.

blanches, porcelanées, saillantes et bombées, de 1 à 2 millimètres de diamètre ; ne liquéfient pas.

Cultures sur gélatine-piqûre. — Formation, le long du trait d'ensemencement, de toute une série de petites colonies arrondies, superposées les unes aux autres, confluentes à la partie supérieure où elles s'étalent sous forme d'une sorte de calotte hémisphérique d'un blanc laiteux ou un peu jaunâtre de 4-5 millimètres de diamètre ou en constituant parfois un disque ombiliqué, déprimé au centre.

Cultures sur gélose. — Le long de la strie, colonies rondes, un peu humides, blanchâtres, qui finissent par se fondre en un enduit blanchâtre, d'apparence crémeuse, très visqueux et s'étirant en filaments. Au quatrième jour se forme à la surface comme un piqueté de points blancs.

Cultures sur sérum. — Comme sur gélose.

Lait. — Cultures peu abondantes ; pas de coagulation.

Cultures sur pomme de terre. — Couche muqueuse, blanchâtre, très visqueuse, s'étirant en longs filaments lorsqu'on en saisit une parcelle avec l'œse (fil de platine recourbé en crochet).

Cultures en bouillon-peptone. — Développement rapide et formation d'un dépôt visqueux, très épais ; la réaction du bouillon devient vite très alcaline.

Nous rappelons que sur ces différents milieux nutritifs, le *M. tetragenus* se présente non en tétrades, mais en grains isolés, couplés ou groupés en amas plus ou moins volumineux et irréguliers, analogues à ceux des Staphylocoques ; il perd aussi sa capsule gélatineuse.

Sécrétion et virulence. — Les bouillons de culture stérilisés soit par la filtration, soit par la chaleur, ne semblent renfermer que très peu de substances toxiques et ne sont nullement pyogènes; cependant GRIFFITH (1892) dit en avoir isolé une ptomaïne. cristallisable en longues aiguilles prismatiques blanches, soluble dans l'eau et tuant les animaux en trente-six heures.

La virulence. dans les cultures entières (renfermant les microcoques à l'état vivant), est très persistante et ne s'atténue que difficilement.

En inoculant des doses, même peu considérables, de bouillon de culture sous la peau des souris blanches et des cobayes, on tue les premières en vingt-quatre heures et les cobayes en trois ou quatre jours, avec les symptômes et les lésions d'une septicémie et l'on retrouve en abondance à l'autopsie. très bien caractérisé par son mode de groupement en tétrades et sa capsule, le *M. tetragenus* dans le sang. le rein, le foie. la rate.

Chez les lapins, qui sont relativement réfractaires, comme les souris des maisons et des champs, on n'obtient qu'une simple lésion locale laquelle est parfois un abcès, qui guérit très bien.

Rôle pathologique. — KOCH qui. le premier. a nettement indiqué la présence du *M. tetragenus* dans le contenu des cavernes tuberculeuses du poumon et qui. au début. ne le considérait guère que comme un vulgaire saprophyte. admettait cependant qu'il pouvait jouer un rôle actif dans le processus de destruction du tissu pulmonaire: cette opinion a été. depuis. confirmée par nombre d'observateurs (KARLINSKI. VICQUERAT. TEISSIER. BOUTRON. BEZANÇON et LEPAGE. NETTER. etc.). qui ont. soit par l'expérimentation. soit par la clinique unie à la Bactériologie. mis hors conteste les propriétés pyogénétiques de ce microorganisme.

Il a été rencontré, en effet, dans bien d'autres suppurations que celles des cavernes pulmonaires et des abcès dentaires ou péri-buccaux ; on l'a signalé, seul ou en association, dans le pus d'abcès ordinaires ou de furoncles (KARLINSKI), de pyohémie spécifique (BABÈS), de méningite suppurée (BEZANÇON et LEPAGE), d'empyème (NETTER), dans certaines angines (APERT, LARTIGAU, etc.). On connaît les endocardites à tétragène (GÉBERT, OSSLER, LECLERC, LESIEUR et MOURIQUAUD, A. DUFOURT).

En 1908, Sacquépée consacrait un article dans le *Bulletin de la Société médicale des Hôpitaux de Paris*, aux « fièvres éphémères à tétragènes ».

Mais, ce qui est infiniment plus grave, le *M. tetragenus* serait capable de donner exceptionnellement naissance, chez l'homme, lorsque certaines circonstances défavorables se trouvent être réalisées, à une véritable septicémie, analogue à celle, d'ordre expérimental, signalée chez les souris blanches et les cobayes et d'une extrême gravité (NETTER, CHAUFFARD et RAMON, ROGER et TRÉMOLIÈRES, OTTINGER et MALLOIZEL, ACHARD et CASTAIGNE, etc.).

De tout cela il nous faut conclure que ce micro-organisme est des plus suspects, au point de vue de son action sur l'organisme humain et beaucoup plus redoutable qu'on ne l'avait cru jusqu'ici.

Ce qui, du reste, il faut bien le dire, a contribué à rendre et à maintenir quelque peu obscure l'histoire de cette bactérie dans ses rapports avec la pathologie, c'est très vraisemblablement l'existence, dans ce cas comme dans bien d'autres, d'un certain nombre de variétés ou d'espèces affines, à virulence très diverse. On a cherché à débrouiller un peu le chaos existant et, à l'heure actuelle, nous connaissons comme se rattachant plus ou moins étroitement au microbe en tétrades les bactéries suivantes : *M. tetragenus aureus* (BOUTRON) ; *citreus* (VIRIENZI) ; *ruber* (ROGER et TRÉMOLLIÈRES) ; *subflavus* (VON BESSER). On doit y joindre les tétragènes isolés par CHAUFFARD et RAMOND, FINLAY, qui liquéfient la gélatine, celui de STEVER-STERLING qui, très septique, coagule le lait, enfin le *M. tetragenus mobilis ventriculi*, isolé par MENDOZA du contenu stomacal et qui, contrairement aux autres tétragènes, est mobile.

Principaux moyens de diagnose. — Un examen microscopique attentif, après coloration, suffira le plus ordinairement pour faire reconnaître le *M. tetragenus* et le distinguer des sarcines, grâce à sa disposition en tétrades et à la présence d'une capsule incolore.

Les cultures ne sont ni bien instructives ni bien nécessaires, par elles-mêmes, en tant que moyen de diagnose ; mais il peut, au contraire, être extrèmement utile de déterminer le degré de virulence du tétragène que l'on a à examiner et, pour cela, il devient indispensable d'instituer des cultures en vue d'inoculations ultérieures. On dissociera alors, soit sur plaques de gélatine, soit sur gélose, et, après s'être assuré de l'identité de la colonie, on la réensemencera dans du bouillon de bœuf peptonisé.

En inoculant avec ce bouillon, par la voie sous-cutanée, des souris blanches ou, à défaut, des cobayes, on déterminera chez ces animaux, si le tétragène est véritablement virulent, une septicémie rapidement mortelle et on retrouvera dans le sang du cœur ou dans les viscères les tétracoques encapsulés qui sanctionnent, par leur propre existence, et la détermination de l'espèce et celle du pouvoir pathogène

MICROCOCCUS MELITENSIS (BRUCE).

Découverte. — Le *Micrococcus melitensis* fut découvert et isolé en 1887 par BRUCE de la rate d'un malade atteint de fièvre méditerranéenne. Cet auteur montra par des inoculations aux singes, son rôle spécifique. GIPPS, HUGHES (1893-1897) confirmèrent ses recherches.

Habitats naturels les plus fréquents. — On n'a pu déceler ce microbe ni dans l'air, ni dans l'eau, ni dans la glace. On ne l'a jamais trouvé que dans les organismes humains ou animaux infectés ou leurs produits de sécrétion ou d'excrétion.

Caractères morphologiques et de coloration. — Microbe rond ou plutôt légèrement ovale; DURHAM, NICOLLE en font un cocco-bacille. De petites dimensions (0 μ 60), ces cocci sont isolés dans les cultures en bouillon; sur gélose, ils forment des diplocoques ou de petites chaînettes de dix à douze éléments. Ils ne possèdent pas de cils et sont par conséquent dépourvus de mouvements spontanés. Ils se colorent aisément par les couleurs basiques d'aniline et ne prennent pas le Gram.

Caractères de culture. — Ce microbe se développe lentement et peu abondamment sur les milieux nutritifs ordinaires. Sa température optima est 37º et ses limites de température sont assez restreintes. Il trouble le *bouillon* du troisième au sixième jour sans former de voile. Ses meilleurs milieux de culture sont la *gélose* ou le *bouillon gélosé* à 5 p. 100; il y pousse sous forme de colonies discrètes, petites, rondes, transparentes, en *blanc de perle*; sur *gélatine*, développement nul ou insignifiant sept à huit jours), sans liquéfaction ; sur pomme de terre, ne pousse pas ; ne coagule pas le lait. mais l'alcalinise, ne produit pas d'indol. ne fait pas fermenter les sucres.

Vitalité. — La vitalité de ce microbe est assez faible. La lumière solaire directe le tue rapidement. Il ne résiste pas au delà d'une heure à une température de 55°. Il ne se conserve pas dans le vin, peu dans la bière. dans l'eau stérilisée (six jours à trois semaines). Il persiste davantage dans la terre et la poussière stérilisées (une à deux semaines), sur les vêtements (quinze à quatrevingts jours), dans l'eau de mer. dans le lait (vingt jours), dans l'urine saine (neuf jours), et surtout dans l'urine de personne atteinte de fièvre de Malte (jusqu'à quatre-vingts jours) malgré l'acidité des urines et la concurrence bactérienne.

Sécrétions. — Ce microbe sécrète des toxines. notamment une toxine hémolytique pour les globules rouges de l'homme et du cobaye (FIORENTINI).

Rôle pathologique. — Le *Micrococcus melitensis* est l'agent spécifique de la *fièvre méditerranéenne*. appelée aussi fièvre de Malte. fièvre de Chypre. fièvre napolitaine. etc. La fièvre méditerranéenne est un enzootie des *chèvres* (à Malte la moitié des chèvres sont infectées) et de plusieurs animaux domestiques. mulets (44 p. 100 à Malte. d'après KENNEDY), ânes. chevaux. etc.. qui se transmet à l'homme. Ce dernier s'infecte surtout par l'ingestion de lait ou de fromages de chèvre.

On retrouve le *Micrococcus melitensis* chez l'homme atteint de fièvre méditeranéenne dans le *sang* 9 fois sur 9 examens (d'après LEMAIRE. 12 fois sur 13. d'après DURAND de COTTES). Dans les *urines*. il a été isolé dans

33 cas sur 39 (Honocks), dans 54 p. 100 (Kennedy).
C'est plutôt vers la fin de la maladie qu'on l'y retrouve.
On ne l'a décelé qu'une fois dans les *fèces*. Ni l'*air expiré*, ni les *crachats*, ni la *salive* ne le renferment.

Le *Micrococcus melitensis* que l'on croyait cantonné dans le bassin de la Méditerranée, aux Indes et dans quelques régions de l'Amérique, a causé en 1909 et au début de 1910 en France, plusieurs épidémies dans la région languedocienne, en particulier dans le Gard et l'Hérault. Il a même été observé à Lyon.

Principaux moyens de diagnose. — L'examen microscopique est insuffisant pour identifier ce microbe : il faut avoir recours à la réaction agglutinante. Wright a montré en 1897 que le sang des individus atteints de fièvre de Malte renferme des agglutinines spécifiques ; mais comme le sérum normal peut agglutiner dans une certaine mesure le *Micrococcus melitensis*, on ne tirera des conclusions positives de l'agglutination produite que si elle s'effectue à la dilution de 1/50 ou 1/100. On se servira pour cette recherche de cultures sur gélose âgées de trois jours.

§ 3. — Les Bacilles.

Bacille de la diphtérie. — Bacille de la tuberculose de Koch. — Bacille de la lèpre. — Bacille du charbon. — Bacille de la morve. — Bacille du tétanos. — Bacille de la septicémie gangreneuse. — Bacille d'Eberth. — Bacilles paratyphiques. — Coli-bacille. — Bacille de la dysenterie. — Bacilles de la grippe. — Bacille du chancre mou. — Bacille pyocyanique.

En abordant ce second paragraphe du chapitre consacré aux Bactéries pathogènes pour l'homme, nous devons, plus encore peut-être que dans celui qui précède, faire œuvre sélective parmi les innombrables microbes en bâtonnets qui ont été attribués et étiologiquement rattachés à beaucoup de maladies humaines, plus ou moins nettes et plus ou moins autonomes. S'il nous fallait, en effet, passer en revue toutes les bactéries non sphériques que les auteurs ont décrites comme des hôtes accidentels ou permanents de certaines affections manifestement infectieuses ou soi-disant telles, un volume tout entier nous suffirait à peine et nous ne ferions, somme toute, que rééditer un Traité de Bactériologie. Force nous est donc de restreindre notre champ d'études et de nous en tenir strictement à la description des seules espèces à peu près unanimement admises comme facteurs immédiats et indispensables de maladies spéciales ou des complications les plus importantes de quelques-unes d'entre elles. Nous verrons alors notre horizon, si vaste, il y a un instant, se rétrécir singulièrement et ne plus nous montrer que quelques très rares espèces au sujet desquelles l'entente est à peu près établie parmi les bactériologues et parmi les médecins. Et encore — il serait puéril de se le dissimuler — des doutes, que suggèrent chaque jour des observations nouvelles comme des oppositions qui ne sont pas toujours sans motif et sans base, s'élèvent-ils dans certains esprits qui, ne se contentant plus de preuves apparentes, quelque sérieuses qu'elles puissent être, exigent une démonstration tellement serrée et si mathématique, que nous sommes, dans bien des cas, obligés d'avouer que l'avenir seul pourra donner pleine et entière satisfaction à leurs desiderata.

Nous nous bornerons, dès lors, dans ce paragraphe, à présenter au lecteur l'histoire naturelle des seuls bacilles à peu près incontestés comme producteurs réels d'une perturbation de l'état normal, physiologique, de l'homme, comme vraiment liés, par conséquent, à l'apparition d'un état morbide. Quant aux autres, sur l'existence ou le le rôle desquels règnent encore une certaine obscurité ou des divergences d'opinion par trop considérables, nous nous bornerons à leur indication ou à leur description très sommaire en traitant de chacun des articles spéciaux dans lesquels ils pourront tout naturellement trouver leur place.

Le groupe : *Bacilles* comprend. à l'heure actuelle, le plus grand nombre des espèces microbiennes, toutes celles qui, étant plus longues qu'épaisses, tout en restant rectilignes ou très légèrement recourbées, peuvent, morphologiquement, être très facilement différenciées des éléments sphériques ou *cocci* et de ceux nettement spiralés ou *spirilles*.

Il renferme, en effet, trois et même quatre des genres que les premiers bactériologues avaient primitivement établis et nettement séparés les uns des autres, les genres : *Bacillus*, *Bacterium*, *Bacteridium*, ainsi qu'une partie du genre *Vibrio*. Le genre *Bacteridium*, créé pour le microbe du sang de rate, se reconnaissait à l'immobilité absolue. constante des cellules microbiennes, tandis que les deux premiers ne différaient entre eux que par la plus ou moins grande disproportion existant entre la longueur et l'épaisseur des bâtonnets cellulaires. A peu près cubiques, ils faisaient partie du genre *Bacterium* ; allongés. ils rentraient dans le genre *Bacillus*. Quant aux éléments plus ou moins flexueux et courbés, ils étaient compris dans le genre *Vibrio*.

Il est à peine besoin aujourd'hui d'exposer, en les justifiant. les raisons qui ont engagé les naturalistes bactériologues à fondre en un seul groupe — nous ne disons pas à dessein : un seul genre — les coupes primitives ;

tous les biologistes savent maintenant, en effet, combien instables, indéfiniment variables et peu importants au fond sont ces caractères morphologiques de dimension, de forme et même de mobilité.

Le même organisme, nous l'avons vu, suivant qu'il se trouvera placé dans telle ou telle condition naturelle ou expérimentale, pourra nous apparaître successivement sous la forme et avec les caractères de *Bacterium*, de *Bacteridum*, de *Bacillus* et parfois même de *Spirillum* (ex. : bacille pyocyanique). Ceci est désormais surabondamment démontré, nous n'y insistons donc pas.

Mais il est une particularité morphologique que jusqu'à présent, en faisant l'histoire des cocci, nous avons eu à peine l'occasion de signaler, qui mérite pourtant, en raison de son extrême importance, non seulement biologique mais encore médicale, et aussi parce qu'elle apparait pour la première fois dans le groupe des bacilles, de fixer quelque peu notre attention.

Nous voulons parler de la sporulation et des spores, ces dernières étant comme des sortes de graines produites agamiquement par les cellules végétatives bactériennes et destinées à propager l'espèce, malgré les conditions exceptionnellement défavorables et microbicides qui peuvent parfois être réalisées dans la nature. Certains auteurs, nous le savons déjà, ont bien décrit chez quelques cocci de prétendus germes ou formes durables auxquels ils ont donné le nom d'*arthrospores* : mais, outre que leur rôle de spores n'est point encore définitivement démontré, leur origine et leur situation ne ressemblent en rien à ce que nous allons voir apparaître chez les bacilles. Ces arthrospores, en effet, ne sont que des cocci quelque peu différenciés d'avec leurs congénères, plus gros et plus réfringents, mais guère plus résistants que ceux-ci aux causes de destruction et n'ayant pas de réactions colorantes spéciales. Nous ne voulons point affirmer pour cela que les vraies spores fassent défaut chez les microcoques : nous ne les connaissons pas, voilà tout !

Chez beaucoup de bacilles, au contraire, apparaissent, sous l'influence de certaines conditions biologiques dont quelques-unes sont déjà bien déterminées, dans l'*intérieur même du protoplasma* cellulaire, un petit corps arrondi ou ovoïde, très réfringent, très réfractaire aux colorations ordinaires et surtout, ce qui est particulièrement intéressant, très résistant aux divers agents destructeurs : température, lumière, antiseptiques, etc. On comprend de quel intérêt doit être, pour le médecin et pour l'hygiéniste, la notion de l'existence de ce petit corps si vivace et si tenace dans sa vitalité, qui n'est autre que la *spore*. (V. fig. 8, p. 24.)

On aura beau immobiliser ou détruire les bacilles à leur état purement végétatif, empêcher le phénomène de la scissiparité de s'accomplir, si on a laissé intacte la spore, toutes les tentatives thérapeutiques ou prophylactiques resteront vaines, puisque bientôt, capable, lorsque les conditions deviendront favorables, de végéter et de multiplier à l'infini son espèce, le germe qui a été respecté, la spore durable va renouer la chaîne un instant interrompue des générations virulentes dont elle était issue, et cela avec un degré de nocivité qui, sauf atténuation préméditée de la part de l'homme, sera exactement le même que celui que possédaient au début les bacilles sporifères.

Les conséquences médicales de la découverte de cette forme durable, de ce germe ou spore des bactéries, découverte due à PASTEUR d'abord, puis à KOCH, sont trop importantes pour que nous n'ayons pas cru devoir, au début de ce paragraphe, y revenir à nouveau, en mettant en relief une des particularités les plus saillantes de l'histoire naturelle des bacilles.

Un autre point de la morphologie de ces derniers qui a, dans ces dernières années, attiré l'attention des bactériologues et qui témoigne d'une organisation beaucoup moins simple qu'on ne le croyait autrefois chez ces infiniment petits, c'est l'existence de cils vibratiles à la surface même des éléments bacillaires, cils parfois très nombreux et très longs, grâce auxquels certains bacilles se meuvent avec une extrême rapidité.

Une question maintenant se pose à nous, à laquelle il n'est peut-être pas aussi aisé de répondre que cela semble au premier abord : quels sont, parmi les bacilles pathogènes, ceux exclusivement propres à l'organisme humain, ceux qui ne jouent vraiment un rôle pathogénique que dans les maladies qui affectent l'homme, à l'exclusion des animaux supérieurs ?

Nous connaissons, certes, des affections contagieuses, épidémiques, infectieuses par conséquent, et très vraisemblablement microbiennes, qui n'ont, en médecine vétérinaire, que d'assez peu analogues représentants : la scarlatine, la rougeole, la coqueluche, la suette miliaire, la variole, d'autres encore sont de ce nombre. Malheureusement, et comme par une sorte d'inexplicable fatalité, ce sont précisément ces maladies si typiques, si régulièrement autonomes, si nettement distinctes, qui, jusqu'à ce jour, ont opiniâtrement refusé de nous livrer les secrets de leurs facteurs étiologiques animés et nous en sommes encore à attendre le moment où les bactéries des fièvres éruptives seront enfin mises en évidence, cultivées et combattues avec les armes appropriées de la science moderne. Des microbes variés ont bien évidemment été rencontrés dans certains produits pathologiques ou dans les organes des sujets atteints des affections auxquelles nous faisons ici allusion, mais aucun, jusqu'à présent, n'a vraiment acquis droit de cité et ne peut être, dans un livre comme celui-ci, inscrit franchement et sans arrière-pensée dans la liste des microbes pathogènes de l'homme.

La vérité est qu'en cela comme en taxinomie, malgré les merveilleuses découvertes de ces temps derniers, même à cause d'elles, si paradoxale que paraisse cette dernière affirmation, nous ne pouvons que remplir des cadres provisoires, poser des jalons qui demain, peut-être, devront être déplacés et reportés bien loin ; mais, en agissant ainsi, nous suivons fidèlement la marche de la science et nous avons surtout, en formulant ces réserves, la conviction que nous n'élevons aucune barrière définitive et infranchissable devant ses progrès incessants.

Dans le groupe extrêmement important des bacilles, nous rencontrons, comme dans celui des microcoques, des espèces à fonctions très variées et pas toujours bien nettement déterminées, les unes étant saprogènes, d'autres zymogènes et d'autres enfin, les seules qui nous intéressent directement ici, pathogènes, et encore, faut-il, parmi celles-ci, distinguer celles qui, nocives pour les animaux, sont inoffensives pour l'homme et celles qui se montrent virulentes tout à la fois vis-à-vis certains animaux et l'homme, ou n'ont d'action pathologique que sur ce dernier seul.

Ce sont, bien entendu, les bacilles appartenant à ces deux dernières catégories que nous étudierons de préférence..

BACILLUS DIPHTERIÆ.

Synonymes. — Bacille diphtéritique ou diphtérique ; Bacille de Loeffler ; Bacille de Klebs ; Bacille de Klebs-Loeffler.

Découverte. — Vu pour la première fois de façon certaine par KLEBS (1883) dans les fausses membranes diphtériques ; retrouvé dans les mêmes conditions par LOEFFLER (1884), qui en a fait une étude magistrale (1884-1887), par ROUX et YERSIN (1888), ZARNIKO (1889), etc.

Habitats naturels les plus fréquents. — Il est de toute évidence que chaque fois que l'on voudra se procurer à l'état de pureté le bacille de Lœffler, c'est dans les fausses membranes recouvrant les muqueuses atteintes qu'il faudra le rechercher ; très souvent on l'y trouvera, associé à d'autres microorganismes : les uns sans portée nosologique, les autres, au contraire, pathogènes ; mais, dans bien des cas, il existe presque seul à la surface et surtout dans l'épaisseur des enduits croupaux. On ne peut cependant pas dire que ce soit là son habitat véritablement naturel, puisqu'il ne s'y rencontre que grâce à une déviation de l'état normal de l'organisme humain. Quel est donc le substratum normal de ce bacille en dehors de l'économie animale ? où vit-il lorsqu'il reste pathologiquement silencieux, pourquoi et comment change-t-il de milieu et détermine-t-il ces épidémies si soudaines et si redoutées ?

Voilà autant de questions qu'il serait du plus grand intérêt scientifique et médical de voir résolues et qui malheureusement sont encore autant d'inconnues.

On a incriminé successivement les fumiers, les ordures ménagères, les chiffons, la paille, les oiseaux de basse-cour, etc. : on a accumulé nombre de preuves d'ordre clinique, mais on n'a pu encore arriver à faire, sans contestation possible, la preuve bactériologique des assertions émises, preuve qui seule lèverait tous les doutes et entraînerait toutes les convictions.

Tout ce que nous savons à ce sujet et ce qu'il était, au reste, facile de prévoir à l'avance, c'est que le bacille de Klebs-Lœffler se rencontre dans la bouche et dans le nez d'individus guéris de la diphtérie depuis un assez long temps, comme dans le voisinage immédiat de ceux atteints ou convalescents de cette maladie.

Quelques auteurs, ABEL, EMERSON, PARK et WRIGHT, entre autres, ont pu déceler sa présence dans les poussières des salles abritant des diphtériques et sur les vêtements des personnes qui les approchent, à la surface de jouets, dans de l'eau de toilette, etc. On a dernièrement affirmé l'avoir trouvé dans l'eau de bénitiers.

L'importance de telles constatations ne saurait être discutée et doit imposer des précautions d'hygiène et de prophylaxie qui concourront, pour leur part, à l'extinction de cette terrible maladie.

La diffusion, autour de foyers diphtériques, du bacille de Lœffler doit être beaucoup plus grande qu'on ne l'a pu constater jusqu'à ce jour, et le manque de démonstrations nombreuses tient uniquement à certaines difficultés techniques de dissociation de cette espèce bactérienne, sur lesquelles nous aurons à insister bientôt.

Formes, dimensions et principales particularités morphologiques. — Les bacilles de Lœffler *typiques*, qu'ils soient examinés dans une fausse membrane ou dans une culture, sont représentés par des bâtonnets, en général aussi longs (2 μ 5 à 3 μ 5), mais plus épais (0 μ 7) que ceux du bacille de la tuberculose de KOCH ; ils sont droits ou légèrement incurvés sur eux-mêmes, à extrémités arrondies et même assez souvent renflées en forme d'haltère, de double massue, d'os de grenouille. En ce qui concerne leur mode d'agrégation le plus ordinaire, les éléments bacillaires sont presque constamment

isolés ou parfois par groupes de deux, chacun des bâtonnets faisant avec son congénère un angle plus ou
moins aigu qui donne au couple l'aspect d'un L ou d'un V
majuscules, d'un accent circonflexe (∧) ou d'un Y majuscule, etc. ; ils peuvent, dans d'autres cas, être accolés
les uns aux autres en faisceaux parallèles formant palis-
sade, ou enchevêtrés irrégulièrement à la façon de

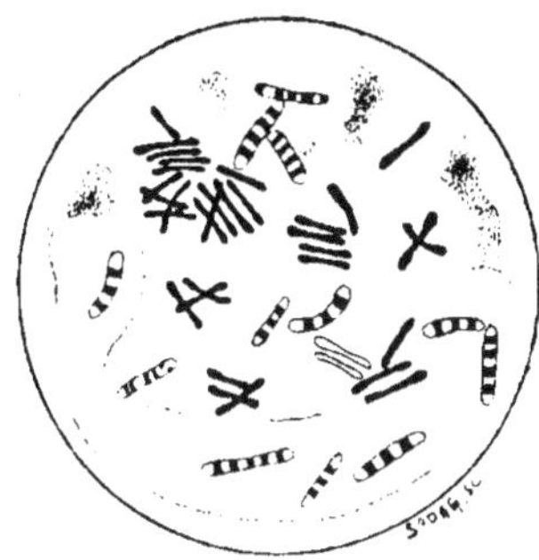

Fig. 77. — Bacille de la diphtérie humaine.

broussailles ; jamais ils ne constituent de chaînettes ou
strepto-bacilles.

Les bacilles diphtériques répondant à ce type morphologique, qui constitue la *forme longue* de Martin et
est, sans contredit, la plus virulente, ont, en général,
leur protoplasma très granuleux, ce qui tient à l'existence de nombreuses vacuoles superposées les unes au-
dessus des autres (fig. 77) tandis, que dans la *forme
courte* dont les bâtonnets, comme le nom l'indique, sont
plus courts, plus trapus et non embroussaillés, le protoplasma est ordinairement homogène. Ces différences
entre les deux formes se manifestent aussi bien dans les
fausses membranes que dans les cultures : de même que,
dans celles-ci comme dans celles-là, il est assez fréquent

d'observer des formes involutives plus ou moins fortement renflées en poire, en massue, en fuseau, etc.

Le bacille de Lœffler est toujours immobile. D'après Babès. il se formerait parfois dans les bacilles cultivés sur gélatine–peptone à 22°, soit à une extrémité, soit au milieu. des spores ovoïdes de 1 µ de long, très brillantes, très résistantes et se colorant par la méthode d'Erlich-Frænkel (v. n° 2, p. 75) ; cette observation est restée isolée.

Caractères de coloration. — Les bacilles de la diphtérie se colorent bien par les procédés ordinaires, mais plus intensément encore, lorsqu'on fait agir sur eux la solution alcaline de bleu de méthylène de Loeffler, ou mieux, la solution de E. Roux au violet dahlia et au vert de méthyle. Voir n° 6, p. 76.)

Traités par la méthode de Gram ou de Gram-Nicolle, ils restent colorés : ils prennent donc le Gram.

Le bacille diphtérique possède des corpuscules polaires qu'on peut mettre en évidence au moyen des procédés de Neisser et de Falières.

Dès 1897, Neisser indiquait un procédé qu'il a modifié dans la suite. Ce procédé nécessite trois solutions colorantes :

Solution A : Poudre de bleu de méthylène .   1 gramme
            Alcool   20   —
            Eau distillée.   1000   —
            Acide acétique glacial.   50   —

Solution B : Krystal violet de Höchst   1   —
            Alcool   10   —
            Eau distillée   300   —

On les mélange dans la proportion de deux parties de la solution A et une partie de la solution B. On colore

en partant d'une culture sur sérum laissée à l'étuve à 35°
de dix à vingt heures. La durée du contact doit être
d'une seconde. On lave, puis on fait agir pendant trois
secondes une solution de chrysoïdine à 1,300e. faite à
chaud et filtrée. Ce procédé de coloration est excellent,
si l'on modifie un peu les préceptes de Neisser, et si,
comme le recommandent Blumenthal et Lipskerow
d'abord, Scheller ensuite, on fait agir le mélange des
solutions A et B pendant dix à quinze secondes au
moins, au lieu de quelques secondes seulement ; les
corps bacillaires prennent une coloration jaune verdâtre
et les granulations polaires, une teinte violet très foncé,
presque noire.

Dans sa thèse soutenue à Bordeaux en 1902, Falières a
préconisé le procédé suivant :

Il fait une coloration du frottis avec un mélange contenant :

Bleu de méthylène.	1 gramme
Borax	0,5 —
Eau distillée.	100 —
Alcool absolu	8 gouttes

Il lave à l'eau et colore le fond avec une solution de
vésuvine à 1 p. 1.000.

Aérobiose ou anaérobiose. — Aérobie de préférence,
le bacille de Lœffler peut cependant donner de maigres
cultures à l'abri de l'air.

Principaux caractères des cultures. — Il importe, si
l'on veut bien comprendre la nécessité de milieux spéciaux de culture pour la mise en évidence et l'isolement
du *Bacillus diphteriæ,* de savoir que ce microorganisme
a des exigences toutes spéciales en ce qui concerne sa
température d'incubation, ne se développant absolu-

ment pas au-dessous de 18°-20°, donnant ses colonies les plus luxuriantes à 35°-37°, pour cesser toute pullulation à 42°. Il est donc à peu près impossible d'utiliser, pour la dissociation de cette espèce. la méthode des plaques de gélatine, plaques qui ne doivent pas, sous peine d'être liquéfiées, être exposées à une température quelque peu supérieure à 22° ; on a cependant pu, en augmentant la teneur en gélatine ou en mélangeant celle-ci avec de la gélose, obtenir quelques maigres résultats.

Sur plaques gélatine à 15 p. 100.—A 24°, très petites colonies blanchâtres, restant stationnaires, non liquéfiantes.

Sur gélatine : piqûre ou strie. — Développement très faible de petites colonies sphériques qui renferment fréquemment des formes d'involution et donneraient, d'après BABÈS, au bout d'un temps assez long, à 18°-22°, des bacilles sporifères (fait contesté).

Sur gélose pure ou mélangée de sérum. — Les colonies sont plus apparentes, blanchâtres, plus épaisses au centre ; d'abord isolées, plus tard elles constituent le long de la strie une traînée grisâtre.

Sur sérum de bœuf gélatinisé (c'est-à-dire solidifié, après stérilisation, par chauffage discontinu). — C'est ce milieu nutritif que LOEFFLER (1) et E. ROUX ont démontré être le plus favorable à la culture du bacille de la diphtérie : celui-ci, contrairement à ce qui se passe pour les autres microbes de la bouche, donne en moins

(1) LOEFFLER a recommandé un *sérum peptonisé* coagulé à 70° dans lequel entrent trois parties de sérum de veau ou de mouton. une partie de macération de viande de veau, 1 p. 100 de peptone et de sucre, et 0.5 p. 100 de sel marin. La végétation du bacille diphtérique y est, en effet, un peu plus luxuriante que sur le sérum seul, mais malheureusement il en est de même de celle des autres microbes concomitants ; aussi E. ROUX donne-t-il, avec raison, la préférence au sérum gélatinisé ordinaire.

de vingt-quatre heures, dans l'étuve à 37°, des colonies très apparentes et très nettes, arrondies, à contours réguliers, d'un blanc grisâtre, plus opaques au centre et de la grosseur d'une tête d'épingle un peu forte. Elles peuvent atteindre, les jours suivants, trois à cinq millimètres de diamètre et deviennent saillantes surtout à leur centre, qui présente comme un petit mamelon hémisphérique. De la quinzième à la vingt-quatrième heure, les colonies diphtéritiques sont seules apparentes, ce qui facilite singulièrement le diagnostic, tandis que, passé le premier jour après l'ensemencement, dont nous indiquerons la technique dans un des chapitres suivants, apparaissent d'autres colonies bactériennes qui rendent l'observation plus difficile et moins sûre.

Cultures sur pomme de terre. — Pas de culture apparente ; mais les bacilles ensemencés séjournent assez longtemps à la surface du tubercule, comme le démontre l'examen microscopique du produit de raclage.

Cultures en bouillon. — Dans le bouillon de veau, légèrement alcalin, à 35°-37°, se développe assez rapidement (de douze à vingt-quatre heures) un trouble uniforme, dû lui-même à la formation d'une multitude de petits grumeaux, dont les uns se fixent aux parois du récipient, tandis que d'autres gagnent le fond et y constituent bientôt un sédiment blanchâtre, assez épais et visqueux ; il peut aussi se faire, surtout si la température d'incubation ne dépasse pas 30° à 33° et si la culture est soumise à un repos absolu, qu'un voile pelliculaire très mince et très fragile apparaisse à la surface du bouillon. Quant à celui-ci, qui primitivement était alcalin, il devient acide au bout d'une douzaine de jours, puis redevient alcalin, à moins toutefois que la culture n'ait été faite dans le vide, auquel cas il conserve toujours son acidité, tandis que les grumeaux sont moins gros, moins abondants et que la vitalité comme la virulence des bacilles y disparaissent plus rapidement ; le même fait se produit dans les milieux glycérinés.

Culture dans le lait. — Le lait de vache particulièrement, ainsi que l'a montré SCHOTTELIUS (1896), convient admirablement au bacille de Lœffler comme milieu de culture et cela n'est pas sans importance au point de vue épidémiologique.

Culture sur blanc d'œuf cuit. — D'après SANHAROFF (1892), le blanc d'œuf cuit constituerait un excellent succédané du sérum coagulé pour la diagnose rapide du Bacille dipthéritique qui, en vingt-quatre heures, à 35°– 37°, y formerait de petites colonies arrondies, peu transparentes, d'un blanc mat d'abord, puis jaune ou rougeâtre plus tard.

Cultures dans liquide d'Utchinsky. — UTCHINSKY (1893) a proposé la solution suivante dont on pourrait varier à volonté la nature ou la dose des composants ; elle entre dans la catégorie des substrata nutritifs exceptionnels et c'est pour cela que nous donnons ici seulement sa formule, l'occasion se présentant de le faire.

Liquide d'Utchinsky.

Eau	1.000 grammes
Glycérine	30-40 —
Chlorure de sodium	5 - 7 —
Chlorure de calcium	0 , 1 —
Sulfate de magnésie	0,2-0,4 —
Phosphate bipotassique	6 - 7 —
Lactate d'ammoniaque	6 - 7 —
Asparagine	3 - 4 —

HUGOUNENQ et DOYON (1896) ont montré que, contrairement aux assertions de l'auteur de la précédente formule, le bacille de Lœffler ne donnait dans ce liquide de culture que de très mauvais résultats.

Milieu de Thiel. — En 1907, Thiel a imaginé un milieu de culture très analogue à celui qu'a recommandé Barsiekow pour la diagnose du Bacille d'Eberth. Ce milieu est constitué par :

Peptone	} *aa* 1 gramme	
Nutrose		
Glucose		
Sel de cuisine	0,5	
Solution de tournesol de Kahlbaum	5	—
Eau	100	—

Milieu de Rothe. — La même année, Rothe a préconisé également un milieu qu'on prépare de la façon suivante :

On prend 4 parties de sérum de bœuf auxquelles on ajoute une partie de bouillon neutre, absolument dépourvu de sucre. A 90 parties de ce bouillon-sérum, on ajoute 10 parties d'une solution de tournesol de Kahlbaum qui contient elle-même le sucre que l'on veut éprouver dans la proportion de 1 p. 10 ; le sucre est donc dans le milieu à une dilution de 1 p. 100. On stérilise la solution sucrée tournesolée en la faisant séjourner dans l'eau à 100° pendant deux minutes et pendant trois jours consécutifs et, le milieu une fois préparé, on le répartit en tubes ou en boîtes de Petri auxquels on fait subir les mêmes manipulations qu'au sérum coagulé ordinaire.

Sécrétions et virulence. — Nous avons vu le bacille diphtéritique donner naissance dans ses bouillons de culture d'abord à un produit acide, qui persiste en anaérobiose ou dans les milieux glycérinés, puis à un produit alcalin qui ne serait autre que de l'ammoniaque, dont l'existence se traduit souvent par la formation de cristaux de phosphate ammoniaco-magnésien ; il y aurait aussi, suivant certains auteurs (le fait est contesté par d'autres). production d'indol.

Mais la sécrétion qui, par son importance majeure, prime à coup sûr toutes les autres est celle de la *toxine diphtérilique* déjà soupçonnée par LOEFFLER mais vraiment découverte et bien mise en évidence, avec toutes ses propriétés biologiques, par ROUX et YERSIN (1888).

Cette toxine, qui serait voisine des enzymes, des diastases, a une puissance toxique telle que dans un litre de bouillon de culture pouvant tuer de 20.000 à 30.000 cobayes, il y aurait à peine un milligramme de substance active !

Ce produit de sécrétion joue un tel rôle, à l'heure actuelle, non seulement en Microbie générale mais encore dans l'étude spéciale et si intéressante de la sérothérapie antidiphtérique, que nous croyons devoir entrer à son sujet dans quelques détails que ne semblerait pas devoir comporter, au premier abord, la nature de ce livre.

Nous pensons, en effet, que les pharmaciens, qui auront à conserver et à livrer, comme tout autre médicament. le sérum antidiphtérique, doivent posséder quelques notions sur le mode de production de la toxine qui est elle-même l'origine et la base de l'antitoxine utilisée comme agent préventif ou curateur.

Pour obtenir une toxine à son maximum de puissance. il faut d'abord faire choix d'un bacille de Loeffler de très grande virulence, capable, par exemple, à la dose d'un demi-centimètre cube de bouillon de culture ayant vingt-quatre heures d'incubation à l'étuve et inoculé sous la peau, de tuer, en moins de trente heures, un cobaye de 300 grammes. On ensemence alors ce bacille dans du bouillon de bœuf peptoné à 20 p. 100, salé, neutralisé et privé d'absolue façon de toute espèce de sucre (1). Ce bouillon doit être versé en assez grande quantité (500 grammes au moins) sous une faible épaisseur (2 à 3 centimètres), dans de grands ballons à fond large et munis de deux tubulures : l'une supérieure et l'autre latérale ; ce sont les ballons dits de Fernbach, qui, une fois ensemencés et les tubulures munies de ouate, stérilisée, bien entendu, comme tout le reste, sont mis à l'étuve à 37° et reliés par une des tubulures avec une trompe aspiratrice et par l'autre avec un flacon barboteur renfermant de l'eau à travers laquelle doit barboter, pour rester humide, l'air que l'on fait pénétrer dans le ballon et que l'on désire voir se renouveler sans cesse à la surface du bouillon de culture. Cet apport continu et très abondant d'air au contact des bacilles en voie de pullulation constitue, en effet, une excellente condition pour que la toxine puisse atteindre son maximum de rendement, ce qui arrive d'ordinaire après trois semaines ou un mois. Pousser plus loin l'expérience ne servirait à rien et serait même nuisible, puisque, après ce laps de temps, la substance produite reste stationnaire ou diminue d'intensité.

Le liquide de culture, retiré à ce moment de l'étuve, est alors filtré à l'aide d'un des appareils représentés page 93 (fig. 25), de l'appareil à filtration sous pression (fig. 26), de préférence, si sa quantité est suffisante, et immédiatement reçu dans des flacons à trois tubulures

----

(1) Nous rappelons en passant que certaines peptones commerciales sont frauduleusement additionnées de sucre de lait (L. Hugounenq).

stérilisés, qui sont très commodes pour prélever, quand on le veut, une partie du liquide toxique.

Celui-ci, d'après ROUX et MARTIN, s'il a été bien préparé, doit tuer un cobaye de 300 grammes, par inoculation sous cutanée, en moins de quarante-huit heures, avec un 1/10 de centimètre cube.

On voit combien nous avions raison de dire que la toxine diphtérique possède une incroyable activité, grâce à laquelle, du reste, on n'est plus étonné aujourd'hui de l'extrême gravité d'une maladie (diphtérie) dans laquelle, comme cela arrive aussi pour le tétanos, le microbe pathogène reste cependant cantonné dans un espace des plus restreints, à la surface d'une muqueuse, sans pénétrer ni dans les organes internes, ni dans le sang, ni dans le système lymphatique.

La toxine obtenue, comme il vient d'être dit, doit être conservée en flacons strictement stérilisés, à l'abri de la lumière, de la chaleur et aussi de l'air ; elle peut, dans ces conditions, garder toute son activité pendant six mois environ.

En ce qui concerne la préparation de l'anti-toxine qui est la base du traitement curateur actuel de la diphtérie, nous ne pouvons que l'indiquer à grands traits. On choisit un cheval jeune, vigoureux, indemne de toute tare infectieuse et notamment de tuberculose ou de morve, ce dont on s'assurera par des injections préalables de tuberculine et de malléine (se reporter pour avoir l'explication de ces deux opérations préalables à la monographie du Bacille de la tuberculose de KOCH et à celle du Bacille de la morve) et on procède, après quelques jours de repos et de mise en observation, à son immunisation vis-à-vis le virus diphtéritique, en suivant scrupuleusement les indications de ROUX et YERSIN, qui sont celles adoptées par l'Institut bactériologique de Lyon et du Sud-Est

On commence par inoculer sous la peau du cou ou des flancs du cheval (aussi loin que possible des articulations des membres) de très petites doses (1 centimètre cube) d'un mélange de la toxine ci-dessus décrite avec moitié ou un tiers de solution de Lugol (eau iodo-iodurée n° 8, p. 77).

Les injections sont pratiquées tous les deux, trois, quatre jours ou plus, laissées momentanément de côté ou poursuivies régulièrement suivant l'état de réaction générale (fièvre, inappétence, etc.), ou locale (tuméfaction douloureuse *in situ*, œdème voisin, etc.) de l'animal. On procède de même sorte jusqu'à ce qu'on soit arrivé à pouvoir inoculer, sans une trop vive réaction, de la toxine pure dont on augmente progressivement la dose (2, 4, 5, 10, 20, 30, 50 jusqu'à 100 et parfois même 150 centimètres cubes). Si le cheval peut supporter sans être malade de semblables quantités de toxine, on essaie alors le pouvoir anti-toxique de son sérum : pour cela, on pratique une saignée, on recueille aseptiquement le sang et on vérifie expérimentalement quel est le pouvoir préventif du sérum en l'inoculant à des cobayes qui reçoivent ensuite des doses mortelles de culture virulente de bacille de Lœffler ; on ne doit se déclarer satisfait que si ce pouvoir préventif est d'au moins 1/50.000, c'est-à-dire capable d'immuniser, contre le virus diphtéritique tuant un animal témoin en trente heures environ, 50.000 fois son poids de cobaye.

Mais un tel résultat, si appréciable soit-il, n'est pas encore suffisant et l'on doit chercher à obtenir un sérum qui ait un pouvoir immunisant de 1/80.000 à 1/100.000. Il est nécessaire, pour cela, d'inoculer au cheval, dans un laps de temps qui varie entre un mois et demi et deux mois et demi, de 800 grammes à 1 kilogramme de toxine.

Une fois atteint le degré d'anti-toxicité voulu, on pratique sur l'animal une copieuse saignée (5 à 6 litres), on recueille le sang et on en sépare le sérum suivant la technique très bien exposée dans le *Précis de Bactériologie pratique* de J. Courmont. 1910, auquel nous renvoyons, pour tous les détails qui ne sauraient trouver place dans ce livre, le lecteur qui serait désireux de les connaitre. Ce qu'il importe davantage au pharmacien de savoir, c'est l'aspect que doit avoir le sérum antidiphtérique qui lui sera confié et comment il doit s'y prendre pour le conserver intact et actif le plus longtemps possible.

En général, le sérum, tel qu'il est expédié des Instituts bactériologiques ou des laboratoires qui ont reçu de l'État l'autorisation de le préparer, est réparti, après addition préalable d'une faible dose d'antiseptique (acide phénique chez Behring ; camphre fondu à l'Institut Pasteur ; 4 p. 1.000 de solution d'eucalyptol pharmaceutique à l'Institut Bactériologique de la Faculté de médecine de Lyon), dans des flacons de 15 à 20 centimètres cubes de capacité, obturés soit avec un bouchon de caoutchouc, soit avec un bouchon de liège paraffiné et munis d'une étiquette qui indique la provenance du sérum et — ce qui est extrêmement important — la date exacte de sa récolte.

Le sérum doit être jaune ambré et parfaitement limpide : cependant, il peut se faire, si surtout on ne l'a pas laissé reposer dans de grands flacons avant de le répartir dans les petits, qu'il soit un peu trouble, ce qui tient aussi à l'addition d'antiseptiques ; mais, après quelques jours de repos, un sédiment se forme et le liquide doit se clarifier : s'il ne le fait pas, c'est qu'il est altéré.

Pour assurer une conservation parfaite, on doit tenir les flacons dans un endroit constamment frais, à l'abri de l'air et de la lumière ; le sérum garde de la sorte son activité initiale pendant trois ou quatre mois et même, d'après Courmont, pendant cinq et six mois.

Nous conseillons néanmoins au pharmacien qui voudra agir avec prudence et être vraiment consciencieux, de ne livrer que des sérums ayant moins de trois mois de date, afin de se prémunir contre les chances imprévues d'atténuation qui pourraient être en même temps des chances de mort pour les malades traités.

Qu'il se souvienne constamment aussi de cet axiome fondamental : « Le sérum antidiphtérique, employé comme agent curateur de la diphtérie, se montre d'autant plus efficace qu'il est injecté de façon plus précoce, avant même les résultats du diagnostic bactériologique, et quand bien même des doutes existeraient sur la nature de la maladie. »

C'est au pharmacien, concurremment avec le médecin, qu'incombe le devoir d'éclairer les populations ignorantes et encore réfractaires aux idées modernes sur les merveilleux effets d'un traitement sans danger et capable de sauver tant d'existences.

Si nous avons traité, avec trop de détails peut-être, cette question, si à l'ordre du jour, de la toxine et de l'antitoxine diphtériques, c'est afin, précisément, de permettre au pharmacien qui apprendra, dans ce Précis, les éléments de la technique bactérioscopique, d'acquérir les notions indispensables pour parler en connaissance de cause de la nouvelle méthode thérapeutique et donner à ses clients des conseils qui seront d'autant mieux suivis qu'ils apparaîtront plus documentés et plus scientifiques.

Il nous resterait beaucoup à dire encore sur ce sujet ; car les travaux récents sur le virus diphtérique sont innombrables et quelques-uns, parmi eux, de premier ordre. Mais. nous nous voyons obligés de renvoyer le lecteur qui voudrait être complètement renseigné sur l'histoire de l'infection ou de l'intoxication diphtériques expérimentales aux plus importants ouvrages de Microbie. par exemple : *Traité pratique de Bactériologie* de MACÉ (5ᵉ édition, Paris, 1904) ou aux mémoires originaux, ceux surtout de ROUX et YERSIN (*Annales de l'Institut Pasteur*, 1888. 1889, 1890).

Rôle pathologique. — Ce que l'on peut affirmer, sans crainte de contradiction. c'est que le bacille de LOEFFLER est une des bactéries dont le rôle étiologique et pathogénique dans la production. l'évolution et la propagation d'une maladie infectieuse et contagieuse est des plus nets. des plus certains et des moins contestés.

Une particularité qui avait pu, à un moment donné, étonner les cliniciens et les dérouter quelque peu, à savoir : la discordance ou plutôt la disproportion qui existe entre, d'une part. la pullulation toute superficielle, la localisation microbienne à la surface d'une portion de muqueuse ou d'une plaie et, d'autre part, l'extrême gravité. comme la généralisation des symptômes observés, a été lumineusement expliquée par les découvertes de ROUX et YERSIN. LOEFFLER. BRIEGER et FROENKEL, BEHRING. KITASATO, etc., sur l'énorme puissance nocive, la diffusion rapide et les élections multiples de la toxine sécrétée par le bacille.

Celui-ci. en effet. reste presque toujours. nous le savons. localisé à la surface des muqueuses ou des plaies atteintes de diphtérie ; il ne pénètre pas dans l'intérieur de l'organisme ; il ne se généralise pas. comme tant d'autres, par la voie du système circulatoire sanguin ou lymphatique. et cependant. même en laissant de côté les symptômes d'ordre mécanique. les asphyxies croupales, par exemple, combien d'affections connaissons-nous qui ont une marche aussi rapide, aussi foudroyante parfois, qui, en un si court espace de temps, imprègnent l'économie tout entière d'un principe toxique dont la puissance est telle qu'alors même qu'il ne tue pas, il n'en laisse pas moins, pendant plusieurs mois souvent, les traces manifestes de son passage dans les divers systèmes organiques (paralysies, etc. ?

Or, la toxine diphtérique, telle que nous l'ont fait connaitre les auteurs précités, explique suffisamment aujourd'hui ce qui jadis pouvait passer pour obscur ou tout au moins singulièrement anormal.

En somme, la diphtérie véritable (diphtérie des plaies, angine couenneuse, croup, diphtérie de la muqueuse vaginale) est toujours causée par le Bacille de Lœffler, seul ou associé à quelques autres microbes dont les principaux sont : *Streptococcus pyogenes*, *Staphylococcus pyogenes aureus* ou *albus*, *Coccus* de Brisou, etc., et il n'y a pas de diphtérie là où ne se trouve point de bacille de Lœffler, quelques ressemblances cliniques que l'on puisse constater entre cette maladie et les autres angines pseudo-membraneuses.

Principaux moyens de diagnose. — Le diagnostic bactériologique de la diphtérie a pris dans ces dernières années une part vraiment prépondérante, même en clinique. Partout, dans les villes de quelque importance ou dans les hôpitaux d'enfants, des services spécialement destinés à l'établir ont été organisés et, à chaque instant, les gens compétents sont sollicités de donner leur avis sur la nature microbienne d'une angine suspecte. Et ce n'est pas seulement au début ou dans le cours de la maladie qu'il importe de rechercher si oui ou non le bacille de Lœffler existe ; il peut y avoir encore un intérêt de premier ordre à constater sa présence dans la gorge de personnes et surtout d'enfants ayant été en contact avec un malade, comme aussi dans celle des convalescents, chez lesquels, on le sait, le bacille peut persister très longtemps, plusieurs mois, après la guérison apparente, d'après quelques observateurs, et demeurer capable, si on n'y prend garde, de provoquer de nouvelles infections.

Sa résistance comme vitalité et comme virulence est, en effet, très grande ; nous citerons, à titre d'exemple, l'observation de Roux et Yersin qui ont obtenu des cultures typiques de fausses membranes desséchées et conservées à l'obscurité depuis dix-huit mois.

Il y a donc nécessité absolue, pour le Bactériologue, à savoir découvrir et reconnaître sûrement le bacille de Lœffler.

Cette diagnose est aujourd'hui des plus faciles et peut être opérée rapidement, à condition de suivre scrupuleusement les règles de technique que nous indiquerons avec détails dans le chapitre consacré à l'examen des produits de la bouche et du pharynx. Nous nous bornons à dire, pour l'instant, que le praticien devra, dans la majorité des cas, recourir simultanément à l'examen microscopique après coloration et à la méthode des cultures sur sérum sanguin.

Le microscope lui permettra de constater que les bacilles de Lœffler se rencontrent de préférence dans un des strates de la fausse membrane immédiatement sous-jacent à sa surface libre ou, si celle-ci n'existe pas, dans le mucus ou sur la muqueuse. Après avoir coloré par la solution de Lœffler ou celle de E. Roux (v. p. 67), on verra tout d'abord si le bacille existe seul ou s'il est en association avec d'autres microorganismes ; on notera ensuite les diverses particularités sur lesquelles nous avons déjà insisté: bacilles longs, vacuolaires ou granuleux, embroussaillés, dans certains cas, courts et à contenu homogène, dans d'autres, à extrémités arrondies, parfois renflées et enfin prenant le Gram.

L'examen direct, ainsi pratiqué, laisse assez fréquemment subsister des doutes dans l'esprit de l'observateur et on devrait toujours, pour être sûr de ne se point tromper, instituer des cultures. Si, sur du sérum solidifié, ensemencé comme il sera dit plus tard et placé à l'étuve à 35°, on voit apparaitre, dans les premières vingt-quatre heures, de petites colonies blanc grisâtre à centre plus opaque et surélevé. on peut, presque à coup sûr, affirmer l'existence du bacille de Lœffler. Cependant, comme il existe souvent, associé à celui-ci dans les fausses membranes, un coccus ayant les mêmes caractères de développement, il faudra toujours pratiquer un examen microscopique, après coloration, d'une parcelle d'une ou de plusieurs colonies : cet examen lèvera tous les doutes, puisque, dans un cas, on constatera des formes bacillaires, tandis que dans l'autre on n'aura sous les yeux que des formes sphériques.

La seule difficulté vraiment sérieuse. pouvant surgir au cours de ces opérations de diagnose, tient à l'existence d'un bacille que Lœffler a le premier signalé dans la bouche de personnes saines, comme aussi dans les fausses membranes diphtériques et qui diffère à peine morphologiquement et biologiquement, sauf en ce qui concerne la virulence qui. ici. est nulle. du bacille diphtérique.

Nous croyons devoir, en raison des erreurs de diagnose qu'il est susceptible de provoquer, lui consacrer quelques lignes.

BACILLE PSEUDO-DIPHTÉRIQUE.

Découverte. — C'est LÖFFLER, qui le premier, en 1887, rencontra ce bacille dans les fausses membranes diphté-riques. associé à son congénère virulent. L'année sui-vante, HOFFMANN l'étudia plus complètement, lui donna le nom de Bacille pseudo-diphtérique. On le désigne par-fois également sous le nom de *Bacille de Hoffmann*. Depuis il a été retrouvé par un grand nombre d'obser-vateurs, soit dans des angines de nature variée, soit même dans la bouche de personnes absolument saines (ROUX et YERSIN, ESCHERICH, NEUMANN, etc.).

Caractères morphologiques et de coloration. — Abso-lument les mêmes que ceux du bacille de Klebs-Lœffler, sauf peut-être que les éléments bacillaires sont un peu plus courts dans les cultures sur sérum. La seule diffé-rence appréciable consiste en une absence totale de viru-lence chez ce second bacille, lorsqu'on inocule ses cul-tures pures à un animal.

Caractères de culture. — Sur les divers milieux nutri-tifs, les colonies du bacille pseudo-diphtéritique ont très sensiblement le même aspect que celles du vrai bacille de Lœffler : elles acquièrent cependant un développe-ment un peu plus notable sur la gélatine, ce qui tient à ce que. contrairement à ce que nous avons engistré pour le bacille de Klebs. elles peuvent prendre naissance et s'accroître à une température un peu plus basse, à 20°-22°. D'autre part. la réaction alcaline primitive du milieu de culture persiste beaucoup plus longtemps, ce qui a amené ESCHERICH à proposer comme un bon signe de diagnose différentielle la coloration du bouillon de culture tournesolé légèrement alcalin : ensemencé avec le bacille pseudo-diphtéritique, ce bouillon conserve sa coloration violette, puis devient bleu, alors que celui qui a reçu le bacille diphtéritique vrai ne tarde pas à passer au rouge, en devenant acide.

Mais ce sont là des différences minimes, difficiles à apprécier. Les méthodes de coloration de Neisser et de Falières qui permettent de mettre en évidence les granulations polaires, pourront rendre des services : lorsque la coloration est positive, il s'agit du bacille diphtérique vrai ; lorsqu'elle est négative, il s'agit probablement de Bacilles de Hoffmann. Mais les réactions de Neisser-Lesieur et de Falières ne sont pas spécifiques, elles ne donnent que des présomptions.

Le bacille pseudo-diphtérique *ne fait pas fermenter les sucres*. L'ensemencement sur les milieux de Thiel et surtout de Rothe permettra d'apprécier cette action fermentative. Job, dans une étude récente (1), recommande particulièrement ce dernier qui permettra en même temps de rechercher l'acidité.

Pendant longtemps on s'est demandé si le Bacille de Lœffler et le Bacille d'Hoffmann sont deux espèces distinctes ou si l'on a affaire seulement à deux états, deux variétés d'une seule et même espèce qui tantôt serait pathogène et tantôt d'une absolue innocuité ? On admet actuellement d'une façon générale que ces deux espèces très voisines sont distinctes ; les bacilles pseudo-diphtériques devraient donc être soigneusement distingués des bacilles diphtériques vrais non virulents.

Quant à la question, soulevée un instant, de l'identité présumée de la diphtérie humaine avec la diphtérie

_____

(1) Job. Bacilles diphtériques vrais et bacilles pseudo-diphtérique, in *Journal de physiologie et de pathologie générales*, t. XII, p. 220, 1910.

aviaire, à laquelle quelques observations cliniques avaient paru donner, à un certain moment, une extrême importance, elle semble définitivement résolue aujourd'hui par la négative, malgré quelques oppositions persistantes. Le bacille qui, entre autres organismes parasites, a été parfois rencontré dans les fausses membranes de la *pépie* des oiseaux diffère trop notablement par la plupart de ses caractères morphologiques ou biologiques, de celui de Klebs-Lœffler pour qu'on puisse songer un instant à les identifier.

BACILLUS TUBERCULOSIS.

Synonymes. — Bacille de la tuberculose ; bacille de Koch ; bacille tuberculeux.

Découverte. — On peut dire que la mémorable découverte de Villemin (1865) sur l'inoculabilité en séries du tubercule, a affirmé, en quelque sorte avant la lettre, l'existence d'un agent animé, microbe ou autre, de la tuberculose humaine et si le microorganisme se colorait et surtout se cultivait aussi facilement que la Bactéridie charbonneuse, par exemple, il est bien probable que c'est à un savant français que nous serions redevables de sa mise en évidence indéniable dans les produits tuberculeux.

Malheureusement, comme nous le verrons bientôt, les difficultés de coloration et de culture sont considérables, lorsqu'on s'adresse à la Bactérie dont nous nous occupons en ce moment, et expliquent bien le très long laps de temps qui s'est écoulé entre la découverte de Villemin (1865-1866) et celle de Koch (1882).

Le savant berlinois qui était déjà connu par ses travaux sur le *B. anthracis*, dont il avait trouvé la phase sporulaire (1876) dans le laboratoire de COHN, s'acharnait depuis des années à reconnaître, dans l'expectoration ou les lésions des phtisiques, le microorganisme spécifique que faisaient sûrement prévoir les travaux de VILLEMIN, sans aucun succès du reste, lorsque parurent les recherches fondamentales de WEIGERT et d'EHRLICH (1879-1881) sur les couleurs d'aniline, dérivées de la houille, et leur action sélective sur les Bactéries.

KOCH essaya alors systématiquement la façon dont se comportait, vis-à-vis les crachats ou autres produits tuberculeux, chacune des nouvelles couleurs, et cela en variant le plus possible leur mode d'application. Ayant eu l'idée, un jour, de faire agir successivement sur eux une solution alcaline de bleu de méthylène, puis une solution simple de vésuvine, il releva la présence constante, dans les produits tuberculeux, de bacilles colorés en bleu qu'il n'avait encore jamais rencontrés, tandis que les autres, les ordinaires, étaient bruns ou jaunâtres.

Nous donnons ici, à titre de document historique et en raison de l'exceptionnelle importance de la découverte dont il est question, l'exacte technique primitive, telle que l'employait KOCH :

$$(14) \begin{cases} \text{Solut. alcool concentrée de bleu de méthylène} & 1 \text{ c.c.} \\ \text{Eau distillée} \ldots \ldots \ldots \ldots \ldots & 200 - \\ \text{Solut. de potasse caustique à 10 p. 100.} \ldots & 0,2 - \end{cases}$$

Y plonger la préparation pendant vingt-quatre heures, à froid, ou pendant une heure, à 40° : transporter ensuite le cover dans une solution aqueuse concentrée, fraiche et filtrée de vésuvine; l'y laisser un quart d'heure; laver, dessécher et monter dans le baume.

Dans une telle préparation, examinée au microscope, les noyaux des cellules et les Bactéries ordinaires apparaissent colorés en brun plus ou moins foncé, tandis que les bacilles spécifiques sont teints en bleu.

Devant la constance de ses observations, Koch pensa qu'il avait enfin trouvé l'agent microbien de la tuberculose ; mais, guidé par un sentiment de prudence dont il aurait bien dû se souvenir plus tard, lorsqu'il lança sa fameuse tuberculine (la première), il ne publia sa découverte que lorsqu'il eut réalisé la triade expérimentale, alors exigée par Pasteur et qui consistait en : 1° trouver toujours dans une même affection le même microorganisme : 2° ne trouver ce microorganisme que là et non ailleurs, c'est-à-dire dans d'autres maladies : 3° après l'avoir cultivé à l'état pur, l'inoculer aux animaux, qui doivent alors présenter une affection semblable à celle dont il provient (1). Ces indications furent scrupuleusement suivies et un succès complet couronna les efforts du bactériologue allemand.

Koch démontra, en effet, la présence de ses bacilles exclusivement dans les lésions tuberculeuses les plus diverses de l'homme, du bœuf (pommelière) et même du singe : il réussit, d'autre part, après bien des tentatives infructueuses, à obtenir des cultures pures, en ensemençant des parcelles de granulations tuberculeuses sur du sérum sanguin gélatinisé et mis à l'étuve à 37°-40° ; enfin, en inoculant dans le péritoine ou sous la peau de lapins, de cobayes ou de singes ces cultures pures, il provoqua la formation de lésions tuberculeuses typiques qu'il put reproduire, en quelque sorte indéfiniment, d'animal à animal, par la méthode dite des inoculations en séries.

(1) A l'heure actuelle, les conditions si nettement précisées par Pasteur, à l'origine de ses études microbiennes, ont dû être singulièrement élargies, et le lecteur s'en rendra suffisamment compte par lui-même, au fur et à mesure qu'il parcourra ces pages.

Voici donc bien et dûment découvert le microbe de la tuberculose humaine ordinaire, classique, qui s'identifie avec celles des mammifères (vache, singe, etc.), puisque, depuis les déclarations solennelles de Koch à la *Société de physiologie de Berlin*, le 24 mars 1882, personne ne s'est inscrit en faux contre aucune d'entre elles. Mais, depuis cette époque, d'autres tuberculoses, les unes microbiennes (zoogléique, etc.), les autres mycosiques (aspergillus, oïdium, etc.) ont été rencontrées exceptionnellement chez l'homme et décrites avec soin. Nous devons forcément les laisser de côté, nous contentant, à la fin de cet article, de présenter un tableau synthétique de celles qui sont vraiment microbiennes.

Habitats naturels les plus fréquents. — « Le Bacille de la tuberculose, dit Macé (*Traité pratique de Bactériologie*, 5e édit., 1904, p. 589), doit être très répandu dans la nature ; l'expectoration des phtisiques, en particulier, en répand un nombre considérable dans le milieu extérieur. »

Ceci, malheureusement, n'est que trop vrai et si le médecin, l'hygiéniste, le sociologue ou l'économiste sont, à juste titre, effrayés des proportions que prend à l'heure actuelle la tuberculose dans l'espèce humaine, tant à la ville qu'à la campagne, le microbiste ne saurait en être étonné, lorsqu'à chaque instant il constate le nombre prodigieux de bacilles spécifiques qui existent, vivants et virulents, dans les crachats de phtisiques et sont disséminés, comme à plaisir, sans aucune retenue ni souci de la santé d'autrui, dans les rues, les établissements publics ou privés, les véhicules de toute sorte, etc.

On commence à réagir, sous l'impulsion des hygiénistes, contre la désastreuse habitude, que nous avons contractée et que nous ne voulons pas abandonner, de cracher partout et n'importe où ; mais on se heurte à une telle mauvaise volonté, du haut en bas de l'échelle sociale, que nous sommes bien éloignés encore d'obtenir les résultats poursuivis.

Il n'est guère probable que le bacille de Koch puisse avoir, dans le milieu extérieur, une existence saprophytique réelle, c'est-à-dire qu'il soit susceptible d'y pulluler beaucoup : ses exigences thermiques ou bio-nutritives sont trop grandes pour cela. Mais il est capable, dans un état de dessiccation plus ou moins prononcé et même dans les matières putréfiées, de s'y conserver vivant et avec une très suffisante virulence pour infecter, à l'occasion, tel sujet prédisposé, chez lequel il élira domicile. Bien peu de gens peuvent se flatter de ne l'avoir jamais ni aspiré, ni ingéré.

Ceci, au reste, n'est pas une simple vue de l'esprit ; Cadéac et Malet (1887) ont rendu des cobayes tuberculeux en leur inoculant l'eau de condensation de l'air d'une salle de phtisiques ; Cornet (1888) a obtenu des résultats identiques en inoculant des poussières recueillies dans des salles ou des chambres de tuberculeux ; nous-même (1897), avons infecté des cobayes avec des poussières et le produit de raclage des mangeoires d'étables dans lesquelles avaient vécu un certain temps des vaches atteintes de pommelière.

L'organisme humain lui-même peut être, à l'état normal, le réceptacle de bacilles tuberculeux qui restent inertes jusqu'au moment où, sous une influence quelconque, ils manifestent leur virulence : Straus a, en effet, démontré (1894) que 50 p. 100 des personnes, absolument indemnes de toute tuberculose, qui fréquentent les milieux hospitaliers destinés aux phtisiques, hébergent dans l'intérieur de leur cavité nasale des bacilles de Koch parfaitement virulents.

Certains animaux qui absorbent impunément ces bacilles peuvent jouer aussi un rôle des plus actifs dans la transmission de la tuberculose à l'homme, témoins : les vers de terre qui, d'après LORTET et DESPEIGNES 1892, les ramènent des profondeurs du sol (des couches, par exemple, où sont enterrés des cadavres de tuberculeux) à la surface, ou les mélangent à l'eau de boisson ; les mouches (SPILLMANN et HAUSHALTER, 1887, COURMONT et ANDRÉ) qui, en été, s'abattent en si grand nombre sur les crachoirs et y prennent des quantités de bacilles qu'elles transportent ensuite sur le pain, la viande, etc. ; les punaises (DEWÈVRE), etc., qui d'un homme malade peuvent les véhiculer sur le corps de personnes saines, etc.

On voit, d'après ce qui vient d'être dit, que la tuberculose est une des maladies le plus difficilement évitables — quoi qu'on en dise — à l'heure actuelle, malgré toutes les précautions prises, d'ordre public ou privé. Et cependant, si on le voulait bien, si chacun y mettait du sien, nous avons la conviction qu'on ferait très rapidement baisser le taux de sa morbidité et par conséquent de sa mortalité !

Forme, dimensions et principales particularités morphologiques. — Examinés dans les crachats de phtisiques, après avoir été colorés par l'un ou l'autre des procédés spéciaux dont nous indiquerons plus tard la technique, le bacille de Koch apparaît sous la forme de bâtonnets rectilignes ou assez fréquemment courbés, ayant de 1 μ 5 à 3 μ 5 de long le quart ou la moitié du diamètre d'un globule rouge du sang de l'homme, sur 0 μ 3 de large (assez uniforme), à extrémités arrondies et à protoplasma tantôt homogène et tantôt, ce qui est loin d'être rare, vacuolaire (fig. 78 et 79). Il y a, en général, dans ce cas, 4 à 6 vacuoles incolores que Koch a tendance à considérer, peut-être à tort, comme étant des spores ; la largeur du bâtonnet manque parfois d'uniformité sur toute sa longueur et il y a alors une série d'étranglements séparant des parties renflées et ovoïdes qui ont pu en imposer à quelques auteurs (AMANN, 1887) pour des streptocoques.

Les dimensions moyennes, ci-dessus notées, varient

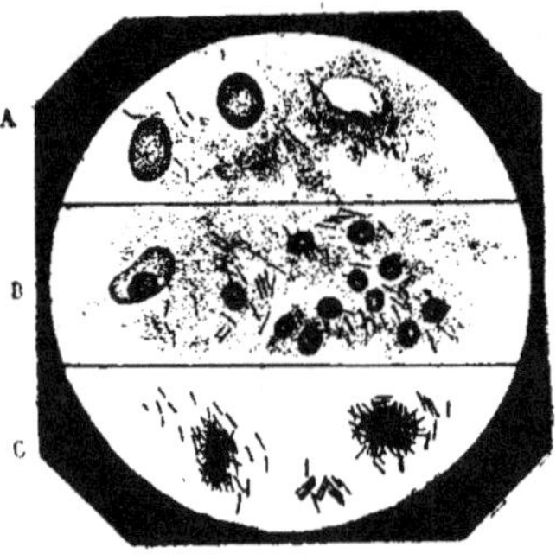
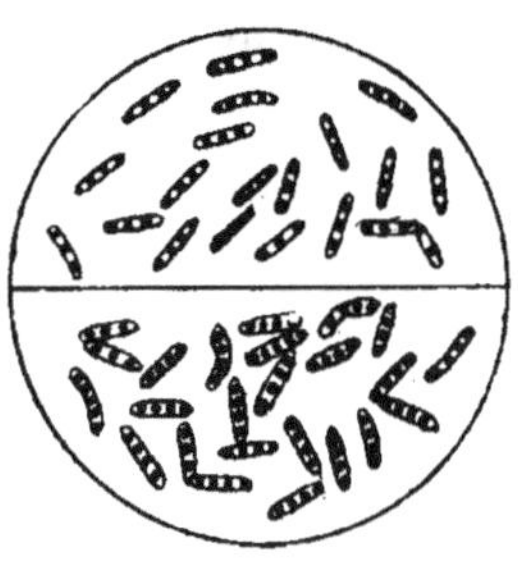

Fig. 78. — Bacille de la tuberculose. — *A.* et *B.* Crachats de phtisiques. — *C.* Cultures, faible grossissement : 700-800 D.

Fig. 79. — *B. tuberculosis* — !Aspects divers dans les crachats à un très fort grossissement : 1.500 D.

quelque peu et souvent même, comme nous avons pu nous en assurer, dans d'assez grandes proportions, suivant la nature du procédé de coloration. Il n'est pas rare, d'un autre côté, d'observer dans les cultures de véritables *formes naines,* ou au contraire des *formes géantes,* très allongées, renflées en massue, parfois ramifiées (METSCHNIKOFF, NOCARD et ROUX) qui ne seraient autres que des formes d'involution qu'il serait possible, d'après CZAPLEWSKI, COPPEN JONES, de retrouver dans les crachats ; c'est ce qui a suggéré à quelques auteurs l'idée que le bacille de KOCH, qu'ils appellent alors *Sclerothrix*

Kochii, serait très proche voisin des *Cladothrix* et de l'*Actinomyces* lesquels ne sont plus des bactéries, mais bien des champignons. Une semblable opinion n'est rien moins que justifiée et nous ne l'enregistrons ici qu'à titre purement documentaire.

Les bacilles de Koch sont toujours immobiles ; nous devons dire cependant que, tout récemment, Arloing a trouvé une variété, qu'il a bien voulu soumettre à notre appréciation, qui a tous les caractères morphologiques, biologiques et de coloration du bacille de la tuberculose typique et qui est manifestement douée de motilité.

Quant à la question des spores, elle reste, malgré l'opinion de Koch, des plus controversées.

Caractères de coloration. — Ce que nous avons dit précédemment au sujet de la découverte, par Koch, du bacille qui porte son nom et les détails circonstanciés de technique dans lesquels nous entrerons lorsque, dans un chapitre suivant, nous traiterons de la préparation des crachats pour l'examen microscopique, nous dispensent pour l'instant de tout développement. Nous rappellerons seulement sur quelle particularité sont fondés ces caractères de coloration, qui ne sont d'ailleurs pas spéciaux au bacille de Koch, mais que ce microbe partage avec les autres bacilles dits *acido-résistants* (bacilles de la lèpre, du cérumen, du smegma, bacilles saprophytes nombreux du lait et ses dérivés, beurre, fromages, etc. .

Tous ces bacilles possèdent sur leur pourtour et même dans leur intérieur une substance spéciale, une cire, qu'on a comparée à une gomme laque. Lorsqu'on fait agir les colorants et qu'ensuite on fait intervenir un acide, cette substance grasse s'oppose à l'action décolorante de l'acide.

Aérobiose ou anaérobiose. — Le bacille de Koch est

surtout un aérobie, ayant besoin pour végéter d'une grande quantité d'oxygène libre.

Principaux caractères tirés des cultures. — Les exigences thermiques de ce microorganisme sont très strictement limitées ; commençant à peine à pulluler à 28°-30°, il ne donne vraiment des colonies appréciables qu'à 38°, c'est-à-dire à la température du corps humain et encore au bout de huit à quinze jours seulement après l'ensemencement ; à 41°, toute végétation cesse.

Il ne faut donc point songer ici aux cultures sur gélatine nutritive, ni, par conséquent, à la dissociation, par la méthode des plaques, du bacille de Koch d'avec les autres très nombreuses bactéries qui l'accompagnent dans les crachats. Cependant, PASTOR a indiqué un moyen assez original d'utilisation indirecte de la gélatine, pour obtenir cette dissociation dans les crachats : il ensemence une parcelle de ces derniers, recueillis aussi aseptiquement que possible, dans la gélatine liquéfiée ; puis, après mélange intime, il solidifie celle-ci et, après quelques jours, laissant complètement de côté les colonies déjà développées qui appartiennent sûrement à des microbes étrangers, il transporte sur le milieu nutritif de choix les portions de la gélatine qui sont restées stériles et qui ont, de ce fait même, quelque chance de renfermer inclus les bacilles spécifiques.

Cultures sur sérum. — C'est sur le sérum sanguin solidifié que KOCH a obtenu, non sans peine, les premières cultures de son bacille ; nous dirons plus tard de quelle façon doit se faire l'ensemencement et nous nous bornons, pour l'instant, à décrire les caractères, sur ce milieu, des colonies absolument pures à l'état solide d'abord, puis à l'état liquide.

Sur le sérum gélatinisé, ensemencé en strie et placé à

l'étuve à 38°-39°, apparaissent, au bout de dix à quinze jours seulement, de petites taches blanches, mates, écailleuses, sèches, adhérant très faiblement au substratum sous-jacent et confluant parfois entre elles de façon à constituer une véritable membrane qui ne se dissocie qu'avec une certaine difficulté. Examinées au microscope, à un grossissement de 60 ou 80 diamètres, elles figurent des sortes d'arabesques formées d'amas linéaires très élégamment contournés en S ou en lignes serpentiformes, qu'un examen microscopique pratiqué par impression (application d'un cover à la surface d'une culture) montre constituées par toute une série de bacilles disposés en un ordre régulier et constant.

Il est préférable, d'après STRAUS et GAMALÉIA (1891), d'avoir recours à du sérum peptonisé, sucré, puis solidifié; sur le sérum glycériné, la culture serait plus précoce (en quatre ou cinq jours) et très épaisse (NOCARD et ROUX, 1887).

Dans le sérum laissé liquide, KOCH a réussi à cultiver le bacille de la tuberculose sous forme d'un voile superficiel blanchâtre, sec et très fragile, le reste du sérum demeurant limpide.

Culture sur gélose glycérinée. — Ce sont NOCARD et E. ROUX qui, en 1887, ont montré que l'adjonction de 5 à 8 p. 100 de glycérine aux différents milieux de culture, et notamment à la gélose, favorisait singulièrement le développement du bacille de Koch, lorsque surtout celui-ci avait déjà été cultivé sur sérum sanguin. L'addition d'un peu de glucose favorise le développement des bacilles.

Sur gélose glycérinée, en strie, à 38°-39°, après une quinzaine de jours, on observe à la surface une couche blanchâtre, épaisse, molle et plissée au centre, plus mince et un peu sèche aux bords; l'aspect ici est beaucoup moins mat, moins écailleux que sur les milieux non glycérinés et se rapproche davantage de celui donné par le bacille de la tuberculose aviaire.

Il ne tarde pas à se dégager de la culture une odeur de pomme rainette assez agréable.

Culture sur gélose sanglante. — Sur ce milieu, les bacilles tuberculeux donnent des colonies ayant l'aspect de mamelons de couleur brun-chocolat, grenus ou à surface plus ou moins plissée.

Culture sur pomme de terre glycérinée. — Pawlowsky et Sander, d'une part, Nocard, de l'autre, ont vivement préconisé l'emploi de pommes de terre glycérinées (V. chap. II. p. 122) et ils ont absolument raison. Sur ce milieu, en effet, le bacille de Koch végète avec une exubérance exceptionnelle ; ses colonies apparaissent, à l'étuve. à 39°, vers le dixième jour, mais sont particulièrement belles après trois semaines ou un mois. Elles sont représentées par une couche épaisse. anfractueuse, jaunâtre. d'une consistance toute spéciale ; nous ne saurions mieux les comparer qu'au revêtement de certains gâteaux ou à la chapelure dont on saupoudre quelques mets. L'eau glycérinée elle-même, qui séjourne dans la partie inférieure du tube de Roux, ne tarde pas à devenir fertile. ce qu'on reconnaît à son trouble et au voile blanchâtre, mince et plissé qui la recouvre.

Culture sur foie et rate. — En 1906. les frères Lumière (de Lyon) ont proposé pour cultiver le bacille de Koch. le foie et la rate de bœuf et de veau ; les organes, lavés à l'eau distillée, sont portés à l'autoclave pendant trois quarts d'heure. Ils y subissent une rétraction assez notable. Découpés en parallélipipèdes, on les immerge dans de l'eau glycérinée à 60 p. 1.000 pendant une heure et on introduit des fragments dans des tubes de Roux. On les stérilise à l'autoclave pendant un quart d'heure. L'avantage de ces milieux est de pouvoir obtenir des cultures dès la trente-sixième heure.

Culture dans bouillon glycériné. — Le bacille de Koch pullule très facilement. à la température eugénétique, bien entendu, dans les bouillons glycérinés et surtout, d'après Martin 1889 , dans les bouillons de chair de poisson et plus particulièrement de hareng. Après une dizaine de jours. apparaît. tout autour de la parcelle ensemencée, et s'agrandit progressivement un voile mince, sec et fragile. qui peut rester en cet état ou. au contraire, s'épaissir. se plisser et devenir mou ; au-dessous, le bouillon reste limpide.

C'est grâce aux cultures en bouillon qu'on a pu étudier les produits solubles du bacille de la tuberculose.

Cultures homogènes. — En 1898. S. Arloing a montré qu'on pouvait obtenir en bouillon glycériné des cultures homogènes. Il suffit pour cela d'agiter journellement les cultures pour empêcher la formation de grumeaux. Les premières cultures. d'abord délicates. finissent par pousser abondamment. après quelques réensemencements. Le développement devient également de plus en plus rapide et au bout de quelques générations. un trouble est déjà très appréciable dès le deuxième jour. Les cultures homogènes s'adaptent tellement bien au milieu liquide qu'elles peuvent pousser en bouillon non glycériné. Les cultures homogènes ont permis à S. Arloing et P. Courmont d'établir le séro-diagnostic de la tuberculose.

Sécrétions et virulence. — Ce sont les mémorables mais si décevantes recherches de Koch. publiées en

1890, qui ont été le point de départ des nombreux travaux entrepris sur les sécrétions toxiques ou autres du bacille de la tuberculose, travaux qui, jusqu'à ce jour, n'ont donné que des résultats très incomplets.

La fameuse *lymphe de Koch* ou *tuberculine*, proclamée tout à coup par son auteur, sans qu'il s'expliquât, du reste, sur sa nature, ni sur son mode de préparation, comme devant être l'infaillible remède de la tuberculose, dont elle constituait en même temps la plus délicate pierre de touche, au point de vue du diagnostic, n'était autre chose, les patientes investigations de BUDJWID, de ROUX et de METSCHNIKOFF ne tardèrent pas à le démontrer, qu'une sorte d'extrait glycériné de cultures pures de bacille tuberculeux stérilisées par la chaleur et par la filtration.

La tuberculine de 1890 — car il en existe une série d'autres, dont nous parlerons dans un instant, obtenues tout récemment par KOCH — se prépare, en effet, de la façon suivante :

On cultive le bacille tuberculeux à 38° dans de larges flacons d'Erlenmeyer renfermant 30 à 50 centimètres cubes de bouillon de veau faiblement alcalin, additionné de 1 p. 100 de peptone et de 4 à 5 p. 100 de glycérine ; il se forme à la surface du liquide une croûte épaisse qui, au bout de six à huit semaines, se dissocie et tombe au fond du récipient, en abandonnant partie de la substance active renfermée dans le protoplasma bacillaire. On réduit alors au bain-marie, vers 100°, au dixième du volume primitif ; on filtre sur porcelaine et on obtient un liquide brunâtre, sirupeux, renfermant 40 à 50 p. 100 de glycérine, à faible odeur de pomme rainette, qui n'est autre que la *tuberculine brute*. On a plus ou moins modifié le procédé de fabrication ; mais il ne s'écarte guère de celui que nous venons d'indiquer.

La tuberculine ainsi préparée, dite tuberculine brute. devait, d'après Koch, rester sans effet lorsqu'on l'inoculait à la dose de un millième de centigramme sous la peau d'un homme sain, tandis que si une lésion tuberculeuse existait chez lui, si minime et si cachée fût-elle, on observait une violente réaction de l'organisme, réaction qui se traduisait, quelques heures après l'injection, par des frissons, des vomissements, de l'abattement et une hyperthermie rectale allant de 39° à 41° ; de plus, les tuberculoses apparentes, cutanées (par exemple : lupus) subissaient comme un coup de fouet inflammatoire avec rougeur, gonflement, aspect nécrotique, etc.

C'était, au reste, cette réaction qui, d'après le bactériologue allemand, signalait le début de l'action curative de sa lymphe, laquelle posséderait aussi des propriétés vaccinantes ou immunisantes.

Il a fallu en rabattre bientôt de si merveilleuses prophéties, comme l'ont démontré, en France notamment, les recherches, d'une précision presque mathématique, d'ARLOING, RODET et COURMONT 1893).

Les résultats des expériences de contrôle, instituées un peu partout, en Allemagne comme ailleurs, furent même tels qu'on a pu écrire, sans crainte de démenti, la phrase suivante : *Il n'y a pas de plus sûr moyen de tuer un tuberculeux que de lui injecter de la tuberculine* (1). L'un de nous a pu se rendre compte par lui-même, alors qu'il était chef des travaux de clinique médicale à la Faculté de Lyon, du bien fondé d'une telle assertion, si incroyable qu'elle puisse paraître au premier abord.

La tuberculine de Koch doit donc être absolument proscrite de la médecine humaine ; en art vétérinaire, elle

____

(1) J. COURMONT, *Précis de Bactériologie pratique.* Paris, 1907, p. 492.

peut, comme l'a montré Nocard, rendre au contraire de grands services en permettant d'établir rapidement chez les Bovidés, par une injection de 30 à 40 centigrammes, pratiquée en arrière de l'épaule, le diagnostic d'une tuberculose latente ou peu accentuée. Dans ce dernier cas, il se produit entre la douzième et la vingt-quatrième heure une élévation de température pouvant atteindre 2°,1.

Ce procédé n'a pas une valeur absolue : S. Arloing, Rodet et J. Courmont ont signalé des causes d'erreur. D'autre part, il faut se rappeler que les animaux les plus tuberculeux peuvent ne pas réagir du tout et que ce sont ceux qui possèdent les lésions les moins avancées qui donnent les plus belles réactions.

Malgré ces inconvenients, l'emploi de la tuberculine est entré avec raison dans la pratique vétérinaire courante.

On a cru que les animaux s'accoutumaient à la tuberculine. Si, en effet, après une première injection, qui a donné lieu à une réaction fébrile, on en pratique une seconde, celle-ci paraît sans effet. Les fraudeurs avaient mis à profit cette observation en faisant à leurs animaux tuberculeux une injection préventive.

Mais Vallée, en 1904, a montré que les animaux réagissent également à une seconde injection de tuberculine. La réaction est seulement *avancée*. Il faut prendre la température dès la deuxième heure pour la constater.

Chez l'homme, il est dangereux de pratiquer cette *injecto-réaction* ainsi que l'a montré P. Courmont. Mais on peut utiliser la *cuti-réaction* et l'*ophtalmoréaction*.

La *cuti-réaction* repose sur, le phénomène suivant : si l'on vient à érafler l'épiderme du bras d'un malade, à l'aide d'une lancette, comme on le fait pour la vaccina-

tion jennérienne et si l'on dépose alors une goutte de tuberculine, il se produit une petite pustule à pic, analogue
à une pustule de vaccin, si le sujet est tuberculeux. Il ne
se produit rien, si le sujet est sain. Ce procédé n'est pas
exempt de reproches.

L'*ophtalmo-réaction* donne des résultats supérieurs à
la cuti-réaction. Elle consiste à instiller dans l'un des
deux yeux de la personne soupçonnée atteinte de tuberculose *une goutte* de tuberculine diluée. Il faut avoir soin
de faire tomber la goutte directement sur la conjonctive
oculaire, près de l'angle interne de l'œil. Si la personne
ainsi traitée possède des lésions tuberculeuses, même
très bénignes, on verra dès la troisième heure, la conjonctive palpébrale inférieure et la caroncule de l'œil tu-
berculiné commencer à rougir ; l'injection vasculaire s'accentue peu à peu accompagnée de larmoiement, pour
atteindre son maximum entre six et seize heures ; on ne
constate aucune élévation de température et tout rentre
dans l'ordre après vingt-quatre à quarante-huit heures.
On fait également quelques reproches à l'ophtalmo-
réaction que le cadre restreint de cet ouvrage nous
oblige à passer sous silence.

Ces procédés de diagnostic, basés sur l'emploi de la
tuberculine, doivent donc nous empêcher de dénier toute
valeur scientifique à la découverte de Koch. Cette découverte a eu, de plus, le mérite d'attirer l'attention des bactériologues sur les produits solubles du bacille de la tuberculose et a provoqué quelques recherches intéressantes que nous résumons ici.

D'après HAMMERSCHLAG (1891), on trouve dans l'extrait
obtenu par évaporation, d'un mélange de bacilles lavés
avec l'alcool et l'éther, et séchés une substance toxique
qui tue les lapins et les cobayes avec des accidents con-
vulsifs et une matière albuminoïde, obtenue après traite-

ment de ce mélange par une solution de potasse à
1 p. 100.

Weyl (1891), en traitant les cultures sur gélose glycérinée par une lessive de soude faible, à chaud, a obtenu des flocons blancs qui ont les mêmes réactions colorantes que le bacille de Koch et un liquide gélatineux
qui, sous l'influence de l'acide acétique, donne un précipité brunâtre lequel, dissous dans une lessive de soude à
1 p. 500 et injecté sous la peau de cobayes, détermine
une nécrose au point d'inoculation : il s'agirait ici,
d'après Weyl, d'une *loxomucine*.

Il résulte, enfin, des multiples recherches de Koch lui-
même, de Maffucci (1890), de Prudden et Hodenpyl,
de Strauss et Gamaleïa (1891) que, même après sa
mort, déterminée soit par la chaleur, soit par l'action
d'antiseptiques puissants, le protoplasma bacillaire possède encore des propriétés pathogènes très nettes qui se
traduisent par de la suppuration locale, de la nécrose,
de la cachexie et même, si l'inoculation a été faite dans
le torrent circulatoire ou dans le péritoine, par de véritables tubercules, au sein desquels on retrouve, après
coloration, les cadavres des bacilles, lesquels, bien entendu, ne peuvent se généraliser.

La substance active, ainsi retenue dans le protoplasma
qui a cessé de vivre, serait, d'après Prudden et Hodenpyl (1891), une protéine spéciale très lentement diffusible.

Les bacilles tués et complètement dégraissés sont toxiques (Cantacuzène, 1905). A doses fortes, ils tuent ; à
doses faibles, ils engendrent une maladie curable (tubercules qui disparaissent sans laisser de traces) au bout de
quelques mois (trois à quatre). Ces résultats ouvrent une
voie vers la réalisation de la curabilité de la tuberculose.

La tuberculine brute de Koch renferme très vraisemblablement un peu de toutes les substances ci-dessus indiquées et il n'est pas étonnant que son auteur ait cherché à en analyser les éléments constituants. C'est au cours de ces tentatives qu'il arriva à obtenir, en traitant la tuberculine brute par de l'alcool à 60 p. 100, un précipité blanc, floconneux, soluble dans la glycérine et dans l'eau, quarante fois plus actif que l'extrait glycériné initial et auquel il donna le nom de *tuberculine purifiée*, laquelle, d'après Kuhne (1893), présente les réactions des deutéro-albumoses.

Les résultats pratiques de cette seconde édition de la tuberculine furent exactement les mêmes que ceux ci-dessus enregistrés.

Malgré les cruels déboires que dut lui causer un tel insuccès, Koch ne se découragea pas et, s'il manqua de prudence au début en proclamant prématurément les merveilleux effets d'un faux antidote, on ne peut certes pas l'accuser d'avoir manqué de persévérance.

Après six ans, en effet, de tenaces et silencieuses recherches de laboratoire, le savant berlinois est venu derechef, en 1897, annoncer au monde scientifique la découverte de toute une série de nouvelles *tuberculines* dénommées *A* et *O* qui, mélangées et désignées par la lettre *R*, posséderaient, à l'encontre de la première, des propriétés vraiment *bactéricides* (tuant les bacilles), ne provoqueraient pas de réaction fébrile et non seulement, immuniseraient, mais encore guériraient sûrement les cobayes tuberculeux. Cette nouvelle tuberculine s'emploierait chez l'homme à doses extrêmement minimes, de 1/500 à 1/50 de milligramme, en injections sous-cutanées.

Au Congrès de la Tuberculose, tenu à Paris en 1905, Von Behring a apporté le résultat de recherches sur les produits solubles du bacille de Koch. Il aurait découvert une nouvelle tuberculine, qui serait douée de propriétés curatrices. la tuberculine T. C. Nous n'entrerons pas dans les détails de la conception de l'auteur et de la fabrication très compliquée de son produit. Le cobaye tuberculeux serait guéri. mais nous ne croyons pas qu'on l'ait expérimenté sur l'homme.

Quoi qu'il en soit de la nature réelle et des effets nocifs, immunisants ou curateurs des produits solubles sécrétés par le bacille de Koch ou plus ou moins énergiquement conservés par son protoplasma, ce qui est aujourd'hui hors conteste c'est la virulence même de ce bacille. virulence facilement constatable par l'inoculation aux animaux et particulièrement aux cobayes et aux lapins qui succombent. au bout d'un temps plus ou moins long. avec les lésions tuberculeuses typiques. Insister en ce moment sur ce point serait d'autant plus inutile que nous aurons bientôt l'occasion d'y revenir.

Rôle pathologique. — Dire aujourd'hui que les manifestations les plus variées de la tuberculose humaine, depuis les localisations cutanées ou articulaires jusqu'aux lésions de la phtisie pulmonaire ou à la généralisation granulique granulie , ont pour agent causal univoque le bacille de Koch, constitue presque une banalité, tant le fait est admis sans conteste par tout le monde.

Un autre fait qui. lui aussi, se trouve en dehors de toute contestation. c'est l'identité de nature de la tuberculose humaine et de la tuberculose bovine (pommelière) qui. toutes deux, sont produites par *Bacillus tuberculosis* de Koch et ont entre elles des relations étiologiques qui intéressent au suprême degré le médecin et l'hygiéniste.

Mais. à côté de ces points de doctrine qui doivent être regardés comme entièrement résolus. il en est d'autres, deux particulièrement. au sujet desquels maintes polé-

miques ont été soulevées et que nous devons rapidement
examiner.

Le premier, dont l'importance pratique n'échappera à
personne, a trait à la question de la parenté microbienne
de la tuberculose et de la scrofule, affections très nettement séparées autrefois par les cliniciens et que les Bactériologues ont réunies.

Ce sont surtout les très remarquables expériences
d'Arloing (1883), que nous regrettons de ne point pouvoir analyser aussi longuement qu'il conviendrait, qui
ont démontré d'irréfutable façon que les lésions scrofu-
leuses étaient produites, tout aussi bien que les tuberculeuses, par le bacille de Koch, mais à virulence atténuée
spéciale et que le cobaye et le lapin constituaient un
réactif vivant et différentiel des plus délicats et des plus
démonstratifs.

Si, en effet, on inocule sous la peau de l'un et de
l'autre de ces deux animaux un produit franchement
tuberculeux, il apparaît, au bout d'un temps variable,
chez les deux, une tuberculose plus ou moins généralisée ; si c'est au contraire un produit d'une lésion dite
scrofuleuse qui a été injecté dans les mêmes conditions,
le lapin résiste et, seul, le cobaye devient tuberculeux.
Cette différence tiendrait, d'après les expériences d'Arloing, non à une diminution du nombre des bacilles
dans le cas de scrofule, mais à une atténuation réelle et
spéciale du bacille de Koch à l'état de virus scrofuleux,
qui l'empêcherait de vaincre la résistance organique du
lapin, lequel est moins sensible à la tuberculose que le
cobaye.

Le second point litigieux concerne l'identité du bacille
de la tuberculose humaine ou bovine et de celui de la
tuberculose des oiseaux de basse-cour dite tuberculose
aviaire. Koch avait inoculé avec succès à la poule ses

cultures de bacilles humains; RIBBERT, BABÈS, CORNIL et MEGNIN, NOCARD, etc., retrouvent des bacilles semblables dans des lésions aviaires; la tuberculose aviaire fut donc d'abord tout naturellement considérée comme due au même bacille que la tuberculose des Mammifères. E. ROUX et YERSIN avaient obtenu leurs cultures sur milieux glycérinés avec des lésions de faisans. L'unité ne faisait aucun doute en 1888, lorsque STRAUS et WURTZ annoncèrent que la poule était réfractaire à la tuberculose humaine. La période dualiste prit à ce moment naissance. RIFFI et GOTTI, MAFFUCCI, RIVOLTA, KOCH lui-même, et surtout STRAUS et GAMALEIA voulurent faire du bacille aviaire une espèce distincte du bacille humain. CADIOT, GILBERT, ROGER, d'une part. J. COURMONT et DOR, de l'autre, ont combattu la théorie dualiste et ramené les faits à leur juste valeur. La discussion s'est poursuivie jusqu'au Congrès de la Tuberculose tenue à Washington en 1908, où S. ARLOING a fait justice des dernières objections apportées par KOCH à la théorie uniciste et fait triompher d'une manière définitive cette dernière théorie.

Le bacille aviaire est en général un peu plus long que le bacille humain; COURMONT et DOR ont même observé des formes très longues. Il offre la même réaction aux matières colorantes, mais s'en imprègne avec encore plus de ténacité que la variété humaine. Les cultures sur milieux solides ou liquides s'obtiennent plus facilement et plus rapidement que celles du bacille provenant des Mammifères. Elles poussent bien, d'autre part à 43°. Sur sérum ou sur gélose glycérinée, les colonies ont un aspect gras, humide, mou, plissé; elles apparaissent du sixième au huitième jour. En bouillon glycériné, en eau simplement glycérinée COURMONT et DOR, la prolifération est abondante dès le huitième jour et le trouble du liquide est assez uniforme ; les cultures en milieux liquides sont, en somme, celles qui diffèrent le plus des cultures du bacille humain.

Tous ces caractères sont suffisants pour distinguer deux variétés, ils ne peuvent séparer des espèces. D'ailleurs GRANCHER a vu des cultures aviaires sèches et verruqueuses, et inversement des cultures humaines molles et plissées. NOCARD a obtenu des colonies verruqueuses, en partant d'un pigeon tuberculeux. Il faut conclure avec COURMONT et DOR que les ressemblances l'emportent sur les différences et que ces dernières n'ont rien de fixe.

Les substances solubles fabriquées par le bacille aviaire dans les milieux liquides ont fait l'objet de plusieurs recherches.

COURMONT et DOR ont démontré que les cultures filtrées constituaient un liquide vaccinal contre le bacille aviaire et même dans certains cas, contre le bacille humain. RICHET et HÉRICOURT sont arrivés aux mêmes conclusions avec des cultures tuées par la chaleur.

C'est surtout en se basant sur les différences de leur action pathogène sur les diverses espèces animales que les dualistes ont voulu séparer les deux bacilles : humain et aviaire.

Or, il résulte des très nombreuses expériences tentées jusqu'à ce jour qu'aucun des animaux sensibles à la tuberculose humaine n'est absolument réfractaire à la tuberculose aviaire, et réciproquement.

Il n'en est pas moins vrai que les bacilles aviaires ont une certaine difficulté à vaincre la résistance de l'organisme des Mammifères et que les bacilles provenant de ces derniers tuberculisent assez médiocrement les Oiseaux. COURMONT et DOR ont expliqué ces faits par un certain acclimatement. Le bacille aviaire, cultivé depuis longtemps sur milieux artificiels, tuberculise assez bien des Mammifères, mais il suffit d'un seul passage par la poule pour le rendre peu pathogène pour les Mammifères. C'est pour cela que l'inoculation directe des lésions tuberculeuses des Mammifères à la poule ou de la poule aux Mammifères ne donne que des résultats médiocres, tandis que l'inoculation des cultures est le plus souvent positive. Il y a une adaptation à une espèce animale, comme il y a un acclimatement pour certains milieux artificiels.

Le bacille tuberculeux aviaire ne serait donc, en somme, qu'une variété *adaptée* du bacille de Koch.

Indépendamment de la tuberculose ordinaire typique, due au bacille de Koch, il existe d'autres affections à tubercules dont le facteur pathogénique est tout autre. Nous indiquons dans le tableau suivant les plus connues parmi ces tuberculoses fausses ou atypiques, mais d'origine microbienne.

TUBERCULOSES

Non réinoculables en série : *Pseudo-tuberculoses.*

Réinoculables en série : *Tuberculoses microbiennes.*

1° *Tuberculose bacillaire* de KOCH.

T. zoogléique de MALASSEZ et VIGNAL (cocci).
T. bacillaire de CHARRIN et ROGER.
T. strepto-bacillaire de DOR.

3. *T. bacillaire* de COURMONT.
T. coccienne (?) de TOUSSAINT

4. *T. bacillaire* de PREISZ et GUIGNARD, MOSNY et MEGNIN, etc.

Principaux moyens de diagnose. — Dans la grande majorité des cas, lorsque surtout il s'agit de crachats, il suffira, pour mettre en évidence le Bacille de KOCH et établir sûrement sa diagnose, de recourir à un des procédés spéciaux de coloration auxquels nous avons déjà fait allusion et que nous décrirons plus tard avec détail : les bacilles tuberculeux tranchent alors de façon très nette, par la teinte qui leur est propre, sur le fond même de la préparation et sur les autres bactéries qui se trouvent être autrement colorées.

Mais il importe de savoir que d'autres organismes ou éléments anatomiques ont des réactions colorantes très sensiblement analogues à celles du bacille de Koch, afin de ne point commettre d'erreurs, le cas échéant ; ce sont les *Bacilles acido-résistants*. Parmi eux, le bacille de la lèpre, qui cependant se colore avec plus de facilité dans les solutions aqueuses ordinaires et qui, une fois coloré par une solution anilinée de fuchsine ou de violet de gentiane, résiste mieux que celui de Koch à l'action décolorante d'une solution d'hypochlorite de soude à 1 p. 100. Le procédé de Baumgarten décrit dans l'article du bacille de la lèpre, est également un bon moyen différentiel : les *autres bacilles acido-résistants* sont importants à reconnaître. Ces microorganismes se rencontrent dans le lait, le beurre, etc., et on peut faire admettre comme contenant des bacilles tuberculeux, un lait ou un beurre renfermant simplement des acido-résistants. On les a signalés cependant dans le smegma (Alvarez et Tavel), le cérumen (Gottstein), dans les crachats de la gangrène pulmonaire (Pappenheim, Fraenkel, Rabinowitsch, etc.)

Ce dernier fait est particulièrement intéressant pour le clinicien. Pour les différencier du bacille de Koch, on peut utiliser le procédé de Kaufmann et Karlinski ; si avant la décoloration, on traite la préparation par l'éther sulfurique, le chloroforme, ou l'eau chaude, la plupart de ces microbes se décolorent, alors que ce traitement reste sans action sur la colorabilité du B. de Koch ; le microbe de l'influenza de GILLE et Jolles et un diplocoque un peu différent de celui-ci que nous avons presque toujours trouvé dans les crachats des grippés, qui ont aussi mêmes réactions colorantes, mais se distinguent par leur extrême petitesse; les spores de presque toutes les bactéries; certains corpuscules arrondis qui se rencontrent dans l'intestin des phtisiques et qui ont été constaté d'abord par LICHTHEIM puis par KOCH qui les considère comme des spores de son bacille ; les spores des mucédinées et les cellules végétatives de certains *Saccharomyces* (GAFFKY, PETRI); les cellules des couches kératinisées de la peau, des poils ; les débris des kystes d'échinocoques ; les grégarines et les psorospermies; les cristaux de certains acides gras (CELLI et GUARNIERI) qui peuvent, dans les crachats, en imposer facilement pour des bacilles plus longs que de coutume mais qui, par leur dissolution rapide dans l'éther et le chloroforme, s'en distinguent nettement.

Quant à la pratique des cultures, de celles notamment destinées à provoquer la dissociation des espèces bactériennes d'avec le Bacille de Koch, elle n'est guère utilisable, pour les motifs qui ont été énumérés au cours de cet article, pour la diagnose différentielle.

L'inoculation aux animaux rend, au contraire, à ce point de vue, de signalés services et il est toute une série de produits normaux (urine, lait, etc.) ou pathologiques (séro-pus, pus, fragments de tumeurs, etc.) dans lesquels on se trouve impuissant, par le microscope, à déceler l'existence des bacilles tuberculeux et qui, inoculés, tels quels ou après centrifugation, sous la peau des cobayes ou dans le péritoine des lapins, provoquent, à plus ou moins longue échéance, l'apparition de lésions nettement tuberculeuses.

Nous dirons bientôt, dans un prochain chapitre, comment on s'y prend pour procéder à ces diverses inoculations.

En résumé, grâce à ses réactions colorantes spéciales, d'une part, et à la propriété qu'il possède d'autre part d'édifier, au sein des tissus ou des organes, ce que les histologistes nomment *tubercule* ou plus exactement le *follicule de Kœster*, avec ses zones concentriques de cellules géantes (au centre) de cellules épithélioïdes et de cellules embryonnaires (à la périphérie), le tout enfermé dans une coque de tissu conjonctif [1], le bacille de la tuberculose de Koch est un des microorganismes pathogènes dont il est le plus aisé de déterminer avec assurance l'identité spécifique.

Nous espérons que les développements dans lesquels nous venons d'entrer à son sujet faciliteront singulièrement la tâche du praticien et lui permettront, avec ce qui nous reste encore à dire, de répondre catégoriquement et sans hésitation aucune aux si fréquentes demandes de renseignements qui lui seront adressées par le medecin traitant.

BACILLUS LEPRÆ HANSEN.

Synonymes. — Bacille de la lèpre : Bacille de HANSEN.

Découverte. — Mis pour la première fois en évidence et bien décrit par HANSEN (1877), dans les tissus lépreux où il existe en quantité considérable, enfermé d'ordinaire dans l'intérieur de grosses cellules dermiques (fig. 80) ou parfois dans le sang, libre ou inclus dans les leucocytes; bien étudié ensuite par UNNA (1885), LELOIR (1886).

---

(1) Il faut cependant se rappeler à ce sujet que le tubercule n'est pas l'expression exclusive de l'infection tuberculeuse. D'autres bactéries, des champignons inférieurs, des protozoaires, des œufs d'Helminthes voire même des poussières diverses (grains de lycopode, etc.), peuvent donner naissance à des processus réactionnels aboutissant à la formation du tubercule.

NEISSER (1886) qui, le premier, a obtenu des cultures apparentes, BORDONI-UFFREDUZI (1888) qui a rendu plus pratique le procédé de culture, etc. A été trouvé jusque dans l'intérieur des cellules nerveuses, dans les cas de lèpre anesthésique, par SUDAKEWITSCH (1887).

Habitats naturels. — Malgré les recherches les plus multipliées et les mieux conduites, le *Bacillus lepræ* n'a pu être décelé ni dans l'air, ni dans l'eau, ni dans les divers milieux se trouvant dans le voisinage immédiat

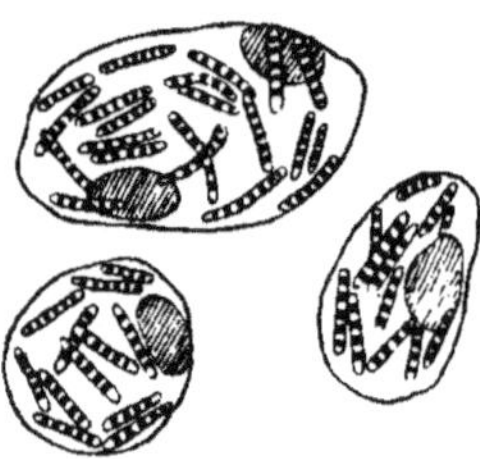

FIG. 80. — Bacilles de HANSEN à protoplasma vacuolaire dans l'intérieur de cellules lépreuses. Gr. = 1.000 D.

des lépreux ou dans les pays où cette maladie est encore endémique (Norvège, Orient).

Forme, dimensions et principales particularités morphologiques. — Le bacille de HANSEN a beaucoup de points de ressemblance morphologique avec le bacille tuberculeux de KOCH comme forme, dimensions et réactions colorantes. C'est un bâtonnet allongé de 4 à 6 µ de long sur 0 µ 8 de large, droit ou incurvé, à extrémités parfois un peu renflées en massue arthrospores de BORDONI-UFFREDUZI, à protoplasma tantôt homogène et hyalin et tantôt, le plus souvent, vacuolaire, entouré quelquefois aussi par une sorte de capsule gélatineuse qui ne se colore pas sous l'action des réactifs.

Il est absolument immobile d'après la majorité des auteurs, doué de quelque mobilité d'après Babès 1883 qui aurait trouvé et cultivé des bacilles provenant de la rate, des ganglions lymphatiques, de la moelle osseuse, des reins, de la peau et des nerfs de trois lépreux, ressemblant beaucoup à celui de Hansen, mais n'en ayant pas les réactions colorantes.

Le bacille de la lèpre possède-t-il des spores ? la question est encore controversée, bien qu'un assez grand nombre de Bactériologues considèrent comme telles, avec Bordoni-Uffreduzi 1887, les renflements parfois assez volumineux, ayant jusqu'à 2 μ de diamètre, qui s'observent à chacune des extrémités de certains bâtonnets auxquels ils donnent ainsi une apparence d'haltères.

Caractères de coloration. — Le *Bacillus lepræ* présente, avons-nous dit, des réactions colorantes très sensiblement analogues à celles qui caractérisent le *B. tuberculosis* de Koch et les mêmes procédés qui servent à mettre en évidence celui-ci peuvent être utilisés pour colorer celui-là, qui montre alors, comme son congénère, des zones alternativement incolores ou au contraire fortement teintées ; mais ce qui distingue très nettement l'un de l'autre ces deux microorganismes, c'est que d'abord le B. de Hansen peut être coloré par de simples solutions hydro-alcooliques de couleur basique d'aniline et rester tel après traitement par la méthode de Gram, ce que ne fait pas le bacille de Koch.

Baumgarten a donné un excellent procédé différentiel de coloration que l'un de nous a pu vérifier à propos d'un cas récent de lèpre, importé à Lyon. Il consiste à faire agir à froid, pendant cinq minutes, le violet aniliné d'Ehrlich-Fraenkel et à décolorer avec la solution suivante :

    Alcool absolu . . . .   50 c. c.
    Acide nitrique. . . . .   5 —

Laver, sécher et monter. Le bacille de Hansen reste coloré en violet, alors que celui de Koch se décolore.

Aérobiose ou anaérobiose. — Le bacille de la lèpre est ordinairement regardé comme aérobie; cependant DUCREY (1892) l'aurait cultivé en anaérobiose dans du bouillon où il formerait un voile superficiel fragile (ce fait seul semble indiquer que la privation d'air ne devait pas être bien absolue).

Principaux caractères tirés des cultures. — Comme celui de la tuberculose, le bacille de la lèpre ne se développe guère qu'à la température du corps humain et particulièrement à 37°-38°; cependant, d'après BOR-DONI, il peut commencer à pulluler à partir de 20°; ses cultures sont toujours assez difficiles à obtenir et BORDONI-UFFREDUZI est le premier (1887), après les essais assez médiocres de NEISSER (1886) sur sérum sanguin solidifié, qui ait vraiment réussi, et cela grâce à l'utilisation des milieux nutritifs glycérinés et en ensemençant de la moelle osseuse de lépreux, seul organe dans lequel les bacilles soient libres, non inclus toujours dans des cellules.

Le bacille de Hansen est donc difficile à cultiver. On peut cependant obtenir les résultats suivants :

Culture sur gélatine glycérinée. — On peut parfois obtenir. à 20°-25°, si on a eu soin d'ensemencer une parcelle de colonie déjà développée sur gélose glycérinée, de très petites colonies qui poussent lentement et restent très clair-semées : pas de liquéfaction.

Culture sur gélose glycérinée. — A 37°. en strie,

petites colonies grisâtres, arrondies, à centre proéminent,
à contours dentelés, pouvant, à la longue, confluer en
une masse unique.

Sur gélose glycérinée en plaques. — A 37°, petites
taches rondes, floconneuses, grisâtres, un peu plus épaisses
au centre qu'à la périphérie qui est très irrégulière, den-
dritique, formant comme une zone réticulaire filamenteuse, à mailles inégalement serrées. Les premières générations exigent huit à quinze jours pour apparaître, mais
celles qui leur succèdent peuvent coloniser au bout de
quarante-huit heures.

Culture sur sérum glycériné et peptonisé. — A 37°,
colonie rubanaire, légèrement jaunâtre, d'aspect cireux,
à bords irréguliers, sinueux ; ne liquéfie pas (BORDONI) ;
se développe lentement.

Culture en œuf. — Sur blanc d'œuf cuit, apparition
tardive (après trois semaines) de petites colonies faisant
relief, entourés de zone hyaline (Neisser, 1886).

En 1905, Weil aurait obtenu des cultures dans le
jaune de l'œuf. Du tissu central de tubercule lépreux
jeune, aspiré avec une pipette, est introduit dans le
jaune d'œuf de poule vivant qu'on referme. L'œuf,
obturé à la cire et enveloppé de ouate, est mis à l'étuve
à + 37°. Parfois on trouve au bout de deux mois environ de petites colonies de bacilles de Hansen dans le
jaune de l'œuf.

Culture sur pomme de terre. — Pas de développement.

Culture dans bouillon. — Pullulerait, d'après DUCREY,
en état d'anaérobiose et formerait soit une collerette, soit
une mince pellicule superficielle.

G. ROUX et A. ROCHAIX.   17

Sécrétions et virulence. — Les produits de sécrétion du Bacille de la lèpre, bons ou mauvais, vaccinants ou toxiques, ne sont pas encore connus. Quant à sa virulence, elle a pu être expérimentalement démontrée par Melcher et Orthmann (1885), qui ont, chez le lapin, par inoculation de produits lépreux, obtenu comme une sorte de léprose miliaire généralisée, par Damsch, Vossius, Wolters (1893), mais surtout Tedeschi (1893) qui, par injection intra-cranienne de produits lépreux chez un singe, a provoqué l'apparition d'une maladie générale rapidement mortelle, et a trouvé, à l'autopsie, ce qui est particulièrement intéressant, de nombreux bacilles de Hansen dans les méninges, la moelle épinière et la rate. Ch. Nicolle a obtenu par des inoculations sous-cutanées de nodules lépreux à des singes (bonnet-chinois et macaques) des nodules qui, excisés vers le soixante-quinzième jour, montrèrent de nombreux bacilles de la lèpre. La réceptivité des singes déjà inoculés irait en augmentant.

Rôle pathologique. — Chez l'homme, le *Bacillus lepræ* se rencontre dans toutes les lésions de nature lépreuse, quel que soit leur siège : peau, muqueuses, système lymphatique pour lequel il semble avoir une véritable prédilection, les viscères et particulièrement la rate, la moelle osseuse, les cellules nerveuses, les ramifications terminales des nerfs, des larmes, le mucus nasal, la salive, etc.

Son rôle étiologique et pathogénique dans la lèpre semble donc hors conteste.

Principaux moyens de diagnose. — L'habitat intracellulaire, si fréquent qu'on peut le considérer comme normal et presque constant, les caractères de coloration ci-dessus exposés, avec les légères différences qui ont été mentionnées, suffiront toujours pour spécifier le Bacille de HANSEN et le distinguer de celui de la tuberculose de KOCH.

BACILLUS ANTHRACIS (DAVAINE).

Synonymes. — Bactéridie charbonneuse (DAVAINE et RAYER); Bacille du sang de rate: Bacille du charbon bactéridien ; Bactéridie de Davaine.

Découverte. — Réellement découvert par DAVAINE et RAYER en 1850 dans le sang de moutons morts charbonneux, revu par POLLENDER (1855). BRAUELL (1857), mais bien mis en évidence comme facteur étiologique du charbon, en 1863 seulement, par DAVAINE; étudié ensuite par la plupart des bactériologues et notamment par KOCH (1875), qui découvrit sa phase sporifère. PASTEUR, CHAMBERLAND, ROUX, CHAUVEAU, ARLOING, RODET, STRAUS, etc.

La découverte de ce bacille, les études minutieuses qui l'ont immédiatement suivie et se poursuivent encore dans nombre de laboratoires ont constitué, on peut le dire, le véritable point de départ de la Microbie pathologique humaine et comparée et ont donné naissance, au fur et à mesure des progrès accomplis, à toute une série de conceptions théoriques de pathologie générale infectieuse.

Nous devrons, en raison même de l'importance biologique et pathologique de ce microorganisme et de la quantité énorme de travaux qu'il a de toute part suscités, être aussi bref et aussi concis que possible dans l'histoire de ses diverses propriétés naturelles morphologiques ou biologiques, sous peine d'excéder de beaucoup les limites qui nous sont accordées.

Habitats naturels les plus fréquents. — Sans vouloir bien entendu, admettre, en quoi que ce soit, la théorie de BUCHNER qui identifiait le *Bacillus anthracis* au *Bacillus subtilis,* avec lequel il a, en effet, de nombreux points de ressemblance morphologique et qui est une des bactéries les plus répandues partout dans la nature, nous sommes obligés de reconnaître que les germes de la bactéridie charbonneuse sont beaucoup plus fréquents qu'on ne se le figure d'ordinaire. Depuis les mémorables et classiques recherches de PASTEUR, CHAMBERLAND et ROUX, nous savons quel danger fait courir au voisinage l'enfouissement insuffisant des bêtes mortes du charbon, nous savons avec quelle ténacité les spores bactéridiennes conservent, à la surface du sol ou dans ses couches superficielles, leur vitalité et leur virulence ; nous avons appris quel rôle fatal jouaient, dans la dissémination des spores charbonneuses, les vers de terre (PASTEUR, FELTZ) et comment, en certains cas, on était en droit d'incriminer aussi quelques mouches à trompe piquante (taon, asiles, stomoxes, etc.). Mais indépendamment du sol, l'eau (POINCARÉ) qui peut conserver vivants les bacilles et leurs spores jusqu'à cent trente et un jours (DUBARRY), l'air, les poussières de certaines usines (LODGE), les cadavres ou les dépouilles d'animaux (poils, crins, cornes. etc.), les vêtements, les instruments les plus variés, les mains de l'homme lui-même peuvent être aussi incriminés comme substrata naturels du *Bacillus anthracis* et comme agents capables de transmettre avec ce bacille cette si redoutable maladie.

Forme, dimensions et principales particularités morphologiques. — De façon générale et indépendamment des nombreuses variations de forme ou de taille qui peuvent être artificiellement provoquées, le *Bacillus anthracis* se présente sous le microscope, à l'œil de l'observateur, sous deux aspects très différents, suivant qu'on l'examine dans le sang (de préférence celui du cœur) d'un animal ayant succombé à l'infection charbonneuse ou dans les cultures en bouillon et sur milieux solides.

Dans le premier cas (sang) ce sont bien des bacilles que l'on constate (fig. 81), isolés ou réunis par deux ou trois, rarement en plus grand nombre, les dimensions de chacun des individus bacillaires pouvant être très variables : de 5 à 20 µ comme longueur, avec une épaisseur de 1 à 2 µ 5. Ces bacilles sont franchement rectili-

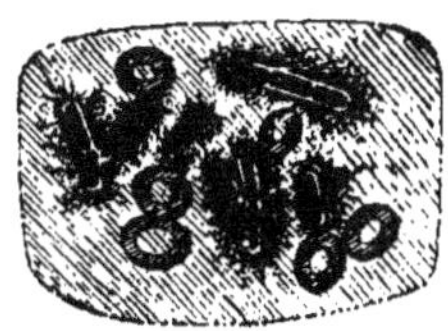

Fig. 81. — **Sang d'une souris morte du charbon.** Gr. = 1.000 D.

gnes, mais flexibles : ils sont cylindriques, à extrémités non arrondies comme chez le *Bacterium coli* ou le *Bacillus Eberthi*, mais coupées carrément ou semblant telles à un grossissement relativement faible ; en réalité la ligne optique qui limite le bâtonnet à chacune de ses extrémités est finement ondulée ou dentelée.

Le protoplasma est absolument hyalin, ayant la transparence du verre, homogène partout, les spores n'apparaissant pas, tant que la bactéridie charbonneuse reste enfermée dans le sang vivant et circulant.

La soudure des éléments bactériens, lorsqu'ils sont groupés en diplo ou strepto-bacilles, est toujours peu intime, lâche et souvent incomplète, l'union ne s'opérant parfois que par deux angles contigus.

Enfin. et c'est là un caractère morphologique considéré au début comme le plus important de tous et le
plus distinctif, les bâtonnets qui constituent le *Bacillus
anthracis*. qu'ils soient isolés ou réunis ensemble, sont
toujours et de façon absolue immobiles ; c'est même la
constatation de cette immobilité qui avait conduit
Davaine à créer pour cette espèce bacillaire un genre
tout spécial. le genre *Bacteridium*, abandonné à juste

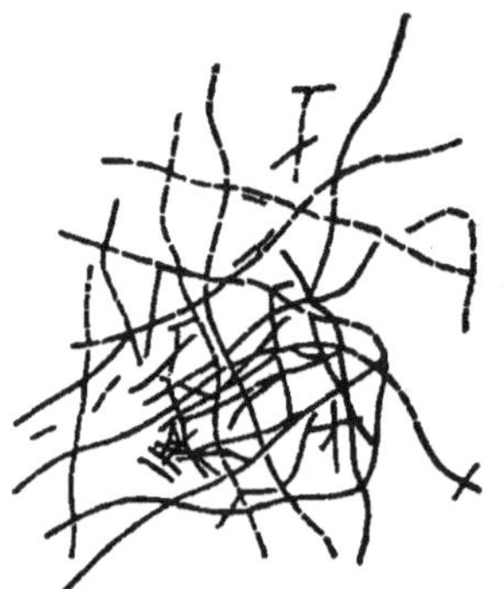

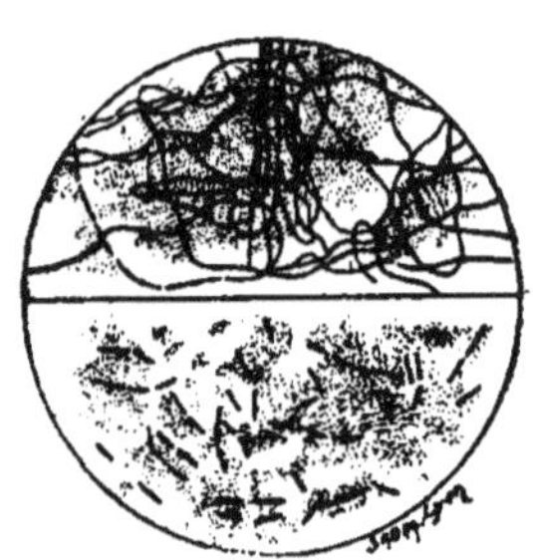

Fig. 82. — Filaments
charbonneux (culture).

Fig. 83. — Charbon. — **A.** Pulpe
de la rate de cobaye.
B. Culture.

titre aujourd'hui. la mobilité ayant été reconnue comme
pouvant être tout aussi variable naturellement ou expérimentalement que la plupart des autres caractères morphologiques des Bactéries. Rodet. notamment, a vu.
dans certaines circonstances, le *Bacillus anthracis* acquérir un certain degré de mobilité. Les termes : bactéridie
charbonneuse. charbon bactéridien ont néanmoins été
conservés et tout le monde aujourd'hui comprend leur
signification.

Pris maintenant dans une culture en bouillon nutritif
quelconque (bœuf, veau. poule. etc.), après quelques

heures de séjour à l'étuve, le *Bacillus anthracis* nous apparaît au microscope avec une tout autre allure et ne serait que difficilement reconnu par l'observateur, s'il n'était averti : ici, en effet, c'est comme un paquet de très fins et très longs filaments accolés les uns aux autres ou intriqués en un réseau à mailles plus ou moins serrées que nous avons sous les yeux (fig. 82 et fig. 83 B). Chacun de ces filaments, pris isolément, est un peu plus mince que l'élément bacillaire ci-dessus

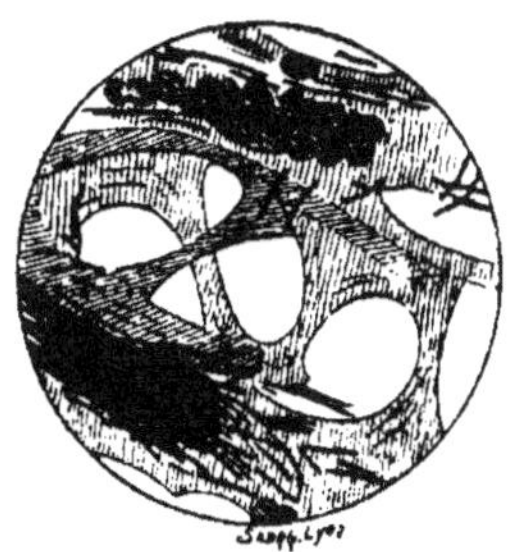

Fig. 84. — *B. Anthracis* dans épiploon de cobaye charbonneux. Bacilles en courtes chaînettes.

décrit, mais il a une longueur excessive, le plus souvent telle qu'il est impossible de voir sur le champ du microscope les deux extrémités libres à la fois : il est cylindrique, ondulé ou tordu, très flexible et ne présente jamais de ramifications vraies ou fausses. Au premier abord, lorsque surtout l'examen est pratiqué sans coloration préalable et à un grossissement moyen, le protoplasma du filament paraît homogène et continu dans sa longueur ; il est, en réalité, constitué, comme le démontrent les colorations classiques et un fort grossissement, par toute une série de masses cylindriques d'inégales longueurs enveloppées dans une gaine commune mais nettement séparées les unes des autres par des cloisons transversales qui restent incolores et délimitent très vraisemblablement autant d'éléments cellulaires (fig. 84) ; le filament, quelque homogène et long qu'il nous puisse paraître, est donc vraiment une colonie de bacilles rangés bout à bout et doit être considéré comme un strepto-bacille exceptionnellement allongé et complètement segmenté.

Comme les bacilles du sang ou des produits patholo-giques (fig. 84), ces filaments sont toujours immobiles. Ils nous montrent en plus et assez hâtivement, au bout de quarante-huit heures et parfois même de vingt-quatre heures seulement, ce que l'on nomme des formes dura-bles ou germes ou plus communément des spores, les-quelles, constituées par une différenciation spéciale du protoplasma, possèdent une résistance générale aux diverses causes de destruction supérieure à celle de ce dernier et jouent un rôle considérable dans la transmis-sion et la conservation du virus charbonneux.

Ces spores, très abondantes dans une culture en bouillon âgée de quelques jours, sont de petits grains ovoïdes, très réfringents, ne se colorant point par les méthodes ordinaires, mais pouvant l'être par la mé-thode d'Ehrlich ou quelques autres parmi celles pré-conisées pour la mise en évidence du bacille de la tuber-culose de Koch. On peut, de la sorte, obtenir de très belles préparations dans lesquelles le protoplasma du filament étant teint en bleu par exemple, les spores tranchent en rouge très vif et s'en distinguent aisément, comme nous le démontrons ci-dessous.

Ces formes durables du *Bacillus anthracis*, dont la première étude approfondie est due à Koch (1875), ne prennent naissance qu'en présence de l'oxygène et à des températures comprises entre 16° et 42°,5 ; elles peuvent, à des températures supérieures, être remplacées par de *fausses spores* ou *microspores* de CHAUVEAU qui n'ont plus du tout les mêmes propriétés biologiques.

Ce sont ces mêmes microspores que l'on rencontre dans une variété asporogène du *Bacillus anthracis*, créée de toutes pièces par CHAMBERLAND et E. ROUX par cultures successives dans des milieux légèrement antiseptiques et pouvant, dans certaines conditions, perdre toute virulence et devenir un véritable saprophyte.

Il n'est pas rare, enfin, de rencontrer dans les vieilles cultures en bouillon des formes d'involution en poire, bouteille, chapelet de gros grains, etc.

Caractères de coloration. — Les éléments bacillaires de la Bactéridie charbonneuse, qu'ils proviennent directement de l'organisme infecté ou des différents milieux de culture, se colorent très vite et très intensément par toutes les couleurs d'aniline et notamment la solution hydro-alcoolique de violet de gentiane. Ils conservent leur teinte primitive, lorsqu'ils ont été traités par méthode de GRAM.

La coloration des spores dans l'intérieur des articles filamenteux est un peu plus difficile et, puisque l'occasion se présente à nous pour la première fois d'en indiquer la technique, nous le faisons brièvement en ayant bien soin de noter qu'elle est applicable aux spores de toutes les autres bactéries ; l'indication sera donc formulée ici une fois pour toutes.

On a préconisé plusieurs méthodes de coloration des spores bactériennes ; nous donnons la préférence à celle de HUEPPE dont les divers temps sont ci-dessous détaillés.

Après avoir étalé en couche très mince à la surface

d'un cover (lamelle couvre-objet) et desséché à l'air libre (comme il a été dit page 144) une fine parcelle ou une gouttelette de la culture sporifère :

I.   — Passer rapidement la face négative (celle qui n'a pas reçu le produit microbien) du cover une douzaine de fois, au lieu de trois fois, comme lorsqu'il s'agit des colorations ordinaires, au-dessus de la flamme d'un bec Bunsen ou d'une lampe à alcool.

II.   — Immerger cette lamelle pendant 5 à 6 minutes dans la

solution suivante :
$$\left\{\begin{array}{ll} \text{Fuchsine . . .} & \text{1 gramme} \\ \text{Ac. phénique .} & \text{5} \quad — \\ \text{Eau distillée. .} & \text{100} \quad — \\ \text{Alcool absolu .} & \text{10} \quad — \end{array}\right.$$

que l'on chauffe jusqu'à dégagement de vapeurs.

III. — Laver à l'eau.

IV.   — Décolorer en plongeant la lamelle pendant.

3 à 5 secondes dans
$$\left\{\begin{array}{ll} \text{Acide sulfurique. .} & \text{25 c. c.} \\ \text{Eau . . . . . .} & \text{100} \quad — \end{array}\right.$$

V.   — Laver à grande eau.

VI.   — Recolorer avec
$$\left\{\begin{array}{ll} \text{Solut. alcool. concen-} & \\ \text{trée de bleu de} & \\ \text{méthylène . . .} & \text{1 c. c.} \\ \text{Eau . . . . . .} & \text{10} \quad — \end{array}\right.$$

VII. — Laver, déshydrater par chaleur et monter dans Baume de Canada au xylol.

On obtiendra de la sorte de très jolies préparations dans lesquelles le protoplasma bacillaire est coloré en une belle teinte bleue sur laquelle tranchent çà et là en rouge vif les spores endogènes (fig. 85).

Le bactériologue, en chauffant, d'une part, plus intensément la préparation et en faisant, d'autre part, agir sur elle, en même temps que la couleur initiale, un mordant représenté ici par l'acide phénique, a, en quelque sorte, forcé la résistance très grande de la membrane sporulaire qui s'est, dès lors, laissée traverser par le liquide colorant.

Or, il est de règle, comme nous le verrons à propos du Bacille de la tuberculose, que plus on a de peine à teindre un protoplasma microbien, plus on éprouve de difficultés à le décolorer ensuite, d'où le phénomène de double coloration dont il vient d'être question.

Aérobiose et anaérobiose. — Le bacille du charbon est un aérobie presque strict, ayant vis-à-vis l'oxygène à l'état libre des exigences beaucoup plus grandes que

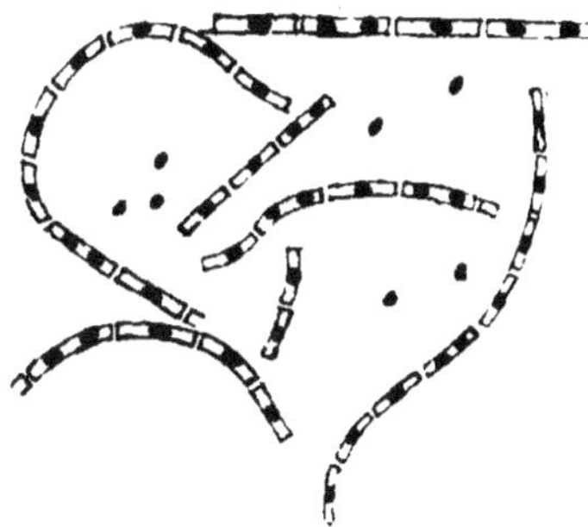

Fig. 85. — *B. Anthracis* — Culture en bouillon âgée. — Filaments sporifères et spores libres. — Gr. = 1.200 D.

celles de la plupart des microbes aérobies déjà étudiés. Dans le sang des animaux charbonneux, où nous avons vu p. 15 qu'il pullule avec une merveilleuse activité, il détruit la combinaison faible que forme l'oxygène avec l'hémoglobine et accapare cet oxygène à son profit.

Principaux caractères tirés des cultures. — La bactéridie charbonneuse pullule et colonise de + 12° à 45°, sa température eugénétique variant entre 25° et 37°; il importe de noter que les spores ne se forment pas au-dessous de 15° ni au-dessus de 42°.

Culture sur gélatine-plaques. — A 15°-18° apparais-

sent en vingt-quatre heures, de petits points blancs qui.
examinés à un grossissement d'environ 60 diamètres, se
montrent arrondis, granuleux, de couleur jaune sale, à
bords légèrement sinueux; après trente-six heures, les
colonies ressemblent à un peloton de fils irrégulièrement
contournés dont les bords sont sinueux et même ondu-
leux; après trois, quatre jours, on croirait voir de fines

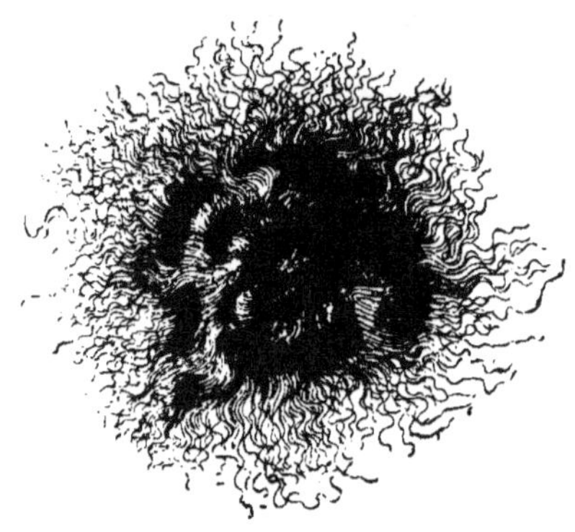

FIG. 86. — *B. Anthracis* — Colonies sur gélatine-plaque
après quatre jours. — Gr. = 20 D.

mèches de cheveux bouclés et on a comparé l'aspect de
la colonie à ce moment soit à une tête de méduse. soit à
une perruque étalée (fig. 86); lorsque enfin la colonie
a atteint 3, 4 millimètres de diamètre la liquéfaction de
la gélatine commence à s'opérer et les flocons filamenteux
se dissocient, se séparent les uns d'avec les autres.

Cultures sur gélatine-piqûre ou strie. — Apparition.
le long du trait d'ensemencement, d'une trainée blanchâtre, assez épaisse, mate, d'où partent de tous côtés et à
l'angle droit de très fines stries radiées, aciculées. donnant tout à fait l'apparence d'une mince radicule de

plante en germination entourée de ses poils radiculaires (fig. 87). Cet aspect, assez caractéristique, ne persiste pas très longtemps, la liquéfaction de la gélatine qui survient au bout de cinq ou six jours à 18°-20° le faisant bientôt disparaître.

Culture sur gélose ou sérum. — Culture blanche, mate, finement dentelée sur les bords, ne se faisant bien qu'à la surface et réduite dans la profondeur à de petites sphères blanchâtres plus ou moins coalescentes.

Culture sur gélose lactosée tournesolée. — Culture identique rougissant faiblement le milieu primitivement alcalin.

Culture sur pommes de terre. — Enduit assez épais d'un blanc mat, avec, sur les bords, de fines dentelures.

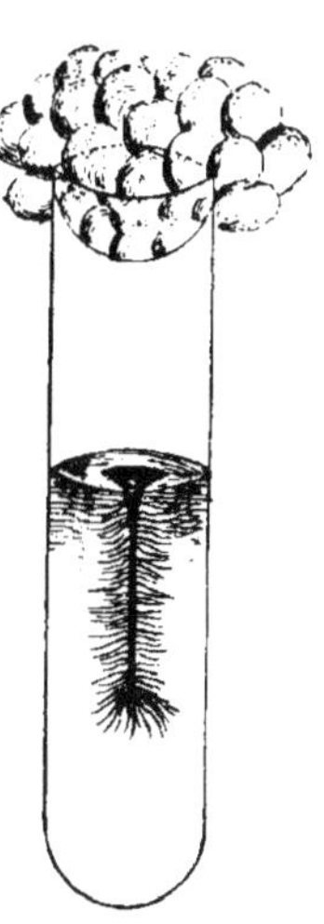

Fig. 87.— *B. Anthracis.* — Culture sur gélatine-piqûre après cinq ou six jours.

Culture dans le bouillon. — A 30°-35°, au bout d'à peine vingt-quatre heures, flocons blancs, assez denses, qui occupent surtout la surface du liquide et les parois du récipient; ils peuvent cependant se fragmenter ou se détacher et nager alors dans le bouillon. mais sans jamais troubler la limpidité de celui-ci considéré dans sa totalité. Au bout de quelques jours ces petits flocons nuageux tombent dans le fond du tube ou du ballon et y constituent un sédiment blanchâtre et floconneux, lequel, dans les cultures âgées, est presque exclusivement composé de spores. Formation d'ammoniaque aux dépens des matières albuminoïdes.

Culture dans le lait. — Se développe très vite et provoque la coagulation du lait après l'avoir tout d'abord rendu plus limpide et jaunâtre ; plus tard, odeur de fromage pourri et coloration crème.

Dans n'importe quel milieu, les spores n'apparaissent jamais, nous le rappelons, au-dessous de 15°-16°, ni au-dessus de 42° ; elles exigent, d'autre part, de façon absolue, la présence de l'air pour prendre naissance.

Produits de sécrétion et virulence. — C'est à un expérimentateur lyonnais, TOUSSAINT, que l'on doit, sinon la mise en évidence, tout au moins l'idée première d'une sécrétion toxique par la bactéridie charbonneuse (*Académie des sciences*, avril 1878), laquelle sécrétion était soluble et phlogogène. PASTEUR, CHAUVEAU et bien d'autres complétèrent l'observation originelle de TOUSSAINT et édifièrent en grande partie sur les produits de sécrétion du *Bacillus anthracis* l'histoire biologique des virus. Mais ce n'est que dans ces dernières années que la question a été serrée de plus près et que l'on a cherché à se rendre compte de quelle nature étaient les produits sécrétés, mieux connus, comme tant d'autres analogues, tant dans leurs manifestations vitales que dans leur constitution chimique.

HANKIN (1889), en précipitant par l'alcool des cultures de *Bacillus anthracis*, a isolé une albumose (*anthraxalbumose*) extrêmement toxique, mais aussi vaccinante, retrouvée par BRIEGER et FROENKEL 1890 qui ont pu l'obtenir à l'état de poudre grisâtre légèrement soluble dans l'eau (toxalbumine). SIDNEY MARTIN 1890), poussant plus loin l'analyse, a retiré des cultures sur sérum deux albumoses (proto et deutéro-albumose) avec trace de peptones, un alcaloïde plus toxique que celles-ci et de petites quantités de leucine et de tyrosine.

Hankin, à la suite des expériences de Petermann (1892) reprenant, en collaboration avec Wesbrook, ses recherches sur les albumoses et les toxalbumines de la bactéridie charbonneuse, a enregistré (*Ann. Inst. Pasteur*, 1892) de nouveaux et curieux résultats : le bacille du charbon produit dans ses cultures une diastase protéolytique qui, en agissant sur les matières protéiques, donne une albumose qui n'a aucun pouvoir immunisant ; mais, indépendamment de cette dernière, il peut s'en produire une autre dans les cultures en solution de peptone pure laquelle n'exige pas l'intervention d'une diastase et est immunisante, sans être toxique pour les animaux sensibles au charbon, tandis qu'au contraire elle constitue un violent poison pour les espèces naturellement réfractaires à cette maladie, telles que le rat adulte, la grenouille, l'écrevisse, etc. Il ressort, d'autre part, des recherches récentes de Terni (1894) que le sérum sanguin des animaux à sang froid ferait perdre au *Bacillus anthracis* la propriété sporigène, laquelle ne pourrait être récupérée qu'après le passage par l'organisme d'animaux à sang chaud. Enfin, la virulence de ce bacille serait considérablement exaltée par les produits solubles du coli-bacille (Feltz, 1894).

Rôle pathologique. — Si nous voulions consacrer au rôle qui incombe en pathologie au *Bacillus anthracis* proportionnellement autant de pages qu'à celui des autres bactéries, c'est une partie des doctrines de pathologie générale et de microbie biologique qu'il nous faudrait exposer et passer en revue : les importantes questions du mécanisme de l'infection, de la défense de l'organisme, de l'immunité naturelle ou acquise, de la vaccination préventive ou thérapeutique trouveraient toutes leur place dans cet exposé. Il faut nous borner à affirmer que la bactéridie charbonneuse est l'élément causal incontestable et indispensable du charbon bactéridien chez les animaux et chez l'homme, dans ses diverses manifestations cliniques. *Pustule maligne* ou *charbon* externe, charbon interne, intestinal ou pulmonaire de l'homme, *fièvre charbonneuse* du cheval, *sang de rate* du mouton, *maladie du sang* de la vache sont autant d'affections uniquement causées par l'introduction dans l'économie du *Bacillus anthracis* par effraction cutanée, par injection stomacale, ou même par inhalation pulmonaire.

Contrairement à ce que nous avons constaté ou constaterons pour d'autres bactéries pathogènes d'une grande nocivité (bacille de la diphtérie, du tétanos, etc.), la bactéridie charbonneuse ne reste point d'ordinaire localisée en un point déterminé; elle envahit l'organisme infecté avec une rapidité parfois foudroyante, pullule de façon incroyable et se retrouve avec la plus grande facilité dans le sang et les principaux viscères des animaux ou de l'homme charbonneux.

Principaux moyens de diagnose. — Sauf les cas assez rares de recherche de la Bactéridie charbonneuse dans le sol, l'eau, etc., dont nous nous occuperons à propos de chacun de ces milieux naturels, le praticien est le plus ordinairement appelé à déceler sa présence, pour éclairer ou confirmer un diagnostic douteux, dans la sérosité ou une parcelle de pustule maligne chez l'homme. Très souvent, l'examen microscopique, simple d'abord puis après coloration, en montrant les longs bacilles immobiles que nous avons décrits, suffira pour indiquer la réelle nature de la maladie; les cultures sur gélatine et en bouillon sont aussi suffisamment caractéristiques; cependant, afin de ne conserver aucun doute et en considération de l'extrême gravité de l'affection charbonneuse, il sera toujours bon d'inoculer la plus grande partie de la sérosité recueillie ou un fragment de la pustule, trituré dans de l'eau stérilisée, soit à des cobayes sous la peau, soit à des lapins dans la veine auriculaire (afin d'éviter les chances possibles d'infection par le Vibrion septique qui reste sans effets pour le lapin si on l'introduit dans le système circulatoire). Si vraiment la substance injectée est bien de nature charbonneuse, les animaux périront en trente ou soixante heures, avec une rate très hypertrophiée et très diffluente, des hémorragies capillaires multiples, etc., et à l'examen microscopique d'une simple goutte de sang puisée dans le cœur ou d'une parcelle de la pulpe splénique l'observateur constatera la présence d'une multitude de bâtonnets répondant au signalement du *B. anthracis*.

Pour ne rien négliger et être bien sûr d'avoir écarté toute chance d'erreur, on peut alors ensemencer le sang. et très rapidement on obtiendra les cultures caractéristiques.

BACILLUS MALLEI.

Synonymes. — Bacille de la morve ; Bacille du farcin ; Bacille de BOUCHARD, CHARRIN et CAPITAN ; Bacille de LOEFFLER et SCHUTZ.

Découverte. — Certainement vu, dès 1868, dans le pus et les ganglions lymphatiques des chevaux morveux par CHRISTOT et KIENER, le *Bacillus mallei* n'a vraiment été désigné comme le seul et indispensable producteur de la morve chez l'homme et chez l'animal. cultivé à l'état de pureté et sérieusement étudié que par BOUCHARD, CAPITAN et CHARRIN (1882-1883) en France, et

LOEFFLER et SCHUTZ 1883 en Allemagne. La question
de priorité, qui semble avoir donné lieu à quelques con-
testations, doit être tranchée, croyons-nous, en faveur
des auteurs français qui, dès 1881, avaient pu déterminer chez les cobayes et chez l'âne, avec des cultures
en bouillon provenant du pus d'abcès morveux chez
l'homme, des accidents caractéristiques, sous cette
réserve cependant que leurs cultures étaient impures et

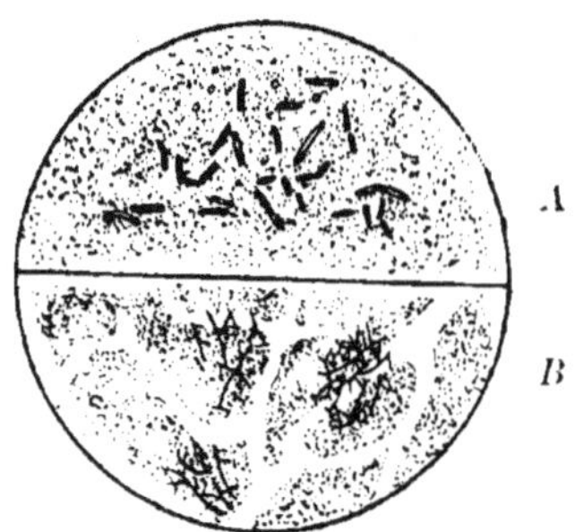

FIG. 88. — A. Morve. — B. Farcin du bœuf.

que LOEFFLER et SCHUTZ ont, eux, le mérite de les avoir,
les premiers, obtenues à l'état de pureté absolue.

BABÈS, d'autre part, paraît revendiquer pour lui et
HAVAS l'honneur d'avoir, les premiers, découvert et décrit le bacille de la morve dans les lésions de cette maladie Communication à la *Société royale de Budapesth*,
le 25 janvier 1881 .

Le bacille de BOUCHARD, CHARRIN et CAPITAN, ou de
LOEFFLER-SCHUTZ il ne paraît pas absolument démontré
que celui de BABÈS et HAVAS soit le même , se trouve
dans les sécrétions pathologiques (pus, jetage), les ganglions lymphatiques, les tubercules pulmonaires ou spléniques, etc., de l'homme ou des animaux atteints de la

forme aiguë (morve proprement dite) ou chronique (farcin) de cette maladie, tantôt seuls (lésions profondes), et tantôt associés à d'autres microorganismes (lésions superficielles).

Il ne faut pas confondre le *B. mallei* avec le Bacille du farcin du bœuf (*Cladothrix farcinicæ* de NOCARD), qui appartient à un groupe de microorganismes absolument distinct et a un tout autre aspect (fig. 88 B).

Habitats naturels les plus fréquents. — Le bacille de la morve peut être très facilement disséminé dans le voisinage plus ou moins immédiat des animaux infectés, grâce surtout au liquide de jetage et au pus dans lesquels les bacilles spécifiques sont toujours très abondants. Le sol, l'air (dans lequel le virus desséché perd assez rapidement sa nocivité), la litière, les excréments, la paille, le foin, les harnais, les couvertures, les instruments de pansage, l'eau de boisson (dans laquelle le bacille peut conserver sa virulence pendant dix-huit jours), les vêtements et même les mains des personnes approchant les chevaux morveux peuvent ainsi être souillés et servir pendant un certain temps d'habitats naturels au bacille de LOEFFLER.

Forme, dimensions et principales particularités morphologiques. — Bacilles ressemblant un peu à ceux de la tuberculose de KOCH, comme aspect général et comme longueur ($2\,\mu$ à $5\,\mu$), mais un peu plus épais ($0\,\mu\,5$ à $1\,\mu\,4$), rectilignes ou légèrement recourbés, à extrémités arrondies, ordinairement isolés, mais assez souvent en diplo-bacilles et plus rarement sous forme de filaments jamais très longs. Nettement mobiles, surtout dans les vieilles cultures. En ce qui concerne les spores, voir ci-après.

Caractères de coloration. — Bien que se colorant par
les méthodes usuelles, applicables à la grande majorité
des Bactéries (solutions hydro-alcooliques de couleurs
basiques d'aniline , le bacille de la morve offre une certaine résistance à l'imprégnation et le mieux est de se
servir, pour obtenir des résultats satisfaisants, soit du
bleu de méthylène phéniqué (eau, 100 ; acide phénique, 5 ;
alcool, 10 ; bleu de méthylène, 1,5 , soit d'une solution
anilinée de violet de gentiane additionnée d'une très
faible quantité de solution de potasse ou d'ammoniaque.
Ne prend pas le Gram. Même après ces procédés spéciaux
de coloration, celle-ci est le plus souvent très irrégulière,
laissant çà et là, tantôt aux extrémités, tantôt au centre
(fig. 88 A , des zones incolores qui en ont imposé parfois
pour des spores.

Les spores, d'après WEICHSELBAUM, apparaîtraient
dans les cultures que l'on a pu garder vivantes pendant
au moins trois mois ; BAUMGARTEN et ROSENTHAL,
d'autre part (1888), les auraient parfaitement mises en
évidence dans de vieilles cultures sur pomme de terre,
en employant la méthode de coloration de NEISSER (solution anilinée de fuchsine d'EHRLICH agissant à 100° dans
vapeur d'eau ou à 150° dans étuve sèche ; décoloration
par alcool acidifié : recoloration au bleu de méthylène) ;
les spores trancheraient alors en rouge vif sur la teinte
bleue des bacilles. Malgré ces diverses constatations, la
question des spores reste encore réservée.

Il y a parfois, chez certains bacilles provenant directement de lésions morveuses ou de cultures âgées, une
alternance si régulière des parties colorables et de celles
qui ne le sont pas qu'on croirait avoir affaire, au premier abord, à des streptocoques (BABÈS) ; mais il ne
s'agit ici, comme pour le bacille tuberculeux, que d'une
simple apparence, due à la multiplicité des vacuoles

dans une même cellule bacillaire. Au contraire, dans les cultures jeunes et normales, sur gélose glycérinée, par exemple, le protoplasma des bâtonnets peut être parfai-

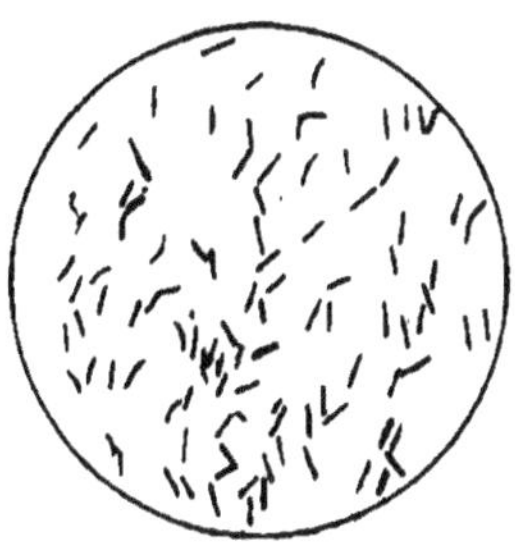

Fig. 89. — *Bacillus mallei.* — Bâtonnets à protoplasma homogène de culture sur gélose glycérinée. — Gr. = 800 **D.**

tement homogène et les bacilles ont alors l'aspect représenté dans la figure 89.

Aérobiose ou anaérobiose. — Le bacille de la morve est aérobie, mais non aussi strict que le veulent quelques auteurs, et il peut, en réalité, être considéré comme un anaérobie facultatif, dans quelques cas tout au moins.

Principaux caractères fournis par les cultures. — A peine appréciable au-dessous de 25°, ce qui rend tout à fait impossible l'emploi des plaques de gélatine pour la dissociation et l'isolement des colonies, le développement du *Bacillus mallei* sur les divers substrata nutritifs s'opère facilement entre 35° et 39° (sa température la plus favorable étant 37°) et il cesse à 43°.

Cultures dans gélatine-peptone liquéfiée. — A 37°, flocons blanchâtres, filamenteux, à contours irréguliers, envoyant en tout sens de fins prolongements dans la masse visqueuse de la gélatine.

Cultures sur gélose-plaques. — A 37°. colonies arrondies, d'un blanc sale ou jaunâtre, n'ayant rien de caractéristique.

Cultures sur gélose glycérinée, en strie. — Apparition assez hâtive (de vingt-quatre à quarante-huit heures) à 37° et un peu plus tardive à 18°-20°, le long de la strie d'ensemencement, d'un ruban assez épais, large d'abord de 2 à 3 millimètres, puis de 7 à 8 millimètres vers le huitième jour, d'un blanc mat, un peu bleuté au début, à surface humide et luisante, à bords fréquemment translucides.

En piqûre. — A 37°, enduit abondant, épais, blanc, visqueux.

Cultures sur sérum sanguin. — Apparition, dès le troisième jour, à 37°, à la surface du sérum, de gouttelettes transparentes et jaunâtres.

Cultures sur pomme de terre. — A 35°-38°, se développe en donnant naissance à une culture absolument caractéristique qui permet de faire hâtivement et presque sûrement le diagnostic de la morve (NOCARD). C'est, dès le second jour, un enduit épais, visqueux, humide et luisant, d'abord transparent et de couleur jaune pâle ambre jaune, puis devenant, les jours suivants, d'un jaune de plus en plus foncé jusqu'à ce que la teinte chocolat soit atteinte et que, devenant tout à fait opaque, la culture prenne l'apparence de la colle ; tout autour, la substance même de la pomme de terre prend une coloration légèrement verdâtre qui n'est cependant pas constante. Les colonies sur pomme de terre du Bacille pyocyanique se rapprochent beaucoup des précédentes ; mais il suffit, dans les cas douteux, de verser sur le substratum fertilisé un peu d'eau ammoniacale pour obtenir la réaction bleue de la pyocyanine, qui fait absolument défaut, s'il s'agit de la morve.

L'*Ascobacterium luteum* de BABÈS, que G. THIRY a isolé, dans le laboratoire de MACÉ, simultanément avec le *B. mallei*, du jetage d'un cheval morveux, donne sur pomme de terre des cultures d'un jaune un peu ambré qui peuvent en imposer aussi pour celles du microbe de la morve et faire commettre, à l'occasion, une erreur de diagnostic. Nous verrons bientôt comment se fait la diagnose différentielle.

On peut donc utiliser la pomme de terre comme milieu de dissociation et d'isolement, en l'ensemençant avec une dilution un peu étendue des produits suspects de morve et en étudiant avec une grande attention les colonies jaune brunâtre qui viennent à se développer à sa surface.

Cultures dans bouillon. — A 37°, en vingt-quatre ou quarante-huit heures, trouble généralisé, puis formation d'un assez abondant précipité blanchâtre, visqueux.

Il importe de noter que si on veut conserver vivantes et capables de se reproduire les cultures du Bacille de la morve, il faut les renouveler souvent, c'est-à-dire les réensemencer sur un substratum nutritif neuf, tous les huit ou quinze jours au moins.

Sécrétions et virulence. — Les produits solubles sécrétés par le *B. mallei* et provoquant sans aucun doute la plupart des symptômes observés dans la morve (fièvre, œdème, leucocytose, etc. sont encore peu connus ; ils n'ont point été isolés les uns des autres et sont renfermés en grande partie dans ce qu'on nomme la *malléine*, produit complexe obtenu d'abord en Russie par Helman et Kalning, puis, en France, par E. Roux et surtout Nocard.

Voici de quelle façon on la prépare : du bouillon glycériné est ensemencé avec un bacille de la morve très virulent et laissé à l'étuve, à 37°, pendant un mois ; on le stérilise alors à l'autoclave, à 100°, pendant une demi-heure ; on le réduit au bain-marie au 1/10 de son volume primitif et on le filtre sur papier Chardin ; on obtient de la sorte un liquide rougeâtre, sirupeux qui est la *malléine brute*, laquelle peut être employée telle quelle ou après avoir été diluée au 1/10 dans de l'eau phéniquée à 5 p. 100, ce qui constitue alors la *malléine diluée*.

Ce qui rend particulièrement intéressante la découverte de cette substance, c'est que les animaux en puissance de morve, alors même que la maladie serait chez eux latente ou larvée, réagissent de façon toute spéciale sous l'influence d'une injection de quantité même très minime de malléine (un quart de centimètre cube de malléine brute ou 2 centimètres cubes de malléine diluée). La malléine détermine, en ce cas, la formation d'une tuméfaction inflammatoire volumineuse, douloureuse, ne suppurant pas, avec traînées lymphatiques sinueuses et apparition de phénomènes généraux (réaction organique) assez graves, mais passagers ; il existe surtout une hyperthémie notable (de 1°,5 à 2°,5 et même exceptionnellement 4°) qui ne fait jamais défaut. Or, les animaux sains, même avec des doses beaucoup plus considérables de malléine, restent constamment indemnes.

Cette différence de réaction est, on le comprend aisément, de la plus haute importance en médecine vétérinaire ; aussi Nocard a-t-il énergiquement insisté au Congrès d'hygiène de Buda-Pesth (1894) sur ce point :

que l'emploi systématique de la malléine constitue le moyen le plus sûr, le plus rapide et le moins onéreux d'affirmer, chez les Équidés, le diagnostic de morve ou farcin et aussi, grâce aux précautions qu'il permet de prendre ou de préconiser, de faire disparaître cette maladie des foyers les plus gravement infectés et de préserver ainsi, de façon indirecte, l'homme lui-même d'une maladie presque toujours mortelle.

Cette méthode (injection de malléine) n'est malheureusement pas applicable, jusqu'à présent du moins, à l'espèce humaine et doit être réservée aux seuls Équidés. Non seulement les produits pathologiques de la morve chevaline ou humaine, mais encore les cultures, surtout celles sur pomme de terre, sont extrêmement virulentes au début et doivent être maniées avec les plus grandes précautions. La liste est déjà longue des noms de bactériologues ou d'expérimentateurs qui ont succombé à la morve contractée au cours de manipulations de laboratoire, et nous ne saurions trop mettre en garde le praticien contre les risques vraiment sérieux que lui feraient courir les opérations ayant trait au *Bacillus mallei* qui ne seraient pas conduites avec une prudence plus exagérée encore que de coutume.

Le bacille de LŒFFLER et SCHUTZ est heureusement un de ceux qui perdent le plus rapidement leur virulence ; une culture datant d'un mois est presque toujours déjà inactive et les bacilles desséchés perdent leurs propriétés nocives dans un laps de temps qui peut varier entre quelques jours et quatre mois (LOEFFLER). Une température de 55° pendant cinq minutes ou de 61° pendant une minute suffit enfin à tuer les cultures.

Rôle pathologique. — Le bacille morveux ne détermine une maladie vraiment naturelle (morve ou farcin) que chez les Équidés (cheval, âne et mulet) et chez l'homme ; mais un certain nombre d'animaux très divers peuvent être soumis avec succès à l'infection expérimentale (cobaye, lapin, mulot, souris des champs, spermophile, chien, porc, ces deux derniers beaucoup moins sensibles et seulement dans des conditions spéciales), tandis que d'autres animaux, et parmi eux les bovidés et la souris blanche, sont absolument réfractaires au virus morveux.

Les deux animaux de choix auxquels on devra s'adresser de préférence toutes les fois qu'il sera nécessaire de trancher, par l'expérimentation, une question de diagnostic, sont l'âne (Nocard) sur le front duquel ou pratique des scarifications qui reçoivent, étalé, le produit suspect, et le cobaye mâle (Straus) que l'on inocule par la voie intra-péritonéale.

La morve est éminemment contagieuse et l'infection peut s'opérer, aussi bien chez les Équidés que chez l'homme, soit par une solution de continuité du tégument cutané ou des muqueuses accidentellement souillées par un produit virulent quelconque (jetage ou pus, terre, eau, foin, paille, couvertures, instruments, mains, etc.), soit par l'ingestion dans le tube digestif de substances contaminées par le bacille morveux (foin, paille, avoine, eau de boisson, etc., pour le cheval ; les mêmes produits et les doigts non lavés portés à la bouche, pour l'homme). Ce dernier mode d'infection par les voies digestives a été récemment mis hors de doute (1894) par Nocard, au moyen d'expériences absolument concluantes tentées sur les animaux.

Il ne nous appartient pas de décrire ici les diverses lésions de nature morveuse, ni de faire la description symptomatologique de la morve aiguë ou chronique (morve ou farcin chronique) ; nous nous contenterons de rappeler que le bacille spécifique se rencontre soit à l'état pur, soit associé à d'autres bactéries, et notamment aux microbes vulgaires de la suppuration, non seulement dans toutes les lésions farcineuses (nodules ou boutons, lymphangites ou cordes, ulcérations ou chancres, tubercules pulmonaires, hépatiques, spléniques, etc., sarcocèle, vaginalite, pus, jetage, etc.), mais encore parfois dans les tissus d'apparence saine avoisinant les lésions, dans l'urine, et même, en cas d'infection généralisée chez l'homme, dans le sang circulant (GOUTCHAKOFF, SITTMANN).

Principaux moyens de diagnose. — Les cas de morve humaine sont plus fréquents qu'on ne croit et ne permettent pas toujours au médecin de poser d'emblée et sans hésitation un diagnostic clinique ; il est alors obligé d'avoir recours à la Bactérioscopie et à l'expérimentation microbique.

Or, de deux choses l'une : ou bien les produits suspects qu'il s'agit d'examiner sont certainement purs, ou bien ils sont sûrement plus ou moins contaminés, ou laissent sur ce point place au doute.

Dans le premier cas, produits absolument purs par exemple : gomme sous-cutanée, non ulcérée, extirpée aseptiquement, on inocule, suivant le procédé de STRAUS (1889), une certaine quantité de la substance, réduite en pulpe et diluée, dans le péritoine d'un cobaye mâle, lequel ne tarde pas au bout de quarante-huit à soixante-douze heures à présenter un double sarcocèle (orchite et vaginalite morveuses) qui s'abcède bientôt et fournit du pus renfermant les bacilles caractéristiques. On peut, on doit même, concurremment avec cette inoculation chez le cobaye, pratiquer sur pomme de terre un ensemencement par étalement ; on obtiendra, dans les cas positifs, la culture si typique que nous avons déjà décrite.

Nous insistons sur ce fait qu'il faut avoir recours simultanément à l'inoculation au cobaye et à la culture sur pomme de terre, parce qu'un double résultat positif est seul capable d'assurer une diagnose certaine.

Contrairement, en effet, à ce que croyait STRAUS, au moment où il préconisa l'inoculation intra-péritonéale chez le cobaye mâle comme moyen précis de diagnose, il a été démontré depuis que quelques autres microorganismes possédaient, eux aussi, la propriété, lorsqu'ils étaient injectés de même façon, de donner naissance à une orchite suppurée (KUTSCHER, HALLOPEAU et BUREAU, NOCARD). L. PANISSET (1909) a réalisé la vaginalite expérimentale à bacilles de Koch. Nous savons, d'autre part, qu'il existe quelques bactéries qui, sur pomme de terre, présentent des cultures analogues à celles du *B. mallei.* Mais comme les microorganismes donnant l'orchite n'ont pas la réaction spéciale de la pomme de terre, tandis que ceux qui possèdent celle-ci et pourraient être ainsi confondus avec le Bacille de la morve ne provoquent pas d'inflammation testiculaire, le double résultat positif dont nous parlions plus haut, joint, bien entendu, à celui de l'examen microscopique après coloration, lèvera tous les doutes.

Si les produits à essayer sont manifestement impurs ou sujets à caution (raclage d'ulcération externe, pus jetage, etc.), il sera préférable de choisir, comme animal réactif, l'âne qui prendra sûrement la morve et succombera si la substance inoculée renfermait les bacilles de BOUCHARD-CHARRIN-CAPITAN, ou encore le chien inoculé par scarification, d'après le procédé de GALTIER. La culture sur pomme de terre, pratiquée comme il a été dit, permettra en même temps de dissocier peut-être les uns

des autres les divers microbes coexistants et d'isoler à
l'état pur celui de la morve.

Quant à l'*Ascobacterium luteum*, dont il a déjà été
question, ce microbe peut, sur pomme de terre, être
confondu avec le *B. mallei*, qu'il accompagne quelquefois (G. THIRY), précisément dans des produits morveux ;
mais l'*Ascobacterium* se distinguera facilement de ce
dernier à l'examen microscopique, grâce à cette particularité que ses bâtonnets se trouvent presque toujours
réunis, en plus ou moins grand nombre, dans l'intérieur
d'une capsule ovalaire unique ayant plus de 20 μ de longueur.

BACILLUS TETANI (NICOLAIER).

Synonymes. — Bacille du tétanos ; Bacille de Nicolaier ; Bacille en tête d'épingle, en clou.

Découverte. — Vu pour la première fois par NICOLAIER
(1884) dans le pus de plaies d'inoculation d'animaux
(souris, lapins, cobayes) qu'il avait rendus tétaniques en
leur injectant, sous la peau, de la terre quelconque ; retrouvé, en 1885, par ROSENBACH dans la plaie d'un
homme ayant succombé au tétanos ; vraiment isolé et
cultivé à l'état de pureté par KITASATO (1889) ; admis
sans conteste par tous les observateurs comme microbe
du tétanos accidentel ou expérimental (VAILLARD et VIN-
CENT, E. ROUX, SANCHEZ TOLEDO et VEILLON, BEHRING,
KITASATO, COURMONT et DOYON, etc.).

Habitats naturels. — Le Bacille de Nicolaier est, à
coup sûr, une des bactéries pathogènes les plus universellement répandues dans la nature : il se rencontre, en
effet, presque constamment dans la terre, celle de jardin

surtout et dans ses couches superficielles plutôt que dans les profondes, la boue des roues, le fumier, les excréments des herbivores et de l'homme dans quelques rares cas (PIZZINI), les poussières des habitations, l'eau, les vases des eaux stagnantes (G. ROUX l'a trouvé en abondance dans celles des galeries de filtration de Saint-Clair à Lyon et LORTET dans celles de la mer Morte ; ARLOING, LORTET, VAILLARD ont aussi constaté sa présence dans les dépôts limoneux des filtres Chamberland, etc.), à la surface des végétaux livrés à une culture intensive par les engrais naturels (RIETSCH, PEYRAUD) sur les vêtements des ouvriers agricoles, leurs mains aussi parfois et sur les instruments aratoires ou autres.

Il ne se rencontre jamais seul dans ces divers milieux naturels, cela se comprend aisément ; il y est toujours associé soit à d'autres Bactéries inoffensives, soit à cette catégorie de microbes dits favorisants dont nous signalerons bientôt l'action néfaste, mais heureusement rare, sur l'organisme animal ou humain, soit enfin et surtout, lorsqu'il s'agit de la terre, de la vase, des boues ou des poussières, au *Bacillus septicus*, étudié ci-après.

Forme, dimensions et principales particularités morphologiques. — Bacilles très fins, très grêles, rectilignes, de 2 à 5 μ de longueur sur à peine 0 μ 1 à 0 μ 2 de largeur (fig. 94), pouvant, dans quelques cas, s'allonger beaucoup et effecter une forme filamenteuse qui les rapproche du vibrion septique (fig. 95).

Le bacille tétanique est doué de mouvements spontanés, lents et flexueux, quand il est jeune. Cette mobilité est due à un grand nombre de cils, disposés sur toute la surface du corps microbien (Kauthack et Connell). Les mouvements sont surtout marqués quand on observe les

bacilles dans un milieu liquide approprié et maintenu à
la température du corps, tel que du bouillon placé dans

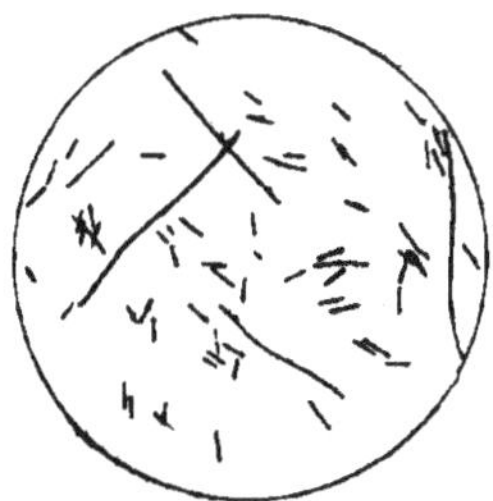

Fig. 90. — Bacilles du tétanos, sans spores ; culture jeune.

une atmosphère d'hydrogène. Les mouvements cessent
dès que l'hydrogène a disparu et a été remplacé par l'air
ordinaire. Après quelques jours de culture, les cils dis—

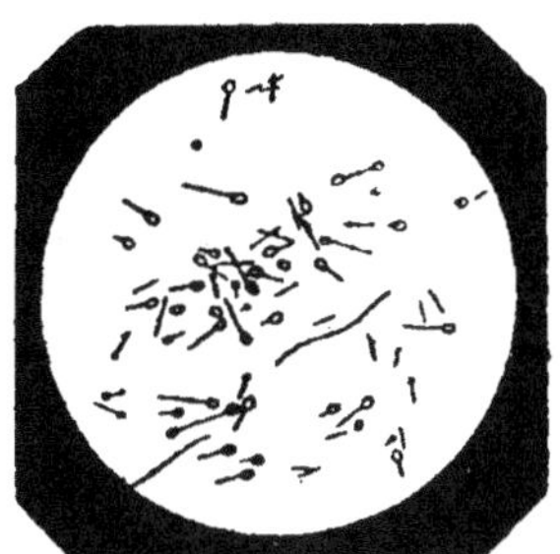

Fig. 91. — Bacillus du tétanos, sporulés.

paraissent, la spore commence à se former et toute mobilité des bacilles disparaît.

Indépendamment de l'aspect filamenteux appartenant
à sa forme purement végétative, le Bacille de Nicolaier
peut, soit dans les plaies des tétaniques, soit dans les
cultures, en affecter une autre beaucoup plus typique.

découverte par ROSENBACH et qui est en rapport avec la phase sporulaire : c'est la forme en tête d'épingle, de clou, en baguette de tambour, nommée encore : en lanterne ou en raquette, qui est due à la formation à une des extrémités du bâtonnet, plus rarement aux deux (forme en haltères), d'une spore endogène arrondie, relativement volumineuse, beaucoup plus large que l'épaisseur du bâtonnet (fig. 91), très réfringente, réfractaire aux colorants ordinaires et très résistante aux agents de destruction; cinq à six minutes d'ébullition sont nécessaires pour la tuer sûrement (VAILLARD et VINCENT). Les bacilles sporifères sont un peu plus courts que les autres et presque immobiles.

Dans les cultures un peu anciennes, il peut arriver que les spores détachées des bâtonnets végétatifs, persistent seules et en imposent alors, surtout dans les préparations non colorées, pour des cocci. Les spores exigent pour apparaître une température d'au moins 20° à 25° et ne se montrent guère plus à celle de 42° à 43°.

Caractères de coloration. — Le bacille du tétanos se colore facilement et intensément par toutes les couleurs basiques d'aniline en solutions hydro-alcooliques ; les spores, comme celles des autres bacilles, résistent seules et exigent l'emploi des méthodes spéciales qui sont utilisées pour la coloration du bacille de la tuberculose de KOCH ou de la lèpre ; le bâtonnet végétatif reste coloré après action de la solution de GRAM.

Aérobiose ou anaérobiose. — Le *B. tetani* est un anaérobie strict qui ne pullule et ne forme des colonies qu'en l'absence d'oxygène, soit dans le vide, soit dans un gaz inerte comme l'hydrogène ; en indiquant avec détails dans le chapitre suivant les diverses opérations bactériologiques auxquels on doit avoir recours pour faire l'analyse microbique quantitative ou qualitative des eaux. nous formulerons, une fois pour toutes. les règles de technique applicables à la culture des Bactéries anaérobies.

Quoique anaérobie strict, le bacille tétanique peut, dans certaines conditions exceptionnelles, être cultivé en aérobie. VALAGUSSA a pu déterminer son développement au contact de l'air en le cultivant dans des bouillons de culture d'autres microbes (*Bacillus subtilis*, *Proteus vulgaris*, etc.) filtrés sur Chamberland. TAROZZI et après lui un grand nombre d'expérimentateurs ont obtenu le bacille du tétanos. dans les milieux ordinaires, en présence d'air. additionnés de substances réductrices. En 1908, ROSENTHAL, dans son remarquable travail sur l'*aérobisation des microbes anaérobies*. dit avoir adapté le bacille du tétanos à la vie aérobie. Le bacille passerait pour y parvenir par trois étapes. une première avec intégrité des propriétés chimiques et biologiques, les deux dernières où le microbe se trouve dépouillé de toutes ses propriétés fermentatives. biologiques et pathogènes. Une seule propriété rattache ce microbe modifié au microbe d'origine, c'est l'agglutinabilité par le sérum antitétanique.

Principaux caractères fournis par les cultures. — Le microbe de Nicolaier est, comme nous venons de le dire, un anaérobie strict, ne se développant et ne pullulant vraiment qu'en l'absence d'oxygène (dans le vide et dans l'hydrogène, mais non dans l'acide carbonique qui lui est nuisible) ; il est cependant possible. par accoutumance graduée, de le rendre sinon aérobie. du moins d'obtenir quelque développement en présence d'une quantité minime d'air (VAILLARD et VINCENT). Ses limites de végétabilité oscillent entre 14° et 44° ; sa température optimum est de 37° à 38°, mais de 18° à 22° on peut obtenir, quoique avec lenteur, de bonnes cultures.

Le procédé le plus rapide pour se procurer ce bacille à l'état d'absolue pureté, quel que soit le milieu duquel on désire l'isoler, est celui de Kitasato, légèrement modifié par Vaillard et Vincent : ensemencement du produit tétanique dans bouillon de bœuf et dans le vide à 38°-39° ; au bout de cinq à six jours, puisage d'une très petite quantité du bouillon fertilisé que l'on chauffe au bain-marie, en tube scellé, pendant deux minutes, à 100° : réensemencement dans le bouillon (dans le vide) et répétition de cette double opération jusqu'à ce qu'une culture, faite anaérobiquement sur plaques de gélatine, ne donne absolument que des colonies de *B. tetani*, colonies qu'on reconnaîtra aux caractères que nous allons maintenant énumérer.

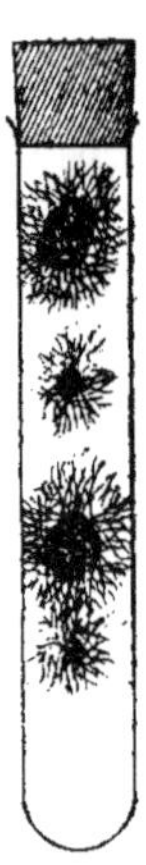

Fig. 92.
Bacillus tetani. — Culture datant de cinq jours dans gélatine glucosée en plaque fermée.

Cultures sur gélatine-plaques. — A 18°-22°, apparaissent, du quatrième au cinquième jour, de petites colonies sphériques, nuageuses, à centre bien distinct et blanchâtre, la partie périphérique étant formée de fins rayons qui constituent autour du point central comme une auréole analogue à celle que forment les longs cils vibratiles autour de la membrane externe de l'embryon des Bothryocéphales ; lorsque, les jours suivants, la colonie s'accroît, les rayons divergent, s'enchevêtrent et prennent un peu l'aspect d'un mycelium de moisissures (fig. 92). Apparaissent alors des bulles de gaz qui disloquent la gélatine et, du

dixième au quinzième jour, celle-ci commence à se liquéfier. La gélatine glucosée convient encore mieux que celle
seulement peptonée.

Ce n'est que très tardivement que dans ces colonies
apparaissent les bacilles sporifères.

Sur gélatine-piqûre. — Apparition le long du trait
d'ensemencement, mais à une certaine distance de la
surface libre, de petits nuages floconneux empilés les
uns sur les autres et d'où partent, à angle droit, de très
nombreux prolongements filiformes parallèles. Plus tard,
liquéfaction de la gélatine et parfois production de bulles
de gaz.

Cultures sur gélose. — A 35°-37°, apparition plus
hâtive de la culture qui se présente à peu près comme
sur la gélatine, sauf que les flocons sont moins distincts
et les stries radiales moins fines.

Cultures sur sérum sanguin. — Caractères identiques;
pas de liquéfaction suivant les uns, ramollissement par-
tiel suivant les autres.

Cultures sur pomme de terre. — Culture à peine
visible, très analogue à celle du Bacille d'Eberth VAIL-
LARD et VINCENT).

Cultures en bouillon. — Trouble rapide à 39°. dégagement de bulles de gaz, puis éclaircissement du
liquide et, vers le quinzième jour. précipité pulvérulent
dans le fond ; à ce moment, le bouillon est très nettement
alcalin et à odeur très forte de corne ou de poils brûlés
ou encore de fromage avancé THOINOT et MASSELIN)
qu'on retrouve, au reste, dans toutes les cultures un peu
anciennes de ce bacille.

Les formes sporulées apparaissent de très bonne heure

(trente-six heures) dans le bouillon de bœuf ou de poule et existent presque seules, à l'exclusion des bâtonnets végétatifs, vers le dixième jour (particularité à retenir pour ne pas prendre, à un examen pratiqué sans coloration spéciale, ces spores pour des microcoques).

Cultures en lait. — Le bacille tétanique pousse bien dans le lait, il précipite la caséine et la digère ensuite, transformant le milieu en un liquide clair.

Sécrétions et virulence. — Le Bacille du tétanos est certainement, avec celui de la diphtérie, un des micro-organismes pathogènes dont l'histoire des produits de sécrétion, toxines et antitoxines, est des mieux documentées, mais aussi des plus difficiles à exposer, en raison précisément de l'abondance et de la valeur des matériaux accumulés dans ces dernières années. Nous devrons être forcément très sommaires et très concis en ce qui les concerne, ne relevant que les principaux parmi les faits mis récemment en lumière.

Comme pour la plupart des autres bactéries nous trouvons, dès le début de cette histoire, le nom de Brieger, lequel retira (1885) des cultures impures de Rosenbach trois ptomaïnes différentes : la *tétanine*, la *tétanotoxine* et la *spasmotoxine*, qui, toutes, surtout la première, produisaient chez les animaux des secousses tétaniques ; mais on sait, et nous l'avons déjà indiqué, que bien des réserves doivent être faites quant à la nature réelle et à l'authenticité des produits isolés par Brieger. Il en est de même pour le chlorhydrate de tétanine et le composé de tétanotoxine obtenus par Kitasato et Weyl (1890). En opérant simplement avec des cultures stérilisées par la filtration, Knud Faber (1890) s'est rapproché beaucoup plus de la vérité et, après avoir déterminé avec les produits solubles du bacille de Nicolaier un tétanos expérimental type, cet auteur a émis l'opinion que la substance extrêmement toxique qui agissait de la sorte devait se rapprocher des diastases, opinion confirmée depuis par maints expérimentateurs et notamment par VAILLARD et VINCENT, qui ont publié sur le tétanos et ses toxines une série de remarquables travaux (1891-1894).

BRIEGER et FRÆNKEL, qui considèrent le poison tétanique comme une toxalbumine, TIZZONI et CATTANI, BEHRING et KITASATO ont, de leur côté, fait sur ce sujet des découvertes de la plus haute importance, lesquelles ont singulièrement influencé l'étude, si pleine d'actualité, des sérums toxiques, de la sérum-vaccination et de la sérumthérapie.

Tout serait à citer ici ; mais, nous le répétons, nous devons nous contenter, en raison précisément de l'extrême abondance des matériaux accumulés sur cette question, des quelques brèves indications qui vont suivre.

La toxine tétanique, telle qu'elle nous est actuellement connue, est incontestablement, comme celle sécrétée par le bacille de la diphtérie, de nature diastasique, ainsi que l'avaient déjà supposé TIZZONI et CATANI qui l'assimilaient aux zymases, comme l'ont reconnu VAILLARD et VINCENT, E. ROUX, KNUD FABER, etc., et comme l'ont enfin démontré, par d'ingénieuses expériences, COURMONT et DOYON (1893). Ces derniers auteurs ont bien mis en évidence ce fait : qu'il s'écoule toujours, entre le moment où la toxine tétanique est injectée à un animal et celui où apparaissent les premiers symptômes d'intoxication, un certain délai, analogue à celui qui est nécessaire pour l'apparition des phénomènes zymotiques lors de l'attaque par une diastase des substances fermentescibles. On a encore, et avec raison,

comparé cette toxine tétanique, de même que la diphtéritique, au venin des serpents (Roux et Vaillard).

Ce qui, en tout cas, ressort très nettement des études
multipliées et approfondies de Vaillard, E. Roux, Vincent et Rouget, c'est d'abord le rôle prépondérant joué
par les associations microbiennes dans la production du
tétanos naturel ou expérimental.

D'après ces observateurs, en effet, une quantité très
minime de bacilles sporifères de Nicolaier, même débar-
rassés de toute toxine, suffit à produire la maladie si,
en même temps qu'eux, sont inoculés naturellement ou
expérimentalement certains autres microbes, tels par
exemple que le *Bacillus prodigiosus*, microbes auxc-
quels, en raison du rôle qu'ils jouent, Vaillard et ses
collaborateurs ont donné le nom de *favorisants*, tandis
que, introduits dans l'organisme en nombre beaucoup
plus considérable, mais à l'état de pureté absolue, ces
mêmes bacilles tétaniques restent inactifs.

Vaillard, Vincent et Rouget ont, d'autre part, bien
mis en évidence le rôle que joue la phagocytose dans la
défense de l'organisme contre l'infection tétanique, une
des plus banales qui existent et qui, sans cela, serait
une des plus fréquentes. C'est encore à Vaillard et à
E. Roux que nous sommes redevables des notions si
précises et si généralement utiles qu'après Richet et
Héricourt, Behring et Kitasato, Tizzoni et Catani,
ils ont rendu classiques sur les propriétés immunisantes,
vaccinantes du sérum anti-tétanique et sur la sérumthérapie de cette si grave maladie.

Rôle pathologique. — Le bacille de Nicolaier est
l'agent microbien du tétanos naturel chez l'homme et
beaucoup d'animaux supérieurs, le cheval notamment ;
ceci est aujourd'hui hors conteste. Mais on sait, d'autre

part, que comme son congénère le bacille de Lœffler
(diphtérie), ce microorganisme reste constamment et
absolument localisé au lieu d'infection ou d'inoculation
et que, si peut-être il pullule sur place quelque peu, il
n'envahit jamais en tout cas ni le sang, ni le système
lymphatique, ni les organes internes, sauf parfois après
la mort (SANCHEZ TOLEDO et VEILLON) : c'est donc sa
toxine qu'il faut incriminer dans la production des accidents si graves et si effrayants qui caractérisent le tétanos et cette toxine doit être singulièrement active. Cette
dernière affirmation est absolument vraie et nous savons
qu'il suffit de doses infinitésimales de 1/500 à 1/100.000
pour provoquer chez divers animaux un tétanos mortel.

Il y a même plus, cette toxine tétanique peut se retrouver, en quantité suffisante pour tuer de nouveaux animaux, dans le sang, la sérosité pleurale (KITASATO), la
moelle, les reins (BRUCHESSINI), le tissu conjonctif, le
foie (SANCHEZ TOLEDO et VEILLON) des premiers inoculés, après leur mort : elle possède, en outre, comme cela
a été démontré par E. ROUX et A. BORREL (*Congrès
internat. d'hygiène* de Madrid, 12 avril 1898 et *Ann.
Inst. Pasteur*, avril 1898) une véritable affinité élective
pour les éléments nobles du système nerveux, les cellules nerveuses, qu'elle imprègne à la façon dont les
couleurs basiques d'aniline imprègnent le protoplasma
microbien ordinaire, mais sans subir ni altération ni destruction, ainsi que le croient WASSERMANN et TAKAKI
(1898).

Ce que nous avons dit plus haut sur la nécessité de
certaines associations microbiennes nous dispense d'insister maintenant sur les causes qui favorisent chez l'homme
l'apparition du tétanos et qui ne pouvant pas toujours être
réalisées, rendent heureusement cette maladie plus rare
qu'elle ne semblerait a priori devoir l'être.

Behring et Kitasato (1890), Brieger, Wassermann et Kitasato (1892), E. Roux et Vaillard (1893), Tizzoni et Catani, etc., sont arrivés, par différents procédés, à immuniser certains animaux (cobaye, lapin, cheval, etc.) contre le tétanos et se sont ainsi procuré un sérum antitoxique qui est la base de la sérothérapie anti-tétanique, laquelle, appliquée aux animaux, surtout à titre préventif, a donné de merveilleux résultats enregistrés par Nocard (1895). Ces résultats ont été, jusqu'à ce jour, moins encourageants chez l'homme ; mais comme le sérum anti-tétanique s'est montré inoffensif pour lui, même à des doses considérables (de deux à quatre injections de 100 centimètres cubes en quelques jours), il y a lieu de persévérer dans son emploi tant au titre préventif que comme agent curateur.

Principaux moyens de diagnose. — Le bacille de Nicolaïer n'offre pas de grandes difficultés de diagnose.

L'examen microscopique, avec ou sans coloration, s'il existe des formes sporulées en clou, est presque caractéristique.

Les cultures ont même aspect, sur la plupart des substrata solides, que celles du *Bacillus subtilis ;* mais celui-ci est un aérobie vrai, tandis que l'autre est strictement anaérobie.

L'inoculation aux cobayes ou aux souris, pratiquée sous la peau, lèvera, en tout cas, tous les doutes en provoquant chez ces animaux un tétanos typique. Il importe cependant de noter ici que, de même qu'à côté du bacille diphtéritique de Loeffler, on rencontre parfois un bacille pseudo-diphtéritique, de même Vaillard et Vincent (1891) ont assez souvent rencontré dans les milieux tétanigènes un bacille très résistant qui a d'assez nombreux points de ressemblance avec celui de Nico-

LAIER et qu'ils nomment pour cette raison *bacille pseu-do-tétanique* ; il se distingue nettement par ce fait qu'il n'est jamais pathogène pour les animaux.

BACILLUS SEPTICUS (PASTEUR).

Synonymes. — Bacille de l'œdème malin (KOCH) ; Vibrion septique (PASTEUR) ; *Bacillus œdematis maligni* (FLUGGE), *Bacillus septicus gangrenæ* (ARLOING) ; microbe de la septicémie gangreneuse.

Découverte. — Très nettement vu et séparé spécifiquement du *B. anthracis*, avec lequel il coexiste souvent dans les cadavres d'animaux charbonneux, par PASTEUR en 1875-1876, lors de l'examen d'un conflit soulevé entre DAVAINE d'une part, et LEPLAT et JAILLARD de l'autre.

Isolé peu de temps après (1877), par le même auteur, de la terre végétale, cultivé à l'état pur et inoculé avec succès aux animaux ; retrouvé par KOCH et GAFFKY dans l'œdème malin expérimental produit par l'inoculation de parcelles de terre ; considéré comme l'organisme producteur de la gangrène gazeuse chez l'homme par CHAUVEAU et ARLOING (1883-1884).

Il a régné pendant un assez long temps une certaine obscurité sur l'identité réelle du *Bacillus septicus*, que l'on a tantôt confondu avec d'autres (*Bacillus anthracis*, *Bacillus Chauvæi*) et tantôt au contraire séparé à tort en plusieurs espèces distinctes (vibrion septique, bacille de l'œdème malin, bacille de la septicémie gangreneuse). On sait aujourd'hui que tout à fait distinct des premiers, il comprend les trois derniers, qui ne sont que des synonymes.

Habitats naturels. — Le *vibrion septique* accompagne presque constamment dans la terre (des rues, de jardin, des champs, etc.), le bacille du tétanos et presque tous les animaux (non réfractaires) qui sont inoculés avec une particule terreuse succombent rapidement tantôt tétaniques et tantôt septicémiques (gangrène gazeuse) (Pasteur, Koch, Gaffky, Liborius, Cornevin, etc.). Nous l'avons rencontré, extrêmement abondant, dans la vase des galeries de la Compagnie des eaux à Lyon, Lortet, Arloing et nous. Lortet l'a en outre mis en évidence dans les dépôts limoneux des filtres Chamberland et dans les vases de la mer Morte.

Il existe encore dans des poussières de diverses origines, dans l'eau, dans les excréments et dans l'intestin de certains Mammifères et de l'homme, dans l'air (Cornevin, parfois à la surface des végétaux, sur la peau de l'homme et des animaux et enfin il ne polluait que trop souvent autrefois les instruments ou appareils de chirurgie qu'une propreté minutieuse, aseptique ou antiseptique, protège aujourd'hui pour le plus grand bien des blessés.

Forme, dimensions et principales particularités morphologiques. — Comme la bactéridie charbonneuse, avec laquelle il a quelques points de ressemblance, le vibrion septique nous apparaît avec un aspect très variable suivant le milieu dont il provient.

C'est dans la sérosité péritonéale des animaux rendus septicémiques qu'il présente ses formes les plus ordinaires et les plus typiques : ce sont des bâtonnets droits, de 3 à 5 μ de long, sur 1 μ de large, à extrémités coupées carrément, isolés (fig. 93), par deux ou par chaînettes plus ou moins longues, mais remarquables par ce fait que les divers segments de la chaîne sont toujours inégaux entre eux ; mobilité très nette, mais seulement à l'abri de l'air, s'atténuant et disparaissant si l'oxygène a un trop libre accès dans les préparations ; dans les cultures notamment elle est très peu apparente, parfois même entièrement nulle. Dans les cultures artificielles on a des formes analogues, mais les bacilles sont plus souvent isolés ; ils sont aussi un peu plus longs dans les milieux liquides que sur les solides ; dans les vieilles cultures et les liquides de fermentation anciennement

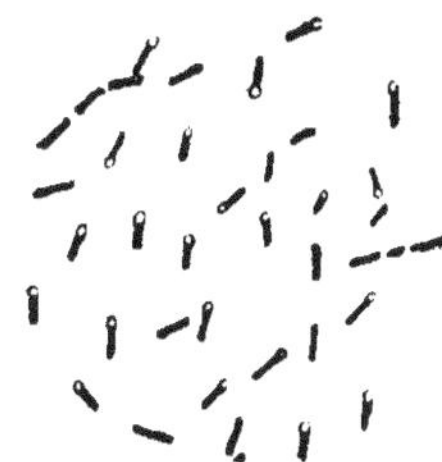

Fig. 93. — *Bacillus septicus.* — Bacilles courts dont la plupart sporulés dans sérosité de l'œdème local.

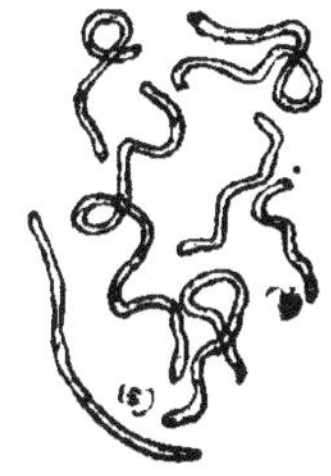

Fig. 94. — *B. Septicus.* — Formes spiralées dans vieille culture. Gr. = 1.000 D.

ensemencés, ARLOING et LINOSSIER (1892) ont vu apparaître de longs filaments, flexueux, pelotonnés, ayant parfois même l'aspect de spirilles (fig. 94). Mais c'est surtout dans le sang des animaux infectés que l'on observe cette forme filamenteuse qui peut atteindre de 15 à 40 μ de longueur et donne au vibrion septique, suivant l'expression de PASTEUR, l'aspect d'un long et fin serpent qui se glisse, rampant et flexueux, à travers les globules sanguins.

Contrairement à ce qui se passe pour la bactéridie charbonneuse, les filaments ne fournissent jamais de spores. Celles-ci apparaissent à une des extrémités, plus

rarement dans le milieu des individus nettement bacillaires, soit dans le tissu conjonctif (ARLOING) des animaux infectés, soit dans les cultures et notamment dans
le bouillon dans lequel déjà, au bout de vingt-quatre
heures, à 38°, on peut observer, chez certains bâtonnets
un épaississement d'une extrémité ou du milieu, épaississement qui ne tarde pas à se transformer en un petit
corps ovoïde, brillant et réfringent qui n'est autre que
la spore, laquelle résiste à des températures de 75° à 80°.

Suivant les cas, le bacille sporifère prend l'apparence
d'un clou ou tétard (spores terminales) ou celle d'un
fuseau (spores médianes).

Caractères de coloration. — Les bacilles de l'œdème
malin se colorent assez facilement par les méthodes ordi
naires, mais plus intensément avec le bleu de LOEFFLER,
celui de KUHN et la solution diluée de ZIEHL ; ils se
décolorent après traitement par le liquide de LUGOL. Les
plus belles préparations proviennent de la sérosité péritonéale des cobayes infectés, de celle surtout qui baigne
le foie ; on peut, après coloration, mettre en évidence
non seulement les strepto-bacilles très nettement carac-
térisés mais encore le phénomène de la phagocytose à
ses divers stades.

Aérobiose ou anaérobiose. — Le vibrion septique est
un anaérobie strict.

Principaux caractères fournis par les cultures. —
Il ne se développe bien, en outre, qu'à une température
voisine de 37° ; il est cependant possible, la pullulation
commençant à s'opérer à 20°, d'utiliser la méthode des
plaques de gélatine dans l'azote, l'hydrogène ou l'acide
carbonique, en anaérobiose, pour isoler ce bacille des

autres bactéries, aérobies ou anaérobies, qui peuvent coexister avec lui dans les milieux naturels.

Cultures sur gélatine-plaques. — A 20°, apparition, au bout de quatre à cinq jours, de petites taches d'abord arrondies, puis nuageuses, blanchâtres, finement radiées ou arborisées à la périphérie, liquéfiant hâtivement la gélatine.

Sur gélatine-piqûre. — Dans les mêmes conditions, petites sphères remplies de liquide clair, arborisées à la périphérie et contenant parfois de petites bulles de gaz ; liquéfaction tout le long du trait d'inoculation.

Cultures sur gélose-plaques. — A 37°, petites colonies nuageuses, blanchâtres, homogènes ou finement striées au centre, envoyant de la périphérie de très élégantes arborisations dendritiques dans le milieu nutritif.

Sur gélose-piqûre. — A 37°-38°, développement assez hâtif d'une trainée blanchâtre à contours irréguliers, festonnés ; dégagement de nombreuses bulles de gaz dans l'épaisseur du substratum qui se creuse de vacuoles ; odeur fétide.

Sur gélose sucrée, colorée avec *sulfo-indigotate* de soude, décoloration rapide du milieu et formation de crevasses par lesquelles se dégage un gaz fétide.

Cultures sur pomme de terre. — Développement de la culture dans la profondeur même du tubercule, sans changement de coloration à la surface (GAFFKY, E. ROUX).

Sur sérum. — Production de culture avec liquéfaction rapide du sérum.

19.

Dans les milieux solides, les bacilles de la septicémie sont généralement plus courts, moins contournés, et ne donnent qu'assez tardivement des spores.

Cultures dans bouillon. — Celui de cheval est le meilleur (ARLOING, LINOSSIER). A 38°, très rapidement (en douze, vingt-quatre heures), trouble général qui ne persiste guère ; les bacilles, plus longs que sur les milieux précédents, ondulés ou contournés sur eux-mêmes, se précipitent dans le fond du récipient et permettent au liquide de reprendre bientôt sa limpidité initiale ; pas de changement de réaction, mais abondant dégagement d'hydrogène et d'acide carbonique. Si, au bout de quelques jours, on examine au microscope le dépôt de fond, on constate que les bacilles ont subi certaines modifications les uns étant devenus granuleux et se désagrégeant avec la plus grande facilité, tandis que d'autres se renflent à une des extrémités ou en leur milieu (en ce dernier cas, on observe d'abord un espace clair) et deviennent sporifères.

Dans les bouillons glycosés, depuis très longtemps ensemencés (les processus de fermentation étant déjà anciens), on constate, d'après LINOSSIER et aussi ARLOING, des formes particulièrement longues, flexueuses et pelotonnées (fig. 94).

La vitalité comme la virulence du vibrion septique peuvent, dans certaines conditions de dessiccation, se conserver très longtemps (ARLOING a pu en garder pendant neuf ans avec ses propriétés biologiques), grâce à l'existence et à la résistance des spores.

Cultures dans le lait. — Pullulation très énergique des bacilles et précipitation d'une petite partie de la caséine.

Sécrétions et virulence. — Les produits les plus apparents, comme aussi les plus constants et les plus caractéristiques de la vie du *Bacillus septicus*, sont les gaz qui ne sont eux-mêmes que les résultats visibles d'une propriété très développée chez ce microorganisme : la propriété fermentative ou zymotique. Celle-ci a été surtout bien mise en lumière par les travaux d'ARLOING en 1885-1886, lequel a montré que les processus de fermentation du bacille de la septicémie gangreneuse pouvaient s'opérer sur les matières hydrocarbonées d'une part et les substances azotées de l'autre. L'amidon, la dextrine et l'inuline sont les substances les plus rapidement attaquées parmi les premières, puis viennent les sucres : mannite, glucose, lactose, sucre de canne ; les gaz produits sont surtout, comme nous l'avons déjà dit, de l'hydrogène et de l'acide carbonique. Quant aux substances azotées (peptone, albumine, jaune d'œuf), elles ont donné, après fermentation, de l'acide carbonique, de l'hydrogène et de l'azote, en proportions très variables suivant chaque matière. La constatation très nette de cette double fermentation a jeté une très vive lumière sur la pathogénie de la septicémie gangreneuse de l'homme.

LINOSSIER, qui a repris et poursuivi très soigneusement ces études sur les propriétés zymotiques du vibrion septique (1892), a montré que la fermentation de la glucose, très active au début, se ralentissait ensuite et qu'au bout de six mois on trouvait dans les bouillons de culture du sucre non encore transformé ; les gaz qui se dégagent au cours de cette fermentation sont, comme l'avait vu ARLOING, de l'acide carbonique et de l'hydrogène ; mais on peut y déceler, en outre, des alcools éthylique et butylique normal (la présence de l'alcool avait déjà été signalée par ARLOING), des acides formique, acétique, butyrique, paralactique et des traces d'acide succinique ; tous ces corps prennent naissance en proportions très diverses qui varient 'd'une fermentation à l'autre (cette variabilité avait déjà été très expressément notée par PASTEUR dans les produits de la fermentation butyrique du lactate de chaux).

L'amidon fermente de façon analogue en donnant une érythrodextrine et pas de glucose ; la saccharose n'est pas intervertie ; la lactose est vigoureusement attaquée ; la glycérine l'est peu, et le lactate de chaux pas du tout (caractère distinctif avec le ferment butyrique de PASTEUR). On ne trouverait, d'après LINOSSIER, dans les liquides fermentatifs hydrocarbonés ou azotés ni sucrase, ni amylase, ni présure, ni pepsine.

En ce qui concerne les substances azotées, KERRY (1889) a montré que le bacille septique décompose l'albumine en donnant quelques-uns des produits ordinaires de la putréfaction : acides gras, leucine, acide hydro-paracoumarique et une huile extrêmement fétide qui proviendrait de l'oxydation de l'acide valérianique, mais il n'y aurait ni indol, ni scatol.

La propriété zymotique, enfin, est absolument indépendante de la virulence (ARLOING); elle ne l'exclut ni ne l'exalte.

Indépendamment de ces produits de fermentation, il existe encore dans les cultures du vibrion septique, surtout dans celles en bouillon, des produits solubles susceptibles de conférer aux animaux une certaine immunité contre la septicémie gangreneuse (CHAMBERLAND et ROUX, 1887). On l'obtient facilement en chauffant à 105°-110°, puis en filtrant des cultures très vivantes et très virulentes de *Bacillus septicus* ; cette même substance immunisante existerait, plus active encore, dans la sérosité des lésions septicémiques prises sur le vivant (ARLOING).

Mais ces produits solubles ne sont pas seulement vaccinants, ils constituent aussi, à dose convenable, un véritable poison septique qui, complètement isolé des bactéries vivantes, est capable de déterminer des phénomènes d'intoxication chez les animaux. Cette toxine du vibrion septique, bien mise en lumière déjà par CHAUVEAU et ARLOING (1887), CHAMBERLAND et ROUX (1885), a été récemment (mars 1895) l'objet de très intéressantes études de la part de BESSON (du Val-de-Grâce), qui a montré que c'était vers le sixième jour après l'ensemencement que les cultures en bouillon peptonisé, à 37°, possédaient leur maximum de virulence, et qu'il suffisait d'une dose de 6 à 10 centimètres cubes de culture filtrée, en injection intra-péritonéale, pour tuer rapidement les cobayes de 300 à 400 grammes. Le chauffage à 80°-100° ou le vieillissement à la température de 35° à la lumière diffuse diminuent notablement l'activité du poison, tandis que les solutions iodées et le vieillissement en vase clos à l'abri de l'air et de la lumière n'ont que peu d'action ; toujours d'après BESSON, la toxine du vibrion septique possède des propriétés chimiotaxiques négatives qui peuvent devenir positives après un chauffage à 85° pendant deux ou trois heures.

BESSON a enfin bien mis en lumière cette particularité intéressante, déjà notée par VAILLARD, VINCENT et ROUGET pour le bacille du tétanos, que les spores du vibrion septique ne pouvaient germer dans l'organisme vivant animal ou humain qu'à la condition de se trouver associées à certaines autres espèces de bactéries dites favorisantes, parmi lesquelles le *Bacillus prodigiosus*, le staphylocoque doré et quelques autres microcoques ou bacilles qui se rencontrent normalement dans le sol en même temps que le *Bacillus septicus*. Comme pour le bacille de Nicolaier enfin, la nature du traumatisme influencerait l'action toxique du vibrion de Pasteur.

Rôle pathologique. — Indépendamment de la septicémie vibrionienne expérimentale qu'il est si facile de déterminer chez les animaux de laboratoire (cobaye, lapin), il existe — et c'est la raison de la description que nous venons de faire — une septicémie spontanée, exclusivement due au bacille ou vibrion septique de Pasteur, que l'on observe chez le cheval (Renault, d'Alfort) sous le nom de gangrène traumatique, parfois mais très exceptionnellement chez la vache (Magne, Davaine, Nocard), très souvent, enfin, autrefois, très rarement aujourd'hui, chez l'homme où l'affection a été désignée par des appellations très variées et très nombreuses : œdème malin (Pirougoff, Koch) qu'il ne faut pas confondre avec la pustule maligne causée par le *Bacillus anthracis*, œdème aigu purulent (Pirougoff); gangrène foudroyante (Maisonneuve, Salleron, Mollière, etc.); érysipèle traumatique (Velpeau); gangrène traumatique envahissante (Bottini); septicémie gangreneuse aiguë (Morand); gangrène gazeuse (Poncet); septicémie gangreneuse (Chauveau et Arloing).

Les principaux caractères de la maladie, qui ressortent clairement de cette longue énumération de dénominations, se réduisent à quatre principaux : la soudaineté comme la rapidité de l'invasion morbide, les processus gangreneux, la production de gaz et enfin l'intoxication générale de l'économie.

Il existe parfois une forme chronique de la maladie, comme aussi une forme épidémique dans laquelle des poussières, infectées par le vibrion, doivent jouer le principal rôle étiologique (maladie des chiffonniers, septicémies professionnelles).

Cette bactérie pathogène se rencontre principalement dans le liquide plus ou moins louche des foyers gangreneux et distendus par les gaz, dans la sérosité péritonéale, dans le suc musculaire et plus rarement dans le sang du cœur, peu de temps après la mort.

La vulgarisation des méthodes aseptiques et antiseptiques, en chirurgie, a rendu d'une extrême rareté la septicémie gangreneuse, en tant que complication opératoire et a considérablement diminué le nombre de cas vraiment spontanés, étiologiquement liés au traumatisme originel.

En poursuivant leurs études expérimentales sur le microbe de la septicémie gangreneuse, CHAUVEAU et ARLOING ont vraiment rendu à la chirurgie et aux blessés un incalculable service. Le reconnaître n'est que justice.

Indépendamment du vibrion septique ordinaire, classique, que nous venons de décrire avec détails, on en connaît à l'heure actuelle toute une série d'autres capables, eux aussi, de produire chez l'homme des septicémies gangreneuses, mais sur lesquels nous ne pouvons, faute de place, nous appesantir. Ils sont au reste exceptionnels et nous ne ferons que les énumérer : *Pseudoœdem Bacillus* de Liborius (1886), ou *Bacillus pseudosepticus* de Macé (1891), ou *Proteus hominis capsulatus* de Bordini-Uffreduzzi (1887), le bacille trouvé et décrit par ARLOING (1886) chez un malade du service du professeur GAYET atteint d'un d'œdème gazeux énorme de la région oculaire, le bacille de l'infection hémorragique de Tizzoni et Giovannini, le *Bacillus septicus putridus* de Roger (1892) trouvé dans le liquide céphalo-rachidien et le foie d'un homme atteint du choléra et ayant présenté les signes d'une septicémie de nature spéciale, etc.

Principaux moyens de diagnose. — Ce sont comme

pour les autres bactéries : 1° l'examen microscopique après coloration qui permettra de noter l'existence, dans la sérosité rougeâtre de phlyctènes ou du tissu conjonctif, de bacilles courts, très mobiles dont quelques-uns sont sporulés (fig. 93) tandis que dans la sérosité péritonéale les bacilles sont grêles, en plus ou moins longues chaînettes et non sporulés (fig. 95 ; 2° les cultures en anaérobiose présentant les caractères déjà indiqués ;

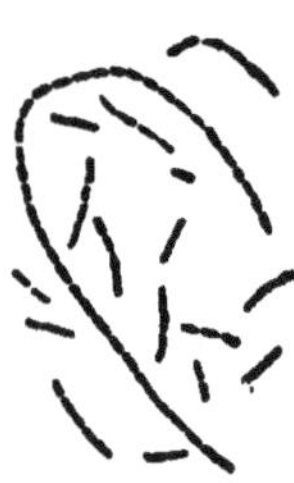

Fig. 95. — *Bacillus septicus.* — Bacilles en chaînettes de la sérosité péritonéale.

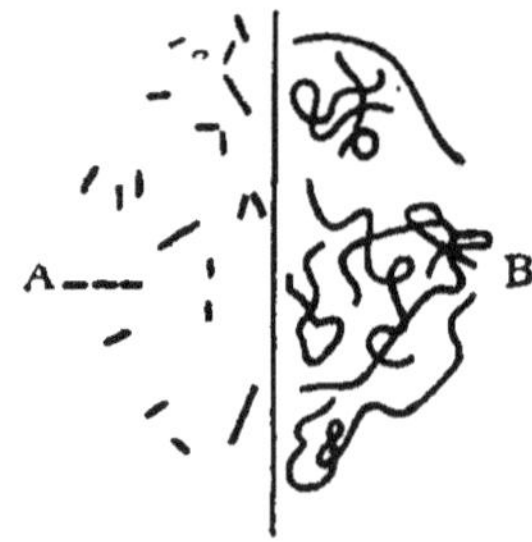

Fig. 96. — *Bacillus septicus.* — Aspect des bacilles dans les cultures. — *A*. Culture jeune. — *B*. Culture âgée.

3° enfin l'inoculation des animaux qui seule peut, dans certains cas, fournir une certitude absolue; on doit pratiquer une injection sous-cutanée et non intra-veineuse, soit de la sérosité suspecte, soit d'un bouillon de culture. L'animal que l'on choisit de préférence dans les laboratoires, bien que moins sensible que beaucoup d'autres, les solipèdes et les ovidés par exemple, est le cobaye qui succombe en vingt-quatre ou trente-six heures avec un œdème rougeâtre et crépitant (par suite de la formation des gaz) de la région inoculée, s'étendant quelquefois très loin ; l'examen microscopique montre dans les sérosités soit de l'œdème, soit du péritoine, les mêmes formes bacillaires que chez l'homme et, comme chez celui-ci, elles sont extrêmement rares dans le sang circulant.

On ne pourrait guère confondre le vibrion septique qu'avec le *B. anthracis* qui en diffère par son immobilité absolue, son état d'aérobiose, les symptômes que cause son infection et son abondance dans le sang des animaux inoculés, ou avec le *B. Chauvœi* (B. du charbon symptomatique) qui lui aussi est bien un anaérobie, a des caractères morphologiques communs et donne les mêmes lésions au cobaye; mais il n'est pas pathogène pour l'homme et reste à peu près sans action sur le lapin qui est au contraire assez sensible au virus septique.

BACILLUS TYPHOSUS (EBERTH, 1880).

Synonymes. — Bacille typhique ; Bacille d'Eberth ; Bacille d'Eberth-Gaffky ; *Bacillus typhi abdominalis ;* Bacille de la fièvre typhoïde.

Découverte. — Trouvé par EBERTH en 1880 dans ganglions lymphatiques et rate de typhique ; revu et bien étudié dès le début par GAFFKY (1884) en Allemagne, par CHANTEMESSE et WIDAL (1807), en France, a donné lieu, depuis cette époque à d'innombrables travaux tant en France qu'à l'étranger.

Habitats naturels. — Il y a une dizaine d'années, lorsque grâce aux persévérantes recherches de CHANTEMESSE et WIDAL, les travaux de KOCH et GAFFKY sur le *B. typhosus* commencèrent à être bien connus et accrédités en France et que le professeur BROUARDEL les eut utilisés pour édifier et brillamment soutenir le principe de l'étiologie hydrique de la fièvre typhoïde, de toutes parts les bactériologues les plus compétents vinrent affirmer la présence à peu près constante du Bacille d'Eberth non seulement dans les ganglions lymphatiques, la rate et les matières fécales des typhiques mais encore dans les eaux manifestement liées à l'apparition de cas plus ou moins nombreux de dothiénenterie et il fallut la note discordante qui, en 1889, fut brusquement produite par la publication des premières recherches expérimentales de A. RODET et G. ROUX (de Lyon) pour provoquer un temps d'arrêt dans la série de ces affirmations et créer une question qui, depuis, a longuement passionné le monde savant : la question du Coli-Bacille et de ses relations morphologiques et autres avec le bacille d'Eberth.

Les faits d'observation et d'ordre expérimental que nous produisîmes, à cette époque et plus tard, soulevèrent dès le début de violentes polémiques de la part surtout des représentants de l'École parisienne, qui les dédaignèrent d'abord, s'inscrivirent en faux contre eux ensuite et ne les enregistrèrent comme réels que lorsqu'il ne fut plus possible de faire autrement, tout en repoussant, ce qui était au reste leur droit absolu, la théorie microbique et pathogénique que nous en voulions tirer. Nos recherches eurent, malgré tout, ceci de bon et d'utile, qu'elles appelèrent l'attention des bactériologues sur les grandes ressemblances morphologiques, biologiques et de virulence existant entre le bacille d'Eberth et un autre bacille extrêmement répandu dans la nature, hôte habituel de l'intestin humain, le coli-bacille ou *Bacillus coli* d'Escherich et qu'elles contribuèrent bientôt à fournir la preuve que, dans la grande majorité des matières fécales de typhiques ou d'eaux suspectes de typhogénisme examinées, c'était à ce dernier microorganisme et non à celui d'Eberth-Gaffky que l'on avait très probablement eu affaire.

Une réaction en sens inverse, exagérée comme toutes les réactions, se produisit alors et pendant quelque temps le *B. typhosus* n'eut pour ainsi dire plus d'habitats naturels, c'est-à-dire ne fut plus rencontré qu'exceptionnellement en dehors de l'organisme typhoïdisant et notamment dans les eaux soupçonnées d'avoir provoqué la maladie ; les selles dothiénentériques elles-mêmes ne le renfermaient pour ainsi dire jamais, tandis qu'on en pouvait isoler de très nombreuses colonies appartenant très manifestement au coli-bacille.

On semble être revenu, depuis peu, à des idées plus éclectiques et plus saines et il a fallu pour opérer ce revirement d'opinion, la découverte par ELSNER (1895) d'un nouveau milieu de culture, dont nous dirons bientôt quelques mots et qui, chose curieuse, ne convient guère cependant, à notre avis du moins, au rôle que lui attribue son auteur : celui de favoriser l'isolement et la mise en évidence du bacille typhique qu'il serait, d'après lui, très facile alors de distinguer d'avec le microbe d'Escherich.

Depuis, de nombreux expérimentateurs ont retrouvé le bacille d'Eberth dans le milieu extérieur. En 1896, REMLINGER et SCHNEIDER l'ont isolé assez fréquemment d'échantillons d'eau, de sol, de fèces dothiénentériques et même de matières fécales de personnes saines 5 fois sur 10 recherches, mais leurs sujets avaient été en contact avec des typhoïdiques. La recherche du bacille d'Eberth chez l'homme sain, en l'absence de toute promiscuité avec les typhoïdiques, reste négative COURMONT, RÉMY, etc.).

TRYDE et SALOMONSEN (1885) l'ont retrouvé dans le sol d'une caserne infectée : MACÉ (1888) a décelé sa présence à un mètre de profondeur dans de la terre avoisinant un puits très justement suspect et dont l'eau le renfermait également. Grancher et Deschamps (1889), Robertson et Gibson (1898), Rullmann (1901) ont montré qu'il peut vivre très longtemps dans le sol. Ce dernier auteur l'a retrouvé vivant encore après un an.

Uffelmann (1894), Sanglé-Ferrière et Remlinger (1897), etc., l'ont isolé de l'air, des poussières d'apparte-tements occupés par des typhiques.

Dans l'eau, le bacille d'Eberth conserve longtemps sa vitalité, surtout si l'eau est stérile (Straus et Dubarry, Chantemesse et Widal, etc.).

Les salades, légumes consommés crus, arrosés ou irrigués à l'eau d'égout, mais surtout cultivés dans le sol où l'on pratique l'épandage, renferment souvent le bacille d'Eberth.

Le lait est un excellent milieu de culture pour ce microbe. Bolley et Field (1898) ont montré qu'il pou-vait y rester vivant plusieurs mois. Dans le beurre, souillé d'eau contaminée, il peut s'y conserver plus d'un mois (Bruck, 1903).

Il en est de même des huîtres et de certains autres mol-lusques comestibles, qui, d'après les observations recueil-lies par Johnston-Lavis (Th. inaug. Lyon, 1896) et beaucoup d'autres depuis, provoqueraient des dothié-nentéries à forme grave. En outre de ces cas endémi-ques, les huîtres peuvent provoquer de véritables épi-démies de fièvre typhoïde. Conn, en Amérique, et Sacquépée en France en ont signalé d'indiscutables.

Formes, dimensions et principales particularités morphologiques. — Bâtonnets cylindriques à extrémi-tés arrondies, de dimensions très variables : 2 à 4 μ comme longueur et 0 μ 6 à 1 μ d'épaisseur, donnant au microscope tantôt l'aspect de gros cocci ou de bactéries trapues et tantôt celui de bacilles plus ou moins grêles à épaisseur partout uniforme (fig. 97) ou, plus rarement renflés en leur milieu en forme de fuseau ou de navette (Artaud) ; ordinairement isolés ou en diplo-bacilles, ils peuvent cependant affecter parfois une forme beaucoup plus allongée et constituer un filament grêle droit ou flexueux de 20 à 30 μ et même plus long (Malvoz, 1892) quelque peu analogue à celui que donne le *Bacillus anthracis* dans les cultures (fig. 98).

Formes fréquentes d'involution caractérisées par l'allongement et l'épaississement des éléments bacil-

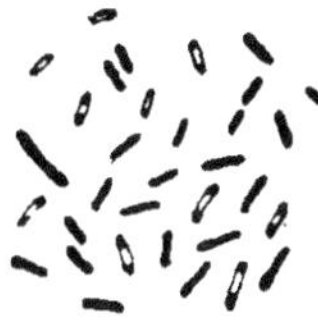

FIG. 97. — *B. Typhosus.* — Formes peu allongées avec ou sans vacuole centrale.

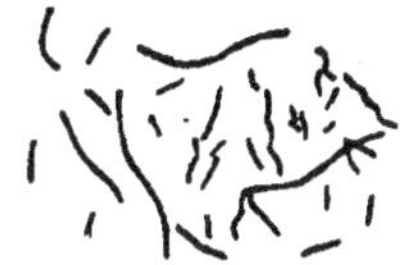

FIG. 98. — *B. Typhosus.* — Formes allongées de culture sur pomme de terre.

laires, par l'aspect dit en boudin et l'inégalité de la coloration du protoplasma (Malvoz, 1892), observées surtout dans les cultures sur gélatine à l'eau de malt et dans celles un peu anciennes. De véritables vacuoles (fig. 97) sont assez souvent observées au sein du protoplasma ordinairement homogène et cela de préférence chez des bacilles provenant de cultures âgées ; mais il en est, parmi elles (centrales ou polaires), qui ont été considérées par certains auteurs (Gaffky notamment) comme des spores, non acceptées pour telles par nombre d'autres bactériologues (Buchner, Pfuhl) qui pensent que les véritables spores sont encore inconnues ; cependant, après Gaffky, Chantemesse et Widal ont décrit et figuré (fig. 99), chez des bacilles provenant de cultures sur pommes de terre, laissées pendant quatre ou cinq jours à 38°-40°, des corps réfringents, sphériques ou ovoïdes, développés à une des extrémités des bâtonnets et qu'ils considèrent comme de vraies spores. D'après plusieurs auteurs et notamment Macé, Kolle, il n'en serait rien, et on serait ici en présence de formes involutives qui ne se produiraient que sur pomme de terre acide.

Mobilité en général très vive, composée de deux

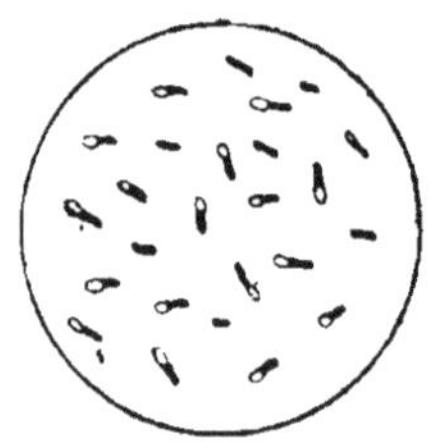

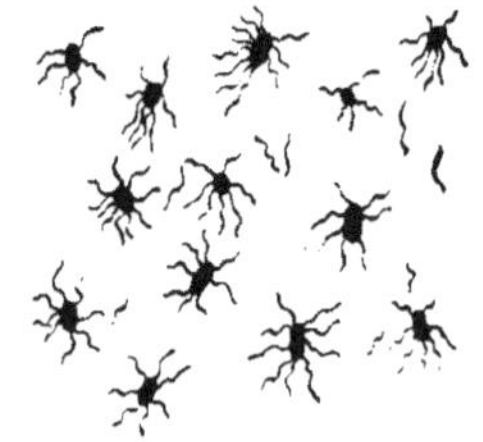

Fig. 99. — *B. typhosus.* — Bacilles soi-disant sporulés d'après Chantemesse et Widal.

Fig. 100. — *B. typhosus.* — Bâtonnets avec leurs cils vibratiles.

sortes de mouvements : d'oscillation ou de vibration autour du même axe et d'un mouvement très rapide de déplacement, ce dernier pouvant s'atténuer dans certaines conditions et varier dans de grandes proportions, même pour les formes non filamenteuses.

La mobilité est due à l'existence à la surface de chaque élément bacillaire de cils vibratiles signalés pour la première fois par Loeffler (1889) et retrouvés depuis par tous ceux qui ont suivi sa technique ou employé les procédés perfectionnés plus récents. Ces cils, implantés aux extrémités et sur toute la surface du bacille, sont nombreux (8, 12, 18, 22, 24), très longs (6 à 8 µ et parfois même 16 à 18 µ d'après Rémy et Sugg, 1893), assez

peu fragiles, très flexueux, ayant, détachés du bacille.
l'aspect de spirilles ; ils sont insérés sur toute la surface
du bacille *péritrichées* fig. 100.

RÉMY et SUGG 1893 attribuent une extrême importance, laquelle nous semble un peu exagérée, aux caractères morphologiques et de coloration des cils pour la
diagnose différentielle du *Bacillus typhosus* et du
Bacterium coli.

Caractères de coloration. — Coloration prompte et
facile du protoplasma bacillaire par toutes les couleurs
basiques d'aniline en solutions hydro-alcooliques, mais
particulièrement intensive avec la fuchsine phéniquée
de ZIEHL. Vacuoles assez fréquentes restant incolores.
considérées tout d'abord comme caractéristiques AR-
TAUD mais en réalité communes à beaucoup d'autres
organismes. Coloration moins facile chez les formes d'involution ou trop vieillies. Disparition de la teinte primitive après le traitement par la méthode de GRAM.

La coloration spéciale des cils est assez délicate et
exige de grandes précautions. C'est au procédé de
LOEFFLER, modifié par NICOLLE et MORAX 1893, qu'on
a le plus ordinairement recours. Voici en quoi il consiste :

Prélever à la surface d'une culture sur gélose ne
jamais utiliser les cultures en milieux liquides une très
fine parcelle de la colonie que l'on délaye dans une gouttelette d'eau stérilisée, placée sur une lamelle couvre-
objet cover d'une propreté irréprochable et flambée
avant l'usage ; la dilution doit être telle que les bactéries soient rares et très espacées les unes des autres :
pour obtenir cela. on prépare plusieurs lamelles avec la
même dilution dont de très fines gouttelettes sont réparties sur chacune d'elles au moyen de l'ose. Dessécher

rapidement et complètement à l'air libre (dans le procédé modifié de Nicolle et Morax, on n'a pas recours au temps de la caléfaction qui souvent altère les cils) et déposer sur la préparation une goutte du mordant suivant, dont la formule est de Loeffler.

(15)
Solution aqueuse de tannin à l'éther (20 gr. sur 80 gr. eau)	10	cent. cubes
Solution aqueuse de sulfate ferreux saturée à froid	5	—
Solution saturée de fuchsine dans alcool absolu	1	—

Chauffer une dizaine de secondes la lamelle au-dessus d'une très petite flamme (bec-veilleuse) jusqu'à apparition de vapeurs (l'addition d'un alcali, préconisée par Loeffler, paraît inutile à Nicolle et Morax). Laver alors doucement avec une pipette et recommencer deux ou trois fois cette double opération (mordançage et lavage).

Verser sur la lamelle, après le dernier lavage, quelques gouttes de la solution fuschinée de Ziehl (n° 4, p. 76) et chauffer à une ou deux reprises pendant quinze secondes environ.

Laver et examiner au microscope la préparation simplement dans l'eau ; si elle est bonne, dessécher et monter dans le baume de Canada au xylol.

Il existe bien d'autres procédés de coloration des cils non seulement du *B. Typhosus*, mais des autres Tricho-Bactéries ; comme l'un d'entre eux, celui de Von Ermenghem, est considéré par quelques Bactériologues comme étant le meilleur de tous, nous faisons connaître ici sa technique, à laquelle le lecteur pourra avoir recours s'il échoue avec la méthode ci-dessus décrite.

Les lamelles couvre-objets, ayant été préparées comme

il a été dit, sont plongées pendant trente minutes à froid ou cinq minutes à 60°, dans le bain fixateur suivant :

(16)	Acide osmique à 2 p. 100	1	cent. cube
	Tannin à 10-25 p. 100	2	—
	Acide acétique	4 à 5	gouttes

Laver soigneusement à l'eau distillée et traiter pendant 5 à 10 secondes par une solution de nitrate d'argent à 0,5 p. 100. Ne pas laver, mais placer immédiatement la lamelle dans le bain réducteur ci-après :

(17)	Acide gallique.	*aa* 5	grammes
	Tannin		
	Acétate de soude fondu.	10	—
	Eau	350	—

Repasser à nouveau dans le nitrate d'argent puis dans le bain réducteur. Laver alors, sécher et monter dans le baume ; le sel d'argent se trouve réduit à la surface des cils, préalablement fixés, et les rend très visibles.

L'un ou l'autre des procédés décrits pouvant être utilisé, avec quelques légères modifications de détail que l'expérience fera connaître, pour la mise en évidence des cils vibratiles de la plupart des Tricho-Bactéries, nous les indiquerons ici une fois pour toutes et y renverrons le lecteur, le cas échéant.

Aérobiose ou anaérobiose. — Le bacille d'Eberth est un anaérobie facultatif ; aussi ses colonies poussent-elles aussi bien dans le vide qu'en présence de l'air, sauf quelques différences de détail.

Principaux caractères fournis par les cultures. — La température optimum de culture est 35° à 36° ; mais le développement s'opère très bien à la température de la

chambre (15° à 18°); il cesse rapidement entre 45° et
45°,5 d'après Rodet (1889) et 46°, d'après les auteurs.

Cultures sur gélatine-plaques. — Entre 15° et 20°
apparition de deux sortes de colonies : les unes profondes, discoïdes. jaunâtres, à contours réguliers; les
autres. superficielles, minces, irisées, à contours irréguliers, à surface plus ou moins bosselée donnant l'aspect

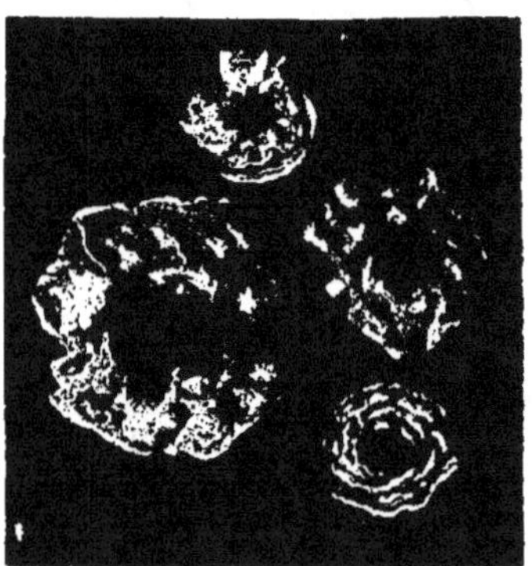

Fig. 101. — *B. typhosus.* — Colonies dites en glacier,
sur plaques de gélatine.

classique de la montagne de glace (fig. 101); parfois, cependant. les colonies superficielles perdent ce caractère
et deviennent assez épaisses, d'un blanc crémeux, à contours parfaitement réguliers et constituent la variété dite
opaque du *Bacillus typhosus*, pour la distinguer de la
forme précédente. dite transparente.

La gélatine n'est jamais liquéfiée; certaines observations de Cassedebat, sur les bacilles pseudo-typhiques.
semblent enlever au caractère de liquéfaction ou non
liquéfaction un peu de son importance.

Sur gélatine-piqûre et gélatine-strie. — Mêmes variétés opaques et transparentes que celles observées sur les plaques. La variété transparente est la plus habituelle. Au-dessous de la culture, contrairement à l'opinion de Babès, la gélatine peut fortement brunir Rémy, Sugg et les petits cristaux ne sont pas constants.

Sur gélose et sur sérum. — Couche blanchâtre le long de la strie sans caractères bien spéciaux.

Sur gélose en gélatine lactosée et tournesolée. — La gélose ou la gélatine lactosée à 2 p. 100, additionnée de quelques gouttes de teinture de tournesol bleue, constituent un milieu permettant de différencier le bacille d'Eberth de son voisin le coli-bacille. Sur ce milieu, le premier se développe sans modifier la coloration de la surface du milieu parce qu'il n'occasionne pas de fermentation du sucre du lait. Le second produisant rapidement de l'acide lactique, fait virer la teinte au rouge (Würtz).

Sur milieu de Drigalski et Conradi. — Ce milieu est de la gélose lactosée tournesolée, additionnée de krystal violet. Cette dernière substance a pour but de s'opposer au développement des germes associés au bacille d'Eberth ou au coli-bacille, tout en permettant à ceux-ci de se développer librement. Les colonies d'Eberth, transparentes, paraissent bleuâtres en raison de la couleur du substratum. Ce milieu est intéressant à connaître pour la recherche du bacille d'Eberth dans les selles; nous y reviendrons à ce propos.

Sur gélose fuchsinée (milieu d'Endo). — Les bacilles d'Eberth donnent des colonies incolores, alors que celles du coli sont rouges.

Sur gélose au vert malachite (milieu de Lœffler). — On obtiendrait d'après Lœffler des colonies du bacille d'Eberth à l'exclusion des coli-bacilles.

Nous verrons également l'utilité de ces deux milieux dans la recherche du bacille d'Eberth dans les matières fécales.

Sur gélose au rouge neutre (neutralrot). — Le bacille d'Eberth ne produit aucune modification de milieu alors que le coli-bacille produit un virage au jaune canari avec fluorescence verte.

Sur gélatine-touraillon (eau de malt). — Développement (en strie) très peu intense; culture représentée par un mince trait blanchâtre (MALVOZ), et cela aussi bien sur milieu légèrement alcalin que sur milieu acide (RÉMY et SUGG).

Sur pomme de terre. — Les cultures sur pomme de terre, dans l'étuve à 35°-37°, ont eu pendant longtemps une extrême importance au point de vue de la diagnose différentielle du *Bacillus typhosus* et du *Bacterium coli* les premières passant pour être constamment incolores, peu épaisses, presque invisible macroscopiquement. Très souvent, en effet, elles constituent le long des stries d'ensemencement et à la surface de la pomme de terre un enduit humide sans coloration propre ou une sorte de vernis glacé à peine apparent. Mais, depuis que l'attention des bactériologues a été plus spécialement attirée sur ce point de l'histoire naturelle du bacille d'Eberth (RODET et G. ROUX, 1889), les observations se sont multipliées de *Bacillus typhosus* absolument authentique donnant sur pomme de terre une culture épaisse, jaunâtre, tout à fait semblable à celle qui est la plus fréquente chez le *Bacterium coli* et cela sans qu'il soit nécessaire de modifier au préalable la réaction du milieu de culture.

Sur artichaut. — Le bacille typhique végète sans coloration spéciale, alors que le coli-bacille colore l'artichaut en vert émeraude.

Cultures dans bouillon. — Trouble très rapide et uniforme dans bouillons nutritifs neutres ou légèrement alcalins (de bœuf, de veau, etc.) de 33° à 37° ; puis, au bout de quelques jours, surtout si les bouillons sont retirés de l'étuve et laissés à la température de la chambre, le bouillon s'éclaircit, redevient limpide et tous les bacilles forment dans le fond un fin sédiment blanchâtre.

Dans quelques cas assez rares mais incontestables nous avons noté (A. RODET et G. ROUX) à la surface du liquide un mince et fragile voile formé de bacilles unis en zooglée superficielle.

Formation de dégagement d'ammoniaque, fait très expressément noté par WURTZ (*Précis de bactériologie clinique*, 1895).

L'urée n'est pas attaquée (Gorini, 1894; Kaskida, 1897).

En bouillon lactosé tournesolé, culture s'opérant normalement, mais persistance de la coloration bleue initiale du liquide.

Dans les cultures de *Bacillus typhosus* en bouillon peptonisé alcalin, et quelle que soit l'ancienneté de ces cultures, on n'obtient pas d'ordinaire la réaction de l'indol par les procédés de BÆYER et SALKOWSKI et d'EHRLICH, mais on connaît aujourd'hui un certain nombre d'observations qui démontrent que, dans quelques cas exceptionnels, le bacille d'Eberth peut, dans ces bouillons de culture, donner une réaction plus ou moins prononcée tandis que, au contraire, elle peut faire complètement défaut dans les cultures de *Bacterium coli.* Ce signe différentiel (réaction de l'indol), indiqué pour la première fois par Brieger et sur lequel a tout particulièrement insisté Kitasato (1889), n'a donc, comme la plupart de ceux déjà passés en revue, qu'une valeur relative.

Sa constatation rendra évidemment des services, mais seule, elle serait insuffisante, croyons-nous, pour autoriser une affirmation catégorique dans un cas douteux.

Cultures dans bouillons sucrés. — La mise en évidence de propriétés zymotiques énergiques chez le *Bacterium coli* et leur absence chez le *Bacillus typhosus* ont été cause de l'extrême importance prise par les cultures dans les bouillons sucrés de nature variée (glycose, lactose, saccharose, galactose, etc.), cultures auxquelles on a demandé les caractères de diagnose différentielle que n'avait pu fournir la morphologie.

Le bacille d'Eberth ne fait fermenter aucun sucre alors que la plupart des bactéries du groupe du coli-bacille provoquent, après vingt-quatre heures déjà un dégagement gazeux abondant.

Pour mettre en évidence cette fermentation des sucres on a préconisé un certain nombre de milieux dont voici les principaux :

Bouillon lactosé additionnée d'un peu de *carbonate de chaux* (2 p. 100). — Il ne se dégage jamais de bulles de gaz, quelle que soit la durée du séjour à l'étuve.

Bouillon lactosé et tournesolé. — Pas de virage, ni de bulles gazeuses.

Gélose glycosée au neutral-roth. — Le bacille d'Eberth ne transforme pas ce milieu. Le coli-bacille produit un virage au jaune canari avec fluorescence verte et la fermentation du glycose donne lieu à la production de gaz qui disloquent le milieu.

Solution de *nutrose lactosée au tournesol* et solution de *nutrose glycosée au tournesol* (milieux de Borsikow). — Le bacille d'Eberth n'attaque pas ces milieux.

On fait également des milieux au saccharose, au galactose, etc.

Cultures dans le lait. — Ensemencé dans du lait stérilisé, le bacille d'Eberth s'y développe très bien, mais sans modifier son apparence extérieure (fait déjà signalé en 1886 par WOLFHUGEL, RIEDEL et HEIM) : ne produit pas de coagulation, même après plusieurs mois de culture (CHANTEMESSE et WIDAL, MALVOZ, BLACHSTEIN, WURTZ, DUNBAR, VAN ERMENGEM et VAN LAER, PÉRÉ, etc.) ; la produirait au contraire, à la longue, d'après DUBIEF et quelques autres.

Cultures en petit lait tournesolé (milieu de Petruschky). — Ce milieu difficile à préparer (1) n'est presque pas transformé par le bacille d'Eberth. Parfois on observe un léger virage au rouge de la couleur violet améthyste primitive.

Ce milieu sert surtout à différencier le bacille d'Eberth des bactéries *alcalinisantes* des matières fécales, telles que le *B. fœcalis alcaligenes* qui le fait virer d'emblée au bleu et les bacilles paratyphiques, comme nous le verrons ultérieurement.

Cultures dans les liqueurs minérales. — Il s'agit ici de milieux de cultures réduits en quelque sorte à leur plus simple expression, ne renfermant que des sub-

(1) Il vaut mieux l'acheter tout préparé sous le nom de « Lakmusmolke », chez Kahlbaum, à Berlin.

stances chimiques indispensables au développement des bactéries et en proportions déterminées, de façon à éliminer les aléas dus à la complexité de composition des bouillons ordinaires.

Dans le liquide de Naegeli avec tartrate d'ammoniaque pas de développement, d'après FERMI (1892).

Dans les liqueurs où le tartrate d'ammoniaque a été remplacé par des chlorhydrates, sulfates, phosphates d'amoniaque ou tout simplement du nitrate de potassium ou de sodium (avec adjonction alors de glucose) la pullulation du bacille d'Eberth est problématique; elle est en tout cas très minime (VAN ERMENGEM et VAN LAER, 1892; RÉMY et SUGG, 1892).

Dans les liqueurs renfermant certains corps amidés (asparagine, urée, leucine), multiplication assez active du bacille d'Eberth (VAN ERMENGEM et VAN LAER).

HUGOUNENQ et DOYON ont établi que le bacille d'Eberth et celui d'Escherich, en présence du bouillon, faisaient tous deux fermenter les nitrates de sodium ou de potassium en dégageant de l'azote. Il s'agit bien d'une fermentation vraie et non d'une action chimique secondaire des déchets amidés, de la culture sur les nitrates alcalins. Pour GRIMBERT, au contraire, il faudrait la présence de composés amidés.

Sécrétions et virulence. — Les produits de sécrétion du bacille de la fièvre typhoïde, particulièrement importants pour le médecin, sont ceux qui, sous le nom général de produits solubles ou de toxines jouent un rôle considérable dans l'infection typhique en intoxiquant l'organisme.

BRIEGER (1885), puis BRIEGER et FROENKEL (1890) avaient isolé une ptomaïne très toxique et une toxalbumine assez peu nocive pour les animaux, qui n'étaient que des produits artificiels de préparation (SALKOWSKI, 1891 ; BOUVERET et DEVIC, 1892).

En 1894, SANARELLI ensemence un bacille d'Eberth, exalté par passage par le corps des animaux, dans du bouillon glycériné à 5 p. 100. Au bout d'un mois d'étuve à + 37°, il stérilise la culture par la chaleur et laisse à macérer à 37° pendant huit mois. Il ferme le tube à la lampe et le porte pendant quelques jours à 60°. Grâce à ces manipulations les toxines intraprotoplasmiques ont diffusé dans le liquide.

Cette toxine tue le lapin à la dose de 10 centimètres cubes par kilogramme d'animal en injection sous-cutanée. La souris et le cobaye sont encore plus sensibles. Le singe est également très sensible.

LÉPINE et LYONNET (1897-1898) ont étudié la toxine obtenue au moyen d'une culture virulente en bouillons âgés de quatre à huit jours et stérilisée à 55°-60° pendant une heure. Elle s'est montrée toxique pour le chien et surtout pour le cheval.

CHANTEMESSE (1897) a cultivé le bacille d'Eberth exalté dans une macération de rate et de moelle osseuse. Le maximum de toxicité des cultures est atteint vers le sixième jour. On filtre alors sur porcelaine et la toxine obtenue est conservée en tubes scellés, à l'abri de la lumière.

Cette toxine très active, tue le cobaye de 500 grammes en douze à vingt-quatre heures à la dose de 6 centimètres cubes injectés dans le péritoine. Elle est encore plus active pour les gros animaux, tels que le cheval, le mouton.

BALTHAZARD (1903) exalte le bacille d'Eberth par culture en sac de collodion dans le péritoine du cobaye et l'ensemence sur gélose. Au bout de vingt-quatre à quarante-huit heures, on racle les cultures et on en fait une émulsion dans la solution physiologique. Il libère ensuite la toxine du corps des bacilles, en les délayant dans une solution d'urée à 2 p. 100 ou de chlorhydrate d'ammoniaque à 1 p. 100 qui font gonfler et éclater les cellules, et par des congélations successives. On soumet ensuite les bacilles à la centrifugation.

Le procédé de Balthazard, long et délicat, donne une toxine très active, exempte de produits étrangers au bacille typhique.

La même année MACFADYEN et ROWLAND obtiennent une toxine très active par la congélation à — 90° du produit de raclage de cultures sur gélose et centrifugation.

En 1904, RODET, LAGRIFFOUL et WAHLY obtiennent une toxine soluble, intracellulaire, par filtration de culture, au bout de trois jours. BESREDKA en 1905 a obtenu une endotoxine de la façon suivante :

Des bacilles typhiques secs, sont tués par chauffage d'une heure à 60°, puis broyés avec du chlorure de sodium de façon à obtenir une poudre très fine. On délaie cette poudre dans de l'eau, on abandonne le mélange au repos pendant douze heures. Au bout de ce laps de temps on le chauffe au bain-marie pendant deux heures et ou centrifuge. Le liquide qui surnage contient l'endotoxine. Les bacilles sont devenus atoxiques.

L'endotoxine de Besredka tue la souris blanche à la dose moyenne de 0 cmc. 05 en injection intrapéritonéale.

Les bacilles d'Eberth sécrètent en outre une substance hémolysante, signalée en 1901 par E. et P. LEVY et qu'on peut mettre en évidence dès le deuxième jour dans les cultures filtrées. Cette substance, la *typholysine* atteint son maximum quantitatif vers le quatorzième jour et agit avec intensité sur les globules rouges du chien.

Rôle pathologique. — Considéré sans conteste, jusqu'en l'année 1889, comme facteur étiologique immédiat de la dothiénentérie, en tant qu'espèce autonome et absolument distincte de toute autre plus ou moins semblable, le bacille d'Eberth-Gaffky a parcouru ainsi, sans protestations et sans encombre, la première phase de son histoire, cette phase essentiellement simple, lumineuse, presque schématique tant elle est claire, que nous rencontrons à l'origine de presque toutes les études concernant les bactéries pathogènes et même les autres.

Sans vouloir pénétrer dans le domaine de la pathogénie et de l'anatomie pathologique, nous devons cependant, afin de rendre plus compréhensibles les découvertes les plus récentes, dire de quelle façon était à cette époque compris le rôle de ce microbe : absorbé le plus souvent avec l'eau de boisson, le bacille d'Eberth arrivait dans l'intestion grêle et y pullulait en produisant une lésion locale et en sécrétant des produits toxiques qui empoisonnaient l'organisme tout entier ; puis, bientôt, la muqueuse intestinale étant altérée, il franchissait la barrière entérique et pénétrait soit dans le système lymphatique, soit dans le système sanguin : il allait enfin coloniser dans certains organes de prédilection comme les ganglions lymphatiques, la rate, le foie et aussi la vésicule biliaire (CHIARI, 1894).

La seule question qui, à cette époque du début, partagea les esprits, fut celle de la nature éberthienne de certaines complications de la dothiénentérie, et notamment des affections suppurées (abcès superficiels ou profonds, ostéites, ostéomyélites, etc.) ; on déniait alors toute propriété pyogène au bacille d'Eberth et souvent, en effet, dans les complications dont il s'agit, on avait mis en évidence non cet organisme, mais les bactéries vulgaires de la suppuration ou d'autres. En 1888, alors que trois ou quatre observations seulement avaient été publiées sur ce point (TAVEL, 1887, FRANKEL, 1877, RENDU, 1885), nous trouvâmes dans un abcès profond, chez un typhique, le bacille d'Eberth seul et, à l'aide de cultures pures de ce bacille, nous pûmes déterminer chez le chien des abcès sous-cutanés. Depuis, des faits identiques se sont multipliés et personne, à l'heure actuelle, ne saurait mettre en doute les propriétés pyogènes du bacille d'Eberth qui, très souvent, se rencontre dans des complications de divers ordres de la dothiénentérie (abcès sous-cutanés, viscéraux, osseux, péri-articulaires, etc. ; ostéo-périostites, ostéomyélites, méningites, empyèmes, cholécystites, endocardites, pyohémies, orchites, thyroïdites, ulcérations laryngées, etc.).

Pendant longtemps, on crut que le bacille d'Eberth n'existait pas dans le sang des typhiques. Cependant quelques auteurs, NEUHAUS, G. ROUX entre autres l'avaient retiré en cultures pures du sang recueilli par piqûre au niveau des taches rosées, mais on considérait ces cas comme exceptionnels.

J. COURMONT, en instituant la recherche systématique du bacille d'Eberth dans le sang des typhiques en vue du diagnostic, pendant l'épidémie de Lyon en 1901, a montré qu'il s'y trouve d'une façon constante. Il y existe de très bonne heure et jusqu'à la fin du troisième septénaire. Il peut manquer ou reparaître dans les rechutes.

Cette découverte, outre qu'elle a montré que la fièvre typhoïde devait être considérée comme une septicémie, permet lorsque l'hémoculture est positive de faire un diagnostic précoce de l'affection. On trouve en effet le bacille d'Eberth dans le sang des typhiques alors que le séro-diagnostic peut être encore négatif. Nous verrons dans la troisième partie la technique à employer pour faire l'hémoculture.

Par conséquent, la fièvre typhoïde, considérée autrefois comme une affection exclusivement intestinale, est en vérité une véritable septicémie ou plutôt une bactériémie.

Le bacille d'Eberth pénètre dans l'organisme par le tube digestif et son appareil lymphatique. Les bactéries arrivées par la voie buccale sont, en règle générale, absorbées par les tissus lymphoïdes de l'intestin, et surtout de l'intestin grêle. D'après DRIGALSKI, les amygdales peuvent servir assez souvent de voie de pénétration. Il a réussi dans un certain nombre de cas à isoler le bacille d'Eberth de ces organes lymphoïdes et en fait on note, dans un certain nombre de cas, une angine au début de la fièvre typhoïde.

Du système lymphatique les bacilles d'Eberth passent dans le sang, mais ne s'y multiplient guère. Leur multiplication se fait surtout dans les ganglions mésentériques dans la rate, dans la moelle osseuse, d'où ils passent de nouveau dans le sang, qui les transporte à son tour dans les divers organes.

L'élimination des bacilles typhiques se fait par diverses voies : par l'intestin d'abord avec les matières fécales, par le rein avec les urines BOUCHARD, VINCENT, LESIEUR , plus rarement par la muqueuse respiratoire crachats , les foyers de suppuration.

Dans ces dernières années, les recherches de DRIGALSKI, FÖRSTER, KAYSER, DORR, etc., ont montré que du sang, les bacilles d'Eberth passent dans la vésicule biliaire, où ils s'établissent, y végètent et descendent ensuite dans l'intestin avec la bile qui constitue pour eux un excellent milieu de culture.

Les bacilles y persistent longtemps après la guérison du typhique et transforment ce dernier en un *porteur de bacilles* dont on a montré toute l'importance en épidémiologie. Ces bacillifères deviennent des foyers de dissémination des germes infectieux d'autant plus redoutables que leur état de santé ne permet pas de les soupçonner.

La fièvre typhoïde est une maladie exclusivement humaine. Les animaux sont spontanément réfractaires, bien qu'ils soient soumis autant et plus que l'homme à l'action du virus.

L'expérimentation sur les animaux n'a pas permis jusqu'ici de reproduire la fièvre typhoïde chez eux.

Inoculation. — Les recherches déjà anciennes de FROENKEL, SIMOND, SEITZ ont montré que les cultures de bacilles d'Eberth sont nocives pour le cobaye, la souris et le lapin en *injections* sous-cutanées.

L'inoculation de cultures entre les mains de SANARELLI (1892, 1894), CHANTEMESSE et WIDAL, etc., a montré que soit par des cultures peu virulentes, soit après exaltation de la virulence du bacille d'Eberth (dans ce dernier cas, la dose doit être plus faible) on détermine une septicémie généralisée.

L'inoculation de cultures dans le tissu cellulaire du lapin a permis à VINAY et G. ROUX, à CHANTEMESSE, de mettre en évidence les propriétés pyogènes du bacille d'Eberth.

L'infection par *ingestion*, difficile à obtenir, reproduit parfois une véritable fièvre typhoïde expérimentale.

CHANTEMESSE et RAMOND (1897) ont obtenu chez le singe macaque, soumis pendant quinze jours au régime lacté, et ayant absorbé une culture sur gélose mélangée à de la confiture, une infection ayant commencé trois jours après l'ingestion et caractérisée par de l'anorexie, de la diarrhée, de la fièvre. L'animal succomba au bout d'une semaine. L'autopsie montra au niveau des plaques de Peyer les lésions caractéristiques de la fièvre typhoïde.

Chez le lapin, ils ont également obtenu par la même voie d'infection une maladie à évolution relativement assez longue huit, dix, quinze jours dont les symptômes et l'anatomie pathologique ont d'étroites analogies avec ceux de la dothiénentérie humaine.

REMLINGER 1897 a infecté le rat et le lapin en leur faisant ingérer des légumes souillés de cultures virulentes. Beaucoup d'animaux n'ont pas souffert de ce régime. Quelques-uns ont présenté vers la fin de la première semaine, de la fièvre, de l'amaigrissement, de la diarrhée et ont succombé. L'autopsie révéla des ulcérations, des plaques de Peyer et de la tuméfaction de la rate. Ce dernier organe renferme des bacilles d'Eberth en culture pure.

LÉPINE et LYONNET (1897) ont introduit dans une anse de Tairy chez le chien de la culture virulente et ont obtenu une entérite ulcéreusemais, uniquement dans l'anse infectée.

D'après ATLASSOFF 1904, l'infection du lapin par ingestion serait favorisée par l'association de la Torula rosea avec le bacille d'Eberth.

Tout récemment, enfin, METCHNIKOFF 1910 aurait réussi à reproduire chez les singes anthropomorphes une fièvre typhoïde par simple ingestion.

Principaux moyens de diagnose. — Au moment où il fut découvert et pendant quelque temps, le bacille d'Eberth semblait être à coup sûr un des microorganismes pathogènes les plus aisés à reconnaître et à différencier d'avec les autres espèces ; sa forme en bâtonnet, son extrême mobilité, l'aspect de glaciers que prennent ses colonies sur les plaques de gélatine et l'absence apparente de toute culture sur pomme de terre étaient considérées alors comme constituant tout autant de signes en quelque sorte pathognomoniques, pour employer une expression empruntée à la clinique, et absolument certains. On n'en est plus là à l'heure actuelle et ceux mêmes parmi les bactériologues qui protestèrent avec le plus d'indignation contre les prétendues ressemblances que RODET et l'un de nous signalions dès l'année 1889, entre le *B. typhosus* et le *B. coli*, sont bien obligés de reconnaître aujourd'hui que la diagnose différentielle, même limitée à ces deux bactéries, n'est pas des plus faciles et exige la mise en œuvre de toute une série d'opérations bactérioscopiques.

Nous allons énumérer les plus importantes parmi celles-ci, en insistant avec quelque détail sur celles dont il n'a pas encore été fait mention au cours de cet article.

Et tout d'abord il faut bien spécifier ceci, c'est que si, le plus souvent, c'est entre le microbe d'Escherich (colibacille) et celui d'Eberth que le praticien est appelé à se prononcer, il existe cependant un assez grand nombre d'autres bactéries qui peuvent être plus ou moins confondues, à un examen superficiel, avec le *B. typhosus*. Ce sont en particulier les bacilles paratyphiques, le *Bacillus fœcalis alcaligenes*, le *B. proteus*, le B. de la psittacose.

Nous supposerons — ce qui le plus souvent se réalise dans la pratique — la colonie suspecte développée sur gélatine-plaques et à sa surface; on suivra strictement et méthodiquement les prescriptions suivantes réparties, pour plus de clarté, en une série d'articles.

1° Examiner avec grand soin à l'œil nu et à la loupe, sous diverses incidences lumineuses, l'aspect de la colonie et noter ses moindres particularités que l'on comparera à celles qui sont indiquées dans les ouvrages de Microbie.

2° Relever avec une œse une fine parcelle de la colonie que l'on examinera au microscope, d'abord dans l'eau, pour constater la forme des éléments, leurs dimensions réelles et leur mobilité, puis, après coloration, suivant la technique précédemment indiquée. Vérifier la réaction de Gram (il doit y avoir décoloration); il est inutile de procéder à la coloration des cils, opération très délicate et assez difficile, le *B. coli* en possédant d'à peu près semblables, comme nous l'avons dit déjà.

3° Instituer, au moyen de parcelles prélevées sur la ou les colonies initiales, la série de cultures suivantes dont chacune a son but et son utilité.

a) *Sur pomme de terre*, placée à l'étuve à 37°.

b) *Sur gélose lactosée to urnesolée* (de WURTZ) mise à l'étuve à 37° ou *en bouillon lactosé et tournesolé*.

c) *Sur gélose glycosée au neutralrot*, mise à l'étuve à 37°.

d) *En petit lait tournesolé*, mis à l'étuve à 37°.

e) *En lait stérilisé*, mis à l'étuve à 37°.

f) *En eau peptonée.*

g) *Eau peptonée-glucosée ou glycérinée* (d'après la formule de P. COURMONT).

$$
(18) \begin{cases} \text{Peptone.} \dots \dots \dots \dots \dots \quad 2 \text{ grammes} \\ \text{Glucose ou glycérine neutre.} \dots \dots \quad 1 \quad — \\ \text{Eau.} \dots \dots \dots \dots \dots \dots \quad 100 \quad — \end{cases}
$$

Alcaliniser légèrement avec solution de carbonate de soude : placer à l'étuve à 37°.

Voici maintenant comment on utilisera ces diverses cultures pour arriver à une diagnose différentielle entre le *B. typhosus* et le *B. coli*.

Cultures. — a) *Sur pomme de terre*, même après un séjour prolongé à l'étuve, la culture de bacille d'Eberth sera à peine apparente, incolore et sans relief ou présentera une surface légèrement glacée comme le revêtement de certains gâteaux (ex. : allumettes), tandis que, dans les mêmes conditions le coli-bacille donnera une couche épaisse, humide, d'un jaune brun ou verdâtre analogue à de la purée de pois; certains auteurs (VINCENT) attachent une grande importance à ce caractère.

b) *Sur gélose lactosée tournesolée*, après **quarante-huit** heures d'étuve, pas de changement de coloration du milieu nutritif, qui reste bleu avec le bacille typhique tandis qu'avec le microbe d'Escherich il y a une teinte rouge qui envahit bientôt toute la gélose. En *bouillon lactosé tournesolé*, on n'observe pas non plus de changement notable de la coloration du milieu, tandis que le coli-bacille le fait virer au rouge et détermine à la surface du liquide la production de bulles gazeuses.

c) *Sur gélose glycosée au neutralrot*, on n'observe pas, au bout de quarante-huit heures d'étuve, de transformation du milieu. Les B. paratyphiques A et B et le coli-bacille font virer le rouge neutre au jaune canari avec fluorescence verte et la fermentation du glycose donne lieu à la production de gaz qui disloquent le milieu.

d) En *petit-lait tournesolé* (milieu de Petruschky), pas de changement de coloration ou très léger virage au rouge. Les bacilles paratyphiques produisent le phénomène du caméléonnage. Le coli-bacille le fait virer franchement au rouge. Le *B. fæcalis alcaligenes* le fait virer d'emblée au bleu.

e) *Dans le lait stérilisé*, après deux ou trois jours d'incubation, pas de changement dans l'état physique du milieu avec le *B. typhosus* ; coagulation rapide et totale avec le *B. coli*. Ici encore les phénomènes observés dus à la production d'acide lactique, en très petite quantité dans le premier cas et en très grande abondance dans le second, sont sujets à quelques exceptions, rares il est vrai, mais certaines. Le bacille paratyphique, le *B. fœcalis alcaligenes* produisent le phénomène de l'alcalinisation du lait.

f) *Dans l'eau peptonée* (sans sucre) préparée avec 1 p. 100 de peptone et 0,50 p. 100 de sel marin. Ce liquide faiblement nutritif constitue le milieu le plus favorable pour rechercher la réaction dite de l'indol qui est un des bons signes de diagnose différentielle. Nous donnons ici la technique de cette réaction telle qu'elle a été fixée par G. Pouchet, après en avoir nous-même vérifié maintes fois l'excellence.

Le bacille suspect est ensemencé dans l'eau peptonée stérilisée et mis à l'étuve à 37° ; au bout de quarante-huit heures, on peut rechercher la réaction de l'indol.

Pour cela : verser 5 centimètres cubes de la culture dans un tube à essai, puis y laisser tomber trois gouttes d'une solution aqueuse de nitrite de soude à 2 p. 100, ajouter ensuite trois à quatre gouttes d'acide sulfurique pur et porter le tout à l'ébullition pendant quelques secondes. Si on a affaire au bacille d'Eberth, la teinte primitive du mélange qui est jaune sale ne variera absolument pas ; si c'est au contraire le coli-bacille qui a été ensemencé, il ne tardera pas à se produire une belle coloration rose et même parfois d'un beau rouge.

Actuellement, on tend à substituer à ce procédé celui plus sensible d'Ehrlich. Le révélateur de l'indol est dans ce cas le paradiméthylamido benzaldehyde en solution suivant la formule suivante :

Paradiméthylamido benzaldéhyde. . 4 parties
Alcool absolu . . . . 380 — Solut. 1
Acide chlorhydrique. . . . . . . 80 —

A 10 centimètres cubes de la culture en eau peptonée supposée contenir de l'indol, on ajoute 5 centimètres cubes de cette solution, ensuite 5 centimètres cubes de la solution 2, qui n'est autre chose que du persulfate de potassium dissous à saturation.

On agite jusqu'à production de la couleur rose qui devient de plus en plus foncée.

Ce procédé étudié par CH. PORCHER et L. PANISSET, CROSSONINI et nous-mêmes, est supérieur à l'ancien. Il est plus sensible ; il est spécifique alors que le procédé au nitroso-indol peut donner, dans de rares cas, il est vrai, une réaction positive avec d'autres substances ; il permet enfin, en utilisant des échelles colorimétriques, de doser l'indol.

Tels sont les deux principaux procédés de recherche de l'indol. Nous donnerons l'explication du phénomène en faisant l'histoire du spirille du choléra de KOCH. Ici, encore, quelques exceptions à la règle ont été enregistrées parfois, mais très rarement.

g) *Dans l'eau peptonée glucosée ou glycérinée* préparée selon la formule de P. COURMONT ci-dessus transcrite. On y ensemence le bacille qu'il s'agit de spécifier ; après un séjour de vingt-quatre heures seulement à l'étuve à 37°, la jeune culture est susceptible de fournir le signe dit de la *séro-réaction*, le meilleur à coup sûr de tous ceux que nous possédons à l'heure actuelle pour distinguer nettement l'un de l'autre le bacille d'Eberth et le bacille du côlon.

Cette séro-réaction, transformée en séro-diagnostic de la fièvre typhoïde, est une très heureuse application due à F. Widal (1896) de connaissances d'ordre expérimental successivement acquises grâce aux travaux de Charrin et Roger (1889) sur le bacille pyocyanique, de Metchnikoff, Issaeff, Ivanoff sur le *Vibrio Metchnikovii*, le pneumocoque, de Pfeiffer. sur le *Spirillum choleræ* et enfin de Koll et Pfeiffer, Bordet, Gruber et Durham sur le *B. typhosus* lui-même.

Le fait d'observation initial, auquel on a donné le nom de *phénomène de Pfeiffer*, est le suivant : mises en contact avec le sérum du sang d'animaux immunisés contre une des Bactéries ci-dessus énumérées, les cultures liquides et pures de chacune de ces Bactéries se comportent d'une façon assez étrange ; les nombreux bacilles qu'elles renferment qui, auparavant, étaient séparés les uns des autres et très mobiles, ne tardent pas à se déformer et à perdre de leur mobilité et à se grouper les uns contre les autres en amas plus ou moins volumineux. Il y a là, suivant l'expression consacrée, une véritable *agglutination* des microbes les uns avec les autres, agglutination qui ne se produit plus lorsqu'on fait agir sur les cultures le sérum d'un animal immunisé contre un autre microbe que celui sur lequel on opère.

Widal, en démontrant que le sang des personnes atteintes de dothiénentérie était capable, en pleine période d'infection. de produire l'agglutination des bacilles d'Eberth, et de ceux-ci seulement, à l'exclusion des espèces éberthiformes et notamment du coli-bacille, a incontestablement rendu un signalé service et aux cliniciens et aux bactériologues. car. nous le répétons, la séro-réaction éberthienne est jusqu'à présent le facteur le plus sûr, le moins sujet à variations ou à exceptions, de la diagnose différentielle dont il est ici question.

21.

Voici, choisi parmi les différents procédés techniques préconisés par Widal, celui qui paraît être le plus simple et est conseillé par P. Courmont qui a pratiqué à Lyon, depuis 1896, un nombre considérable de sérodiagnostics.

Prenant la culture en eau peptonée, sucrée ou glycérinée, dont il a été parlé plus haut, après un séjour de vingt-quatre heures à l'étuve, on y puise avec une pipette stérilisée une petite quantité de liquide dont on laisse tomber très exactement dix gouttes dans un petit tube à essai de 5 centimètres de haut sur un peu moins de 1 centimètre de large, préalablement stérilisé et bouché à la ouate. Il est indispensable, pour poursuivre l'opération, d'avoir à sa disposition du sérum ou du sang de typhique ou du sérum d'un animal sûrement immunisé contre le bacille d'Eberth. Comme, dans la très grande majorité des cas, il s'agit précisément de confirmer ou d'infirmer par la séro-réaction le diagnostic clinique, on a un malade à sa disposition.

Après avoir antisepsié la peau du doigt, comme il sera dit plus tard, on pratique à son extrémité une piqûre et on recueille avec une pipette capillaire le sang qui s'écoule ; il en est besoin de très peu ; il importe, en effet, de ne pas mélanger aux dix gouttes de culture plus d'une goutte de sang (proportion fixée empiriquement par Widal) ; agiter alors à plusieurs reprises le tube pour obtenir un mélange très intime et laisser reposer.

La réaction demande pour apparaître une demi-heure au moins et parfois même plusieurs heures ; on attendra donc, pour établir sa conviction, une demi-journée environ ; mais si la réaction doit être positive il est bien rare qu'elle soit aussi tardive. En tout cas, si le liquide reste tel qu'il se trouvait au début, c'est-à-dire uniformément trouble, ou bien il ne s'agira pas du bacille

d'Eberth si on est absolument sûr de l'origine du sang
utilisé, ou bien ce dernier, si la culture est vraiment
authentique, n'appartient pas à un typhique. C'est afin
d'éviter la production de cette double alternative qui
peut avoir, on le comprend, de très graves inconvénients
qu'il est indispensable pour le praticien de se procurer
une culture originale pure et certaine de *B. typhosus*
qu'il maintiendra facilement en bon état en la réensemen-
çant tous les dix jours environ dans une nouvelle eau
peptonée sucrée et en conservant la culture, une fois
développée, à la température ambiante, dans un placard
bien clos. D'autre part, il faut posséder, si possible, une
certaine quantité de sérum de typhique ou d'animal
immunisé qui servira, le cas échéant, de moyen de contrôle et, en quelque sorte, d'étalon.

Étant ainsi outillé, le bactériologue pourra dès lors
indifféremment et aisément trancher les deux questions
qu'il lui faudra si souvent résoudre ? 1° Tel bacille est-il
celui d'Eberth, ou bien appartient-il seulement au
groupe éberthiforme ou coliforme? 2° Le sang de tel
malade présente-t-il le signe de la séro-réaction ?

Ces explications étant données, revenons à l'analyse
du phénomène, en supposant que le sérum ou le sang
dont nous nous servons est sûrement d'origine typhique
et que, seule, l'identité spécifique du bacille mis en culture reste douteuse.

Le mélange de culture et de sérum restant uniformément trouble après plusieurs heures, nous sommes en
droit d'affirmer que nous ne nous trouvons pas en présence du bacille d'Eberth.

Mais si, au contraire, c'est bien celui-ci qui existe
dans la culture, de petits grumeaux ressemblant à ceux
d'un précipité chimique ne vont pas tarder à se former
au sein du mélange, principalement le long des parois

du tube; après être restés en suspension dans le liquide très peu de temps, ils se sédimentent dans le fond où ils constituent un dépôt plus ou moins épais, tandis que la partie supérieure du bouillon se clarifie et devient absolument liquide.

Telle est la séro-réaction, très nettement appréciable d'ordinaire *in vitro*, sans qu'on ait besoin d'avoir recours

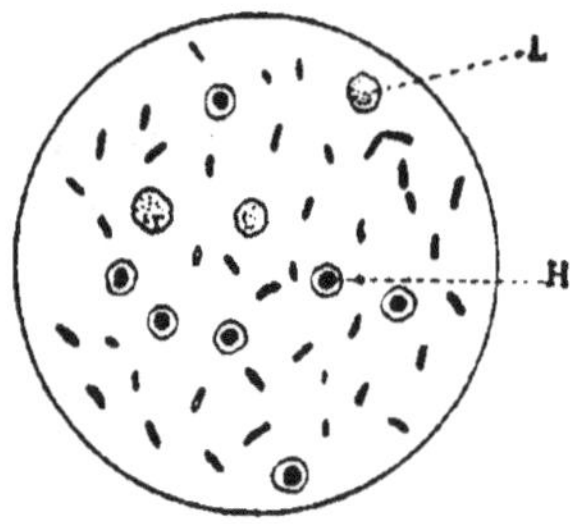

Fig. 102. — Culture récente en eau peptonée glucosée de *B. typhosus* additionnée de 1 p. 100 de sang non typhique. *Séro-réaction négative.* Gr. = 800 D

Fig. 103. — Même culture que figure 102, additionnée de 1/10 de sang typhique. *Séro-réaction positive.* Gr. = 800 D.

H. Globule rouge du sang (hématie). — *L.* Globule blanc du sang (leucocyte).

à l'examen microscopique, mais bien plus caractéristique et démonstrative encore si on utilise ce dernier moyen d'appréciation.

L'opération est, au reste, des plus simples et des plus rapides. On prélève avec la pipette ou l'œse dans le tube préalablement agité une gouttelette que l'on dépose sur la lamelle porte-objet et que l'on recouvre d'un cover sans dessiccation ni coloration préalables.

Les globules rouges, si on s'est servi de sang, aident singulièrement à la mise au point que rendent quelque peu pénible l'exiguïté et le défaut de coloration des bactéries, et alors, à ce simple examen microscopique, on constate, suivant que la séro-réaction a été négative ou positive, l'un ou l'autre des aspects représentés (fig. 102 et fig. 103) lesquels sont, sous ce rapport, absolument typiques.

Dans un cas (réaction négative), bacilles isolés, clairsemés, de forme et de dimensions normales, extrêmement mobiles et dans l'autre (réaction positive), microorganismes déjà déformés, peu ou pas mobiles et surtout groupés en amas très nets, très caractéristiques, de dimensions variées. Çà et là cependant, il importe d'en avertir les commençants, quelques très rares bacilles continuent à rester isolés et à se mouvoir au sein du liquide.

Enfin, dans les deux préparations se trouvent, en plus ou moins grand nombre, quelques globules rouges (hématies) ou blancs (leucocytes) du sang qui a servi à produire ou à tenter la séro-réaction.

J. Courmont et A. Rochaix (1910) ont montré que très souvent les bacilles d'Eberth, qui viennent d'être isolés d'un organisme infecté ne sont que très peu agglutinables et que leur agglutinabilité augmente au fur et à mesure qu'on fait des cultures successives. Ce fait est important à noter si l'on veut éviter des erreurs.

Hémolyso-diagnostic de Widal et Le Sourd. — On chauffe à 55° le sérum du malade suspect et on le mélange à une culture de B. d'Eberth, puis on fait agir du sérum de cobaye neuf non chauffé (possédant le complément); si le malade est véritablement atteint de fièvre typhoïde et que son sérum renferme *l'anticorps* typhique, celui-ci va s'unir avec le *complément* du sérum neuf et la bactériolyse ayant lieu, le complément sera utilisé et disparaîtra du mélange ; si alors on ajoute à ce mélange des globules rouges mélangées à du sérum hémolytique chauffé, celui-ci ayant perdu son *complément* par le chauffage et le *complément* du sérum neuf précédemment ajouté ayant été utilisé, les Hématies resteront intactes, l'hémolyse n'ayant pas lieu et le liquide ne se colorera pas ; cette réaction négative dans ses résultats sera donc positive dans sa signification et indiquera que le malade est bien réellement atteint de fièvre typhoïde.

Si, au contraire, l'hémolyse ayant lieu, le liquide se colore uniformément en rouge par dissolution de l'hémoglobine, la réaction positive signifiera que la dothiénentérie n'existe pas, le sérum du malade ne renfermant pas d'anticorps bactériolytique ; on comprend aisément que, dans ce cas, le *complément* du sérum de cobaye neuf étant resté libre et disponible a pu alors s'unir à l'anticorps hémolytique et produire l'hémolyse.

BACILLES PARATYPHIQUES.

Les bacilles paratyphiques n'ont été séparés du bacille typhique vrai que récemment. La première observation, due à Achard et Bensaude, date de 1896. Leur existence a été confirmée peu après par Schottmüller et Kurth. Depuis, ils ont donné lieu à de nombreux travaux, en Allemagne en particulier, où les affections qu'ils déterminent sont beaucoup plus fréquentes qu'en France.

Ces bacilles paratyphiques forment une chaîne reliant insensiblement le coli-bacille d'un côté au bacille d'Eberth de l'autre et participent des caractères de ces deux microbes. Quelques-uns ont une individualité assez marquée et jouent un rôle pathologique spécial.

§ 1. — **Bacille paratyphique B**.

Le bacille paratyphique du type B a été surtout étudié par Schottmüller et porte parfois pour cette raison le nom de bacille de Schottmüller. C'est le plus important de ce groupe.

Caractères morphologiques et de coloration. — C'est un petit bâtonnet semblable au bacille d'Eberth. Il est, comme ce dernier, péritriche, mais doué de mouvements très vifs, rappelant ceux des vibrions. Ces mouvements ont quelque chose de caractéristique qu'un œil exercé distinguera des mouvements plutôt ondulatoires du bacille d'Eberth ; comme ce dernier il se colore bien par les couleurs basiques d'aniline et ne prend pas le Gram.

Caractères de culture. — Ces caractères sont intermédiaires à ceux du coli-bacille et du bacille d'Eberth. Comme ces deux microbes, il pousse bien sur gélose, en bouillon, sur gélatine sans la liquéfier.

Comme le coli-bacille, il fait fermenter, avec production de gaz, la gélose et le bouillon additionnés de *glucose*. En gélose et en bouillon au *rouge neutre*, il y provoque la formation de gaz et il rend le milieu fluorescent.

Comme le bacille d'Eberth, il pousse en bouillon et en eau peptonée, sans former d'*indol*. Il ne modifie pas la *gélose lactosée tournesolée*. Sur ce dernier milieu ses colonies sont un peu plus transparentes et un peu plus humides que celles du bacille d'Eberth, mais ce caractère est difficile à apprécier.

Pour le caractériser, on se basera sur les deux phénomènes suivants : le caméléonnage et l'alcalinisation du lait.

Le caméléonnage s'appréciera ainsi : Le bacille para-typhique B sera ensemencé en *petit-lait tournesolé*. Au bout de vingt-quatre heures, ce milieu aura viré au rouge et sera légèrement opalescent. A partir du troisième jour, le petit-lait commencera à se troubler et à virer au bleu. Vers le dixième ou le douzième jour, il sera redevenu clair et présentera une coloration bleue intense. Le Bacille d'Eberth ne fait pas virer ce milieu. Le coli-bacille, s'il le fait virer au rouge, ne provoque jamais le phénomène du caméléonnage.

Ensemencé en *lait*, le Bacille paratyphique B l'alcalinise sans le coaguler ; cette alcalinisation se manifeste par la coloration jaune et la caséification du lait.

Caractères d'inoculation. — Contrairement au bacille d'Eberth, le Bacille paratyphique B est très pathogène pour certaines espèces animales, le cobaye et la souris en particulier. De très faibles doses (1/20 à 1/50 d'anse en injection sous-cutanée, 1/50 à 1/100 d'anse en injection intra-péritonéale) suffisent à provoquer une infection septicémique mortelle.

Rôle pathologique. — Ce bacille est l'agent du para-typhus, ressemblant beaucoup à la fièvre typhoïde ordinaire. D'autres fois, la maladie ressemble à une gastro-entérite grave et apparaît à la suite de l'ingestion d'une viande contaminée (1).

Moyens de diagnose. — On se basera sur les caractères de culture signalés plus haut, en particulier sur

(1) Ne pas confondre les infections alimentaires dues aux para. typhiques avec celles déterminées par le *Bacillus botulinus* de van Ermengen.

les phénomènes du caméléonnage et de l'alcalinisation
du lait et on aura recours au phénomène de l'agglutination. Du sérum humain ou expérimental provenant d'un
organisme, siège d'une infection due au paratyphique B,
agglutine fortement ce bacille, alors qu'il est presque
sans action sur le bacille d'Eberth. Mais pour éviter
toute erreur, il ne faut se contenter que d'un taux élevé,
les agglutinines produites par les deux microbes étant
très voisines.

§ 2. — Bacille paratyphique A.

Le bacille paratyphique du type A ou de Brion-Kayser
est beaucoup moins important que le précédent. Il provoque beaucoup plus rarement des infections affectant
également l'allure d'une fièvre typhoïde. Ces infections
sont bénignes ; on n'en connaît pas jusqu'ici de cas
mortel.

Voici les principaux caractères qui le différencient du
précédent : il attaque les *milieux sucrés* avec formation
de gaz, mais le dégagement est moins abondant. Il fait
virer au rouge le *petit-lait tournesolé* d'une façon
marquée, mais on n'observe pas le caméléonnage. Il est
sans action sur le *lait*. Il fait virer les milieux au rouge
neutre, ce qui le différencie du bacille d'Eberth. Les
sérums obtenus en inoculant le bacille paratyphique
type A à des lapins agglutinent uniquement ce bacille,
lorsqu'on les emploie en solutions étendues.

§ 3. — Bacillus enteridis de Gartner.

Nous signalons seulement ce microbe, agent d'infections d'origine carnée, dont les caractères culturaux se

confondent avec ceux du paratyphique B, mais qui n'est ni agglutiné, ni bactériolysé par les sérums antiparatyphiques.

BACILLUS COLI COMMUNIS (ESCHERICH, 1885).

Les détails circonstanciés dans lesquels nous venons d'entrer en faisant l'histoire du bacille d'Eberth et des paratyphiques, nous permettront de présenter de façon beaucoup plus brève celle du *B. coli communis* qui a, nous l'avons vu, avec les précédents, de grands points de ressemblance.

Synonymes. — *Bacterium coli commune* (ESCHERICH) ; bacille d'ESCHERICH ; bacille du côlon ; colibacille ; bacille commun de l'intestin.

Découverte. — Rencontré dans les selles normales et bien étudié sous le nom de *Bacterium coli commune* par ESCHERICH (1885-1886) ; retrouvé dans les selles de la cholérine par HUEPPE (1887), mais considéré comme un simple saprophyte de l'intestin jusqu'en 1889, où apparaissent successivement les recherches de LARUELLE, TAVEL, A. RODET et G. ROUX, qui démontrent péremptoirement le pathogénisme de ce bacille. — Mise en évidence, ces temps derniers, de très nombreuses variétés.

Il possède un extrême polymorphisme, tant morphologique que biologique, et la tendance actuelle, très légitime, croyons-nous, est d'arriver à la constitution d'un groupe de *bacilles coliformes*, comprenant de nombreuses variétés du *Bacterium coli commune* typique d'ESCHERICH, mais très probablement aussi des espèces distinctes qui, au fur et à mesure des progrès de la Microbie systématique, devront être séparées et individuellement dénommées.

Habitats naturels. — Le microbe d'Escherich est certainement un de ceux que l'on rencontre le plus fréquemment et le plus abondamment dans les cavités naturelles de l'homme ou des animaux et dans tous les milieux, de quelque nature qu'ils soient, qui se trouvent dans le voisinage immédiat des agglomérations humaines.

On ne saurait s'en étonner, si l'on songe que le *Bacillus coli communis* est un des hôtes naturels les plus abondants de l'intestin et qu'à chaque évacuation alvine des quantités énormes de bactéries appartenant à cette espèce ou à ce groupe sont entraînées au dehors et disséminées un peu partout. dans l'air, dans l'eau, les aliments et les boissons, sur le sol, les vêtements, les meubles, etc. Aussi ce bacille a-t-il été trouvé assez souvent dans ces divers milieux et isolé d'avec les autres espèces microbiennes.

Il a été trouvé notamment dans l'eau, dans l'air, à la surface et dans la profondeur du sol, sur des pièces de monnaie, des vêtements. des morceaux de linge, dans la salive et les crachats, le suc gastrique, les matières fécales, l'urine, les sécrétions vaginales, etc. Il est, en un mot. universellement répandu partout dans la nature, dans l'organisme humain ou animal et paraît être aussi cosmopolite. c'est-à-dire qu'il se rencontrerait en tous les points du globe.

Forme, dimensions et principales particularités morphologiques. — Bâtonnets cylindriques. à extrémités arrondies, de dimensions très variables : 2 à 4 µ de long sur 07 µ, à 1 µ de large, ayant tantôt l'apparence de cocci légèrement ovoïdes ou de bacilles plus ou moins trapus ou allongés (fig. 104) ; éléments isolés ou unis par deux, bout à bout, et plus ou moins nettement séparés l'un de l'autre ; formes en navette assez souvent observées. Dans quelques cas enfin, apparition dans les cultures parfaitement pures de longs filaments, rectilignes, ondulés ou en spirale, parcourus par des étranglements indiquant l'association des éléments primitifs (MACAIGNE, 1892). En somme, polymorphisme très étendu, aussi bien pour le *Bacterium coli* que pour le *Bacillus typhosus*.

Mêmes formes d'involution que chez le *Bacillus typhosus* ; éléments bacillaires cependant, en général, plus courts et plus épais (MALVOZ, 1892).

Mêmes pseudo-spores de forme, disposition et topographie identiques. Les vraies spores sont encore à découvrir.

Mobilité en général plus restreinte, mais supérieure cependant à ce que signalent la plupart des auteurs, très variable, au reste, suivant les conditions chimiques, physiques ou biologiques et pouvant être égale à celle du *Bacillus typhosus* (MESSEA, BABÈS, A. RODET et G. ROUX, RÉMY et SUGG, etc.) et même supérieure, toutes conditions égales d'ailleurs (MALVOZ).

Les cils chez le *Bacterium coli* ont été vus d'abord par KLEMENSIEVICZ (1892), puis retrouvés par tous les observateurs et admis aujourd'hui universellement ; 2 ou 3 furent tout d'abord décelés par la méthode de LOEFFLER légèrement modifiée, puis on en vit 4 ou 5 et enfin 8 ou 10 et parfois plus (exemple : *Bacillus coli mobilis*, B. de TAVEL), (fig. 105). La seule différence avec le *Bacillus typhosus* consisterait en ce que chez le *Bacillus coli*, les cils sont, en général, un peu moins nombreux, un peu plus fragiles et résisteraient davantage à l'imprégnation par les couleurs d'aniline. En comparant la figure 100 à la figure 105, on constatera bien peu de différences.

L'absence totale de cils chez le *Bacillus coli* a été considérée un moment comme seul caractère vraiment différentiel entre cet organisme et le *Bacillus typhosus* (TAVEL, HUEPPE, etc.).

D'après RÉMY et SUGG, on différencierait sûrement le bacille du côlon de celui d'Eberth par l'examen attentif de ses cils moins nombreux, moins longs, plus délicats et surtout beaucoup plus difficiles à colorer. Ils n'existeraient, d'autre part, d'après certains auteurs, qu'aux

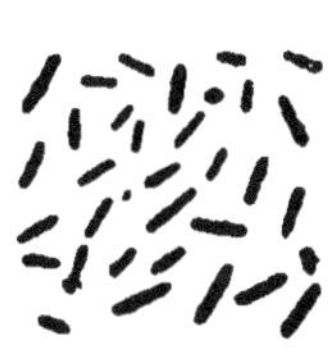 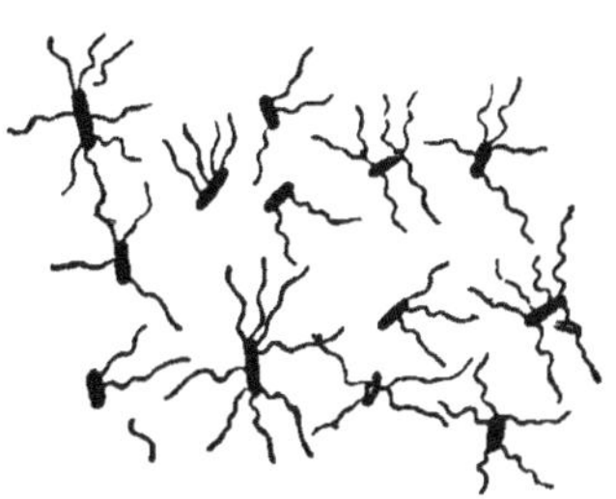

FIG. 104. — *Bacillus coli.* Culture sur gélose. Bâtonnets avec leur aspect ordinaire. Gr. = 800 D.

FIG. 105. — *Bacillus coli.* Culture en bouillon. Cils vibratiles, colorés par la méthode de LOEFFLER. Gr. = 1.500 Dr.

extrémités du bacille; mais DUNBAR (1892) a montré qu'ils en occupaient toute la surface.

La vérité est que l'aspect, le nombre, la disposition des cils varient d'une variété à l'autre de coli-bacille et qu'à ce point de vue ceux du *B. coli mobilis* de TAVEL se comportent exactement comme ceux du *B. typhosus* (RÉMY et SUGG).

Caractères de coloration. — La coloration du bacille du côlon s'opère exactement de même façon que celle du bacille d'Eberth et présente les mêmes particularités, celle notamment de ne pas persister après traitement par la méthode de Gram.

La coloration des cils s'obtient aussi par les mêmes procédés, sauf cependant qu'il faut, lorsqu'on emploie la technique primitive de Loeffler, ajouter au mordant un plus grand nombre de gouttes de solution de soude.

Aérobiose ou anaérobiose. — Le coli-bacille est surtout aérobie; mais, comme son congénère le bacille d'Eberth, il peut pulluler en anaérobiose, avec moins de vigueur toutefois, à moins qu'on n'ait additionné de sucre les milieux nutritifs.

Principaux caractères fournis par les cultures. — Le développement s'opère très bien à la température de la chambre, il atteint son maximum à 37° et cesse au delà de 46°, d'après Rodet (1889).

Cultures sur gélatine-plaques. — Entre 15° et 20°, apparition assez hâtive des colonies, celles de la profondeur un peu brunâtres, en forme de disque ou de citron et les superficielles se présentant sous deux aspects différents : les unes opaques, épaisses, bien limitées, circulaires, à contours parfois un peu saillants sous forme de bourrelet, de couleur blanche, d'aspect humide et luisant, atteignant quatre à cinq millimètres de diamètre; les autres, déjà vues par Escherich, mais bien signalées surtout par Laruelle, Rodet et G. Roux, Krogius, Malvoz, Macaigne, etc., sont transparentes, et absolument identiques aux colonies minces, en glacier, du *B. typhosus.* D'après Laruelle on transformerait facilement la variété opaque en variété transparente en cultivant le *B. coli* dans le lait ou en le faisant passer par le péritoine d'un animal.

La gélatine n'est pas liquéfiée.

Cultures sur gélatine-piqûre — Mêmes variétés opaques et transparentes que celles des plaques. Cependant la forme opaque semble être plus fréquente. Brunissement de la gélatine sous-jacente et apparition de cristaux, considérés à tort par BABÈS, comme caractéristiques du *Bacillus typhosus*.

Cultures sur gélose ou sur sérum. — Couche blanc sale ou bleutée, s'étendant assez rapidement avec, parfois, développement de gaz dans la profondeur.

Cultures sur gélose lactosée tournesolée WURTZ). — Très peu de temps après l'apparition de la culture, la gélose devient rouge dans son voisinage immédiat, puis parfois dans sa totalité.

C'est, en effet, de la sorte que les choses se passent le plus habituellement, à cause du pouvoir fermentatif très marqué du *Bacterium coli* sur la lactose et de la production d'acide lactique ; mais les exceptions sont loin de faire défaut à cette règle générale. Certaines variétés de *Bacterium coli*, soit naturelles SANARELLI , soit expérimentales RODET et ROUX, RÉMY et SUGG, etc.), ne font pas ou font très peu fermenter la lactose et ont, dès lors, une action nulle ou peu marquée sur la coloration des milieux lactosés tournesolés.

Cultures sur milieu de Drigalski-Conradi. — Les colonies de coli-bacilles sont rouges. Au bout de quelques temps, la gélose devient rouge dans sa totalité.

Cultures sur gélose fuchsinée (milieu d'Endo . — Les colonies de *Bacterium coli* sont également rouges.

Cultures sur gélose glycosée au neutralroth. — Le coli-bacille en se développant sur ce milieu provoque un virage au jaune canari avec fluorescence verte en même temps que la fermentation du glucose donne lieu à la production de gaz qui disloquent le milieu.

Culture sur gélatine-touraillon. — Développement des plus luxuriants, sous forme d'un enduit blanchâtre, crémeux, épais, plus ou moins étalé, à bords ondulés. Constituerait, d'après Malvoz, un bon signe de diagnose.

Culture sur pomme de terre. — Dans la majorité des cas la culture du *Bacterium coli* sur pomme de terre est représentée par une couche épaisse, jaune clair d'abord, puis jaune verdâtre (purée de pois) et enfin, jaune foncé ou brunâtre. Mais très souvent aussi, soit d'emblée, soit après des modifications d'ordre chimique ou expérimental (visant ou le milieu de culture ou le bacille), les mêmes organismes ont, sur pomme de terre, un développement absolument aphanitique et déterminent la production d'un enduit humide ou vernissé identique à celui du *Bacillus typhosus*. Les auteurs ont, du reste, depuis longtemps renoncé à utiliser comme caractère strict de diagnose ces apparences si variables des cultures sur pomme de terre. Il suffit, en effet, de modifier la réaction de cette dernière (Buchner) ou de porter atteinte à la vitalité normale des bactéries (Malvoz, Rodet, Roux, etc.), pour obtenir presque à volonté, pour l'un ou l'autre bacille, tel ou tel aspect de la culture sur pomme de terre, lequel peut être aussi réalisé avec des variétés naturelles du *Bacterium coli*.

Sur artichaut. — Le *Bacterium coli* donne une culture jaunâtre, épaisse et colore l'artichaud en vert intense.

Cultures en bouillon. — Dans les bouillons de bœuf ou de veau, à 35°-37°, développement très rapide du *Bacterium coli*, occasionnant un trouble uniforme et d'ordinaire un peu plus accentué que celui causé par le

B. typhosus; puis, après quelques jours, disparition de ce trouble et précipitation dans le fond du récipient d'un sédiment blanc grisâtre renfermant toutes les générations bacillaires qui ont pris naissance.

Pellicule superficielle mycodermique, peu épaisse et facilement dissociable, assez fréquemment observée, remplacée parfois par une sorte de collerette adhérant aux parois du tube.

Abondante formation d'ammoniaque et réaction fortement alcaline du bouillon qui, plus tard, peut dégager une odeur fétide.

Cultures en bouillon lactosé et tournesolé. — Dans le bouillon additionné de lactose et coloré avec de la teinture bleue de tournesol, la coloration initiale passe rapidement au rouge, en même temps qu'apparaissent assez souvent des bulles gazeuses ; plus tard, lorsque se produit la fermentation ammoniacale, la teinte bleue peut être récupérée.

Production d'indol. — Déjà au bout de vingt-quatre heures, à l'étuve, à 37°, les cultures en bouillon alcalin du *Bacterium coli* donnent très nettement la réaction de l'indol, et cela dans la très grande majorité des cas ; il en est cependant d'autres, et assez nombreux, dans lesquels la réaction a été très faible ou même nulle dans des cultures absolument authentiques de *Bacterium coli* (BAGINSKI, RODET et ROUX, WIDAL, MALVOZ, VALLET, DUNBAR, etc.) : elle était notamment nulle, en même temps que la fermentation de la lactose était très faible, chez des coli-bacilles récemment isolés d'amygdalites chroniques (LERMOYEZ, HELME, BARBIER, 1894).

Action fermentative sur les sucres. — Le bacille d'Escherich provoque dans les bouillons sucrés une abondante fermentation. D'une façon à peu près constante, il exerce sur tous les sucres, lactose, glucose, maltose, mannite, etc., une action fermentative, laquelle se traduit dans les milieux de culture, liquides ou solides, par un très abondant dégagement de gaz et, si les substrata sont tournesolés (BUCHNER WINTZ, GASSER), par la transformation de la teinte bleue en rouge plus ou moins intense.

Le tableau ci-dessous des réactions fermentatives des microbes du groupe Eberth-Coli permettra de se rendre compte des différences qui existent à ce point de vue entre ces micro-organismes.

| | LACTOSE | | | | GLUCOSE | | | | |
	Fermentation.	Coagulation du lait.	Milieu de Wurtz et de Drigalski-Conradi.	Bouillon lactosé et tournesolé.	Fermentation.	Agar glucosé au neutralroth.	Fermentation du maltose.	Fermentation de la mannite.	Indol.
Bacille d'Eberth	—	—	bleu	pas de changement	—	pas de changement	—	—	—
Bacille paraty-phique A...	—	—	bleu	id.	+	vert fluorescent éclaté	+	+	—
Bacille paraty-phique B...	—	— Éclairci	bleu	id.	+	id.	+	+	—
Bacille Coli...	+	+	rouge	rouge et bulles gazeuses	+	id.	.+	+	+

Cultures dans le lait. — La prise en masse, sous

forme de coagulum plus ou moins dense, du lait qui a été fertilisé avec le *Bacterium coli*, est certainement un des meilleurs caractères distinctifs, facilement appréciable (car il n'est autre que le résultat de la fermentation de la lactose, déjà indiquée), entre la forme coli et la forme Eberth, considérées d'une façon générale. Mais, en diminuant ou en faisant disparaitre le pouvoir zymogène sur la lactose du microbe d'Escherich, on recule par cela même ou on empêche la coagulation du lait.

Il n'en reste pas moins acquis ce fait que toutes les fois qu'un bacille, plus ou moins éberthiforme, fait rapiment et abondamment coaguler le lait, on doit le considérer comme coli et non comme Eberth.

Cultures en petit-lait tournesolé de Petruschky. — Il fait virer ce milieu fortement au rouge après 24 heures d'étuve.

Cultures dans les liqueurs minérales. — Les liqueurs dites minérales de NÆGELI, dont la composition est chimiquement connue, et quelques autres s'en rapprochant, ont été utilisées par certains auteurs et notamment VAN ERMENGEN et VAN LAER (1892), pour cultiver le *Bacterium coli* comparativement avec le *Bacillus typhosus* et fournir entre ces deux microorganismes des caractères différentiels.

Dans ce même liquide Nægeli, pullulation très marquée du bacille d'Escherich, d'après BAGINSKI, IDE (1891).

Dans les liquides de composition chimique identique à celle indiquée dans l'article consacré au B. d'Eberth, développement très abondant des diverses variétés de *Bacterium coli* (VAN ERMENGEN et VAN LAER, 1892). D'après PÉRÉ, qui pourtant soutient ardemment la cause de la dualité, la pullulation et les processus chimiques dans ces liqueurs minérales seraient seulement plus actifs pour le *Bacterium coli*, mais existeraient aussi, quoique atténués, pour le *Bacillus typhosus*.

Dans les liqueurs renfermant certains corps amidés (asparagine, urée, leucine), le bacille d'Escherich se développe abondamment, comme son congénère l'Eberth (Van Ermengen et Van Laer).

Sécrétion et virulence. — On a cherché à obtenir les produits solubles toxiques sécrétés par le *Bacterium coli* par des procédés analogues à ceux employés pour l'extraction des toxines typhiques, en tenant compte des idées reconnues justes de Cantani (1886) et des travaux de Buchner (1890) sur les matières toxiques (protéines) qui restent enfermées dans les cadavres des bacilles et doivent en être extraites par macération.

On obtient de la sorte des poisons plus ou moins énergiques suivant les diverses variétés de *Bacterium coli* et qui se comportent, la question de dose mise à part, absolument comme le font les toxines typhiques obtenues de la même façon (Cesaris-Demel et Orlandi, 1893).

Chez le lapin, l'injection d'une forte dose de toxine dans une veine auriculaire produit d'abord de l'affaiblissement musculaire, de l'hypothermie, de la somnolence et du coma ; puis surviennent des secousses convulsives ; enfin il se produit une contracture tétanique généralisée qui se termine par la mort (Gilbert).

Chez le cobaye, l'injection intra-péritonéale de fortes doses provoque une hypothermie se terminant par le collapsus algide et la mort (Boix).

Kayser (1903) a montré que le coli-bacille sécrète une hémolysine si on le cultive dans un bouillon acide. Cette colilysine dissout énergiquement les hématies du chien et mal celles de l'homme et du cobaye.

Rôle pathologique. — Le *Bacterium coli commune* fut considéré comme pouvant être pathogène par celui-là même qui le premier l'isola, le décrivit et le dénomma, par ESCHÉRICH; mais, il n'est pas inutile de le noter ici, il fut regardé comme pathogène au point de vue expérimental seulement et pour les animaux artificiellement infectés ; chez l'homme, c'était un commensal normal et purement saprophytique de l'intestin, incapable de nuire en quoi que ce soit à la santé de son hôte.

Coïncidence curieuse, c'est en cette même année 1889, qui vit s'accumuler tant d'oppositions au monopole du bacille d'Eberth-Gaffky, qu'apparurent, tout à fait indépendants de l'idée théorique qui allait créer la question Coli-Eberth, les premiers travaux sur le pathogénisme du coli-bacille chez l'homme. C'est à LARUELLE (1889) que l'on doit le premier travail sur le rôle infectieux du bacille d'Escherich dans les péritonites par perforation, travail suivi bientôt (1889) de celui de TAVEL sur un cas de thyroïdite et de la note de A. RODET sur une angio-cholite produite par le bacille du côlon (1889).

Dans la grande majorité des entérites, de quelque nature qu'elles puissent être : légères (HUEPPE, WYSSE, MACÉ, SIMON, LESAGE, etc., etc.) ou graves, celles, par exemple, du choléra nostras (GILBERT et GIRODE, CHANTEMESSE, WIDAL et LEGRY, etc.), le bacille du côlon, qui a acquis (cela est expérimentalement démontré) une extrême virulence, joue un rôle certain et important, de même aussi parfois que dans la dysenterie (MARFAN et LION, MAGGORIA, ARNAUD, etc.), quoique beaucoup plus rarement.

On considère encore ce bacille comme le principal

agent pathogène de certaines péritonites et particulièrement des péritonites par perforation (LARUELLE, MALVOZ, VENDRISKX, BORBACCI, RODET et ROUX, ADENOT, etc.) et de quelques infections hépatiques : ictère grave (GIRODE, MENETRIER, HANOT), angiocholites et cholécystites suppurées (RODET, GILBERT et GIRODE, MACAIGNE, LEGENDRE et RAOULT, NAUNYN, etc.); des angiocholites suppurées ont pu, du reste, être reproduites expérimentalement par CHARRIN et ROGER (1891) avec du coli-bacille injecté dans le canal cholédoque.

Parmi les affections dans lesquelles on a, à plusieurs reprises, rencontré en assez grande abondance ce micro-organisme, nous citerons encore : des angines simples ou pseudo-membraneuses, des amygdalites (BOURGES, LERMOYEZ, HELME, BARBIER, etc.), des infarctus de l'estomac, de l'intestin et du rein (MACAIGNE, MALVOZ, SPRING), certaines endocardites (NETTER et MARTHA, MÉNÉTRIER), thyroïdites (TAVEL), méningites (NEUMANN et SCHOEFFER, G. ROUX, NETTER, BALP, SEVESTRE et GASTOU, etc.), infections urinaires dans lesquelles la présence du *Bacterium coli* semble avoir été très nettement indiquée pour la première fois par le professeur BOUCHARD, en 1877, malgré l'imperfection de la technique d'alors, et qui ont été plus particulièrement étudiées à ce point de vue par CLADO (1886), ALBARRAN et HALLÉ (1888), ACHARD et RENAULT (1891), KROGIUS (1891), RODET (1791), ACHARD et HARTMANN (1892), ESCHERICH (1894), qui a trouvé le coli-bacille dans sept cas de cystite et par bien d'autres depuis. Rencontré aussi dans certaines broncho-pneumonies (CHANTEMESSE et VIDAL, LESAGE, FISCHER et LÉVY), pleurésies (VIDAL, VENDRISKC, DUMONTPALLIER), arthrites suppurées (SEVESTRE et GASTOU), dans l'éclampsie puerpérale (BLANC, 1890 ; SECHEYRON, 1894), l'infection puerpérale (EISEN-

BERT, 1894), le pus d'abcès variés et notamment de panaris (BERNHEIM, 1893).

Le bacille du côlon envahit enfin avec une très grande rapidité les viscères de la plupart des cadavres, soit immédiatement après la mort, soit même pendant la période agonique (MALVOZ, MACAIGNE, etc.).

Principaux moyens de diagnose. — Ils ont été exposés dans l'article consacré au bacille d'Eberth, nous les rappelons sommairement ici.

a) *Culture sur pomme de terre.* — Très apparente, saillante, de couleur jaune verdâtre (invisible avec le *B. typhosus*).

b) *Culture sur gélose lactosée tournesolée.* — Le milieu primitivement bleu vire rapidement au rouge (reste bleu avec le B. d'Eberth).

c) *Culture sur gélose glycosée au neutralroth*, mise à l'étuve à 37°. Coloration jaune canari avec fluorescence verte. Le milieu a éclaté sous l'influence des gaz produits.

d) *Culture dans le lait stérilisé.* — Coagulation rapide et totale du lait (pas de coagulation avec B. typhique).

e) *Culture en petit-lait tournesolé*, mis à l'étuve à 37°, le milieu a viré au rouge.

f) *Culture dans l'eau peptonée.* — Sert à produire la réaction de l'indol, qui est ici nettement positive négative avec le B. d'Eberth).

g) *Culture dans l'eau peptonée glucosée ou glycérinée.* — Est utilisée pour constater la séro-réaction de WIDAL, laquelle est absolument négative avec le *B. coli*, tandis qu'elle est positive avec le *B. typhosus*.

On remarquera que, de tous les caractères de diagnose

différentielle, ce dernier seul est positif en ce qui concerne le bacille d'Eberth, tous les autres étant, pour ce microorganisme, d'ordre négatif.

BACILLE DE LA DYSENTERIE ÉPIDÉMIQUE.

Le terme de *dysenterie* désigne un syndrome qui peut être provoqué par différents agents : un amibe, l'*Entomœba histolytica* qui produit la dysenterie amibienne, la *Bilharzia hœmatobia* (dysenterie bilharzienne), un *spirille* décrit par LE DANTEC en 1900 (dysenterie spirillaire), le *Balantidium coli* (dysenterie balantidienne surtout observée en Russie et en Allemagne), un *bacille* enfin qui doit être rendu responsable de la dysenterie aiguë, épidémique. C'est de ce dernier dont nous allons nous occuper.

Découverte. — Le bacille de la dysenterie épidémique a été décrit pour la première fois en 1888 par CHANTEMESSE et WIDAL qui l'isolèrent de déjections de dysentériques et de ganglions mésentériques. Leur découverte, mise en doute, passa inaperçue, lorsque SHIGA, au Japon, isola, en 1898, un bacille semblable à celui de CHANTEMESSE et WIDAL et qu'il identifia au moyen du sérum des malades. En 1900, KRUSE retrouve le même microbe au cours d'une épidémie sévissant en Westphalie. Puis en 1901, FLEXNER découvre aux Philippines un bacille dysentérique de type un peu différent. WEDDER et DUVAL d'une part, HISS et RUSSEL d'autre part, décrivent un bacille que les Allemands appellent généralement *bacille* Y et qui serait différent des bacilles du type Shiga-Kruse et du type Flexner. VAILLARD et DOPTER en France isolent le bacille dysentérique en 1902 lors de l'épidémie de Vincennes.

L'École allemande distingue plusieurs sortes de dysenterie, causées, les unes par le bacille de Shiga, les autres par le bacille de Flexner, d'autres enfin par le bacille Y. Cette distinction, comme l'a montré DOPTER, n'a pas lieu d'être faite au point de vue épidémiologique et même au point de vue bactériologique. Nous décrirons les caractères du bacille étudié par Chantemesse et Widal, Shiga et Kruse.

Habitats naturels. — Rarement isolé des milieux extérieurs (sol, eau, etc.), le bacille de la dysenterie a comme habitat normal l'intestin de l'homme malade ou convalescent de dysenterie.

Morphologie. — Bâtonnet court (1 à 3 μ) à extrémités arrondies. Ses dimensions sont à peu près celles du bacille typhique, mais il est un peu plus trapu que celui-ci. Il est très polymorphe, surtout dans les cultures : à côté de bâtonnets courts, on en observe de beaucoup plus longs, qui peuvent atteindre 7 à 8 μ. Au bout de quelques jours de culture, on observe des formes d'involution. Il présente des mouvements d'oscillation sur place qui pourraient en imposer pour des mouvements de translation, mais il est immobile, ne possédant pas de cils.

Coloration. — Ce bacille se colore bien par toutes les couleurs basiques d'aniline, surtout la fuchsine et le bleu de méthylène. Il ne prend pas le Gram.

Aérobiose et anaérobiose. — Il est surtout aérobie et se développe de 10° à 40°. Sa température optima est 37°. Il peut également être cultivé en anaérobiose. Même vers + 6°, il peut encore se développer dans des conditions de vie anaérobie.

Principaux caractères fournis par les cultures. — Il croît facilement sur les milieux nutritifs ordinaires, surtout s'ils sont *alcalins.*

Sur gélatine. — Colonies superficielles présentant une grande analogie avec celles du bacille d'Eberth. La gélatine n'est pas liquéfiée.

Sur gélose. — Colonies délicates, souvent un peu visqueuses, dégageant une odeur caractéristique de sperme.

Sur pomme de terre. — Colonies grêles, minces, qui forment une glaçure humide.

Sur sérum coagulé. — Comme sur gélose.

En bouillon. — Trouble uniforme dans les vingt-quatre heures. On peut observer des ondes moirées par l'agitation. Dans les vieilles cultures, il se forme souvent un précipité.

Lait. — Végétation abondante. Pas de coagulation.

Eau peptonée. — Végète bien. Pas d'indol.

Milieux tournesolés (lait, gélose, etc.). — Pas de virage au rouge.

Petit-lait tournesolé (milieu de Petruschski). — Sur ce milieu, le bacille dysentérique se comporte comme le bacille d'Eberth : la couleur améthyste du milieu vire légèrement au rose.

Milieux sucrés. — Le bacille de Chantemesse et Widal-Shiga-Kruse ne fait fermenter ni la lactose, ni la maltose, ni la mannite, ni le saccharose.

Milieux au neutralroth (gélose, bouillon). — Pas de changement de coloration.

Sécrétions et virulence. — Le bacille dysentérique est pathogène par l'intermédiaire d'une *toxine* (Krause et

Dörr, Todd). C'est une *endotoxine* qui n'est libérée que par la mort des microbes. On peut l'obtenir soit par macération dans l'eau de microbes tués par la chaleur ou le chloroforme, soit par l'autolyse des bacilles dans l'eau physiologique.

L'ingestion de bacilles dysentériques ou de toxine ne donne pas chez les animaux de laboratoire des résultats bien concluants. L'inoculation au contraire soit dans le sang, dans le péritoine ou sous la peau détermine chez ces mêmes animaux des lésions absolument caractéristiques.

Rôle pathologique. — Le bacille dysentérique est l'agent spécifique de la dysenterie épidémique. Il est pathogène seulement pour l'homme.

Le sérum de l'homme atteint de dysenterie agglutine le bacille de Chantemesse-Shiga. Ce fait, découvert et bien mis en lumière par Shiga, prouve la spécificité du bacille. La propriété agglutinante apparaît dans le sang environ sept jours après le début de la maladie. Elle persiste plusieurs semaines après la guérison.

Diagnose. — L'identification du bacille de Chantemesse-Shiga n'est pas toujours très facile. Il ressemble sur beaucoup de points au bacille d'Eberth. On se rappellera que c'est un microbe qui ne possède pas de cils, par conséquent immobile; des caractères un peu spéciaux sur divers milieux, sur gélose en particulier (colonies délicates à odeur spermatique caractéristique) pourront aider au diagnostic. On se basera surtout sur les caractères d'agglutination, le bacille dysentérique étant agglutiné par le sérum dysentérique à l'exclusion des autres microbes.

Bacilles de la grippe.

Il ne s'agira ici que de ceux décrits par Pfeiffer (1892) ; Canon (1892), Cornil et Chantemesse (1892), Teissier, G. Roux et Pittion (1891-1895), J. Jarron (1894), Trouillet et Esprit (1894).

Malgré l'obscurité qui voile encore les origines réelles de la grippe ou influenza, telle qu'elle a réapparu brusquement depuis 1889, et les hésitations de beaucoup sur la nature spécifique de son microorganisme, nous croyons devoir commettre en faveur de celui-ci une infraction à la règle que nous nous sommes imposée de ne décrire avec détails que les bactéries presque unanimement reconnues comme facteurs étiologiques immédiats d'une maladie ou d'un processus pathologique quelconques.

L'importance soudaine et considérable qu'ont prise, en Europe et notamment en France, cette affection essentiellement épidémique et les complications trop souvent mortelles qu'elle entraine à sa suite, le retentissement qu'ont eu dans notre pays certains travaux d'origine allemande sur la microbie grippale et enfin quelques longues et laborieuses recherches sur ce même sujet auxquelles nous avons collaboré excuseront cette incursion dans un domaine non encore absolument classé parmi les conquêtes définitives de la bactériologie clinique. Nous serons du reste aussi brefs qu'il se pourra.

On peut répartir les diverses bactéries, isolées des sécrétions pathologiques, des organes et du sang des grippés et considérées comme devant jouer un rôle dans l'étiologie ou la pathologie de l'influenza, en deux groupes principaux. Dans le premier, nous placerons les microbes à identité parfaitement nette, mais qui appartiennent à des processus morbides déjà bien connus et dont l'étude a précédemment été faite : Staphylocoques (BOUCHARD), Streptocoques (VAILLARD, VINCENT, LAVERAN, etc.), Pneumocoque de Frænkel (WEICHSELBAUM, NETTER, BORGIOTTI et BORDONI, KOSTIOURNINE) ou de Friedlænder (LETULLE, FRAZER, JAMES). Au second groupe appartiennent des bactéries très nombreuses et très variées rencontrées par divers auteurs dans la grippe exclusivement et considérées par chacun d'eux comme étant le microorganisme spécifique de cette maladie. C'est, bien entendu, de cette dernière catégorie seule que nous nous occuperons ici. Et encore ne voulons-nous pas faire l'histoire de chacune des espèces décrites, nous contentant de choisir parmi elles les plus généralement admises ou les mieux étudiées.

L'énumération seule des noms des différents auteurs qui ont découvert ou retrouvé ces bactéries soi-disant spécifiques de la grippe : O. SEIFERT (1884), JOLLES (1890), BABÈS (1890), MARMOREK (1890), ARLOING (1890), KIRCHNER (1890), KOWALSKI (1890), PETRUSCKLY (1890), FISCHER (1890 et 1892), KRUSE, PANSINI et PASQUALE (1890), WIEGER (1890), SCHEIBE (1890), KRANNALS (1891), J. TEISSIER, G. ROUX et PITTION (1891-1892), PFEIFFER (1892), KITASATO (1892), CANON (1892), CORNIL et CHANTEMESSE (1892), FIOCCA (1892), PFUHL (1892), J. JARRON (1894), TROUILLET et ESPRIT (1894), etc., etc., suffit pour démontrer avec quelle ardeur on a cherché, dès la réapparition à l'état épidémique de l'influenza, à mettre en évidence son ou ses microbes et quelle importance a prise, en l'espace de deux ans, cette question de la Microbie grippale.

A part quelques cocci à caractères plus ou moins nets, ce sont surtout des bacilles qui ont été trouvés dans les sécrétions pathologiques ou dans le sang des grippés.

G. ROUX et A. ROCHAIX.   23

Nous décrirons sommairement le bacille de Pfeiffer et le diplobacille de J. Teissier, G. Roux et Pittion.

Bacillus influenzæ de Pfeiffer 1892.

Synonymes. — Bacille de Pfeiffer et Canon, bacille de la grippe.

Découverte. — Vu pour la première fois en 1890, puis retrouvé en 1892 par Pfeiffer dans les crachats d'un très grand nombre de grippés; existe aussi dans les organes et notamment le tissu pulmonaire enflammé (Pfeiffer, Borchardt), même dans le sang, sur le vivant, d'après Canon et quelques autres.

Habitat. — Nous avons dit où se trouvaient les bacilles de Pfeiffer, dans l'organisme humain atteint de grippe; ils n'ont pas encore, que nous sachions, été isolés de façon absolument certaine des divers milieux naturels (air. eau. sol, etc.).

Caractères morphologiques et de coloration. — Bacilles droits, extrêmement fins, de 0 μ, 5 de long en moyenne et d'une largeur 2-3 fois moindre, à extrémités arrondies, isolés, ou par deux, ou quelquefois en courtes chaînettes de 3-4 articles non entourés de capsules; absolument immobiles; ordinairement libres, mais renfermés parfois dans les cellules.

Assez souvent. dans les crachats, mais surtout dans les cultures, apparaissent des pseudo-filaments très ténus et constitués par toute une série de bacilles unis bout à bout (Pfeiffer, Klein); formes d'involution plus ou moins renflées dans les vieilles cultures.

La coloration du bacille de Pfeiffer est assez difficile; les solutions hydro-alcooliques ordinaires ne suffisent pas et il faut avoir recours ou au bleu de LOEFFLER (solution alcoolique de bleu de méthylène, 1 centimètre cube; potasse au 1/10.000, 3 centimètres cubes), ou à la liqueur de ZIEHL (fuchsine, 1 gramme : alcool absolu, 10 grammes; eau phéniquée à 5 p. 100, 100 grammes), et encore les extrémités des bacilles se teintant toujours beaucoup plus fortement que le milieu, on peut, dans certains cas, croire à des diplocoques. Il y a décoloration après traitement par le procédé de GRAM. D'après NASTI-KOW, on obtiendrait de bonnes colorations avec un mélange de 1 centimètre cube de solution alcaline au 1/10 de violet de méthyle ou de fuchsine et 10 centimètres cubes de solution de sublimé au 2/1.000.

Aérobiose ou anaérobiose. — Ce bacille est un aérobie strict.

Caractères de culture. — Les bacilles de PFEIFFER appartiennent à la catégorie des bactéries qui ne se cultivent que difficilement et seulement sur des milieux spéciaux. Or, comme cette particularité semble, jusqu'à présent, être propre (en général, tout au moins) aux microbes, bien nettement spécifiques d'une maladie déterminée, on a voulu en tirer argument (WURTZ) en faveur de la spécificité pathologique du bacille de PFEIFFER.

Il ne pousse pas au-dessous de 27°, ni au-dessus de 42°; sa température optima de développement est 37°.

La gélatine n'est donc pas utilisable ici. Le substratum nutritif employé par PFEIFFER, après bien des tâtonnements, est la gélose recouverte d'une mince couche de sang d'homme et surtout de pigeon (avec ses globules rouges).

Sur gélose au sang (ensemencée avec émulsion de

crachats frais) au bout de vingt-quatre heures environ, à l'étuve, à 35°-37°, apparition de très petites colonies homogènes (visibles seulement à la loupe) ayant l'aspect de fines gouttelettes absolument incolores et transparentes, pouvant atteindre, si elles ne sont pas trop nombreuses, la grosseur d'une tête d'épingle et ne devenant jamais confluentes au point de se toucher (KITASATO).

En ayant soin de les réensemencer tous les quatre jours au moins sur de nouveaux milieux solides (gélose ou sérum), à la surface desquels on a étalé quelques gouttes de sang stérile, on peut obtenir de nombreuses générations, mais chacune d'elles ne conserve guère sa vitalité plus de quinze jours.

Sur gélose glycérinée, développement plus intense et surtout possibilité d'obtenir des générations successives, jusqu'à la dixième, d'après KITASATO.

On a encore préconisé comme milieux de cultures solides : la gélose à l'hémoglobine de HOMMEL (CH. HULLER), la gélose au jaune d'œuf (NASTIKOW, 1893), à la ferratine, etc.

Dans les bouillons additionnés de sang apparaissent assez rapidement (vingt à vingt-quatre heures) à l'étuve, à 37°, de petits flocons blancs constitués par les bâtonnets de PFEIFFER.

Sécrétions et virulence. — Ce microorganisme doit certainement sécréter des toxines très énergiques, à en juger par l'état général grave et précoce que détermine souvent la grippe ; mais tant qu'on ne connaîtra pas de milieux de culture liquides plus favorables que ceux existants, il sera bien difficile d'isoler ces poisons et d'étudier leur action biologique.

BRUSCHETTINI, chez les lapins, et PFEIFFER, sur le singe, ont obtenu, par inoculations intra-péritonéales, intra-veineuses, sous-cutanées ou intra-trachéales, de l'infection avec intoxication assez banale pour les lapins, mais se rapprochant davantage de l'infection grippale chez le singe, pouvant même se terminer par la mort dans les cas où les doses inoculées (de crachats ou de cultures) avaient été assez considérables.

Rôle pathologique. — Si l'on s'en rapporte au nombre de cas de grippe dans lesquels a été trouvé le microbe de PFEIFFER et aux détails très circonstanciés que nous fournissent à son sujet les auteurs allemands, il semblerait que cette bactérie est bien véritablement la cause sinon de la grippe, du moins de certaines grippes.

Si nous faisons ici quelques réserves, c'est parce que, à Lyon, sur près de cent examens microscopiques de sang de malades très manifestement atteints de grippe, l'un de nous a constamment vu, parfois en assez grand nombre, des organismes se rapprochant par quelques points de ceux de PFEIFFER et de CANON mais s'en séparant nettement par des caractères de la plus haute importance et notamment par une extrême mobilité (G. ROUX, *Lyon médical*, 1892).

De plus, au cours d'un des états saisonniers qualifiés cliniquement de grippe, BESANÇON et DE JOUG (1904-1905) ont étudié systématiquement les crachats des malades observés. Ils n'ont jamais trouvé le bacille de Pfeiffer ni par l'examen direct ni par la culture sur les milieux appropriés. D'autres auteurs (PARK, BULLOCH, KLIENEBERGER, KRETZ, PICK. ROSENTHAL, etc.) ont fait des observations semblables.

La question des rapports pathogéniques entre le bacille de Pfeiffer et la grippe n'est pas aussi nette, aussi absolument tranchée, que les auteurs allemands le prétendaient tout d'abord. « Les états saisonniers, qualifiés couramment de grippe, sont peut-être dus à des saprophytes banaux, différents suivant les années » (Besançon). Quoi qu'il en soit, le bacille de Pfeiffer est un hôte fréquent et important des voies respiratoires, qui intéresse au plus haut point la bactériologie médicale.

Diplo-Strepto-Bacille de la grippe de J. Teissier, G. Roux et Ch. Pittion.

Le nom composé donné à ce microorganisme essentiellement polymorphe sert à bien indiquer les deux modes de groupement principaux des éléments bacillaires suivant que ceux-ci proviennent du sang (strepto-bacilles) ou de l'urine (diplo-bacilles) des grippés.

Découverte. — Trouvé par les auteurs sus-indiqués, dès l'année 1891, dans le sang ou dans l'urine de la plupart des grippés (Hôtel-Dieu de Lyon) : n'a jamais été rencontré dans les mêmes liquides organiques provenant d'autres malades ; retrouvé avec des caractères absolument identiques, non seulement dans le sang et l'urine, mais encore dans les crachats des grippés par J. Jarron (d'Alger) en 1893 et 1894 (*Th. inaug.*, Bordeaux, 1894) et Trouillet et Esprit de Grenoble (1894).

Habitat naturel. — Si l'on devait en juger par l'universalité de la grippe ces temps derniers et la brusquerie de ses attaques, son microorganisme producteur devrait se trouver partout (air, eau sol, vêtements, muqueuses, etc.) : mais nous ne possédons encore aucun fait bien précis à cet égard.

J. Teissier croit avoir isolé ce bacille des eaux de la Moskowa, à l'époque où l'influenza sévissait en Russie :

ce microbe résiste en tout cas, au point de vue de sa vitalité sinon de sa virulence, assez longtemps dans l'eau, tout en étant sensible à quelques agents qu'on y avait ajoutés expérimentalement : chlorhydrates de quinine et d'ammoniaque, ozone, etc.

Caractères morphologiques et de coloration. — Bacteries essentiellement polymorphes suivant leur habitat organique ou les divers milieux artificiels de culture.

La forme la plus ordinaire, dans le sang ou l'urine des grippés ou dans les premières générations des cultures en bouillon ou sur gélatine, est celle d'un petit bacille lancéolé, ressemblant quelque peu, comme aspect et comme dimensions, au pneumocoque de FRÆNKEL ; presque jamais en éléments complètement isolés, mais unis entre eux, soit par couples constituant des diplo-bacilles (urine), soit en chaînettes plus ou moins longues, streptobacilles (sang) entourés d'une sorte de halo ou même de capsule ; très mobiles, apparition très rapide sur pomme de terre de spores bipolaires dans des formes bacillaires énormément grossies.

La coloration ne s'opère qu'avec une certaine difficulté surtout si l'on s'adresse aux solutions hydro-alcooliques ordinaires ; c'est avec le liquide de Ziehl que l'on obtient les meilleurs résultats.

Aérobiose ou anaérobiose. — Aérobie.

Caractères de culture. — Contrairement à ce qui se passe pour le microbe de Pfeiffer, les cultures sont ici très facilement obtenues et à peu près sur tous les milieux, et comme le développement peut s'opérer à une température voisine de 20°, on peut utiliser pour la dissociation les plaques de gélatine.

Sur gélatine-plaques. — Apparition rapide à 20° de

petites colonies blanchâtres, arrondies, qui ne tardent
pas à prendre un aspect de glacier, éberthiformes, ressemblant, avec leurs bords découpés, à celles du bacille
d'Eberth ou du coli-bacille; pas de liquéfaction de la
gélatine.

Sur gélose. — Cultures blanchâtres semi-transpa-
rentes, à contours sinueux, beaucoup plus copieuses que
sur gélatine.

Sur pomme de terre. — On obtient exactement l'apparence si longtemps regardée comme caractéristique
pour le bacille typhique : un très léger vernis humide, à
peine visible; la pomme de terre est cependant fertile et
c'est sur elle que l'on observe les bacilles les plus volumineux et la phase sporifère très hâtive et très nette.

Dans le bouillon et dans la plupart des autres milieux
nutritifs, le développement se fait très bien sans présenter de caractères spéciaux.

Produits de sécrétion. — Les auteurs précités ont
étudié en bloc les produits solubles fabriqués par le
bacille dans ses milieux de culture et ont reconnu qu'ils
avaient sur les animaux une action plutôt prédisposante
que vaccinante et pouvaient, dans certains cas, provoquer l'apparition d'accidents gangreneux.

Rôle pathologique. — Le diplo-strepto-bacille a été
trouvé chez un nombre considérable de grippés non seulement par TEISSIER, mais encore par d'autres auteurs
observant dans des régions éloignées, témoin JARRON, à
Alger, TROUILLET et ESPRIT à Grenoble; il n'a jamais
été rencontré chez d'autres malades.

De plus, inoculé, soit en cultures pures et complètes,
soit en cultures stérilisées et filtrées, il a provoqué, chez
les animaux et notamment chez le lapin, l'apparition de

symptômes dont l'ensemble se rapproche singulièrement, comme l'a montré TEISSIER, de la grippe humaine avec ses manifestations si variées et si bizarres.

Diagnose. — La diagnose différentielle d'avec d'autres microorganismes se fera grâce à la constatation des divers caractères morphologiques et de culture que nous venons d'énumérer tant pour le bacille de PFEIFFER que pour le microorganisme essentiellement polymorphe de J. TEISSIER. Quant à nous, nous pouvons affirmer qu'il nous a été donné maintes fois d'éclairer un diagnostic douteux entre la tuberculose et la grippe, en colorant les crachats par la méthode ordinaire de ZIEHL, comme s'il s'agissait de la recherche des bacilles de Koch ; toutes les fois que nous nous sommes trouvé en face d'une affection grippale, au lieu de ces derniers, nous avons presque constamment rencontré, ayant les mêmes réactions colorantes, de très fins diplo-bacilles lancéolés répondant bien à la description du microbe de TEISSIER, lorsqu'il affecte la forme diplo-bacillaire.

BACILLE DU CHANCRE MOU (DUCREY 1889).

Le rôle spécifique de ce bacille dans la production du chancre mou étant aujourd'hui admis par tous les auteurs, sa mise en évidence dans les sécrétions ou tissus chancrelleux étant des plus faciles et pouvant, dans quelques cas, rendre de véritables services au point de vue du diagnostic, nous allons très rapidement passer en revue les principales particularités de sa morphologie et de sa biologie.

Synonymes. — Bacille de Ducrey (1889) ; bacille d'Unna (1892) ; strepto-bacille chancrelleux.

23.

Découverte. — Découvert dans le pus des chancres mous par Ducrey (de Naples), en 1889, et retrouvé avec des caractères presque identiques dans les coupes de tissus chancrelleux par Unna (de Hambourg) et Krefting en 1892.

Caractères morphologiques et de coloration. — Bacilles gros et courts ayant près de 2 μ de long sur 0,5 et 1 μ de large, à extrémités arrondies, souvent étranglés en leur milieu et ressemblant alors à une semelle, tantôt isolés ou groupés de deux façons distinctes : ou en amas zoogléiques qui n'ont rien de caractéristique, ou en chaînettes ou en chapelets de 4-5 et même 12-20 éléments (Nicolle), accolés les uns à côté des autres en faisceaux parallèles ou divergents, très élégants parfois. Unna considère cette disposition en strepto-bacilles comme caractéristique.

Ces bacilles isolés ou groupés peuvent être extra ou intra-cellulaires.

De bonnes colorations s'obtiennent sur le pus chancreux étalé, mais non écrasé, entre deux lamelles et desséché, en ayant recours au procédé de Nicolle (1893) : faire agir d'abord le liquide fixateur de Meyer (sublimé, 7 grammes ; acide acétique cristallisé, 1 gramme ; eau distillée, 100 grammes), puis colorer avec le violet de gentiane. Il y a décoloration par la méthode de Gram.

La coloration dans les coupes de tissus, du microbe découvert par Unna et regardé comme identique à celui de Ducrey, est un peu plus compliquée (V. Nicolle, Thèse inaug., Paris, 1893, et Wurtz, *Bactériologie clinique*, 1895). Unna se sert de bleu de méthyle alcalin et décolore avec un mélange d'éther et de glycérine.

Après les essais infructueux de Ducrey, Unna et Nicolle, Besançon, Griffon et Le Sourd, en 1900, ont réussi à le cultiver sur sang de lapin gélosé. Au bout de 24 heures d'étuve à 37°, on observe sur ce milieu de petites colonies, saillantes et brillantes. Au bout de 48 heures, ces colonies atteignent 1 à 2 millimètres et sont opaques et grisâtres. Il suffit de les repiquer tous les quinze jours pour conserver le microbe en cultures.

On peut aussi cultiver le bacille du chancre mou en sérum non coagulé de lapin, mais on n'obtient que des cultures maigres et éphémères.

Rôle pathologique. — Bien que le bacille de DUCREY ne soit pas d'ordinaire la seule bactérie qui se rencontre dans les sécrétions purulentes du chancre mou et que plusieurs microbes coexistent avec lui, la grande majorité des auteurs le connaissent comme seul pathogène dans ce cas particulier, et bien qu'il n'ait pas réussi à le cultiver et à l'inoculer (1) avec succès aux animaux, UNNA n'hésite pas à regarder ce microorganisme comme l'agent pathogène du chancre mou et voici les raisons qu'il invoque :

1° Ce microbe s'est rencontré en abondance dans tous les cas de chancres mous purs qui ont été examinés;

2° Il a été trouvé à l'état de culture pure dans l'intimité des tissus ; les quelques autres microbes qui l'accompgnaient ne se trouvaient qu'à la surface;

3° Sa distribution au milieu des éléments anatomiques explique bien la pathologie du chancre mou, tant au point de vue clinique qu'au point de vue histologique;

4° Sa disposition en chaînettes ne permet pas de le confondre avec les autres microorganismes connus;

(1) QUINQUAUD et NICOLLE (1892) disent l'avoir inoculé avec succès au singe, au lapin et au cobaye. Quant aux auto-inoculations pratiquées sur l'homme, elles réussissent presque toujours dans les cas douteux où il faut différencier le chancre mou du chancre syphilitique. Les cultures reproduisent le chancre, comme le pus, dès le deuxième jour.

5° Jusqu'à présent, il n'a pas été trouvé dans les autres ulcérations (chancre infectant, ulcère de jambe, ecthyma).

BACILLUS PYOCYANEUS (GESSARD 1882).

Ce bacille mérite d'être étudié ici avec quelques détails, non seulement parce qu'une grande partie des doctrines actuelles de pathologie infectieuse a été édifiée grâce à lui et aux études minutieuses dont il a été l'objet de la part de GESSARD, CHARRIN, NEUMANN, KRALINSKI, KOSSEL, etc., mais aussi parce que le praticien est exposé à le rencontrer très fréquemment dans le milieu extérieur ou dans les produits normaux ou pathologiques de l'homme et qu'il est capable, seul ou associé à d'autres organismes, de donner naissance, en dehors de la coloration verte de certains pus, coloration qui n'a pas grande importance nosologique, à une véritable maladie naturelle, la maladie pyocyanique, connue depuis peu et dont on signale chaque jour de nouveaux exemples. Malgré l'extrême importance de cette bactérie, nous devrons cependant être relativement brefs à son sujet pour ne pas donner à ce chapitre une étendue par trop démesurée.

Synonymes. — Bacille pyocyanogène ; microbe ou bacille du pus bleu ; bacille pyocyanique ; identique peut-être au *Bacillus viscosus* de FRANKLAND.

Découverte. — Trouvé d'abord dans le pus bleu (linges souillés) ou vert (pus frais), dont la matière colorante ou *pyocyanine* avait été isolée et obtenue cristallisée par FORDOS dès l'année 1869. Bien étudié tout d'abord par GESSARD (1882), ce bacille a été presque en même temps, et depuis, de la part de CHARRIN (à partir de l'année 1882), l'objet des investigations les plus approfondies et les plus minutieuses, tant au point de vue de sa morphologie (en collaboration avec Guignard, 1887), qu'à celui de sa biologie, de ses propriétés chimiques et de son rôle pathogène. Considéré tout d'abord comme un simple saprophyte, pouvant devenir parfois un parasite accidentel du pus, le bacille pyocyanique, depuis les remarquables recherches de Charrin, est admis sans conteste dans le groupe des microbes pathogènes (affections expérimentales et spontanées).

Habitat naturel. — Le bacille du pus bleu est très répandu dans la nature ; on le trouve assez fréquemment dans l'eau et dans les cavités organiques de l'homme et des animaux (bouche, intestin, vagin, etc.) ; nous l'avons, pour notre part, rencontré, à l'exclusion de tout autre microbe, dans la bouche d'une malade atteinte de grippe grave et Kossel, Hugo, Salus, etc., l'ont trouvé en telle abondance dans certaines selles diarrhéiques qu'il suffisait seul, grâce à son pigment, à donner aux matières une coloration verte intense.

Muscham l'a isolé par culture de la surface de la peau du creux de l'aisselle, du pli de l'aine ou des plis de l'anus chez 50 p. 100 des personnes examinées. Artaud (1895) l'aurait même trouvé dans l'intérieur d'un œuf de poule, ce qui semble démontrer qu'il préexistait dans l'oviducte.

En somme, le *B. pyocyaneus*, contrairement à ce qu'on croyait autrefois, est extrêmement répandu dans la nature.

Forme, dimensions et principales particularités morphologiques. — Le microbe du pus bleu, depuis la célèbre démonstration expérimentale faite par Guignard et Charrin (*Comptes rendus de l'Acad. des sciences*, 5 décembre 1887), de son extrême variabilité de formes que de nombreuses observations sont venues depuis confirmer, constitue l'exemple classique, qu'on ne manque jamais, dans les leçons où il est question de bactéries, de citer en première ligne, lorsqu'on veut bien faire comprendre l'inanité relative de la forme et des dimensions en Microbie et l'extrême étendue du polymorphisme ou pléomorphisme chez ces petits êtres (fig. 12, p. 55).

Mais normalement, pris dans l'organisme vivant ou dans une culture sur les milieux nutritifs ordinaires, dans le bouillon de bœuf neutralisé, par exemple, le bacille pyocyanique nous apparaît comme un très court bâtonnet, assez trapu, ayant de 1 μ à 1 μ 5 de long sur 0 μ 6 de large (fig. 106), donnant même parfois l'illusion d'un véritable coccus si surtout le grossissement microscopique est insuffisant. Quelquefois isolé il se présente plus souvent soit en éléments accouplés bout à bout, soit en courtes chainettes de 3 à 5 articles, soit enfin en petits amas irréguliers (essaims ou zooglées). Il est très mobile et appartient au groupe des Monotriches de MESSEA, n'ayant qu'un seul cil à un de ses pôles. Dans le bouillon de bœuf pur, placé à l'étuve à 35°, on observe assez fréquemment, d'après CHARRIN, une condensation du protoplasma bacillaire en un ou deux globules autour desquels la membrane s'épaissit de façon à produire une sorte d'enkystement. Sont-ce là, comme le croit CHARRIN, de véritables arthrospores? Leur résistance à peine plus marquée vis-à-vis des colorants et de la chaleur ne plaide guère en faveur de cette opinion.

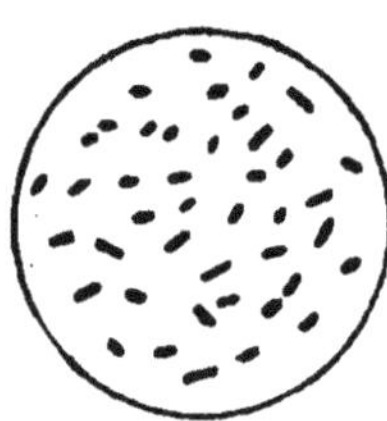

FIG. 106. — *B. pyocyaneus.* Forme normale dans culture en bouillon. Gr. = 1.000 D.

Caractères de coloration. — Ce microbe se colore très facilement et très intensément par toutes les couleurs basiques d'aniline et reste coloré après l'action de l'alcool si l'on a auparavant traité la préparation par le liquide de Lugol. Il prend donc le Gram.

Aérobiose ou anaérobiose et caractères des cultures. — Le bacille pyocyanique est surtout aérobie ; il peut néanmoins se cultiver à l'abri de l'air, mais ne produit pas alors de pyocyanine. Il est très peu exigeant vis-à-vis les conditions physiques ou chimiques qui président au développement et à la pullulation microbiens, se cultivant aussi bien à la température de la chambre qu'à celle de l'étuve (cette dernière préférable cependant) et sur les milieux nutritifs les plus ordinaires ; sa mise en évidence dans les matières qui le renferment et son isolement d'avec les bactéries qui peuvent l'y accompagner n'offrent donc aucune difficulté.

Cultures sur gélatine-plaques. — A 20° apparaissent, déjà au bout de vingt-quatre heures, de très petites colonies, arrondies, jaunâtres, à surface granuleuse et paraissant avoir, à un faible grossissement, une structure radiée ; la gélatine ambiante ne tarde pas à prendre une coloration bleu verdâtre et à se liquéfier en formant de petits entonnoirs au fond desquels on aperçoit la colonie devenue floconneuse.

Cultures sur gélatine-piqûre. — A 20°, apparition, vers la trente-sixième heure, de petites colonies blanchâtres le long du trait d'ensemencement ; après quarante-huit heures, début de la liquéfaction et de la teinte verte, qui progressent parallèlement et lentement, de sorte qu'au bout de huit jours la cupule de liquéfaction a atteint les bords du tube et la nuance verte occupe dans la gélatine une hauteur de 1 centimètre environ. On perçoit alors une odeur fade.

Cultures sur gélose. — A 37°, formation, après quarante-huit heures, d'une couche muqueuse, blanchâtre ou grisâtre, à contours un peu irréguliers et flous, qui plus tard devient nacrée; le substratum prend, dans ses couches superficielles, une belle teinte fluorescente qui s'étend ensuite dans la profondeur et envahit toute la gélose.

Odeur fade assez intense.

Cultures sur sérum. — Caractères à peu près semblables.

Cultures dans le bouillon-peptone. — A 37°, trouble très hâtif (en moins de vingt-six heures) avec teinte verdâtre généralisée ; puis, vers le troisième jour, apparition, à la surface, d'un voile mycodermique blanc, sec, finement chagriné, très fragile, qui, en vieillissant, devient plus épais, brun, écailleux, se fragmente avec la plus grande facilité et se précipite au fond du récipient sous forme d'un sédiment blanc sale, tandis que l'ensemble du liquide apparait plus foncé et d'un vert sombre. Odeur assez franchement fécaloïde.

On peut mettre très nettement en évidence la pyocyanine, en ajoutant au bouillon quelques gouttes d'ammoniaque, puis de chloroforme ; ce dernier, s'emparant de la matière colorante, prend une belle teinte bleue.

Cultures dans le lait. — Se développe bien en précipitant d'abord la caséine qui se redissout ensuite; il y a dégagement d'ammoniaque et le lait prend une teinte verdâtre.

Cultures sur gélose lactosée tournesolée. — Colora-

tion bleue ou vert foncé le long du trait d'ensemencement.

Cultures sur pomme de terre. — A 37°, après quarante-huit heures, enduit épais, muqueux, jaune brunâtre, à reflets nacrés ; à la longue, toute la pomme de
terre devient d'un brun rougeâtre. En enlevant, dans les
premiers jours, la colonie produite, on observe une teinte
verte qui s'accentue par addition d'ammoniaque.

Produits de sécrétion et virulence. — Le bacille pyocyanique donne naissance, dans les divers milieux de
culture, comme aussi parfois dans l'organisme vivant
lui-même, à deux catégories différentes de sécrétions :
les unes purement pigmentaires qui n'apparaissent qu'en
présence de l'oxygène, les autres de nature toxique ou, au
contraire, antitoxique. CHARRIN a démontré que ces deux
groupes de substances devaient être complètement séparés.

Les sécrétions pigmentaires sont les plus anciennement connues et étudiées ; ce sont celles qui ont attiré
(pus bleu) l'attention des médecins d'abord, des bactériologues et des chimistes ensuite, sur ce microorganisme et favorisent singulièrement son étude, grâce à
leur constance et à la facilité avec laquelle on peut les
déceler partout où elles existent, même en très faible
proportion. Si, en parlant de ces sécrétions pigmentaires
qui font du bacille du pus bleu un microbe chromogène
par excellence, nous avons employé le pluriel, c'est qu'il
existe, en effet, plusieurs pigments résultant des processus biologiques de cette bactérie : l'un, le plus connu,
la *pyocyanine* qui est, à l'état de pureté, d'un beau bleu
de ciel ; un second, qui n'est qu'un dérivé du premier et
a une coloration jaune, la *pyoxanthose*, et un troisième
mis en évidence par GESSARD ; ce dernier présente une
teinte verdâtre et communique aux milieux dans les-

quels il prend naissance une belle fluorescence verte, laquelle peut persister indépendamment de la pyocyanine (1). Enfin, certaines variétés du bacille pyocyanique sécrètent un pigment noir signalé pour la première fois par CHARRIN et étudié par HUGOUNENQ.

Il est possible d'obtenir et de séparer les uns des autres ces différents pigments en procédant à toute une série de manipulations chimiques que nous résumons dans le tableau suivant, comme on peut aussi créer artificiellement des races de bacille pyocyanique qui ne sécrètent que l'un ou l'autre pigment, ou même pas du tout (GESSARD).

Bouillon ensemencé avec bacille pyocyanique, traité successivement par ammoniaque, puis chloroforme, après agitation :

Décantation du chloroforme coloré en bleu, filtration puis agitation avec eau acidulée (SO^4H^2 ou HCl) Séparation de l'eau acidulée et du chloroforme.	Eau acidulée garde pyocyanine à l'état de combinaison rouge ; décantée, saturée par potasse ou ammoniaque (redevient bleue), filtrée, traitée par le chloroforme, évaporée.	Pyocyanine pure, en petits cristaux bleu foncé (couleur indigo).
	Chloroforme retient matières grasses et pyoxanthose.	Pyoxanthose.
Bouillon entièrement privé de chloroforme.	Pigment fluorescent vert, rendu plus apparent par addition d'un alcali.	

(1) La pyocyanine et son microbe producteur sont capables de teinter en bleu plus ou moins verdâtre d'autres produits que le pus, tels, par exemple, que la sueur, les crachats, les sécrétions leucorrhéiques, les selles, etc.

On pourrait penser que les sécrétions pigmentaires du
bacille du pus bleu et notamment la principale d'entre
elles, la pyocyanine, constituent en même temps les produits toxiques ou, au contraire, immunisants qui apparaissent dans les cultures de ce microorganisme ; il n'en
est rien, et le fait de l'indépendance absolue de ces deux
sortes de sécrétions a été mis hors de doute par toute une
série d'expériences dues à BOUCHARD, CHARRIN, ARNAUD,
GESSARD, etc. Il est d'autant plus important de bien
mettre en lumière ce fait que, comme le dit CHARRIN,
« la pyocyanine n'est pas la substance pathogène agis-
sante » et que cependant le nom même proposé par cet
auteur, et accepté à peu près universellement depuis, de
maladie pyocyanique, pour caractériser toute la série
de processus morbides expérimentalement créés chez les
animaux par l'inoculation du bacille du pus bleu ou de
ses toxines, pourrait facilement induire en erreur les
commençants et les illusionner sur le rôle du principal
pigment, la pyocyanine.

Le bacille de Gessard possède donc, indépendamment
de son pouvoir chromogène, celui de fabriquer dans les
divers milieux de culture des substances solubles avec
lesquelles, employées seules et à doses même très faibles,
on peut, chez certains animaux, produire une intoxication spéciale qui, par bien des points, ressemble à l'infection pyocyanique elle-même, ou, au contraire, faire
apparaître chez eux un état réfractaire plus ou moins
absolu et durable.

Ces produits solubles sont probablement assez nombreux et très complexes ; à la suite de leurs recherches
bio-chimiques, CHARRIN, GUIGNARD et ARNAUD (1891)
ont été amenés à répartir ceux déjà connus en trois
groupes distincts :

<table>
<tr><td rowspan="6" style="vertical-align:middle">PRODUITS DE SÉCRÉ-
TION DU BACILLE
PYOCYANIQUE . .</td><td rowspan="4" style="vertical-align:middle">*non
volatils*</td><td>I. Précipitables par alcool altérés par chaleur ; ne dialysent pas.</td></tr>
<tr><td>II. Solubles dans l'alcool ; dialysent.</td></tr>
<tr><td rowspan="2" style="vertical-align:middle">*volatils*</td><td>III. Séparables par distillation ; assez facilement altérables.</td></tr>
</table>

Et non seulement ces trois séries de substances se distinguent les unes des autres par leurs propriétés physiques ou chimiques, mais elles exercent encore sur les animaux des actions bio-pathologiques qui sont propres à chacune d'elles (CHARRIN et CLEY, 1890 et 1891) et diffèrent quelque peu les unes des autres.

Groupe I. — Diarrhée, amaigrissement, fièvre, quelquefois albuminurie et hémorragies.

Groupe II. — Action élective sur le système nerveux, convulsions, etc.

Groupe III. — Action spéciale sur l'excitabilité des appareils nerveux vaso-dilatateurs qui est diminuée ou parfois même abolie passagèrement.

Certains de ces produits sont en même temps toxiques et immunisants suivant la dose injectée et le mode d'inoculation, ceux particulièrement qui sont solubles dans le chloroforme et dans l'alcool.

On n'attend pas de nous une étude complète de ces diverses substances si intéressantes à tous égards, nous ne voulons ni ne pouvons la tenter ; nous nous contenterons, en terminant ce qui a trait à leur très brève indication, de signaler quelques tentatives de toxothérapie qu'elles ont suggérées et notamment, parmi bien d'autres, celles de RUMPF (*XIIe Congrès de médecine interne* à Munich, avril 1895), qui aurait traité avec succès 65 cas de fièvre typhoïde avec des injections de culture stérilisée de bacille pyocyanique.

Rôle pathologique. — Avec le seul bacille pyocyanique ou avec ses toxines, CHARRIN a réussi à reproduire chez les animaux les processus les plus variés comme les plus rares de l'infection considérée en général; tous les symptômes aigus ou chroniques, bénins ou graves, habituels ou exceptionnels, ont pu être obtenus en variant à l'infini les conditions de l'expérimentation, de même que les lésions les plus diverses ont pu, elles aussi, êtres créées à volonté, pour ainsi dire.

La maladie pyocyanique de CHARRIN, maladie expérimentale et de laboratoire, est trop connue de tous aujourd'hui pour qu'il soit nécessaire d'insister davantage sur ce point, et nous ne pouvons que répéter ce que nous disions au début de cette monographie, à savoir, que l'histoire biologique du bacille du pus bleu est comme le résumé synthétique et objectif des progrès contemporains de la pathologie générale et des doctrines les plus modernes concernant l'infection bactérienne.

Les plus récentes acquisitions de la Microbie y sont, en effet, représentées, et le naturaliste comme le physiologiste, le médecin comme le chimiste sont assurés de faire une ample moisson de faits nouveaux et intéressants en scrutant avec soin les documents accumulés sur ce seul microbe. Nous pouvons même affirmer que grâce à la sollicitude scientifique dont il a été l'objet de toute part, depuis que GESSARD et CHARRIN ont attiré sur lui l'attention du monde savant, ce bacille a pu se libérer en quelque sorte de son renom purement expérimental pour prétendre à occuper une légitime place en pathologie humaine et venir s'ajouter à la liste des bactéries pathogènes authentiques dont nous venons de décrire les principales espèces.

Dans ces dernières années, en effet, EHLERS, NEUMANN, ŒTTINGER, KARLINSKI, KOSSEL et bien d'autres ont fait la preuve, clinique et bactériologique, que le bacille pyocyanogène était capable, dans certaines circonstances, de déterminer chez l'homme et surtout chez l'enfant une maladie générale, absolument spontanée, ayant avec la maladie pyocyanique expérimentale du lapin de très grandes analogies et dont les principaux symptômes sont : la fièvre, des éruptions cutanées à forme bulleuse, des hémorragies, de l'albuminurie, des otites et parfois même (KOSSEL) des méningites purulentes.

Le bacille du pus bleu, caractérisé par la production de la pyocyanine, a, dans ces différents cas, été isolé à l'état de culture pure ou trouvé associé à d'autres microbes dans les selles, la sérosité des bulles, les sécrétions nasales et laryngo-trachéales, la sérosité œdémateuse des poumons, le pus de l'oreille moyenne ou de la pie-mère (KOSSEL), le suc de la rate et des plaques de Peyer (KARLINSKI), le sang du cœur, etc. ; d'où cette conclusion formulée par KOSSEL (*Zeitschr. f. Hyg. u. Inf.*, vol. XVI, 1894) que le bacille pyocyanique peut, soit directement, par invasion dans le courant sanguin, soit indirectement, par la toxicité de ses produits de sécrétion, déterminer dans l'organisme humain (surtout chez l'enfant) des lésions mortelles et qu'on doit, par conséquent le considérer comme une bactérie pathogène pour l'homme au moins pendant la période infantile.

J. KARLINSKI, de son côté, a observé quatre cas de maladie pyocyanique spontanée chez l'homme adulte et bien d'autres faits analogues sont aujourd'hui connus, en particulier par les publications de CHARRIN.

Nous voilà loin, on le voit, de l'opinion soutenue par

EHRENBERG, SCHIMMELBUSCH et quelques autres, qui ne veulent ou ne voulaient voir dans le bacille du pus bleu qu'un simple saprophyte, commensal accidentel et inoffensif du pus et d'autres sécrétions organiques.

Le pathogénisme de cette bactérie ne saurait plus désormais faire doute pour personne, non seulement au point de vue expérimental, mais à celui encore de la pathologie humaine, naturelle et spontanée.

Principaux moyens de diagnose. — La diagnose différentielle, lorsqu'il s'agit d'un bacille pyocyanique normal, est des plus faciles ; il suffit, en effet, de cultiver le microorganisme en bouillon, sur gélatine ou sur gélose pour voir apparaître la teinte bleue verdâtre caractéristique, et, en agissant sur le bouillon de culture comme il a été dit plus haut, on mettra hors conteste l'existence de la pyocyanine.

§ 4. — **Les Spirilles.**

Spirillum choleræ. Treponema pallidum
Spirochœte Obermeïri.

SPIRILLUM CHOLERÆ (KOCH, 1814).

Synonymes. — Bacille du choléra de Koch ; bacille-virgule ; *Kommabacillus* ; vibrion cholérique ; microbe du choléra asiatique ; spirille du choléra.

Découverte. — Trouvé pour la première fois et bien mis en évidence par KOCH dans l'intestin des cholériques, lors de sa mission en Égypte et aux Indes, en 1883-1884 ; isolé par le même auteur (1884) de l'eau d'un étang aux Indes, puis par NICATI et RIETSCH (1885) de l'eau du vieux port, à Marseille. Rencontré dans ces dernières années dans les eaux de localités indemnes du choléra (Dunbar, Sanarelli, Metchnikoff, etc.), dans des selles d'individus bien portants (Rumpel, Metchnikoff, Vogler, Ivanoff, Sanarelli, etc.), ou de certains animaux (cobayes).

Habitats naturels. — Le bacille-virgule découvert par Koch dans les selles riziformes des cholériques n'a pas tardé à être isolé des eaux en rapport immédiat et direct avec des foyers épidémiques (Koch aux Indes, Rietsch à Marseille, etc.), de la surface des vêtements ayant appartenu à des malades ou des poussières recueillies dans les pièces où ces derniers avaient séjourné (Babès). Mais, dans ces derniers temps, on a pu aussi le retirer d'eaux ordinaires non polluées par des déjections de cholériques et n'ayant provoqué, chez ceux qui les consommaient, aucun accident cholériforme.

De même, tandis qu'au début on ne trouvait le komma-bacille authentique que dans les seules selles des cholériques et notamment dans les grains riziformes, on réussit parfois aujourd'hui, surtout depuis l'emploi systématique des solutions peptonisées pauvres, à l'isoler des matières fécales de malades quelconques ou même de gens bien portants; on l'a même mis en évidence (Sanarelli) dans l'intestin de cobayes qui, de près ou de loin, n'avaient eu aucun contact avec des milieux cholérigènes.

Ces faits, en apparence contradictoires, et qu'il faut bien connaître, tiennent à ceci que depuis que l'on a étudié avec le plus grand soin le vibrion cholérique de Koch on a découvert, à côté de l'espèce typique, nombre d'espèces affines ou de variétés dont nous dirons quelques mots à la fin de cet article.

Forme, dimensions et principales particularités mor-

phologiques. — Bâtonnels ordinairement courts et relativement assez épais, ayant de 1,5 μ, à 3 μ de long sur 0,4 μ, à 0,6 μ, de large, rarement rectilignes, le plus génélement courbés et affectant, lorsqu'ils sont isolés, la forme de virgule, d'accent grave, de cédille, de demicercle, et lorsqu'ils sont accouplés, celle d'un accent circonflexe, d'un S, d'un ω (oméga grec), d'une spire plus ou moins allongée et à tours plus ou moins serrés et nombreux.

Mais, à côté de ces formes ordinaires, normales, s'en

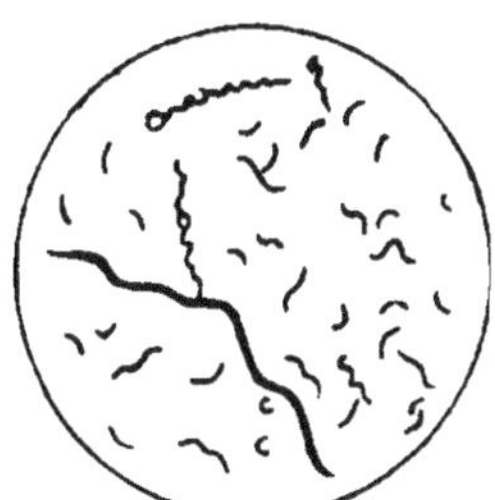

Fig. 107. — *S. Choleræ.*
Principales formes constatées. Gr. = 1.000 D.

rencontrent souvent d'autres très différentes, tantôt très courtes et ramassées en quelque sorte sur elles-mêmes, donnant l'apparence de cocci (cultures de trois semaines dans alcali-albumine de SYDNEY-MARTIN), tantôt rectilignes et ressemblant à des bacilles (bacille de Courbevoie, choléra de Paris, 1884), tantôt plus ou moins allongées et amincies et affectant le type filamenteux, ce dernier pouvant être ou rectiligne ou spiralé à plusieurs tours (SANARELLI, METCHNIKOFF, etc. (fig. 107).

Il faut enfin signaler les formes d'involution assez fréquentes dans les cultures âgées et qui sont représentées par des masses parfois irrégulièrement renflées ou par des sphères relativement volumineuses (4 à 5 μ de diamètre), lesquelles, mal interprétées quant à leur signification morphologique, ont été cause de nombreuses erreurs; c'est très probablement à ces formes qu'il faut rattacher les organismes décrits par DOWDESWELL (1890), FERRAN (1885), etc.

Le vibrion cholérique de KOCH est extrêmement mobile tout au moins aux températures de 30° à 37°; cette mobilité, allant en s'atténuant au fur et à mesure que la température s'abaisse, cesserait presque totalement vers 15°.

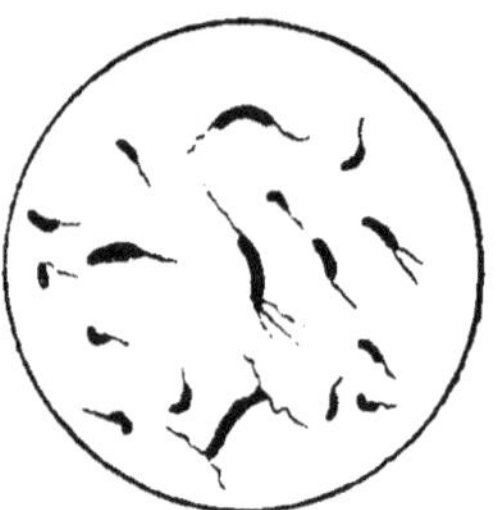

FIG. 108. — *Spirillum Choleræ.*
Deux variétés de dimensions variées, l'une à un cil
et l'autre à plusieurs cils.

Les organes locomoteurs sont ici représentés par deux longs cils vibratiles, ondulés, plus minces que le corps du bacille et placés chacun à l'une des extrémités (NEUHAUSS, 1889; DOWDESWELL, etc.). Certaines variétés peuvent n'avoir qu'un cil tandis que d'autres en possèdent plusieurs (fig. 108).

On colore assez facilement les cils avec la fuchsine phéniquée de ZIEHL étendue de trois fois son volume d'eau (STRAUS) ou par les procédés de LOEFFLER, etc.

Il se produirait dans certaines circonstances, d'après HUEPPE (1885), des sortes d'arthrospores immobiles, plus résistantes que la forme végétative aux causes de destruction.

Caractères de coloration. — Le bacille du choléra se colore avec la plus grande facilité et très intensément avec toutes les couleurs basiques d'aniline et notamment avec la solution hydro-alcoolique de fuchsine ou de violet de gentiane; il se décolore par la méthode de GRAM.

Aérobiose ou anaérobiose. — Aérobie strict, suivant certains auteurs, le bacille-virgule serait, d'après d'autres (HUEPPE, WOOD, etc.), anaérobie facultatif et produirait les effets pathogènes les plus graves précisément en état d'anaérobiose, état qui lui permettrait de produire plus facilement dans l'organisme humain ses dangereuses toxines.

Caractères de culture. — Le bacille-virgule est. parmi les bactéries pathogènes, une de celles qui se cultivent le plus facilement et sur les milieux nutritifs les plus nombreux et les plus habituels; sa température eugénétique de développement est entre 30° et 40° mais celle de 18° à 20° lui convient encore très bien et permet l'emploi des milieux gélatinés qui rendent de si grands services pour la dissociation et l'isolement de la plupart des microorganismes. Assez sensible à l'acidité des substrata nutritifs, le bacille du choléra exige une neutralité absolue ou même un très léger degré d'alcalinité des milieux sur lesquels on veut le faire pulluler.

Sur gélatine-plaque. — A 18°-20°, sur celle surtout préparée d'après la formule de KARLINSKI, avec un bouillon de pancréas additionné de peptone (par moitié) et de sel marin (5 p. 100), apparition très hâtive, au bout de vingt-quatre heures environ, de petites colonies discoïdes blanchâtres ou jaunâtres, à contours très irréguliers, déchiquetés ou ondulés, à la surface bosselée, rappelant une agglomération de petites boules de verre hyalin ou un globe blanc granuleux (Van Ermengem) qui, en s'élargissant les jours suivants, montrent, lorsqu'on les examine à un faible grossissement, un centre granuleux, un premier cercle granuleux aussi, mais sinueux à la périphérie et enfin un deuxième cercle clair non granuleux; c'est dans l'espace inclus dans le premier cercle qu'apparaît, d'assez bonne heure, la liquéfaction de la gélatine. Elle va en s'accentuant de plus en plus et assez rapidement donne ainsi naissance à une petite

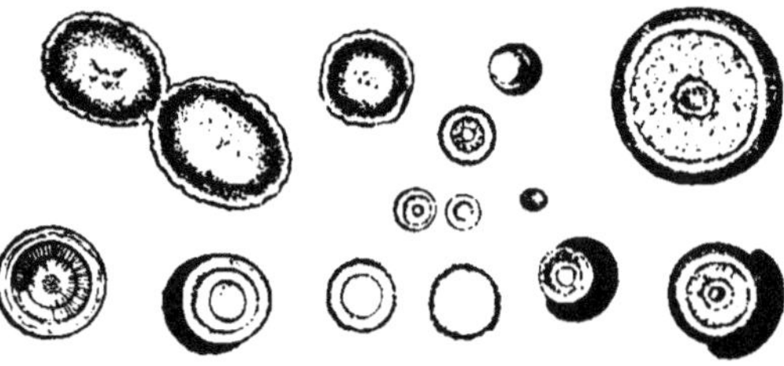

Fig. 109. — Colonies du bacille du choléra sur gélatine-plaques.

cupule en forme d'entonnoir, au centre de laquelle persiste seul le noyau blanchâtre de la colonie initiale. En quelques jours, la liquéfaction a envahi toute la gélatine et l'on perçoit à ce moment une odeur fétide (urine de souris).

Sur gélatine-piqûre (dans les mêmes conditions). — L'aspect caractéristique de la culture, considéré autrefois comme un des meilleurs signes de diagnose, apparaît vers le troisième jour après l'ensemencement; on observe alors à la surface de la gélatine une véritable excavation (fig. 110) presque sphérique, remplie de gélatine liquéfiée et donnant, à un examen pratiqué latéralement, la sensation d'une bulle d'air emprisonnée dans le

liquide; au-dessous et tout le long de la piqûre d'ensemencement est une traînée assez longue et peu large de
couleur blanchâtre qui n'est autre que la colonie microbienne. A ce moment, l'ensemble de la culture ressemble
un peu à un jeune têtard de batracien encore muni de sa
queue; pendant assez longtemps, on a regardé cet aspect
comme caractéritique du kommabacille.

La liquéfaction de la gélatine allant en
progressant toujours, vers le cinquième
jour on n'a plus qu'un vaste infundibu-
lum plein d'un liquide trouble et surmonté assez souvent d'une légère pellicule mycodermique.

Dans les cultures du *Spirillum Finckleri* (FINCKLER et PRIOR, 1884), que
l'on pourrait parfois et assez aisément
confondre avec le Spirille de KOCH, la
liquéfaction de la gélatine (c'est là un des
signes de diagnose différentielle) est
beaucoup plus hâtive et complète, et,
d'un autre côté, les colonies développées
sur plaques ont des contours beaucoup
moins sinueux.

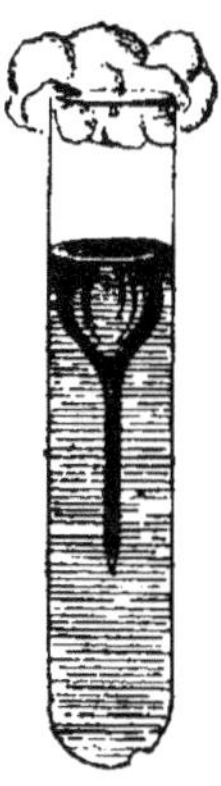

FIG. 110.
Culture de *Sp. Choleræ* sur gélatine (piqûre).
Cône de liqué-
faction au 4e
jour.

On a tendance aujourd'hui à ne plus ac-
corder la même importance à ce caractère
de la liquéfaction, certaines espèces vibrio-
niennes des eaux non cholérigènes pouvant se comporter,
sous ce rapport, de façon identique au bacille virgule, lequel
peut lui-même varier considérablement à ce point de vue.

Culture sur gélose. — A 37°, développement rapide
d'une culture blanchâtre ou grisâtre, épaisse, sans caractère spécial; nombreuses formes d'involution dans les
vieilles cultures.

24.

Culture sur sérum sanguin. — A 37°, pullulation très rapide des spirilles qui liquéfient (caractère assez important en raison de sa rareté) le substratum nutritif en même temps qu'ils le colorent en brun et donnent un deliquium épais, visqueux, fourmillant de bacilles.

Culture sur pomme de terre. — A 37°, formation d'une couche brunâtre mince, ressemblant un peu à celle que donne dans les mêmes conditions le bacille de la morve.

Culture dans bouillon peptonisé et surtout dans l'eau peptonisée à 1 p. 100 additionnée de 0,5 à 1 p. 100 de chlorure de sodium et de 2 p. 100 de gélatine. — On obtient, même à une température peu élevée (22° à 25°), une abondante culture qui se manifeste, indépendamment du trouble général du liquide, lequel peut disparaître de très bonne heure, par la constitution, à la surface, d'une mince pellicule blanchâtre ou grisâtre, très fragile et formée de myriades de spirilles groupés en zooglées ; SCHOTTELIUS a précisément basé une méthode de dissociation des bacilles virgules dans les selles de cholériques sur l'apparition très hâtive, à 30°-32°, de ce voile dans du jus de viande stérilisé.

C'est grâce à l'emploi de l'eau peptonisée gélatinée que l'on a pu, dans ces derniers temps, mettre en évidence nombre de vibrions de l'intestin ou des eaux ayant avec le bacille virgule de très grandes analogies, si même ils ne lui sont pas identiques.

Culture dans la décoction de touraillon. — Le bacille du choléra de Koch, dans un grand nombre de cas, et alors même que la décoction des germes d'orge a été neutralisée, non seulement n'y pullule pas, mais encore y périt avec une très grande rapidité (G. ROUX, 1890).

Culture dans le lait. — Pullulation active du bacille virgule, sans changement de coloration ni coagulation du lait, bien qu'il y ait attaque de la lactose et formation d'acide lactique : mais ce dernier, comme dans les cultures du bacille d'Eberth, est en trop petite quantité pour amener la formation d'un coagulum. On a cru un moment pouvoir distinguer les uns des autres et du bacille virgule de Koch les divers vibrions, qui ont entre eux beaucoup de points de ressemblance, grâce aux propriétés optiques de l'acide lactique produit ou à sa quantité. On sait aujourd'hui qu'il est constamment lévogyre (KOUPRIANOW) et toujours dans des proportions à peu près constantes (GOSIO).

Indépendamment de ces milieux de culture, en quelque sorte normaux et classiques, il en a été préconisé un certain nombre d'autres (alcali-albumine de SIDNEY-MARTIN, 1889 et 1890 ; œufs, HUEPPE, 1888 : asparaginate de sodium d'UTSCHINSKI, 1893, etc.) sur lesquels nous donnerons quelques brèves indications, lorsque nous parlerons des produits de sécrétion du bacille du choléra.

Les bactériologues, à la suite des premières recherches de KOCH (1883-1884), ont cru posséder dans la forme, les dimensions, les apparences morphologiques du komma-bacille, comme dans l'aspect et le mode de développement de ses cultures sur certains milieux nutritifs (la gélatine notamment et l'eau peptonisée), des caractères suffisants pour distinguer sûrement ce microorganisme de la plupart de ses congénères pouvant être confondus avec lui, soit en raison de leur provenance, soit à cause de leurs caractères morphologiques. Il a fallu bientôt, au fur et à mesure des progrès de la technique bactérioscopique et lorsqu'on s'est mis à rechercher systématiquement le spirille du choléra dans les eaux suspectes ou non, renoncer à ce critère d'ordre morphologique et se mettre en quête de nouveaux moyens de diagnose, le microbe du choléra présentant, comme beaucoup de bactéries un pléomorphisme beaucoup plus marqué qu'on ne croyait et ses cultures ressemblant assez souvent à celles d'autres spirilles voisins, mais distincts. Ce sont ces moyens que nous allons très rapidement passer en revue, à l'occasion des produits de sécrétion et du rôle pathologique du bacille virgule.

Produits de sécrétion et virulence. — POELH (1886) puis BRIEGER et BUJWID (1887) ont montré les premiers qu'en traitant les cultures pures du *Spirillum choleræ* de KOCH avec de l'acide chlorhydrique (5-10 p. 100) de l'acide sulfurique ou de l'acide azotique purs, on obtenait, même quelques heures après l'ensemencement, une coloration rose, violette ou rouge, brunissant à la lumière et ils ont attribué à cette réaction dite du *Cholera-Roth* une grande importance de diagnose; or, cette réaction colorante étant due à une combinaison d'indol et d'acide azoteux, on n'a pas tardé à l'obtenir avec les cultures de la plupart des bactéries qui forment de l'indol, lorsqu'on traite ces cultures par un acide minéral impur renfermant de l'acide azoteux (bacille du choléra des poules, bacille du choléra du porc, bacille du tétanos, bacille du charbon symptomatique, vibrion septique, *Bacterium coli*, bacille lactique, etc.), alors même que dans ces différentes cultures l'acide azoteux ne prend pas naturellement naissance. Cette constatation, due à ALI-CAHEN (1887), enleva de suite à la réaction du Cholera-Roth toute sa valeur et ce n'est qu'à l'époque où l'eau peptonisée fut substituée au bouillon ordinaire, comme milieu de culture, qu'elle se trouva remise en honneur (DURHAM et JADASSOHN) et fortement préconisée par Koch lui-même (1893). On reconnut, en effet, que si les acides minéraux impurs, souillés de produits nitreux, étaient indispensables pour produire la réaction du Cholera-Roth dans les cultures des bactéries (dont les espèces énumérées ci-dessus), qui formaient de l'indol mais pas d'acide nitreux, il n'en était plus de même pour celles dans lesquelles, grâce à la réduction, par les microbes, des nitrates du substratum nutritif en nitrites, en présence de l'indol préformé (Salkowsky), les deux éléments indispensables à l'apparition de la coloration rouge se trouvaient constitués. En ce dernier cas, en effet, les acides absolument purs (chlorhydrique, sulfurique, bromhydrique, phosphorique, tartrite, lactique, oxalique) font apparaitre la réaction, surtout en présence de la peptone ; or, il n'y a guère que le bacille virgule de Koch et le spirille de Finkler-Prior qui réalisent ces conditions. Mais, comme la teinte rouge est obtenue dans les cultures du premier dès les premières heures qui suivent l'ensemencement, tandis qu'elle ne se montre que tardivement dans celles du second, on avait ainsi, du moins le croyait-on, un caractère de diagnose presque infaillible.

Malheureusement, ici encore, les contradictions, les variations, les similitudes entre organismes absolument distincts ne tardèrent pas à s'accumuler et outre que le Cholera-Roth n'apparaît que très faiblement, pour le komma-bacille authentique, dans les milieux non peptonisés ou même pas du tout dans les cultures anaérobies, on fut obligé de reconnaitre que d'autres bacilles courbes ayant parfois de grandes analogies morphologiques avec le spirille de Koch, comme par exemple le *Vibrio Metschnikowii* (Gamaléia), donnaient la même réaction avec des acides purs.

On s'adressa alors à d'autres caractères d'ordre chimique, ceux, par exemple, résultant de la quantité ou de la nature de l'acide lactique produit dans les solutions lactosées; nous avons vu plus haut que les résultats, en ce qui concerne la diagnose microbique, ont été nuls, l'acide lactique des divers vibrions litigieux (*Sp. choleræ* de Koch, *Sp. choleræ* de Finkler et Prior, *B. Metschnikowii*, etc.), ou autres plus ou moins voisins déviant toujours le plan de polarisation à gauche et étant fabriqué en quantité sensiblement équivalente.

C'est donc aux caractères d'ordre pathologique (virulence, propriétés vaccinantes, action du sérum des animaux immunisés) qu'on a dû, en dernier lieu, recourir pour chercher à fixer les conditions d'une diagnose sûre. Mais, avant d'exposer le résumé de ces dernières tentatives, il nous faut, au préalable, passer rapidement en revue les recherches concernant les sécrétions directes du bacille du choléra de Koch, ses produits solubles : toxines ou anti-toxines.

On n'a pas de peine à comprendre que le bacille virgule soit un de ceux dont on ait cherché, du jour même où il fut connu, à découvrir les produits toxiques de sécrétion, étant donné le rôle important qu'il était tout naturel d'attribuer à ces derniers dans l'empoisonnement cholérique, si foudroyant parfois.

Aussi l'histoire de ces sécrétions toxiques date-t-elle de l'année même où fut découvert le bacille de Koch. Pouchet (1884) isole des selles cholériques un alcaloïde liquide, volatil, très toxique; il en est de même de Villiers (1885), qui trouve aussi dans les selles un alcaloïde à odeur d'aubépine, de Klebs (1887) qui réussit à obtenir cristallisée la ptomaïne qu'il retire des cultures faites dans du poisson cuit; Nicati et Rietsck, Brieger, Winter et Lesage (1890) montrent que la substance nocive est une toxalbumine. Gamaléia croit mettre en évidence deux sortes de poisons et SCHOLL (1890), dans des cultures pratiquées sur des œufs frais suivant le procédé de HUEPPE (1888), obtient une toxo-globuline et une toxo-peptone, tandis que BUCHNER (1893), et UTSCHINSKY (1893), en opérant dans des solutions d'asparaginate de soude sans trace d'albumine, découvrent des principes toxiques ne donnant pas la réaction des albumoses et à peine celle des albumines : ils les dénomment : diastases ou substances albuminoïdes.

En 1898, F. WESBROOK reprend cette étude des toxines cholériques en utilisant comme milieux de cultures : 1° l'alcali-albumine de SYDNEY-MARTIN (sérum centrifugé, précipité, lavé, dissous dans solution de soude caustique et dilué de façon à obtenir une solution à 0,1 p. 100 d'hydrate de sodium et 0,25 p. 100 de chlorure de sodium); 2° les œufs frais d'après la méthode de HUEPPE, recouverts d'une couche de collodion ; 3° des solutions de peptone (cultures anaérobies) ; 4° la solution d'asparaginate de sodium d'UTSCHINSKY légèrement modifiée (phosphate de sodium substitué au sel de potassium et absence de glycérine). WESBROOK a enfin étudié les toxines directement issues de l'exsudat péritonéal de cobayes infectés.

Voici la liste des substances toxiques retirées de chacun de ces milieux de cultures :

Dans l'alcali-albumine : une deutéro-albumose; traces de proto-albumose; matière protéique (probablement alcali-albumine).

Dans les œufs : mélange inséparable de matières protéiques.

Dans l'exsudat péritonéal : substance à légère réaction xanthoprotéique ne paraissant renfermer ni proto, ni deutéro-albumose.

Dans la solution d'asparaginate de sodium : substance

à faible réaction xanthoprotéique, mais ne donnant pas celle du biuret.

L'auteur pense qu'il s'agit, en somme, ici de mélanges variables (suivant les substrata nutritifs) de toxines sécrétées par le bacille et d'albumines provenant du milieu de culture. Ces mélanges auraient des effets toxiques et vaccinants sensiblement égaux.

En 1908, Salimbeni obtient une toxine en opérant de la façon suivante : il cultive le vibrion cholérique sur le milieu gélatine-peptone additionnée de 25 p. 100 de sérum de cheval, chauffé trois heures à 60°. Après trois jours, le liquide filtré est déjà toxique (un cobaye de 300 grammes est tué par 2 centimètres cubes de ce liquide en douze heures). Au septième jour, la toxicité a doublé ; elle diminue ensuite à mesure que les cultures deviennent très alcalines et odorantes. La toxine produite dans les premiers jours est fragile et facilement neutralisable par le sérum. Celle qui est produite après le septième jour résiste au chauffage prolongé à 60°, au vieillissement. Elle est peu neutralisable par le sérum. Il paraît donc se produire deux sortes de toxines.

Signalons enfin parmi les produits de sécrétion du vibrion cholérique une substance hémolysante, la *cholérilysine*, découverte en 1900 par Kraus et Clermont. Elle adhère aux corps des microbes.

Rôle pathologique. — Les travaux accumulés sur le rôle pathologique du *Spirillum choleræ* de Koch sont si nombreux et si importants, pour la plupart, ils ont apporté à l'histoire du choléra des notions si imprévues et si discordantes qu'il est absolument impossible pour nous de présenter, comme nous l'avons fait pour les autres microbes pathogènes, une étude détaillée de ce rôle et de la façon dont cette bactérie se comporte dans l'organisme qu'elle a envahi. Ces acquisitions scientifiques constituent cependant la partie la plus intéressante de l'étude nosologique du choléra lui-même, mais elles ne peuvent pas être tronquées.

Nous nous contenterons d'insister sur ceci : qu'à la double notion de la fixité morphologique et biologique du bacille virgule de Koch et de son origine toujours exotique les découvertes des bactériologues tendent à substituer celle du polymorphisme considérable, de l'extrême variabilité dans la virulence et de l'existence, enfin, soit dans les selles normales, soit dans les eaux non cholérigènes, du spirille du choléra.

La grande majorité des auteurs continue, il est vrai, à admettre que le vibrion de Koch est bien l'agent producteur du choléra asiatique, mais il est incontestable qu'indépendamment des faits concernant des affections cholériformes causées par diverses bactéries et notamment le coli-bacille, il en existe d'autres dans lesquels le rôle du komma-bacille reste quelque peu obscur ; le dernier mot, en somme, est loin d'avoir été dit sur ce sujet.

Ce qui, pour le choléra spécialement et son facteur étiologique microbien, vient encore compliquer le problème et rendre plus ardue sa solution, ce sont les innombrables variétés morphologiques et biologiques du bacille virgule, mises en lumière par chaque observateur. Il est bien rare, en effet, qu'un vibrion nettement cholérigène, isolé et cultivé lors d'une épidémie cholérique, soit entièrement conforme au type classique de Koch, d'une part, et à ses congénères d'autres épidémies, d'autre part ; et c'est ainsi que, dans les travaux récents, nous sommes obligés de relever et de scrupuleusement noter à laquelle de ces variétés s'est adressé, pour faire ses observations ou instituer ses expériences, tel ou tel auteur.

G. Roux et A. Rochaix.   25

Au lieu de lire et de retenir le seul nom de bacille virgule, comme on fait pour la bactéridie charbonneuse, le bacille du tétanos et même le bacille typhique, nous devons constamment nous bien souvenir de quelle race de vibrion il s'agit : *vibrion de Massaouah, vibrion de Hambourg* (PFEIFFER); le vibrion de Massaouah (PASQUALE) se dédoublant lui-même en vibrion de Massaouah proprement dit et en *vibrion de Ghinda,* suivant que, dans la même épidémie, il a été retiré des matières fécales ou de l'eau ; *vibrion de Cassino* (CASSINO); *vibrion de Paris* ou *de Courbevoie* (NETTER); *vibrion de Versailles* (SANARELLI), *vibrion d'Ivanoff*; *vibrion d'Angers*; *vibrion de l'Elbe*; *vibrion de l'intestin des cobayes,* etc.

Principaux moyens de diagnose. — La détermination spécifique du *Spirillum choleræ* de KOCH, pour les motifs qui viennent d'être énumérés, n'est donc pas aussi facile ni aussi certaine qu'on se l'était imaginé au début et le praticien ne devra émettre une opinion ferme qu'après mûres réflexions et après avoir épuisé tous les moyens de diagnose.

L'examen microscopique, après coloration, permettra de constater la forme courbe (bacille virgule) ou plus rarement spirillaire du komma-bacille de KOCH et sa décoloration par le procédé de GRAM.

Les cultures pratiquées sur gélatine-plaque serviront à isoler à l'état pur les colonies cholérigènes et à constater leurs caractères déjà signalés que confirmera encore l'inoculation en piqûre sur cette même gélatine.

Mais la culture qui permettra d'obtenir le plus rapidement l'isolement des bacilles virgules et la constatation d'un des signes de reconnaissance les plus importants, c'est-à-dire la réaction du choléra-roth, est celle en eau peptonée faiblement gélatinée, milieu très conseillé par

Koch. En douze heures, un voile apparaît à la surface
du liquide ; il est formé d'amas zoogléiques de courts
vibrions mobiles absolument purs ; d'autre part, ce bouillon donnera très nettement, s'il s'agit bien du *Spirillum
choleræ*, la réaction du rouge du choléra. On pourra
aussi avoir recours à l'inoculation de 1 à 3 centimètres
cubes de cette même culture dans le péritoine de cobayes
qui succomberont rapidement avec une péritonite typique.

Enfin, si cela est possible, on utilisera les indications
fournies par le phénomène de Pfeiffer dont nous avons
déjà parlé à propos du bacille d'Eberth et qui, d'après
Bordet, Gruber et Durham (1896) peut être produit *in
vitro*. Mais, pour cela, il est indispensable d'avoir à sa
disposition du sérum authentique d'un animal immunisé
contre la même variété de komma-bacille que celui dont
il s'agit de déterminer la nature spécifique.

On ajoute à un centimètre cube de culture en eau peptonée quelques gouttes de sérum et on constate qu'en
dix ou vingt minutes les vibrions, préalablement très
mobiles et ayant la forme de bâtonnets plus ou moins
courbes, sont devenus immobiles, arrondis et ressemblent à des granulations.

Treponema pallidum.

Synonymes. — Spirochète de la syphilis ; *Spironema
pallida* ; *Spirochæte pallida*.

Découverte. — L'agent de la syphilis, entrevu peut-
être par Bordet et Gengou, a été identifié et décrit par
Schaudinn et Hoffmann en 1905, qui, à cause de sa
faible réfringence et de son affinité peu marquée pour
les matières colorantes, l'avaient dénommé *Spiro-*

chœte pallida. Mais comme il diffère sensiblement des autres spirochètes, on créa pour lui un genre spécial, le genre Treponema et le nom de *Treponema pallidum* est accepté aujourd'hui par tous les auteurs.

Forme, dimensions et principales particularités morphologiques. — Le tréponème pâle est un filament spiralé, long de 6 à 15 μ, large d'environ 1/4 μ. Les tours de spire (6 à 14) sont étroits et serrés. Parfois le tréponème est rectiligne dans sa partie moyenne ou dans l'une de ses moitiés. D'après Schaudinn, la section du parasite n'est pas linéaire, mais circulaire. Il ne possède pas de membrane ondulante. Les extrémités du parasite sont acuminées; chacune d'elles est pourvue d'un ou deux cils longs et déliés.

D'après Nicolas, Favre et André, certains sujets rares semblent présenter à une extrémité une petite sphérule qui peut s'interpréter comme un tour de spire fermé, mais qui souvent a les caractères d'une sorte de corps arrondi, de petite perle, saillante, réfringente, à éclat spécial. Quelquefois, ces formations existent non à l'extrémité, mais le long du corps du parasite.

Dans les coupes d'organe en voie de dégénérescence, ils sont quelquefois fragmentés, réduits à l'apparence de petits bâtonnets courts ou de simples grains arrondis, par le fait d'une véritable tréponémolyse (Nicolas et Favre).

Mobilité. — Le spirochète de Schaudinn présente à l'état frais des mouvements très vifs de progression et d'ondulation. Il possède également des mouvements rotatoires autour de son axe longitudinal que Nicolas a qualifié de mouvements en tire-bouchon. Ces mouvements se continuent pendant plusieurs heures dans la solution physiologique à la température ordinaire.

L'examen à l'ultramicroscope d'exsudats séreux provenant de chancres syphilitiques ou des papules érosives, aujourd'hui de pratique courante dans les laboratoires et les cliniques pour le diagnostic microbiologique de la syphilis, permettra de voir facilement les tréponèmes vivants et d'apprécier leurs mouvements.

Coloration. — La difficulté de coloration du *Treponema pallidum* a fait surgir de nombreux procédés de préparation ; nous nous bornerons à décrire les plus importantes :

1º Pour les *frottis*, la méthode qui donne les meilleurs résultats est celle de GIEMSA. On fixe le frottis qui doit être en couche très mince, en l'immergeant pendant quinze à vingt minutes dans l'alcool absolu, ou en l'exposant un instant à des vapeurs de formaline ou d'acide osmique. D'après Schaudinn, c'est l'acide osmique qui altère le moins la forme des parasites. Colorer ensuite pendant une heure dans la solution ci-dessous fraichement préparée :

```
Solution de Giemsa de Grübler  . . . .        10 gouttes
Solution aqueuse de  carbonate de potasse
    à 1/1.000 . . . . . . . . . . . .      10 à 20   —
Eau distillée . . . . . . . . . . . .        10 c. c.
```

Si l'on veut obtenir de très belles préparations, il sera bon de laisser la préparation dans le bain colorant pendant quatre à douze heures. S'il se forme des précipités, on s'en débarrassera, comme l'indique NEUMANN, en lavant rapidement la préparation à l'alcool à 90 p. 100 ; on la soumettra ensuite à une nouvelle coloration de courte durée. D'après WEIDENREICH, on peut éviter la formation de précipités en exposant aux vapeurs d'acide osmique la lame de verre sur laquelle doit être étalé le frottis.

On lave ensuite à l'eau distillée. Si la préparation paraît surcolorée, laisser agir l'eau une à cinq minutes. Sécher. Examiner.

Le procédé de Marino est aussi à recommander. Ce procédé rapide supprime la fixation. Sur la préparation

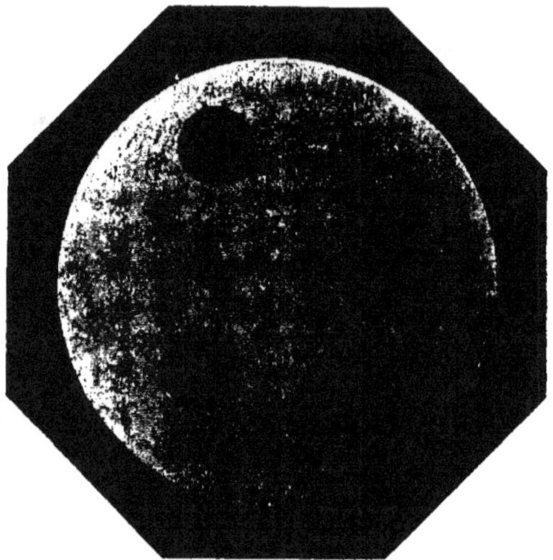

Fig. 111. — Raclage du chancre (cinq spirochètes visibles).

simplement séchée, verser un centimètre cube de la solution suivante :

Bleu Marino. . . . .　　　　0 gr. 10
Alcool méthylique absolu . . . .　　　　50 c. c.

laisser ensuite agir pendant dix minutes. Sans laver, faire tomber sur la lame quelques gouttes d'une solution aqueuse d'éosine à 0,05 p. 1.000. Après une à deux minutes de contact, on lave, on sèche. Les tréponèmes sont colorés en rose orangé.

Borrel et Burnett préconisent un procédé rapide, qui leur a donné de bons résultats. Ils excisent un petit fragment du tissu malade et le dissocient dans l'eau distillée, en le raclant avec la pointe d'un scalpel. Après dessiccation, on mordance la préparation avec l'encre de Löffler, comme pour la coloration des cils, puis on colore avec la fuchsine phéniquée de Ziehl.

2° Pour la coloration des *flagelles*, se servir de la méthode de Borrel et Burnett ou simplement du procédé général de Löffler pour la coloration des cils (p. 347).

3° Pour les coupes, la meilleure méthode est celle de Levaditi basée sur la réduction du nitrate au niveau des tréponèmes.

Le procédé comprend les temps suivants :

1° On fixe d'abord les pièces que l'on veut examiner en les immergeant pendant vingt-quatre heures dans un bain de formol (1 partie de formol pour 9 parties d'eau); une immersion plus longue est d'ailleurs sans inconvénient.

2° On durcit les pièces en les plongeant dans l'alcool à 95° pendant vingt-quatre heures après les avoir découpées en fragment.

3° Lavage à l'eau distillée, en changeant celle-ci plusieurs fois, jusqu'à ce que les fragments tombent au fond du cristallisatoir, ce qui se produit en général au bout de dix à quinze minutes.

4° Les fragments sont introduits dans un flacon en verre foncé, rempli d'une solution de nitrate d'argent à 1,50-3 p. 100. On porte le flacon à l'étuve à 37° et on l'y laisse séjourner pendant trois à cinq jours.

5° Les tissus ainsi imprégnés de solution argentique sont placés dans une solution aussi fraîche que possible de 4 parties de pyrogallol, de 5 parties de formaline et de 100 centimètres cubes d'eau distillée, puis on laisse la réduction s'opérer.

6° Une fois la réduction terminée, c'est-à-dire au bout de vingt-quatre à quarante-huit heures, on lave les pièces à l'eau distillée.

7° On les déshydrate au moyen d'alcool de concentration croissante et on les inclut dans la paraffine.

Les coupes ne doivent pas avoir plus de 5 à 8 μ d'épaisseur ; on les colorera au bleu de Unna ou au bleu de toluidine. Les tréponèmes apparaîtront sous la forme de traits ondulés, noirs, tranchant admirablement sur le reste de la préparation.

LEVADITI et MANONÉLIAN ont montré qu'en faisant intervenir la pyridine à 10 p. 100 pendant le bain argentique, puis pendant le bain réducteur, on réduit à quelques heures seulement la durée du temps d'imprégnation et de réduction.

Cultures. — Le tréponème de Schaudinn n'a pas encore été cultivé dans les milieux artificiels. VOLPINO et FONTANA cependant, en immergeant des fragments de tissus syphilitiques (chancres, lésions papuleuses, etc.) dans du sang humain pur ou citraté, du sérum, du liquide d'ascite, ont pu constater à 37°, dans les fragments de tissus immergés, une pullulation considérable des tréponèmes. Même quand le tissu syphilitique, examiné avant l'ensemencement, ne contenait pas de tréponèmes visibles, la culture se développe.

Rôle pathologique. — Le *Treponema pallidum* est l'agent de la syphilis. Bien qu'on n'ait pas réussi jusqu'ici à cultiver le tréponème de Schaudinn, et qu'on n'ait pu par conséquent satisfaire, en ce qui le concerne, au postulat, qui ne reconnaît un microorganisme comme l'agent spécifique d'une infection que lorsqu'on a pu l'obtenir en culture pure et reproduire l'infection par l'inoculation de cette culture à l'animal, le nombre des observations positives s'est tellement multiplié, qu'il n'est plus permis de douter de la spécificité de ce parasite et de son rôle dans l'étiologie de la syphilis. Sa spécificité est d'autant plus certaine qu'on ne l'a trouvé jamais chez l'homme sain ou chez les malades atteints d'affections autres que la syphilis.

Le tréponème de Schaudinn existe chez l'homme dans le chancre induré (HOFFMANN et SCHAUDINN, METCHNIKOFF et ROUX, etc.) d'une façon constante (THIBIERGE, RAVAUT et LE SOURD) et dans l'adénopathie qui accompagne le chancre (HOFFMANN et SCHAUDINN, THIBIERGE, RAVAUT et LE SOURD).

On le trouve également dans les manifestations secondaires : plaques muqueuses, papules (JACQUET et SEVIN, ROUX et METCHNIKOFF, BERTARELLI), dans les coupes de taches de roséole (VEILLON et GIRARD), dans le sang (RAUBITSCHEK, NOEGGERATH et STAHELIN, NATAN-LAVRIER et BERGERON), dans le suc splénique (SCHAUDINN et HOFFMANN). On n'a pu le retrouver dans le liquide céphalo-rachidien (WIDAL et RAVAUT).

Dans les lésions tertiaires, on l'a au début considéré comme absent (SCHAUDINN), mais depuis, SPITZER, DOUTRELEPONT et DROUVEN, DUDGEOU l'ont décelé dans des gommes. REUTER l'a rencontré dans les tuniques de l'aorte chez un malade atteint d'aortite syphilitique.

Dans la syphilis héréditaire, on le retrouve en bien plus grande abondance que dans la syphilis acquise. Il a été rencontré à peu près dans tous les organes, surtout dans le foie, la rate, le sang, les lésions cutanées, les capsules surrénales, etc.

Syphilis expérimentale. — La syphilis a été longtemps considérée comme une maladie propre à l'espèce humaine. Certains auteurs (KLEBS, MARTINEAU et HAMONIC,

Nicolle) avaient montré qu'il est possible de transmettre la syphilis au singe. Mais ces expériences paru-

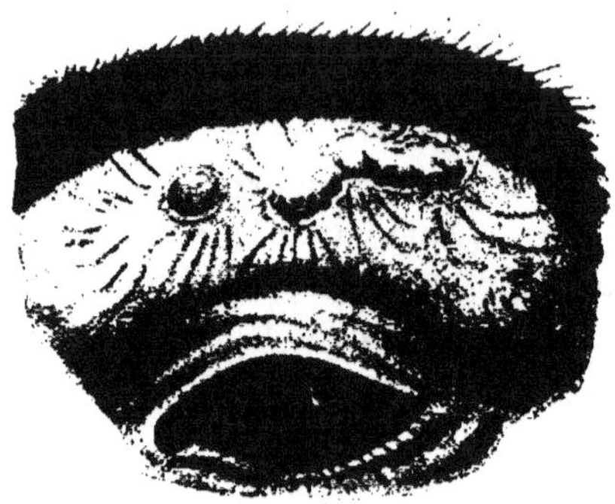

Fig. 112. — Chancres syphilitiques de l'arcade sourcilière sur un chimpanzé (Metchnikoff et Roux).

rent peu probantes, lorsqu'en 1903, deux ans par conséquent avant la découverte du tréponème, Roux et

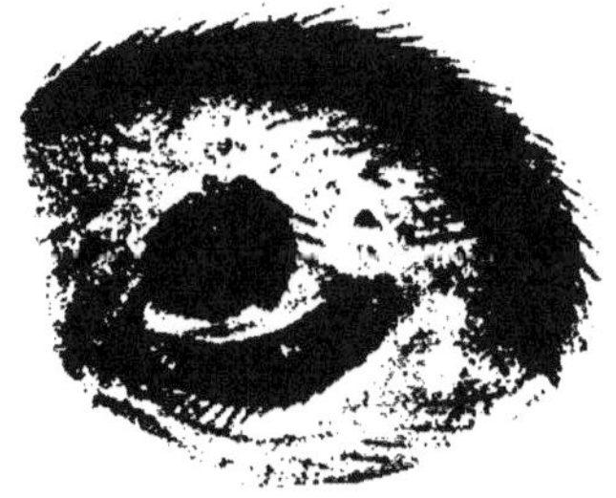

Fig. 113. — Chancre syphilitique de la paupière supérieure sur un macaque (Metchnikoff et Roux).

Metchnikoff inoculèrent avec succès la syphilis à des singes anthropoïdes. De nombreux auteurs ont confirmé cette donnée. On a pu l'inoculer également à des singes inférieurs (cynocéphales, macaques).

Récemment enfin, BERTARELLI, UBLENHUT ont réussi à l'inoculer au lapin, au cobaye et même au chien et à la brebis.

L'étude de la syphilis expérimentale a fourni de très précieuses notions scientifiques dans le détail desquelles le cadre restreint de cet ouvrage ne nous permet pas d'entrer.

Diagnose. — Nous avons dit au début de cet article qu'on avait été obligé pour classer l'agent de la syphilis de créer un genre spécial, le genre Treponema. Le trépo-

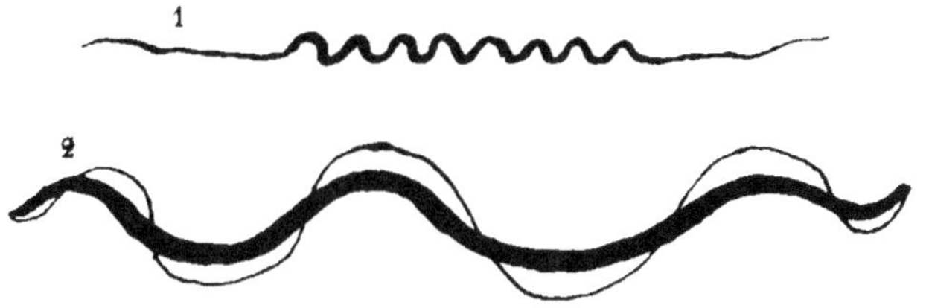

Fig. 114. — 1 *Treponema pallidum* : 2 *Spirochète*.

nème, en effet, diffère des spirochètes par plusieurs caractères : il ne présente pas de membrane ondulante, il porte un flagelle à chaque extrémité, sa section transversale est circulaire, il fixe difficilement les matières colorantes.

Les principaux spirochètes avec lesquels on pourrait confondre le *Treponema pallidum* sont :

1° *Spirochœte refringens*. — Se rencontre dans nombre de lésions ulcéreuses superficielles, dans le smegma, etc. Il possède des ondulations moins serrées que le tréponème : il est plus grand et plus large. Il possède une membrane ondulante nette. La coloration à l'encre de Löffler permet de constater l'absence des flagelles aux extrémités. Il se colore énergiquement par les colorants usuels (violet de gentiane, etc.).

2° *Spirochœte dentium*. — Extrêmement fin, présente

de nombreux tours de spire, très serrés. Ne se voit guère que dans les préparations mordancées à l'encre de Löffler.

3° *Spirochœte plicatilis.* — Spirochète gros et épais, à ondulations amples et peu serrées. Gros et épais. Se colore facilement par les colorants usuels.

4° *Spirochœte buccalis.* — Spirochète également volumineux, à ondulations peu nombreuses et allongées. Se colore facilement.

5° *Spirochète du cancer ulcéré*, voisin du spirochœte refringens.

6° *Spirochœte Vincenti*, également plus volumineux que le tréponème. Il est toujours associé au bacille fusiforme.

Séro-réaction de *Wassermann*. — Le Tréponème de Schaudinn, n'ayant pas encore été obtenu à l'état de culture pure, on se sert ici comme *antigène* d'extrait frais de foie d'enfant hérédo-syphilitique, que l'on mélange au sérum suspect préalablement chauffé à 55° (dépourvu de son *complément*) et à du sérum neuf non chauffé de Cobaye ; après un séjour de quelque temps à l'étuve à 37°, on ajoute des globules rouges de mouton additionnés de sérum de lapin, hémolytique pour ces globules, mais chauffé auparavant (dépourvu de son complément) ; si le sérum suspect renfermait des anti-corps syphilitiques, ceux-ci combinés avec le complément du sérum non chauffé de cobaye ont agi sur *l'antigène* spécifique (spirochète qui existe dans l'extrait de foie) et ayant ainsi utilisé et dépensé le *complément*, il ne peut y avoir d'action hémolytique sur les globules rouges qui restent intacts et dont l'hémoglobine ne diffuse pas ; comme pour la fièvre typhoïde, donc, la réaction objectivement négative a une signification positive puisqu'elle décèle la syphilis ; en cas de réaction positive, le doute doit subsister.

SPIROCHOETE OBERMEIERI.

Synonymes. — *Spirillum Obermeieri;* Spirille de la fièvre récurrente ; Microbe de la fièvre à rechutes.

Découverte. — Vu pour la première fois, en 1873, dans le sang de malades atteints de fièvre récurrente par Obermeier ; revu depuis par nombre d'observateurs.

Habitats naturels. — N'a pas encore été rencontré dans les milieux extérieurs et naturels, mais doit probablement se trouver dans l'eau. Ne s'observe que dans le sang de l'homme atteint de fièvre récurrente. pendant l'accès, et dans celui des animaux inoculés.

Forme, dimensions et principales particularités morphologiques. — Il s'agit très nettement ici de spiro-

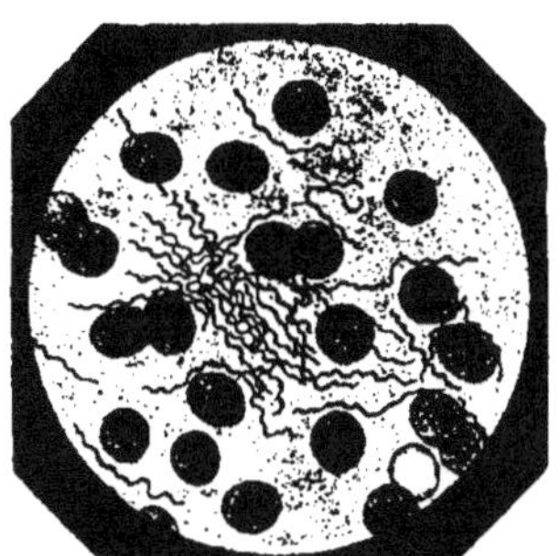

Fig. 115. — Spirochètes d'Obermeier. Schéma d'après Soudakewitch.

chètes ayant de 16 à 50 µ de long. sur 1 µ de large au maximum, effilés à leurs deux extrémités et présentant de douze à vingt tours de spire (fig. 115).

Ils sont extrêmement mobiles, ayant à la fois un mouvement en pas de vis et un autre d'ondulation qui les fait

se déplacer rapidement dans le liquide où on les examine ; peut-être possèdent-ils des spores, mais cela n'est
pas encore complètement démontré.

Les spirilles d'OBERMEIER se colorent facilement dans
le sang par le procédé indiqué par GUNTHER : exposer à
l'action des vapeurs ammoniacales le sang pris au moment de l'accès, étalé et desséché sur un cover, puis colorer avec la solution d'Ehrlich au violet de gentiane ; on
peut encore, après action d'une solution aqueuse d'acide
acétique à 4 p. 100, les colorer avec le violet de gentiane
ou la fuchsine.

On obtient aussi d'excellents résultats, par la méthode
de coloration de Giemsa, que l'on applique après fixation
préalable de la préparation par l'alcool et l'éther.

Dans les tissus, KOCH a réussi à les mettre en évidence
avec les couleurs brunes d'aniline (vésuvine, brun de
Bismarck, etc.), tandis que HUEPPE préconise le bleu de
méthylène. SOUDAKEWITCH (1891) a obtenu des résultats
sinon excellents, du moins suffisants, avec le carmin boriqué, le liquide décolorant de ORTH, le bleu de méthylène phéniqué, l'alcool et l'huile d'aniline teintée par le
bleu de méthylène, employés successivement.

On utilise actuellement couramment le procédé de
NIKIFOROFF. Colorer les coupes par un séjour de vingt-
quatre à quarante-huit heures, à la température ordinaire
dans la solution suivante :

> Solution aqueuse saturée de bleu de méthylène. 10 cc.
> Eau distillée. . . . . 10 »
> Solution alcoolique de tropéoline à 1 p. 100 . . 1 »
> Solution de potasse à 1 p. 10 . . . . 4 **gouttes**

Au sortir de la solution colorante, laver les coupes à
l'eau distillée, puis à l'alcool-éther. Éclaircir à l'essence
de girofles, au xylol, puis monter dans le baume.

Caractères de culture. — On n'a pu réussir jusqu'à présent à cultiver le spirille de la fièvre récurrente en dehors de l'organisme ni, par conséquent, à étudier ses produits de sécrétion.

LEVADITI cependant aurait obtenu des cultures abondantes du spirochète de la fièvre récurrente dans des sacs de collodion placés dans le péritoine des lapins et contenant du sérum de macaque chauffé au préalable à 70°.

Rôle pathologique. — Le spirochète d'OBERMEIER est l'agent cause de la fièvre récurrente, maladie qui ne sévit spontanément que chez l'homme. Le spirochète s'y trouve en grande quantité pendant l'accès fébrile et disparaît au moment de l'apyrexie. La maladie se transmet facilement par inoculation du sang humain.

La transmission, en dehors de la voie expérimentale, semble se faire par la punaise; c'est une maladie des populations malpropres et des asiles de nuit.

Dans l'Afrique orientale, sévit une fièvre récurrente, *Tick fever,* qui diffère peu de la forme européenne. Cette affection se transmet par la piqûre d'une Tique (omilhodorus moubata) qui pique la nuit. Le spirochète se développe chez la Tique au niveau de la surface de l'ovaire et passe dans l'œuf et l'organisme de l'embryon.

CHAPITRE IV

Des opérations bactérioscopiques portant sur les milieux naturels.

Analyses bactériologiques quantitatives et qualitatives de l'eau, de l'air et du sol. — Principales méthodes de puisage, d'aspiration ou de prélèvement. — Transport des échantillons. — Leur mise en culture. — Cultures aérobies et cultures anaérobies. — Numération et détermination des espèces bactériennes.

Nous commençons par déclarer, dès le début de ce chapitre, que, devant, le plus souvent, nous borner, pour chacune des opérations bactériologiques qu'il nous faudra passer en revue, à la description d'un procédé unique, de celui que nous employons couramment dans le laboratoire et qui nous a toujours donné pleine satisfaction, nous renvoyons le lecteur qui voudrait acquérir des notions plus étendues et comparer les unes aux autres les diverses méthodes préconisées pour l'analyse microbique des milieux extérieurs. soit aux traités généraux de Bactériologie. soit aux ouvrages spéciaux consacrés à l'étude de l'eau. de l'air. etc.

§ 1. — **Analyse bactériologique de l'eau**.

Par arrêté ministériel du 30 septembre 1884, toutes les
communes de France ont été mises dans l'obligation de
soumettre leurs projets d'amenée d'eau au *Comité con-
sultatif d'Hygiène de France*. L'arrêté du 23 juillet 1892
les oblige à répondre à deux questionnaires qui leur sont
adressés par les préfets et à faire procéder, concurremment avec l'analyse chimique, à l'analyse bactériologique
des eaux qu'elles projettent de capter.

La circulaire ministérielle du 10 décembre 1900 insiste
encore sur l'importance de cette analyse bactériologique.
Ces indications d'ordre administratif feront comprendre
au Bactériologue praticien combien il importe de connaître à fond la technique des opérations analytiques
qu'on pourra lui demander fréquemment de pratiquer.
Cette technique n'est, au reste, ni difficile, ni compliquée,
mais elle demande une attention soutenue et des précautions d'asepsie poussées à l'extrême.

Les seuls renseignements exigés jusqu'à ce jour concernent les microbes aérobies; mais il peut être, dans
certains cas, utile et même indispensable de rechercher
aussi et d'isoler à l'état de pureté les anaérobies. C'est
pourquoi, tout en consacrant la majeure partie de ce
paragraphe à l'étude des procédés de mise en évidence des
premiers, nous indiquerons cependant en quelques lignes
comment on s'y prend pour cultiver et dissocier les
seconds.

1° *Puisage des échantillons d'eau*. — Les précautions
à prendre pour le puisage des échantillons d'eau destinés
à l'analyse bactériologique sont autrement indispensables
que celles imposées au chimiste qui, lui, peut se contenter de flacons propres et récemment lavés. Ici, une

asepsie absolue de l'intérieur des récipients est de rigueur; si elle ne se trouve pas réalisée on ne saurait avoir aucune confiance dans les résultats ultérieurement enregistrés, quels qu'ils puissent être.

Donc, tous les récipients destinés à recevoir les échantillons d'eau devront être préalablement stérilisés au four Pasteur (fig. 21, p. 83). Quelques auteurs conseillent l'usage d'antiseptiques, suivi de lavages à l'eau bouillante; on pourra y avoir recours, si on ne peut faire autrement, mais on devra toujours utiliser de préférence la chaleur sèche qui, seule, détruit sûrement tous les microorganismes, bactéries, moisissures.

La forme et la nature des récipients, qui n'ont jamais besoin d'être très volumineux (leur capacité variera entre 25 et 200 centimètres cubes), seront assez différentes, suivant les conditions de puisage des échantillons d'eau.

A-t-on affaire à un écoulement continu ou intermittent par un tuyau ou un robinet, on se contentera d'un flacon ordinaire bouché à l'émeri ou avec un bon bouchon de liège stérilisé au sublimé, lavé à l'alcool, puis flambé et, jusqu'au moment du remplissage, maintenu enveloppé dans du papier à filtrer, flambé lui aussi. Au moment de recueillir l'échantillon, on laisse, s'il s'agit d'un robinet, couler l'eau pendant une dizaine de minutes, afin de chasser les impuretés des parois de la conduite; on retire le flacon de son enveloppe, puis, après l'avoir ouvert dans la flamme d'une lampe à alcool, on le remplit rapidement et on le rebouche avec les mêmes précautions. Envelopper à nouveau, mais dans une toile imperméable cette fois (on verra bientôt pourquoi), après avoir apposé, si cela est nécessaire, une étiquette indicatrice.

Si le puisage doit être opéré à la surface ou dans la profondeur d'une masse liquide, courante ou plus ou

moins stagnante (rivière, fleuve, puits, étang, lac, etc.),
le matériel est tout autre et varie quelque peu, suivant
que l'opérateur a ou non la possibilité d'atteindre avec
les mains la nappe d'eau.

Dans le premier cas (eau accessible à la main), nous
recommandons les tubes à parois épaisses et longuement
effilés représentés figure 116. On choisit
des tubes de verre ayant à peu près 1
centimètre de diamètre intérieur et dont
les parois soient beaucoup plus résistantes que celles des tubes à essai ordinaires ; on les travaille à la lampe d'émailleur de manière à obtenir un tube à extrémité inférieure arrondie et fermée
mais dont la partie supérieure est assez
longuement effilée (15 à 20 centimètres),
tout en restant très solide ; quant au corps
même de ce tube-pipette, imaginé par
MIQUEL et généralement adopté aujour-
d'hui par la plupart des bactériologues,
on lui donnera une hauteur de 8 à 10
centimètres.

Avant de sceller l'extrémité effilée, on
porte le tube tout entier au rouge dans
le jet de flamme du chalumeau et ce n'est
qu'alors que la pointe est fermée. On a,
de la sorte, produit dans l'intérieur un

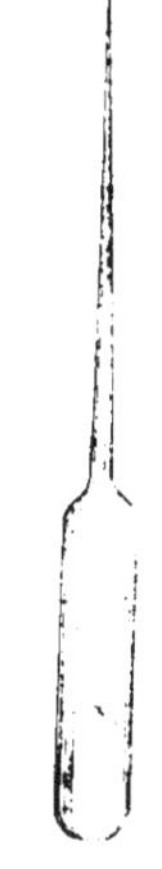

Fig. 116. — Tube-
pipette longue-
ment effilé, à
vide intérieur,
pour le puisage
superficiel des
eaux.

vide relatif, mais assez considérable pour que, si on brise
sous l'eau l'extrémité du tube, le liquide se précipite
immédiatement dans celui-ci et le remplisse aux deux
tiers et même aux trois quarts. La haute température
que l'on a dû faire intervenir pour obtenir la raréfaction
de l'air a, en même temps, servi à stériliser l'intérieur du
récipient.

Afin d'éviter qu'au moment où on l'utilisera, la partie effilée du tube-pipette ne se brise en n'importe quel point et parfois au-dessus de la surface du liquide, ce qui rendrait nulle l'opération, nous conseillons de pratiquer, avec une fine lime ou un couteau à verre, un léger trait un peu au-dessus de la pointe scellée de l'effilure ; la cassure se fera alors en ce point et sera très nette.

Il faut avoir toujours en réserve une assez grande quantité de ces tubes-pipettes dont chacun sera entouré de papier à filtrer flambé, lequel ne sera enlevé qu'au moment de l'usage.

Pour opérer un puisage superficiel, l'opérateur choisit un endroit convenable où la nappe liquide soit facilement abordable, dépourvue de vase, de joncs ou autres plantes aquatiques, de détritus quelconques, etc., et où il puisse se maintenir facilement en équilibre sans l'aide de ses mains qui vont être occupées toutes les deux par l'opération même.

En effet, saisissant le tube-pipette avec la main gauche, après avoir rapidement flambé sa surface, si cela est possible, dans la flamme d'une lampe à alcool, on plonge l'extrémité effilée dans l'eau, en ayant bien soin d'éviter de frôler les parois ou les bords ; puis, au moyen d'une forte et longue pince à dissection tenue de la main droite et préalablement flambée, elle aussi, on va saisir sous l'eau l'extrémité de l'effilure, au-dessous du petit trait de lime dont il a été question plus haut. D'un mouvement brusque on brise cette extrémité et aussitôt le liquide se précipite et monte très rapidement dans l'intérieur du tube.

Redressé alors brusquement, celui-ci est retiré de l'eau et, soit immédiatement, soit le plus tôt possible, strictement scellé au moyen d'un chalumeau et de la flamme d'une lampe à alcool ou avec de la cire à cacheter. Il est important, si on veut bien être sûr de sa fermeture hermétique, de chasser les index d'eau qui pénètrent parfois dans le tube capillaire de l'effilure, en promenant celle-ci à plusieurs reprises dans la flamme de la lampe à alcool. De même, il ne faut pas craindre de déposer plusieurs couches de cire à cacheter et il ne faut cesser que lorsque par agitation et renversement du tube, on s'est rendu compte que l'obturation est bien complète. Étiquettes indicatrices, comme ci-dessus.

Lorsque le praticien ne peut, avec ses mains, aborder

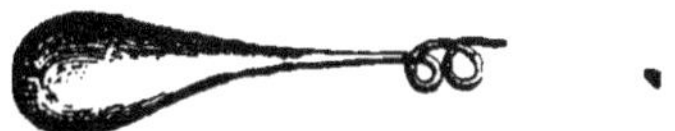

Fig. 117. — Ballon-pipette à vide intérieur
pour le puisage profond des eaux.

la surface de la nappe liquide ou lorsqu'il est nécessaire d'opérer des prélèvements à diverses profondeurs, les échantillons sont alors recueillis dans de petits matras à parois épaisses, à col effilé et contourné en cou de cygne ou en tire-bouchon à leur extrémité supérieure qui est scellée (fig. 147). Ces appareils sont construits et préparés de la même façon que les tubes-pipettes ci-dessus décrits, afin que, comme pour ceux-ci, un vide très suffisant soit réalisé dans leur intérieur.

Mis à l'abri des contaminations accidentelles par leur enveloppement dans du papier blanc à filtrer flambé, ces petits ballons, au moment où on veut en faire usage, sont placés dans un appareil plongeur (fig. 118) que nous avons imaginé, il y a quelques années, qui n'est, en somme, qu'une modification de celui de MIQUEL, mais qui nous a paru plus commode.

La figure 118 II représente les détails de son agencement : l'appareil est essentiellement constitué par une boîte métallique nickelée de forme ovoïde s'ouvrant à la façon d'un coco de chapelet, c'est-à-dire en deux valves coniques V et V' qui se vissent solidement l'une sur l'autre. La valve inférieure V', complètement close par en bas, porte extérieurement et en son milieu un anneau qui sert à fixer le poids P, de 2 kilogrammes environ ; la valve supérieure V s'entr'ouvre en haut en formant comme deux lèvres entre lesquelles peut facilement s'insinuer le col contourné du ballon récepteur B (V. fig. 117) et fig. 118, I et III). Cette même valve est, en outre, munie d'une anse solide qui sert de point d'attache à la cordelette de descente C, laquelle se trouve, de distance en distance, marquée de nœuds indiquant les mètres et les demi-mètres.

Quant au matras, s'il a l'extrémité de son col contournée en une véritable spire, c'est afin d'empêcher que la bague ou le porte-mousqueton attachée à une seconde cordelette (fig. 118 D) qui devra en opérer la rupture ne puisse glisser et s'échapper, comme cela arrive avec une simple courbure.

Au moment du puisage, le matras est placé dans la valve inférieure de l'appareil plongeur, son fond reposant sur un tampon de ouate destiné à amortir les chocs ; la valve supérieure à travers les lèvres de laquelle, grâce à leur forme spéciale, le col contourné du ballon s'engage de lui-même, est alors vissée sur l'inférieure et l'appareil est prêt à fonctionner (fig. 118, I).

Ici, afin d'éviter des déboires certains aux débutants, quelques détails, pouvant, au premier abord, paraître oiseux, sont indispensables.

Et d'abord, deux personnes sont absolument nécessaires pour exécuter la manœuvre que nous allons décrire avec soin : l'opérateur principal tient dans sa

main gauche l'appareil plongeur muni de son poids et
dans sa main droite un cylindre de bois bien poli autour
duquel est enroulée la cordelette de descente C. A ce moment, l'aide passe dans une des boucles de la spire ter-

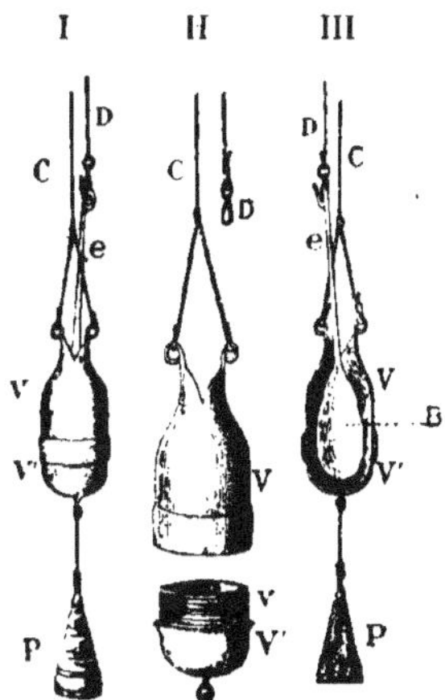

Fig. 118. — Appareil plongeur de G. Roux pour le puisage de
l'eau à diverses profondeurs.

I. — Appareil complet, prêt à fonctionner.
II. —   —   avec les deux valves dévissées.
III. —   —   complet, en coupe verticale.

V. Valve supérieure ou couvercle de l'appareil plongeur. —
V'. Valve inférieure avec son pas de vis, v. — P. Poids les-
teur. — C. Corde de descente. — D. Cordelette avec porte-
mousqueton pour briser sous l'eau l'effilure e du ballon à vide
intérieur B.

minale du col du ballon l'anneau ou le porte-mousqueton attaché, nous l'avons dit. à une fine mais solide
cordelette D enroulée, elle aussi. autour d'un cylindre de
bois.

Cela fait, il importe que les deux manipulateurs agissent absolument de concert. sans précipitation et sans à-

coups; le premier, une fois l'appareil arrivé au contact de l'eau, laisse lentement se dérouler la corde de descente jusqu'à ce qu'il ait atteint, ce que lui indiquera le nombre de nœuds qui ont été submergés, la profondeur à laquelle on désire opérer ; le second laisse filer sa cordelette avec la même circonspection et en évitant surtout de trop tirer sur elle, ce qui pourrait amener prématurément la rupture du col. Mais ce que nous recommandons tout particulièrement, c'est que les deux opérateurs, aient bien soin de maintenir constamment leur cordelette respective aussi éloignée que possible l'une de l'autre, de manière à ce qu'elles représentent les deux côtés d'un angle aigu dont le sommet serait à la pointe du ballon ; ceci a pour but d'empêcher l'enroulement des deux cordes, ce qui paralyserait complètement l'action du cordon de rupture.

Une fois la profondeur choisie atteinte, le premier opérateur fixe solidement dans sa main gauche le cylindre de bois et la corde de descente ; puis, il prend de son aide, dans sa main droite, le second cylindre, donne un coup sec de bas en haut et s'il a la sensation d'une résistance vaincue, c'est que le col du ballon a cédé et a été brisé (si l'aide est suffisamment exercé, il peut lui-même déterminer la rupture). L'appareil, grâce à l'enroulement de la corde C autour du cylindre, est très rapidement remonté à la surface, en même temps que la cordelette D devenue libre.

A sa sortie de l'eau, la boîte métallique est dévissée, le matras est retiré avec précaution et sa pointe ouverte est aussitôt scellée soit au chalumeau, si cela est possible, soit avec de la cire à cacheter, en suivant les indications formulées ci-dessus. Une étiquette indicatrice est apposée, s'il y a lieu.

Il ne faut jamais oublier de noter expressément la date,

le lieu et l'heure du puisage, l'état atmosphérique, observé la veille et le jour même (temps calme ou vent, sécheresse, pluie ou neige, etc.), la température de l'air ambiant à l'ombre et celle de l'eau à la profondeur où le col du ballon a été brisé, enfin, l'état même de l'eau : stagnante ou courante, limpide ou vaseuse, dépourvue ou, au contraire, entourée de végétation, etc. Ces renseignements peuvent être d'une grande importance pour l'interprétation que l'on aura à faire plus tard des résultats analytiques.

Quant à la récolte des eaux météoriques (pluie, neige, grêle), nous ne nous y arrêterons pas ; on la fera soit avec l'udomètre de MIQUEL (1), soit, plus simplement et aussi sûrement, en recueillant ces eaux dans un petit entonnoir de verre flambé, fixé à l'extrémité d'un ballon ou d'un tube stérilisés.

2° *Transports des échantillons d'eau.* — Si le puisage des échantillons destinés à l'analyse bactériologique demande à être pratiqué avec les plus grandes précautions et par une personne compétente, sous peine de vicier *ab initio* les résultats analytiques, le mode spécial de transport des échantillons, particulièrement pour les grandes distances et pendant les chaleurs de l'été, a une importance non moins grande, sur laquelle on ne saurait trop insister.

De très nombreuses expériences, dont la plupart sont dues à MIQUEL, démontrent, en effet, que dans une eau soustraite à son état statique normal et conservée à l'abri de toute contamination accidentelle, le nombre des bactéries qu'elle renfermait au moment de son prélèvement

(1) MIQUEL, *Manuel pratique d'analyse bactériologique des eaux,* Paris, 1891, et *Précis d'analyse microbiologique des eaux* de G. Roux, Paris, 1892, p. 102.

G. ROUX et A. ROCHAIX.   26

s'élève dans de très notables proportions durant les heures et, *a fortiori*, durant les jours qui suivent, si surtout la température ambiante est assez élevée.

Nous citons ici quelques chiffres pour mieux fixer dans l'esprit du lecteur ces faits d'observation.

Dans une série d'expériences de MIQUEL : de 57, au début, par centimètre cube, les bactéries sont arrivées à 456 en trois heures, à 21°,5 ; dans un autre cas, de 48, le chiffre monte à 125, en deux heures, à 20°,6 ; en vingt-quatre heures, à 21°,2, nous allons de 56 à 32.140 ; en trois jours, à 22°.3, 48 bactéries initiales en ont produit 590.000, toujours par centimètre cube ; enfin à 30° (étuve), de 71 nous montons à 71.000 en vingt-quatre heures et à 1.070.000 en quatre-vingt-seize heures. Nous pourrions multiplier les exemples, mais ceux-ci sont, croyons-nous, suffisamment démonstratifs.

Heureusement pour le Bactériologue analyste, il est possible de s'opposer à une extrême pullulation *in situ* et d'immobiliser en quelque sorte, pour un certain temps les microbes aquatiques, en maintenant, jusqu'au moment de la mise en culture, les échantillons d'eau à une température voisine de 0° (de 1° à 4° ou 5°).

L'arrêt des phénomènes de reproduction par scissiparité ou par germination des spores n'est pas dû ici, comme on serait fort tenté de le croire *a priori*, à l'impossibilité pour ces phénomènes de se manifester à de si basses températures ; son mécanisme est plus compliqué et nous devons encore à MIQUEL d'avoir fait la preuve que l'invariabilité à peu près absolue du nombre des germes vivants dans une eau suffisamment refroidie avait pour cause une sorte de balance qui s'établit entre ce qu'il nomme très pittoresquement les naissances et les décès microbiens. Certaines espèces bactériennes, en effet, moins aptes à vivre à de basses températures, périssent, tandis que d'autres, mieux armées. résistent et même font souche, au voisinage de 0°, de nouvelles générations qui remplacent ainsi, au fur et à mesure, celles qui disparaissent. Or, il se trouve qu'en règle générale ces naissances compensent assez exactement la somme des décès. de façon que. l'équilibre se rétablissant à chaque instant, l'ensemble paraît. à première vue. rester stationnaire.

Évidemment, ceci modifie bien quelque peu, au point de vue qualitatif, la flore bactérienne aquatique mais dans de bien faibles proportions. Nous devons. en tout cas, en retirer ce renseignement qu'il y a toujours intérêt à pratiquer la mise en culture des échantillons d'eau le plus tôt possible après leur puisage.

Quant à la conclusion pratique et immédiate que nous devons déduire des observations ci-dessus rapportées, c'est qu'à moins que le lieu de prélèvement ne soit extrêmement rapproché du laboratoire d'analyses et qu'on ne se trouve en hiver, il sera indispensable de transporter les échantillons dans des boites-glacières *ad hoc*.

On en construit plusieurs modèles plus ou moins commodes ou compliqués. Un des plus classiques est celui de MIQUEL, dit pour les longs voyages ; nous ne le conseillons pas, car il ne peut contenir qu'un seul et très petit flacon et une quantité de glace tout à fait insuffisante pour les grands trajets. Nous utilisons de préférence, pour notre part. deux boites-glacières différentes qui nous donnent toute satisfaction : l'une pour les transports par messageries et l'autre que le praticien emporte et conserve avec lui en chemin de fer ou en voiture.

La première n'est autre que le modèle adopté par le ministère de la Guerre et couramment employé dans les laboratoires de l'armée ; elle consiste en :

1° Une caisse en bois, à fortes parois, de 33 centimètres de long, ayant même dimension en largeur et 32 centimètres de hauteur ; elle est donc presque exactement cubique et se trouve munie d'un couvercle également en bois qui se visse et se dévisse avec la plus grande facilité ;

2° Une seconde caisse en bois moins épais, doublée intérieurement en zinc, de 26 centimètres de longueur et largeur sur 15 centimètres de hauteur, munie supérieurement d'un cadre horizontal en bois recouvert de zinc, entrant presque à frottement dans la première caisse, ce qui empêche tout ballottement ; cette seconde caisse est fermée par un couvercle bois et zinc, maintenu, lui aussi, avec des vis ;

3° Enfin, une troisième caisse beaucoup plus petite, de 15 centimètres en long et en large sur 13 centimètres et demi de hauteur, également doublée en zinc et munie d'un couvercle vissé.

C'est dans cette dernière caisse que sont placés, noyés dans la sciure de bois et enveloppés de plusieurs doubles de papier à filtrer ou de toile imperméable, les flacons ou tubes-pipettes qui contiennent les échantillons d'eau.

Dans l'espace libre ménagé entre les caisses 2 et 3 se trouvent des fragments de glace mêlés à de la sciure de bois et enfin, pour éviter tout choc et retarder la fusion de la glace et l'échauffement du centre de la glacière, on remplit encore de sciure de bois l'espace assez restreint qui sépare les caisses 1 et 2.

Cet appareil n'est ni lourd ni encombrant ; il est solide, facile à construire, d'un prix peu élevé et peut servir presque indéfiniment, le vissage des différents couvercles empêchant leur détérioration qu'amènerait fatalement l'usage des clous.

Quant aux boîtes-glacières portatives, non destinées à être mises aux bagages, que nous avons fait construire, elles sont de deux types distincts suivant leur destination, mais ne diffèrent l'une de l'autre que par d'insignifiantes particularités (fig. 119 et 120).

Ce sont des boîtes rectangulaires en cuivre rouge M à parois épaisses, ayant, l'une (fig. 119) : **27** centimètres de

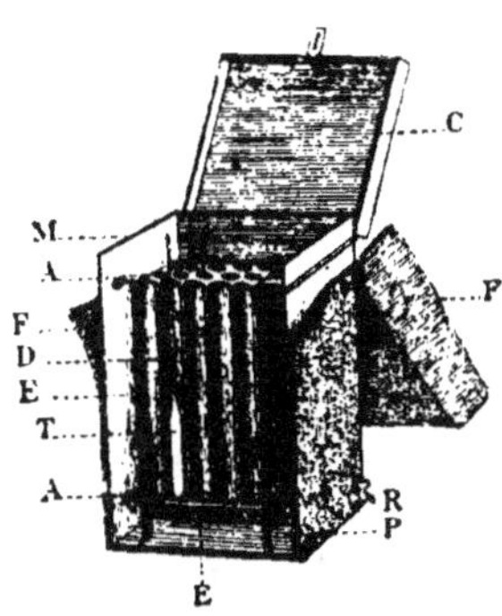

Fig. 119. — Boîte-glacière de G. Roux pour le transport des tubes-pipettes à vide intérieur (coupe verticale). — *M*. Boîte extérieure en cuivre rouge. — *C*. Son couvercle. — *F*. Son revêtement de feutre. — *D*. Boîte intérieure en tôle divisée en compartiments destinés à recevoir les tubes-pipettes *T*. — *A.A.* Ailettes de fixation en tôle. — *P*. Pieds. — *E*. Espace libre entre les deux boîtes pour recevoir le mélange réfrigérant. — *R*. Robinet d'évacuation de l'eau de fusion.

long sur **25** centimètres de large et **37** centimètres de hauteur (elle est destinée à recevoir les tubes-pipettes longuement effilés) et l'autre (fig. 120) **30** centimètres de long sur **25** centimètres de large et **27** centimètres de hauteur (elle sert à transporter les ballons-pipettes et aussi les flacons de petites dimensions). Elles sont recouvertes, à l'extérieur, d'une couche de feutre F et munies, en un point de leur fond et sur le côté, d'un robinet d'écoulement de l'eau de fusion R.

26.

Dans leur intérieur entrent à frottement et sont fortement maintenues en place, une fois introduites, grâce à des ailettes A et à quatre pieds P, de petites caisses rectangulaires en tôle vernie divisées en compartiments cylindriques D de dimensions variées suivant le modèle.

Dans l'un, celui destiné aux tubes-pipettes (fig. 119), il y a 20 compartiments dont chacun a 2 centimètres et demi de diamètre ; dans l'autre (fig. 120), les divisions ne sont qu'au nombre de six, mais elles ont chacune 5 cen-

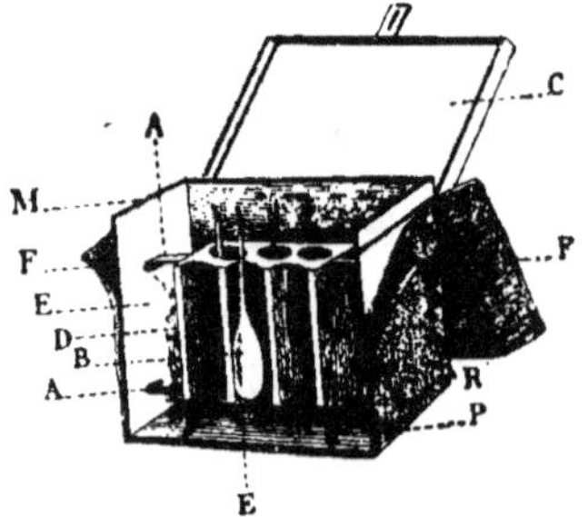

Fig. 120. — Boîte-glacière de G. Roux pour le transport des ballons-pipettes et des petits flacons (coupe verticale). — Mêmes lettres et même légende que pour la figure 129, sauf *B* indiquant un ballon à vide intérieur à la place du tube-pipette *T*.

timètres de diamètre. Les récipients remplis d'eau y sont placés et calés au moyen de petits fragments de ouate ou de papier.

Quant à l'espace libre E compris entre les parois latérales de la caisse de cuivre et celles du petit appareil rectangulaire dont il vient d'être question, il est absolument rempli de couches alternativement superposées de glace en morceaux et de sciure de bois. Avec 6 à 8 kilos de glace on peut, par les fortes chaleurs, conserver à 2° ou 3° les échantillons pendant près de quarante-huit heures.

Ces appareils, grâce à une poignée dont est muni le couvercle C sont très portatifs; ils sont aussi faciles à nettoyer et le seul reproche qu'on puisse leur adresser, c'est d'être un peu lourds.

Une fois le puisage des échantillons d'eau opéré, les récipients bouchés ou scellés et munis de leurs étiquettes indicatrices doivent immédiatement être déposés dans l'une ou l'autre de ces boîtes-glacières tenues toutes prêtes et l'expédition au laboratoire d'analyses doit en être faite aussitôt.

MIQUEL conseille avec juste raison, et c'est là une recommandation qu'il ne faut jamais oublier, d'avertir le directeur de l'octroi de l'arrivée de colis portant sur l'adresse la mention suivante : *Échantillons d'eau pour l'analyse bactériologique*. Faute de prendre cette précaution, on s'exposerait à recevoir une caisse ouverte et bouleversée avec, parfois, les tubes ou flacons brisés ou tout au moins débouchés.

A la rigueur, si on ne possède pas de boîtes-glacières spécialement destinées au transport des échantillons, on peut y suppléer facilement et construire soi-même à peu de frais un appareil réfrigérant. On utilise, pour cela, une de ces boîtes métalliques carrées qui renferment des biscuits ou autres gâteaux secs de conserve ; on la place au centre d'une forte caisse en bois, en ayant soin de l'y immobiliser au moyen de quatre traverses allant de la paroi externe de la boîte intérieure à la paroi interne de la caisse extérieure ; l'espace ainsi maintenu libre est comblé avec de la sciure de bois et de gros morceaux de glace. Les tubes, ballons ou flacons renfermant les échantillons d'eau, enveloppés séparément dans un morceau de toile imperméable, sont soigneusement calés dans l'intérieur de la boîte métallique et on veille à ce qu'aucun vide ne subsiste entre l'ouverture de celle-ci et le couvercle de la caisse en bois. Si la quantité de glace est suffisante, on peut expédier de la sorte, en toute sécurité, l'eau à analyser à d'assez grandes distances.

3° *Mise en culture des échantillons d'eau.* — Cette mise en culture, nous l'avons déjà dit et nous le répétons encore à dessein. doit suivre d'aussi près qu'il sera possible le moment du puisage, même si les échantillons ont été transportés et sont conservés dans une glacière.

Aussitôt la caisse ouverte, on vérifiera en quel état se trouvent les récipients, s'ils n'ont point été brisés, fêlés ou accidentellement ouverts. On constatera, en plongeant un thermomètre dans un des compartiments, si la température s'est bien maintenue au degré voulu, c'est-à-dire à quelques degrés seulement (de 1° à 4° ou 5° au-dessus de zéro), ce qu'indiquera au reste déjà la quantité de glace non fondue. Au cas où cette dernière aurait complètement disparu. il sera bon de le noter, car cette particularité constitue *a priori* une condition des plus défectueuses pour les résultats analytiques ultérieurs et souvent même l'échantillon d'eau est. de ce fait, microbiquement inutilisable.

Supposons pour l'instant que tout soit pour le mieux. Nous allons donc pouvoir procéder à la série des opérations les plus importantes de l'analyse bactériologique. celle des dissociations microbiennes par la mise en culture de quantités nettement déterminées de l'échantillon d'eau dont il importe de fixer la composition microbique.

Ces opérations seront très différentes, au point de vue technique, suivant qu'il s'agira de mettre en évidence les bactéries aérobies ou anaérobies facultatives ou bien les anaérobies strictes, ces dernières ayant été jusqu'à présent, et sûrement à tort, à peu près complètement délaissées par les bactériologues analystes.

Quant au *modus operandi* qu'il convient de suivre en vue de pratiquer, pour l'une ou l'autre catégorie, l'analyse quantitative ou l'analyse qualitative, il est sommairement exposé dans les deux articles suivants.

A. — ANALYSE BACTÉRIOLOGIQUE DES MICROBES AÉROBIES DE L'EAU.

On trouvera décrites dans les ouvrages spéciaux (1) les méthodes les plus importantes adoptées par divers bactériologues, comme aussi quelques observations critiques les concernant. Pour les motifs que nous avons déjà fait valoir, nous n'en ferons connaître ici qu'une seule qui est, au reste, celle que préconisent à l'heure actuelle, avec quelques modifications de détail insigniiantes, presque tous les microbistes français ou étrangers et dont l'introduction en Microbie est due à KOCH. Il s'agit, en effet, de la méthode de dissociation et de culture sur plaques de gélatine nutritive que nous avons, pour notre part, cherché à améliorer en la rendant plus simple, plus facilement abordable et surtout plus sûre que le procédé primitif de l'auteur allemand.

Supposons donc maintenant le praticien novice placé en face d'un échantillon d'eau et guidons-le pas à pas dans la série de manipulations qu'il lui faut exécuter avec

---

(1) MIQUEL, *Manuel pratique d'analyse bactériologique des eaux*, Paris, 1891 ; G. ROUX, *Précis d'analyse microbiologique des eaux*, Paris, 1892 ; COREIL. *l'Eau potable*, Paris, 1896 ; BRÉVILLE, *les Eaux potables*, Paris, 1897 : W. OHLMULLER. *Guide pratique pour l'analyse de l'eau*. Trad. franç. de L. GAUTIER, Paris, 1898 ; OGIER et BONJEAN, *l'Eau, étude microbiologique et chimique*, in *Traité d'Hygiène* de Brouardel et Mosny, t. II, 1906.

un soin méticuleux, mais aussi avec le plus de rapidité possible.

Il est bien rare que l'on connaisse à l'avance, même approximativement, la richesse microbienne de l'échantillon, c'est-à-dire le nombre de bactéries aérobies qu'il renferme par centimètre cube. On conseillait autrefois de faire une analyse préalable qui fournissait quelques indications sur la façon dont il fallait conduire les opérations ultérieures et définitives ; mais cela occasionnait une grande perte de temps et nécessitait très souvent le puisage et le transport de nouveaux échantillons.

Nous allons éviter tout cela et nous procurer, d'autre part, des éléments précieux de contrôle, en agissant comme si nous nous trouvions en face d'un liquide pouvant renfermer depuis quelques unités jusqu'à plusieurs centaines de mille de bactéries par centimètre cube, le degré de limpidité de l'eau et son aspect macroscopique nous guidant d'ailleurs quelque peu pour savoir à quel point extrême de dilution nous devrons nous arrêter.

Mais procédons par ordre. Quels instruments, récipients, milieux de culture, etc., devons-nous avoir à proximité de notre main pour opérer sans à-coups et sans perte de temps ?

En voici l'énumération : un bec Bunsen à flamme moyenne ; un second bec servant à chauffer l'eau d'un bain-marie dans lequel on fait baigner, afin de liquéfier leur contenu, des tubes à essai de grand diamètre, à parois solides, renfermant de la gélatine-peptone stérilisée, sur une hauteur de 2 centimètres environ seulement et bouchés à la ouate (un seul bec peut, à la rigueur, suffire, la gélatine, une fois l'eau chauffée, se maintenant liquéfiée assez longtemps) ; quatre ou cinq tubes à essais, ou petits flacons d'Erlenmeyer, contenant chacun

très exactement 9 centimètres cubes d'eau stérilisée : un
support porte-tubes à trous assez larges pour recevoir
les tubes à grand diamètre; plusieurs pipettes longuement effilées ressemblant à celles dont il a été tant de
fois question, mais en différant en ceci qu'elles sont
d'ordinaire un peu plus solides et qu'elles ont été
au préalable très strictement graduées à l'aide du mercure (fig. 121) de façon à ce que, entre les deux traits T
et T' tracés avec la lime ou le couteau à verre, l'un sur
la portion élargie du tube et l'autre sur son effilure, à

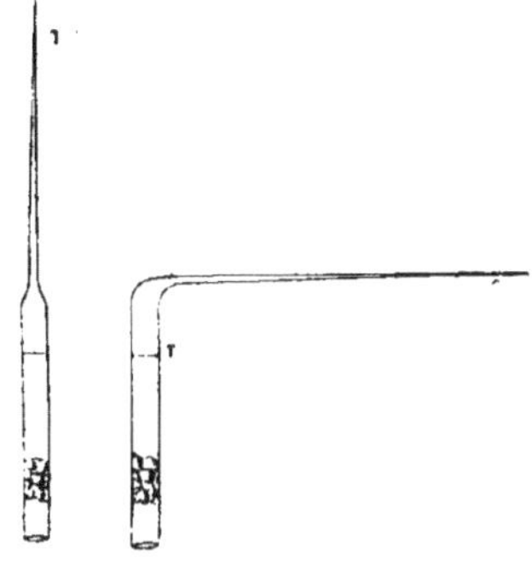

Fig. 121. — Pipette graduée à un centimètre cube pour l'ensemencement des eaux. — *T.T'.* traits entre lesquels se trouve
compris le centimètre cube.

une très faible distance de la pointe scellée, il y ait très
exactement place pour un centimètre cube d'eau : ces
pipettes graduées, fermées à leur pointe et munies en
haut d'un tampon de ouate ont, bien entendu, été stérilisées au four Pasteur et sont conservées dans un placard
hermétiquement clos, soigneusement enveloppées de
plusieurs doubles de papier à filtrer ou placées dans un
étui *ad hoc*; deux pinces, dont une à dissection assez
forte et une autre brucelle plus petite; une lime fine

triangulaire ou un couteau à verre ; de la ouate stérilisée. renfermée dans une boîte métallique ; de la cire à cacheter ; des étiquettes.

Les récipients renfermant les échantillons à analyser sont retirés de la glacière, fortement agités en tous sens pour opérer une répartition égale des microorganismes et enfin ouverts : s'il s'agit d'un flacon, on le débouche dans la flamme du bec Bunsen ; mais, si nous avons affaire à un tube-pipette ou à un ballon à vide intérieur, il nous faudra avoir recours au couteau à verre ou à la lime ; la partie effilée étant rapidement flambée, on appuie sa base contre un plan résistant, le rebord de la table, par exemple, recouvert d'une feuille de papier flambée et, au moyen d'un des deux instruments précités, on fait un trait demi-circulaire et assez profond à l'union de la base et de l'effilure ; puis, avec la pince à dissection, on sépare cette dernière du corps du récipient ; on a produit, de la sorte, une ouverture régulièrement circulaire, assez large pour qu'on puisse y introduire l'extrémité d'une des pipettes graduées.

On flambe à nouveau les bords de cette ouverture et on l'obture provisoirement avec un petit tampon de ouate stérilisée que l'on enfonce avec une aiguille ou l'extrémité de la pince brucelle.

On a, auparavant, préparé trois ou quatre pipettes graduées de la façon suivante : chaque pipette est passée rapidement dans la flamme et la pointe scellée en est brisée, au moyen de la pince brucelle, juste au niveau du trait de lime T'. Ceci fait. on ramollit le verre dans la flamme du bec Bunsen à l'union de la portion élargie et de l'effilure, afin de provoquer la formation d'une courbure à angle droit représentée par la figure 121, cette disposition étant beaucoup plus commode et plus sûre pour les ensemencements. puisqu'elle permet de tenir dans une position très oblique, presque horizontale, les tubes dans lesquels se font les dilutions ou les ensemencements.

L'eau à analyser pouvant être très pauvre ou, au contraire, très riche en microorganismes, nous allons procéder successivement à l'ensemencement de toute une série de tubes de gélatine-peptone avec des dilutions 0 (c'est-à-dire avec l'eau, telle quelle, sans dilution), à 1/10, 1/100, 1/1000. Il est rare qu'on soit obligé de pousser au delà la dilution; mais, si l'échantillon n'est pas parfaitement limpide, il ne faut pas craindre d'aller au 1/10.000 et même au 1/1.000.000.

Donc, notre récipient étant ouvert à nouveau dans la flamme et tenu obliquement de la main gauche, on y introduit, à l'aide de la main droite, la pipette graduée et coudée jusqu'à ce que son extrémité atteigne presque le fond. On souffle alors avec la bouche, par l'extrémité libre à plusieurs reprises, tandis que l'on déplace de bas en haut et de haut en bas l'effilure au sein du liquide; ceci a pour but de provoquer la formation de grosses bulles d'air, lequel est sûrement aseptique puisqu'il provient de l'expiration (1) et qu'il a été filtré à travers le tampon de ouate de la pipette. Ces bulles d'air, par le bouillonnement qu'elles provoquent, brassent l'eau dans toute sa hauteur et rendent plus parfaite la répartition homogène des bactéries qu'avait commencé à produire l'agitation du récipient encore fermé.

On aspire alors dans la pipette une quantité d'eau telle que son niveau supérieur dépasse de 1 à 2 centimètres le trait supérieur marqué sur le corps du tube, et qui, on s'en souvient, indique le point précis où commence la

______

(1) STRAUS et d'autres auteurs ont démontré que l'air expiré est toujours stérile.

G. ROUX et A. ROCHAIX.   27

graduation du centimètre cube. A ce moment, on enlève la pipette de la bouche, en ayant soin de maintenir fortement appliqué sur son ouverture supérieure l'index de la main droite, muni, cela est préférable pour obtenir une fermeture hermétique, d'un doigt de caoutchouc et on retire du récipient, avec précaution, la portion effilée et coudée. Ne pas manquer d'obturer à nouveau, soit avec un bouchon flambé, soit avec de la ouate stérilisée, le récipient renfermant l'échantillon dont on aura encore à se servir bientôt.

Saisissant alors de la main gauche un des larges tubes à essais qui renferment de la gélatine peptone liquéfiée, on s'assure, par contact du tube avec la peau, que cette dernière n'a pas une température trop élevée (qui pourrait tuer ou, tout au moins, atténuer dans leur vitalité quelques bactéries) ; on enlève le tampon de ouate dans la flamme du bec Bunsen en tenant le tube dans une position aussi oblique que possible et, après avoir, par une manœuvre spéciale de l'index droit qui, alternativement, abandonne légèrement l'ouverture de la pipette ou s'y applique énergiquement, amené le niveau de l'eau juste en face du trait supérieur T (fig. 121), on en laisse tomber quelques gouttes dans le tube de gélatine qui est immédiatement bouché, redressé et momentanément placé debout sur un support mis à la portée de l'opérateur.

Pendant ce temps, l'index de la main droite fortement appliqué sur l'ouverture de la pipette empêche l'eau de s'écouler et, sans perdre de temps, avec une rapidité que l'habitude arrive à rendre très grande, on renouvelle, avec un second, puis un troisième et parfois même un quatrième tube de gélatine la même opération, jusqu'à ce que la pipette ne contienne plus d'eau du tout.

Il est bon alors, avant de procéder à la préparation des

dilutions variées signalées plus haut, de ne point laisser à la gélatine des tubes qui viennent d'être ensemencés le temps de se solidifier et d'opérer sur-le-champ la répartition homogène des microorganismes au sein de cette gélatine encore liquide.

On reprend chacun des tubes et, leur donnant une position presque horizontale, on les tourne entre les doigts des deux mains, comme si on voulait faire ce qu'en bactériologie on appelle un tube d'Esmarch; on fait couler la gélatine dans tous les sens, et cela à plusieurs reprises, en évitant de provoquer la formation de bulles d'air et de mouiller la portion intérieure du tampon de ouate. On opère, de la sorte, un mélange intime et une répartition aussi égale et homogène que possible des bactéries de l'eau avec le substratum nutritif liquéfié.

Une fois ce mélange obtenu, nous procédons un peu différemment qu'EsMARCH; car, au lieu d'enrouler en couche très mince, sous un filet d'eau, la gélatine à l'intérieur du tube, nous couchons celui-ci sur une planchette à peu près horizontale, munie à ses deux extrémités d'encoches demi-circulaires; la gélatine coule sur la portion la plus déclive de la paroi du tube et s'y étale très régulièrement en formant un plan très mince et assez uniforme. Ce qu'il faut surtout éviter, c'est que la gélatine ne vienne jusqu'au contact de la bourre de ouate ce qui pourrait masquer une ou plusieurs colonies développées en ce point et ensuite gêner plus tard l'ouverture du tube, en raison de l'adhérence de ses parois avec la ouate.

Une fois la gélatine parfaitement solidifiée, une étiquette indicatrice est placée sur chaque tube, qui est, en outre, coiffé d'un capuchon de coutchouc, afin de protéger, d'une part, le tampon de ouate contre la poussière et d'empêcher, d'autre part, la dessiccation trop hâtive du substratum solide; puis, tous les tubes, couchés horizontalement sur leur support, sont placés, en été, dans un placard fermé et pas trop chaud et en hiver dans une étuve strictement réglée à 16°-18°.

Revenons maintenant à notre échantillon initial et aux dilutions qu'il convient de faire; les explications circonstanciées dans lesquelles nous venons d'entrer nous permettront d'être brefs.

Le récipient renfermant l'eau à analyser est débouché à nouveau, après agitation préalable du liquide, dans la flamme du bec Bunsen; on y puise, comme il a été dit précédemment et avec les mêmes précautions, 1 centimètre cube d'eau qu'on laisse tomber en entier dans un premier tube renfermant 9 centimètres cubes d'eau stérilisée; on aspire à plusieurs reprises avec une petite quantité du mélange pour débarrasser les parois de la pipette des bactéries qui auraient pu y rester adhérentes, puis on provoque pendant quelques instants la formation de bulles d'air aseptique pour préparer la répartition homogène des microorganismes. On a réalisé de la sorte une dilution au 1/10 de l'eau originelle, c'est-à-dire qu'un centimètre cube de ce premier mélange équivaut à 1/10 de centimètre cube de l'eau à analyser.

Après avoir fortement agité le tube ou le flacon renfermant cette première dilution, on y prélève, toujours comme précédemment, 1 centimètre cube du mélange qu'on dépose dans 9 autres centimètres cubes d'eau stérilisée, ce qui donne une dilution au 1/100 et, en procédant de façon identique, on obtient des dilutions de plus en plus considérables, 1/1.000, 1/10.000, 1/100.000, etc. Chacune d'elles, une fois la répartition homogène des bactéries sûrement obtenue par une agitation convenable, sert à ensemencer les tubes de gélatine-peptone qui sont traités exactement de même façon que ceux dont il a déjà été question (1); aussi croyons-nous inutile d'y revenir, nous contentant de faire observer que plus les dilutions sont élevées et plus le nombre des tubes ensemencés avec elles doit être faible, puisque les microorganismes y deviennent de plus en plus rares, lorsque même ils ne font pas complètement défaut.

Il n'est certes pas sans intérêt de savoir maintenant ce qui se passe au sein de la gélatine ensemencée, une fois sa solidification opérée et la période d'incubation indispensable écoulée.

On suppose, et, si les opérations ont été bien conduites, cette supposition est l'expression de la vérité, que le mélange intimement opéré de l'eau à analyser, diluée ou non, avec la gélatine-peptone liquéfiée a amené non seulement la répartition à peu près égale des germes bactériens dans toute la masse nutritive, mais encore la disjonction des quelques microbes de même espèce ou d'espèces différentes qui, dans l'eau, pouvaient être accidentellement accolés l'un à l'autre. On admet, en un mot, qu'au moment où s'opère la solidification du substratum chacune des cellules ou chaque groupe de cellules microbiennes représentant un thalle unique, une individualité spécifique, est nettement séparé de ses voisins et se trouve isolément emprisonné là où le hasard l'a placé à l'instant précis où l'état liquide a fait place à l'état solide.

(1) Il pourra sembler au premier abord qu'il doit être extrêmement difficile de mener à bien la série d'opérations techniques décrites plus haut si on est tout seul; il est incontestable qu'on se trouve, au début, quelque peu embarrassé et on fera bien de s'exercer souvent sur des opérations fictives, afin d'acquérir la dextérité nécessaire pour réussir sûrement. Elle ne tarde pas à devenir telle qu'on arrive, par l'habitude, à manipuler plus vite seul qu'avec un aide.

Or, chacun de ces petits êtres, considéré en lui-même, est absolument invisible non seulement à l'œil nu, mais encore très souvent au microscope et il ne deviendra nettement apparent que lorsque, ayant donné naissance à toute une série de générations successives issues, par bipartition, de la cellule primitive initiale, il aura constitué dans la profondeur ou à la surface de la gélatine ce que l'on nomme une colonie microbienne, laquelle, d'abord très petite et visible à la loupe seulement, ne tarde pas à prendre des dimensions comme aussi une coloration telles — variables au reste avec chaque espèce — qu'elle ne saurait passer inaperçue, même pour l'observateur le moins attentif.

Il en résulte ceci : qu'en comptant à un moment donné, lorsqu'on a lieu de penser que toutes ont apparu, les colonies développées sur gélatine, c'est absolument comme si on faisait la numération des germes initialement renfermés dans l'eau analysée et on en conclut le degré de richesse de cette dernière en Bactéries aérobies.

Théoriquement, il devrait en être ainsi ; mais nous devons avouer que les choses ne se passent pas toujours aussi simplement dans la pratique : outre que l'opérateur novice peut ne pas avoir suffisamment dissocié les unes d'avec les autres les cellules microbiennes primitives, d'où cette conséquence que deux ou trois d'entre elles restant accolées peuvent donner naissance à une colonie unique, il existe encore dans les eaux un certain nombre d'espèces qui, pour des raisons multiples, ne colonisent pas dans la gélatine-peptone, tandis qu'elles sont capables, par exemple, de troubler des bouillons placés à l'étuve à 37°. C'est même pour ce motif que MIQUEL, qui croyait ces bactéries à exigences thermiques élevées beaucoup plus fréquentes qu'elles ne le sont en réalité, a

lutté pendant fort longtemps pour faire adopter les méthodes d'analyse bactériologique quantitative en milieux liquides, de préférence à celles sur milieux solides.
Il est revenu depuis sur sa première opinion, et avec
raison, croyons-nous ; car nous avons, pour notre part,
maintes fois constaté que ce sont, au contraire, les espèces que, faute d'une meilleure expression, nous avons
nommées *algidophiles*, c'est-à-dire qui ne se développent
qu'à des températures relativement peu élevées (15° à
25°) et n'apparaissent précisément jamais dans les bouillons à 35-37°, qui sont les plus abondantes dans l'eau
ordinaire.

Nous voulions, par souci de l'exactitude, signaler ces
deux causes d'erreur, mais nous pouvons ajouter qu'elles
n'ont qu'une très médiocre influence sur les résultats
analytiques définitifs ; une colonie unique, constituée
par plusieurs espèces ou individus bactériens juxtaposés,
sera, en effet, le plus ordinairement facilement reconnue
même à l'œil nu, en raison de l'irrégularité, de la différence de teintes, de la superposition pas tout à fait exacte
des diverses parties constituant la colonie. Quant à la
seconde cause d'erreur, elle ne porte jamais que sur un
nombre relativement assez restreint de microbes réfractaires à la culture sur gélatine.

Revenons maintenant à nos tubes ensemencés avec des
dilutions variées et maintenus à une température oscil-
lant entre 15° et 20°. Le plus ordinairement, c'est au bout
de quarante-huit ou de soixante-douze heures, que les
colonies commencent à apparaître, quelques-unes, parmi
les liquéfiantes, ayant même atteint déjà un certain
développement. A ce moment, mais mieux encore vers
le quatrième jour, on pourra, en jetant un coup d'œil
d'ensemble sur la série des diverses dilutions, se faire
une idée approximative de la richesse probable en mi-

crobes de l'échantillon examiné. Les colonies, par exemple, sont-elles extrêmement nombreuses, presque confluentes et incomptables dans les tubes à faible dilution et ne commencent-elles à s'espacer un peu que dans la dilution au 1/1.000, nous pouvons en conclure immédiatement qu'il y a certainement plusieurs milliers de bactéries par centimètre cube dans l'eau initiale. Délaissant dès lors les premières séries qui ne peuvent être utilisées pour la numération, nous ne nous attacherons à bien examiner que les tubes appartenant aux séries de dilutions les plus élevées (1/10.000, 1/100.000, etc.).

Cette numération doit être pratiquée, sinon quotidiennement, du moins tous les deux jours, de crainte que d'une numération à l'autre, si le temps écoulé était trop long, les colonies fluidifiantes ne se soient étendues de façon exagérée et n'aient détruit l'ensemble du substratum nutritif, ce qui aurait le grave inconvénient d'arrêter trop tôt l'enregistrement des résultats quantitatifs. On compte, en effet, qu'il faut en général trois semaines ou un mois pour que tous les microbes aérobies contenus dans une eau quelconque aient donné naissance chacun à une colonie apparente, macroscopiquement visible. Ceux qui se développent si tardivement constituent, il est vrai, l'exception ; mais on ne peut ne pas en tenir compte dans une opération sérieuse.

Quant à la numération, voici comment elle se pratique : si les colonies sont peu nombreuses dans chaque tube, ce qui doit être lorsque la dilution est bien adéquate à la richesse microbique de l'eau, on les compte facilement à l'œil nu, ou, pour les plus petites d'entre elles, à la loupe. Nous nous servons souvent avec avantage, pour distinguer ces dernières, d'un objectif 0 ou 2 de VÉRICK employé comme loupe simple (les colonies de microbes, même extrêmement ténues, se reconnaissent toujours à leurs contours très exactement arrondis, lesquels, chez certaines espèces, ne deviennent irréguliers que plus tard). On note, avec la date exacte, le nombre de colonies existant dans l'ensemble des tubes de chaque série, en ayant bien soin de spécifier combien, parmi elles, sont liquéfiantes.

Si maintenant, même avec les dilutions les plus élevées, les colonies sont très nombreuses, mais paraissent assez régulièrement réparties sur toute l'étendue de la gélatine, plutôt que de perdre complètement le bénéfice de la présente analyse, on peut agir comme fait le médecin qui désire compter les globules sanguins dans une gouttelette de sang dilué, au moyen d'un micromètre divisé en petits carrés d'égale dimension.

Nous nous servons pour cela d'une planchette horizontale montée sur pied, dont la surface noire est divisée par des lignes blanches en toute une série de petits compartiments quadrangulaires égaux. Nous appliquons le tube, la portion couverte de gélatine en haut, sur une ligne de carrés et nous comptons à la loupe combien de colonies existent dans l'espace occupé par un de ces compartiments; nous répétons la numération sur deux ou trois autres carrés (il y en a ordinairement dix pour la longueur d'un tube) et nous établissons la moyenne pour un carré unique; en multipliant alors par 10, nous avons, de façon sinon tout à fait exacte, du moins suffisamment approximative, le nombre total de colonies pour le tube tout entier. Nous répétons sur les autres tubes de la même série (même degré de dilution) ces mêmes opérations et nous nous faisons ainsi une idée relativement assez juste de la richesse microbique de l'eau. Nous avons, en tout cas, appris, et cela très exactement, avec quel degré de dilution nous devrons débuter, s'il nous est donné de répéter l'analyse.

27.

Quant aux calculs au moyen desquels, une fois la période d'incubation totale écoulée (trois semaines à un mois), nous allons fixer le quantum, par centimètre cube de l'eau examinée, ils sont d'une grande simplicité. Avec l'eau ensemencée telle qu'elle, c'est-à-dire sans dilution préalable, nous n'avons qu'à totaliser les nombres enregistrés pour chacun des tubes et comme nous avons opéré sur un centimètre cube juste, le total ainsi obtenu nous donnera la teneur en microbes, par centimètre cube (c'est l'unité de mesure adoptée en Microbie) de notre échantillon; en multipliant par 1.000, nous avons la richesse par litre.

Quant aux chiffres fournis par la numération des tubes qui ont reçu des dilutions variées, on les additionne comme ci-dessus et, pour avoir la quantité de bactéries par centimètre cube, on multiplie le total par le titre même de la dilution. Exemple 21 Bactéries fournies par la dilution à 1/10 en représentent 210 pour l'eau initiale : 34 avec la dilution au 1/100 signifient qu'il y en a, en réalité, 3.400, etc.

Le dénombrement des colonies liquéfiantes se fait exactement de la même façon; supposons avec une dilution à 1/10.000. 115 colonies dont 13 fluidifiantes, nous dirons que l'eau à analyser renferme, par centimètre cube, 1.150.000 B. dont 130.000 liquéfiant la gélatine.

Les calculs nécessités par les analyses dans les liquides, sans être difficiles, sont beaucoup plus longs.

Si nous conseillons de toujours noter séparément, dans les comptes rendus ou procès-verbaux d'analyses, le nombre de colonies liquéfiantes, c'est parce qu'elles offrent au Bactériologue, à l'hygiéniste et même à l'administrateur un intérêt de tout premier ordre au point de vue de l'influence qu'elles peuvent avoir sur les con-

clusions à tirer d'une analyse quantitative, touchant la
potabilité et la salubrité de l'eau qui les renferme.

En effet, même en laissant complètement de côté
les espèces bactériennes pathogènes et qui sont fluidifiantes comme, par exemple, le spirille du choléra de
Koch, et en ne nous attachant qu'à l'étude des saprophytes purs, nous devons faire observer que ceux-ci,
lorsqu'ils liquéfient, jouent d'ordinaire un rôle des plus
actifs dans les processus de putréfaction et que, par conséquent, s'ils se trouvent en trop grand nombre dans
une eau destinée à être bue, alors même que les autres
conditions ne seraient point défavorables, cette eau devra
être considérée comme suspecte ou être l'objet de
recherches plus approfondies, ayant pour but de découvrir l'origine de ces Bactéries de la putréfaction et de
voir s'il est ou non possible de les faire disparaître

La présence, en plus ou moins grand nombre, dans les
échantillons soumis à l'analyse, de ces microbes liqué-
fiants, indépendamment de ces défectuosités d'ordre
hygiénique qu'elle permet de relever dans la composition microbique d'une eau potable, est encore la cause
immédiate de difficultés d'une autre nature, d'ordre
purement technique, moins graves assurément que les
précédentes au point de vue des résultats, mais extrêmement désagréables pour le praticien qui ne les surmonte
pas toujours aussi facilement qu'il le voudrait.

Nous y avons fait allusion déjà à plusieurs reprises:
mais nous allons maintenant indiquer un moyen assez
efficace de les atténuer dans d'assez grandes proportions
et parfois même de les annuler complètement. Autrefois,
nous nous contentions, comme les autres bactériologues,
d'aspirer avec une pipette le substratum liquéfié, au fur
et à mesure de son attaque par les diastases bactériennes,
mais ce n'était là qu'un palliatif tout à fait insuffisant.

Aussi cherchions-nous un procédé meilleur, lorsque l'idée nous vint, il y a quelques années, d'utiliser une sorte de vernis antiseptique liquide. le *Stérésol* (1). que BERLIOZ (de Grenoble) venait de découvrir et de préconiser pour le traitement local des angines diphtériques. Nous l'essayâmes comme immobilisateur des colonies liquéfiant la gélatine et nous constatâmes, que, d'une part, il remplissait parfaitement le rôle que nous désirions lui voir jouer et que, d'autre part, en raison probablement de son pouvoir antiseptique relativement faible et surtout de son peu de diffusion dans le substratum nutritif encore solide. il ne s'opposait nullement à l'apparition de nouvelles colonies dans le voisinage immédiat de celles qui venaient d'être traitées comme nous allons le dire.

Notons d'abord qu'il y a deux sortes de stérésol, l'ordinaire qui est rouge foncé et très visqueux et un autre, plus fluide, qui est transparent et rose ; le premier seul doit être employé en Bactériologie, l'expérience nous ayant démontré que le second ne convenait pas, en raison de son peu d'adhérence et de sa solidification incomplète et tardive.

Voici, dès qu'apparaît dans nos tubes, avec des dimensions appréciables, une colonie fluidifiante, comment nous opérons : avec une première pipette longuement effilée et faiblement courbée à son extrémité — préala-

(1) Voici la composition du *Stérésol*, d'après la formule de BERLIOZ :

Gomme laque purifiée.	270 grammes.
Benjoin purifié . . . .)	
Baume de Tolu . . . .)	àà 10 grammes.
Ac. phénique cristallisé	100 grammes.
Essence de cannelle de Chine .)	
Saccharine . . . . (	àà 6 grammes.
Alcool	Q. S. pour un litre.

blement flambée, cela va sans dire — nous abordons la colonie, le tube étant maintenu presque horizontal, et nous aspirons tout ce qui est liquide ou semi-liquide, en ayant bien soin de promener le bord de la pipette tout autour des parois internes du cratère qui s'est alors formé et de les débarrasser des moindres traces de déliquium; puis, saisissant une autre pipette, un peu courbée à sa pointe, elle aussi, nous y aspirons quelques gouttes de stérésol que nous déversons dans le creux qu'a déterminé l'enlèvement de la colonie, en nous efforçant de le combler et de colmater très exactement ses parois.

Très souvent, cette première opération est suffisante pour empêcher la liquéfaction de progresser, les quelques microbes qui ont pu être laissés en place étant probablement paralysés par les substances antiseptiques que renferme le stérésol. Mais si, au bout de deux ou trois jours, on s'aperçoit que la croûte formée par le vernis solidifié flotte sur une mince couche liquide, on aspire à nouveau cette dernière et on lui substitue encore quelques gouttes de stérésol.

En procédant de la sorte, nous pouvons maintenant, à moins que les colonies liquéfiantes ne soient confluentes ou par trop nombreuses, ce qui est tout à fait exceptionnel, conserver nos tubes pendant plus d'un mois, alors qu'autrefois il nous arrivait souvent d'être obligés de clore nos analyses au huitième jour après la mise en culture.

Toutes les notions précédentes ont trait à l'analyse bactériologique quantitative, mais, ainsi que nous l'avons laissé prévoir en débutant, peuvent s'appliquer aussi à l'analyse qualitative. Il est facile de le comprendre : les colonies apparues isolément sur la gélatine-peptone ne constituent pas seulement des éléments de numération ; elles représentent, chacune en particulier, un amas d'individus microbiens, appartenant à une espèce unique, et dans leur ensemble, un plus ou moins grand nombre d'espèces différentes. Or, comme, pour beaucoup de bactéries, l'aspect de leurs colonies sur plaques de gélatine est infiniment plus caractéristique que sur les autres milieux de culture, il arrivera fréquemment qu'au seul examen macroscopique de la colonie le bactériologue exercé saura immédiatement quel est le microbe qui l'a édifiée ; en tout cas, cette colonie constituera toujours, étant donnée sa pureté originelle, un point de départ sûr pour les ensemencements ultérieurs sur substrata nutritifs variés qui permettront de fixer la diagnose.

D'où cette conclusion forcée, qu'en étudiant avec soin, en s'aidant de tous les procédés bactérioscopiques déjà connus, chaque amas microbien, on arrivera plus ou moins aisément à déterminer spécifiquement sa nature, et, ce faisant, on ajoutera aux enseignements fournis par l'analyse bactériologique quantitative de l'eau une partie de ceux qui sont l'apanage de l'analyse qualitative.

Nous écrivons à dessein le mot partie, parce que, malheureusement, lorsqu'une eau renferme les microbes pathogènes les plus nocifs pour l'homme, ceux qu'il importe surtout de mettre en évidence, ils s'y rencontrent le plus souvent en si petit nombre, proportionnellement à celui des saprophytes vulgaires qui les étouffent en quelque sorte, ou ils ont des exigences de culture telles que nous risquons fort, si nous n'employons des moyens spéciaux ou détournés, de méconnaitre leur existence et d'affirmer bonne une eau essentiellement dangereuse pour la santé publique.

Or, comme jusqu'à présent, on s'est à peu près complètement désintéressé, à tort, suivant nous, des bactéries considérées comme purement saprophytes et qu'on a seulement en vue la seule recherche et la détermination des espèces pathogènes classiques, les bactériologues en sont arrivés à restreindre les opérations de l'analyse qualitative et, par extension, celle-ci tout entière, à la mise en évidence d'un très petit nombre de microbes pouvant accidentellement se rencontrer dans l'eau et déterminant chez l'homme des maladies d'une extrême gravité, comme la fièvre typhoïde, le choléra, etc.

Il peut évidemment se faire, lorsque ces microbes sont prédominants dans l'eau que l'on analyse, que leurs colonies apparaissent, sans qu'on ait recours à aucun artifice, sur les plaques de gélatine ou dans les tubes ensemencés comme il vient d'être dit : nous avons de la sorte rencontré, il y a quelques années, en nombre fantastique, des colonies de *Bacillus coli* dans une eau de puits qui avait déterminé l'éclosion d'une épidémie de fièvre typhoïde. De même, KOCH, aux Indes, RIESTCH et NICATI, à Marseille, ont mis en évidence, par la méthode des plaques, le spirille du choléra asiatique dans l'eau d'un étang et dans celle du vieux port de Marseille : mais, il faut bien le reconnaître, ce sont là des exceptions et celui qui, sans appeler à son aide l'un quelconque des procédés spéciaux que nous allons passer en revue, déclarerait qu'il n'y a dans une eau suspecte ni bacille d'Eberth, ni coli-bacille, ni bacille-virgule, parce qu'il n'a constaté sur gélatine-peptone aucune colonie appartenant à l'une ou à l'autre de ces espèces, commettrait une grossière erreur. Il ne faut jamais oublier, en effet, que si, en Bactériologie, les résultats positifs permettent une affirmation absolue, sans restriction aucune, ceux qui sont négatifs ne peuvent qu'autoriser le doute et n'ont, par eux-mêmes, aucune signification.

De sorte qu'à l'heure actuelle, l'analyse bactériologique qualitative des eaux (il s'agit, bien entendu, toujours de l'analyse des aérobies) peut et doit être pratiquée en s'aidant de trois sources principales d'information : 1º l'examen attentif des colonies développées dans les tubes de gélatine, lesquelles ont déjà fourni les résultats numériques de l'analyse quantitative ; 2º la mise en œuvre de procédés spéciaux de culture ; 3º l'expérimentation sur les animaux, dont les règles ont été formulées presque simultanément par G. Pouchet et Bonjean, à Paris, et G. Roux, à Lyon.

Nous avons dit, en ce qui concerne la première catégorie, ce qu'il était utile de connaître, nous n'y reviendrons pas, et nous allons, de suite, aussi brièvement que nous le pourrons, donner les indications indispensables pour pratiquer avec succès les manipulations que comportent les deux autres séries de moyens d'étude.

1º Procédés spéciaux pour l'analyse qualitative de l'eau. — Il n'y a guère que trois microorganismes aérobies, vivant dans l'eau et pathogènes pour l'homme, qui nécessitent, pour être sûrement mis en évidence, des procédés spéciaux ; ce sont : le *B. typhosus* ; le *B. coli communis* ; le *Spirillum choleræ*.

Recherche dans l'eau du Bacille d'Eberth et du Colibacille. — Les moyens préconisés par différents auteurs pour faire cette recherche sont assez nombreux et souvent très sensiblement analogues. Chantemesse et Widal (1887), les premiers, ont ouvert la voie en conseillant l'addition de petites quantités d'acide phénique aux milieux de culture ; Rodet (1889) a préconisé l'usage de températures d'incubation relativement élevées (44º,5 à 45º) ; Vincent (1890) a fait une heureuse combinaison des deux procédés ci-dessus, et, enfin, Péré (1891), dont nous adoptons la méthode que nous décrirons avec quelque détail, conserve l'acide phénique avec une température d'incubation normale; mais il a le mérite d'opérer, non plus sur des quantités extrêmement minimes d'eau comme le faisaient ses prédécesseurs, mais sur plusieurs centaines de centimètres cubes. Nous dirons même, à ce propos, que nous considérons comme parfaitement inutile, dans la grande majorité des cas, d'opérer sur un volume d'eau aussi considérable et, tout en suivant strictement les préceptes formulés par PÉRÉ, nous diminuons proportionnellement les doses qu'il indique et n'utilisons, en général, que 50, 100, ou au maximum, 200 centimètres cubes d'eau. Nous donnerons néanmoins, tels qu'ils ont été publiés, les chiffres du bactériologue d'Alger, en laissant au lecteur la faculté et le soin de s'en servir tels quels ou de les modifier à sa guise, en observant, bien entendu, les proportions adoptées.

Le mode opératoire est le suivant : dans un matras jaugé d'un litre, stérilisé, on introduit 100 centimètres cubes de bouillon de bœuf normal (*aa* : viande et eau) neutre et stérile, 50 centimètres cubes d'une solution de peptone pure à 10 p. 100, également neutre et stérilisée et 600 à 700 centimètres cubes de l'eau à analyser. On ajoute alors 20 centimètres cubes, exactement mesurés, d'une solution d'acide phénique pur à 5 p. 100 et on emplit jusqu'au trait de jauge avec l'eau suspecte; le liquide obtenu, liquide A, contient donc, par litre, un gramme d'acide phénique et 830 centimètres cubes d'eau à analyser. On le répartit (ce liquide A) dans dix fioles ou ballons stérilisés, bouchés à la ouate, que l'on met à l'étuve à 34° (ne pas dépasser 36°).

Si l'eau renferme du coli-bacille ou du bacille d'Eberth, un trouble se produira qui sera d'autant plus rapide que la pollution par ces espèces microbiennes sera plus forte;

il peut déjà apparaître vers la douzième heure, mais plus ordinairement entre la quinzième et la vingtième ; s'il y a retard jusqu'à la trentième heure, c'est que les bacilles sont très peu abondants.

Dès que le trouble est bien évident, on prélève dans le ballon avec une œse flambée (fil de platine recourbé en boucle à l'extrémité libre) une gouttelette du liquide que l'on ensemence dans un tube de bouillon ordinaire, puis successivement deux nouvelles gouttes dont chacune est versée dans du bouillon peptoné à 5 p. 100 et phéniqué à 1 p. 1.000, lequel est placé à l'étuve à 34°.

Après six heures d'incubation, que le liquide de ces deux derniers tubes soit ou non trouble, on y puise, comme ci-dessus, deux nouvelles gouttelettes qu'on ensemence de suite à nouveau dans deux récipients contenant du bouillon phéniqué. Eux aussi sont mis à l'étuve ; on attend cette fois que le trouble se produise et en fécondant alors avec cette dernière culture du bouillon normal ou des plaques de gélatine, on obtient à peu près sûrement l'un ou l'autre des bacilles recherchés ou parfois même les deux mélangés.

Il va sans dire que pour s'assurer de leur identité spécifique, il faut rechercher par les moyens appropriés indiqués dans le chapitre III les caractères fondamentaux propres à chacun des deux organismes.

Toutes ces manipulations paraîtront sans doute à quelques-uns bien longues et assez compliquées ; elles ne le sont pas autant qu'il semble au premier abord et, en tout cas, on ne peut s'en passer, sauf dans les cas, assez rares, où les bacilles recherchés sont très abondants, prédominent sur les saprophytes et peuvent alors être mis en évidence dans le bouillon ordinaire, ensemencé directement avec le premier bouillon phéniqué. C'est précisément en vue de cette éventualité possible que cet ensemencement a été opéré et dans le but d'éviter la série des autres opérations.

L'un de nous se sert au Laboratoire d'Hygiène de la Faculté de médecine de Lyon du procédé de VINCENT. signalé plus haut. Les résultats sont excellents : on en trouvera la technique définitive fixée par l'auteur dans l'*Hygiène générale et appliquée* de février 1909.

La méthode de PÉRÉ doit être regardée comme une des meilleures parmi celles que nous connaissons. sans être cependant absolument parfaite; elle laisse parfois. en effet, se développer jusqu'au troisième passage phéniqué des bactéries qui ne sont ni le *B. typhosus* ni le *B. coli* et qui, par conséquent. peuvent être cause d'erreurs graves, si l'observateur ne poursuit pas au delà son étude de diagnose différentielle; de plus. elle est. comme toutes les autres, dans l'impossibilité de permettre, par elle-même. la distinction spécifique entre le bacille d'Eberth et celui du côlon.

Comme il 'est démontré. d'autre part. malgré les allégations contraires de PÉRÉ, que presque toujours. lorsque ces deux dernières bactéries se rencontrent simultanément dans un même milieu de culture. le coli-bacille seul pullule. en empêchant le développement de son congénère, on voit à quelle série de difficultés se heurte le praticien et combien épineuse devient, dans ces conditions. une expertise officielle. Heureusement, comme nous le verrons bientôt. tout cela n'a pas grande influence sur les résultats définitifs ni sur le caractère des conclusions à formuler.

Quoi qu'il en soit, il est évident que si on pouvait facilement et rapidement. sur un même substratum, isoler l'un de l'autre et caractériser les deux micro-organismes en litige. cela serait infiniment préférable.

Un auteur allemand, ELSNER. a cru. il y a quelques

années (1895), avoir enfin découvert ce milieu nutritif, dissociateur idéal, et la publication de ses recherches a été le point de départ d'investigations nouvelles et de travaux de contrôle qui, malheureusement pour la Bactérioscopie, sont loin d'avoir été favorables à ses dires, confirmés seulement par une infime minorité. Malgré cela, le milieu d'ELSNER a eu, à un moment donné, une telle vogue que nous croyons devoir en donner ici la formule, d'autant que, s'il n'a pas tenu ce qu'il promettait au point de vue de la distinction spécifique des deux bacilles, il n'en constitue pas moins pour tous deux un milieu de culture sélectif que l'on pourra, le cas échéant, utiliser avec profit.

On pèle avec soin et on râpe 500 grammes de pommes de terre crues; on fait macérer pendant quatre heures, dans un litre d'eau, la pulpe ainsi obtenue; on tamise et on laisse en repos pendant toute une nuit dans un endroit frais; le lendemain on décante le liquide et on additionne de 150 à 250 grammes de gélatine que l'on fait dissoudre à feu doux; on atténue alors, avec une solution de bicarbonate de soude, l'extrême acidité du milieu, jusqu'à ce que la réaction au papier de tournesol soit encore nettement mais faiblement acide. On filtre et on stérilise, après avoir réparti dans des ballons le milieu liquéfié, par fractions de 100 grammes.

Au moment de l'usage, on ajoute à chaque ballon un gramme d'iodure de potassium dissous et stérilisé dans une petite quantité d'eau; on mélange très intimement et on distribue cette gélatine solano-iodurée dans de larges tubes à essai qui seront ensemencés comme ceux à la gélatine ordinaire, soit avec l'eau suspecte, soit avec des selles de typhique.

D'après ELSNER, seuls, le coli-bacille et le B. d'Eberth donneraient des colonies sur ce milieu où elles apparaitraient quarante-huit heures après l'ensemencement, à la température de 20° et où elles se différencieraient facilement et macroscopiquement les unes des autres. celles du Bacille du côlon étant volumineuses, brunes. crémeuses, saillantes au centre, tandis que les autres seraient presque invisibles. constituées par de petits points brillants. On n'a pas tardé à constater que le milieu d'Elsner était bien loin de posséder la valeur que lui attribuait son inventeur. et P. COURMONT, A. FAIDEAU et nous-même avons démontré le peu de fondement des assertions de l'auteur allemand.

La recherche du *coli-bacille* peut se faire d'une façon *rapide* en utilisant la réaction positive que donne cette bactérie en présence des *milieux au neutral-roth*, réaction que nous avons signalée et décrite dans la monographie consacrée à ce microorganisme.

Cette réaction étudiée par ROTHBERGER en 1898 fut appliquée à la recherche du coli-bacille dans les eaux par MAXGILL, SAVAGE, BRAUN.

Voici en quoi consiste ce procédé : On prépare un bouillon au neutral-roth, suivant les indications de SAVAGE. Dans un demi-litre d'eau on fait cuire 125 grammes de bœuf. Après cuisson et refroidissement on ajoute :

Peptone Defresne.	10 grammes.
Sel	10 —
Glucose	2 gr. 50

On ramène à 500 centimètres cubes avec de l'eau. On fait bouillir à nouveau et après refroidissement on décante. puis on ajoute 5 centimètres cubes de la solution suivante :

Neutral-roth	5 grammes.
Eau	100 centimètres cubes.

On porte à l'autoclave à 115° pendant 30 minutes. Le bouillon a une coloration rouge rubis.

On répartit ensuite ce bouillon dans des tubes d'Esmarch (6 à 20 centimètres cubes). On les ensemence avec 1. 5, 10. 15 et 20 centimètres cubes d'eau à analyser et on met à l'étuve à 44°. Si l'eau ensemencée renferme du coli-bacille, il se forme dans les quarante-huit heures des bulles gazeuses à la partie supérieure du bouillon, qui devient fluorescent et jaune canari.

Si la coloration n'a pas viré après quarante-huit heures d'étuve, on peut affirmer que l'eau ne renferme pas de coli-bacille en quantité appréciable.

BRAUN (1), qui s'est livré à l'étude du procédé, conclut que le procédé est constant, rapide, spécifique et très sensible. Cependant des critiques se sont élevées contre cette méthode. En 1907, deux auteurs américains prétendent que dans 33 p. 100 des cas où le neutral-roth avait décelé le coli-bacille, celui-ci n'existait pas. SICRE (1909), A. ROCHAIX (1909) signalent que divers microbes : Bacille pyocyanique, Bacille de Schootmüller, Bacille de Gœrtner, *B. subtilis* et plusieurs autres, peuvent faire virer le bouillon au neutral-roth. VINCENT (1909) dit qu'il a pu constater par une vérification rigoureuse que dans près de 5 p. 100 des cas, avec des eaux ensemencées en faible quantité (10 centimètres cubes) la fluorescence ou la teinte jaune peuvent ne pas être dues au coli-bacille.

Le procédé au neutral-roth ne donne donc pas une sécurité absolument rigoureuse. Il sera parfois nécessaire d'ensemencer quelques gouttes sur gélatine pour obtenir des colonies qui permettront d'achever l'identification. Malgré cela cette méthode est très commode et très rapide et peut rendre de très grands services.

LACOMME (1910) a eu l'idée de combiner la méthode

(1) A. BRAUN, le Rouge neutre et le diagnostic de la souillure des eaux de boisson par le coli-bacille. *Bulletin de l'Institut Pasteur*, t. IV, n° 13, 15 juillet 1906.

au rouge neutre avec la méthode d'EIJKMANN utilisant une solution peptonée glucosée. c'est-à-dire la recherche de la fluorescence et celle de la production des gaz. D'après les recherches de cet auteur. toute eau donnant ces deux réactions contient du coli-bacille.

Recherche dans l'eau du vibrion cholérique. -- On pourra accidentellement rencontrer les colonies de ce vibrion, si elles sont très abondantes dans l'eau, sur la gélatine-peptone des tubes qui ont servi pour l'analyse quantitative: c'est même grâce à la méthode primitive des plaques de gélatine de KOCH que ce microorganisme a été mis en évidence. lors de sa découverte, dans les selles riziformes et dans les eaux cholérigènes. Mais, comme l'a dit METSCHNIKOFF. au début de ses leçons à l'institut Pasteur. en 1895. et comme on a pu s'en rendre compte. en parcourant l'article qui. dans ce Précis. est consacré au *Spirillum choleræ :* « la microbie du choléra est devenue un des chapitres les plus compliqués et les plus difficiles de toute l'histoire naturelle des microbes pathogènes ». et il n'est pas toujours très facile de démontrer la présence dans l'eau suspecte du komma-bacille de KOCH. Un des meilleurs procédés consiste à ensemencer avec des quantités assez fortes d'eau à analyser (de 10 à 100 centimètres cubes) une solution de peptone salée et faiblement gélatinisée (DURHAM. 1887. KOCH) à réaction alcaline. que l'on met à l'étuve à 37⁰ : s'il existe du bacille virgule. il forme très hâtivement à la surface du liquide un voile mycodermique dont. au bout de douze heures. on prélève une série de parcelles pour l'examen microscopique et l'ensemencement sur milieux variés et notamment en eau peptonée simple, laquelle convient surtout pour la recherche du Choléra-roth ou réaction de l'indol (il faut avoir bien soin. pour cela, de se procurer des peptones très pures, ne renfermant ni trop, ni trop peu d'azotates).

Cette réaction s'obtient ici beaucoup plus simplement qu'avec les cultures du coli-bacille, parce que le vibrion cholérique fabriquant en même temps, dans l'eau peptonée, de l'indol et de l'acide azoteux, il suffit d'ajouter quelques gouttes d'un acide minéral très pur (sulfurique, chlorhydrique) pour faire apparaître la coloration rouge qui caractérise le rouge de choléra. C'est là un bon signe de diagnose, mais qui, malheureusement, existe chez d'autres vibrions, celui de Metschnikow, par exemple, et celui de Finkler-Prior, très voisin du Kommabacille, que d'autres caractères permettent cependant d'en distinguer.

Pour parfaire la diagnose, il est toujours bon, suivant les indications de Pfeiffer, d'inoculer, dans le péritoine de cobayes, une culture sur agar prélevée à l'aide de l'œse et délayée dans un centimètre cube de bouillon stérile (il faut environ 1 milligramme et demi de culture pour un cobaye de 300 à 350 grammes). Si on a bien affaire au vibrion cholérique, les symptômes de l'infection apparaissent au bout d'une heure et demie à deux heures : agitation, puis prostration de l'animal qui se couche sur le côté ; hypothermie de 2° à 3° ; faiblesse générale ; parésie des membres postérieurs avec convulsions fibrillaires des muscles ; refroidissement extrême et mort en douze ou seize heures. — C'est là le type de la péritonite cholérique.

Enfin, il sera utile, lorsqu'on le pourra, de contrôler, soit dans le péritoine des cobayes, soit *in vitro*, la production du *phénomène de Pfeiffer*, précédemment étudié et décrit.

2° Expérimentation sur les animaux appliquée à

l'analyse bactériologique qualitative des eaux. —
G. Pouchet et Ed. Bonjean ont publié dans le numéro
de février 1897 des *Annales d'hygiène publique et de
médecine légale* une intéressante note sur l'action nulle
ou, au contraire, nocive, suivant que l'eau est microbiquement de bonne ou de mauvaise qualité, qu'ont sur les
cobayes les cultures totales en bouillon (renfermant la
totalité des microbes aérobies de l'eau) après un séjour
de huit à dix jours à l'étuve, à 36°, cultures inoculées à
la dose de 0 cmc. 3, ou 0 cmc. 5 p. 100 du poids de
l'animal, dans le péritoine de celui-ci. Ces auteurs signalent, en même temps, la possibilité d'isoler à l'état de
pureté et de déterminer spécifiquement quelques bactéries pathogènes non mises en évidence par les procédés
ordinaires de l'analyse qualitative et qui, à l'autopsie,
peuvent être retirées du sang du cœur des animaux
ayant succombé à l'infection, telles, par exemple, que le
Staphylococcus pyogenes aureus, le *B. coli communis,* etc.

Or, depuis plusieurs mois déjà, à l'époque où fut publié
le travail des expérimentateurs parisiens, un de nous,
pour compléter les enseignements fournis par l'analyse
qualitative, employait une méthode très sensiblement
analogue (voir n° du 28 mars 1897 de *Lyon médical*).
Seulement, au lieu du bouillon directement ensemencé
avec un volume assez notable de l'eau suspecte, nous
utilisions les tubes de gélatine dans lesquels s'étaient
développées un grand nombre de colonies, après liquéfaction spontanée ou provoquée du substratum nutritif
et mélange intime des diverses espèces microbiennes.

Nos résultats ont été sensiblement les mêmes que ceux
obtenus par Pouchet et Bonjean, à savoir que pour les
eaux de mauvaise qualité, nous observons chez nos animaux une hypothermie considérable et progressive dès les

G. Roux et A. Rochaix.   28

premières heures de l'inoculation et aboutissant à la mort, tandis que si les échantillons étaient microbiquement bons, les cobayes ou bien ne réagissaient pas du tout, ou bien se rétablissaient rapidement après une période plus ou moins longue de maladie. De plus, nous sommes arrivés à isoler du sang du cœur des microbes pathogènes non décelés par l'analyse ordinaire.

Nous conseillons donc au praticien consciencieux de recourir systématiquement à l'un ou à l'autre des deux procédés, s'il veut en toute connaissance de cause donner un avis motivé. Les doses de culture totale ci-dessus indiquées sont suffisantes pour produire l'effet attendu, bon ou mauvais.

3° Interprétation biologique des résultats des analyses bactériologiques quantitative et qualitative de l'eau. — Il est évident *a priori* qu'il vaut infiniment mieux, au point de vue hygiénique, qu'une eau destinée à la boisson renferme plusieurs milliers de bactéries inoffensives par centimètre cube que si, tout en étant, de façon absolue, pauvre en microbes, elle en contient un très petit nombre de franchement pathogènes, comme le *B. typhosus*, le *B. coli* ou le *Sp. choleræ*. Mais il n'en faudrait pas conclure que les saprophytes peuvent impunément y exister en nombre indéfini, et que, sous ce rapport, l'analyse quantitative est incapable de nous fournir des indications utiles.

Pour bien des raisons, qu'il serait trop long d'énumérer ici, une eau très peuplée en bactéries, même banales, doit être tenue pour suspecte et très souvent rejetée de la consommation.

MIQUEL, auquel nous devons tant de notions utiles sur ce sujet, a dressé (1891) une sorte d'échelle de pureté microbique comparative des eaux, reproduite par tous

les auteurs et par nous-même (1892). Cette échelle est la
suivante :

DEGRÉ DE PURETÉ DE L'EAU	NOMBRE DE BACTÉRIES (AÉROBIES) PAR CENT. CUB.
Eau excessivement pure.	0 à 10
— très pure	10 à 100
— pure.	100 à 1000
— médiocre	1000 à 10.000
— impure	10.000 à 100.000
— très impure	100.000 et au delà

Il ne faudrait assurément pas prendre toujours au pied
de la lettre les indications de ce tableau. Nous le consi-
rons comme un guide précieux, mais non infaillible, pour
les appréciations à formuler, lesquelles varieront forcément avec chaque cas particulier.

Mais il y a autre chose à considérer dans les résultats
d'une analyse quantitative que le nombre absolu, total
par centimètre cube, des colonies développées, quelle
que soit l'espèce à laquelle elles appartiennent (il ne
s'agit ici, bien entendu, que des saprophytes). Il importe
encore en effet, d'après MIGULA de Carlsruhe (1890), de
se préoccuper du nombre relatif des espèces différentes
qui ont colonisé sur gélatine-peptone; ce nombre est des
plus variables, comme en font foi les recherches du
savant allemand.

Sur 400 échantillons d'eau analysés par lui, suivant le
procédé de KOCH (plaques de gélatine-peptone).

87 soit 21,75 p. 100 renfermaient de 1 à   4 espèces
313 — 78,25 p. 100   —   de 5 à plus de 10 espèces

Dans la première catégorie (1 à 4 espèces), 21, soit
5.25 p. 100, ne contenaient qu'une espèce unique et
dans la seconde, il y en avait 59, ou 14.75 p. 100, qui
avaient un nombre d'espèces supérieur à 10.

Or, pour MIGULA, alors même que la richesse absolue en colonies ne serait pas excessive, si le nombre d'espèces distinctes dépasse 10, l'eau doit être considérée comme mauvaise, d'autant plus que presque constamment, en ce cas, les bactéries de la putréfaction, les liquéfiantes par conséquent, dominent. Inversement, une eau assez fortement peuplée de microorganismes peut être bonne s'ils appartiennent tous à 4 ou 5 espèces seulement.

Les recherches du bactériologue de Carlsruhe n'ont pas eu en France le retentissement qu'elles méritaient et nous avons la persuasion qu'en les reprenant avec soin on pourrait en tirer de très sérieux renseignements biologiques.

En ce qui concerne maintenant les résultats de l'analyse qualitative, pratiquée comme il a été dit, il est à peine besoin d'insister sur leur extrême importance, lorsqu'ils sont positifs, pour le bactériologue, le médecin, l'hygiéniste et l'administrateur ; grâce à eux, des mesures de prophylaxie variées pourront être hâtivement prises et on aura ainsi le moyen d'enrayer dès son début une épidémie commençante.

Nous terminons enfin ce paragraphe en recommandant à l'analyste de pratiquer toutes ces opérations microbiques avec un soin méticuleux, de répéter, au besoin, les manipulations douteuses et de ne formuler son opinion, oralement ou par écrit, qu'après mûres réflexions et après avoir acquis la certitude scientifique que tout ce qu'il avance de façon affirmative est rigoureusement exact. Si, sur certains points, un doute subsiste, et cela se produira plus souvent qu'on ne le désirerait, il ne faut pas hésiter à le faire connaître, tout en exposant les raisons pour lesquelles on préfère ne pas se prononcer définitivement.

Les conséquences ou les suites de certains rapports de bactériologue expert peuvent être trop graves pour que celui-ci, laissant complètement de côté les susceptibilités d'un faux amour-propre, ne déclare pas catégoriquement et ce qu'il sait et ce qu'il ignore. Ici, des affirmations fantaisistes ou non suffisamment étayées par les faits seraient vraiment coupables, tandis que la non-solution d'un problème de microbie pourra toujours être expliquée sans qu'aucune atteinte soit portée à la réputation scientifique de l'expérimentateur.

B. — ANALYSE BACTÉRIOLOGIQUE DES
MICROBES ANAÉROBIES DE L'EAU.

La recherche dans l'eau, par les procédés analytiques, tant quantitatifs que qualitatifs, des bactéries anaérobies n'est pas encore entrée, nous l'avons dit, dans la pratique courante des laboratoires de Microbie et cependant les auteurs d'ouvrages spéciaux ne manquent pas d'indiquer plus ou moins longuement comment on s'y prend pour les mettre en évidence.

Fidèles à notre programme, nous exposerons très brièvement le principe des méthodes le plus fréquemment employées et nous ne décrirons avec détails qu'un seul procédé peu répandu en France, mais, grâce auquel, depuis que nous le connaissons, nous avons, avec plus de facilité qu'autrefois, dissocié et isolé à l'état de pureté les anaérobies stricts.

Voici d'abord l'énumération des principaux procédés classiques :

1° Recouvrir les milieux de culture liquides ou solides, utilisés pour les aérobies, d'une couche de 2 centimètres d'épaisseur de pétrole ou d'huile ; stériliser le tout en-

28.

semble et ensemencer plus tard dans la profondeur, en traversant la couche d'huile.

2° Cultures en pipettes scellées; on porte à l'ébullition dans une capsule, le milieu nutritif préalablement ensemencé (il faut pour cela avoir affaire à des microbes à spores très résistantes comme le bacille du tétanos ou le vibrion septique); on aspire avec une pipette dont on scelle ensuite à la flamme la partie étranglée et la pointe.

3° Cultures sur milieux additionnés de substances très oxydables (sulfindigotate de soude, formiate de soude, hydroquinone) qui s'emparent de l'oxygène au fur et à mesure qu'il pénètre dans les tubes ou ballons à travers le tampon de ouate. Ensemencement profond.

4° Procédé de HANS BÜCHNER (1889) analogue au précédent, mais qui utilise, pour absorber l'oxygène, de l'acide pyrogallique en solution alcaline et cela dans une atmosphère confinée.

5° Cultures dans les milieux dont on fait absorber l'oxygène par une culture concomitante, synchrone, de bactéries aérobies (*Bacillus subtilis*); appareils très simples de E. ROUX et de SALOMONSEN, celui de ce dernier plus commode.

6° Cultures dans le vide, obtenues soit à l'aide de la pompe à mercure, soit avec une trompe à eau : on se sert de tubes de PASTEUR de formes variées (fig. 37, p. 100) à parois épaisses, quelque peu modifiés par E. ROUX.

7° Emploi successif ou simultané du vide barométrique et de gaz inertes (hydrogène, acide carbonique) substitués à l'air.

8° Cultures dans un gaz inerte et particulièrement dans l'hydrogène, qui n'a pas d'action délétère sur les bactéries, tandis que l'acide carbonique est nuisible à quelques-unes d'entre elles.

C'est à cette dernière catégorie qu'appartient le procédé auquel nous nous sommes momentanément arrêtés et que l'on peut suivre en se servant d'un appareil dont l'idée première appartient à DURHAM (*Journ. of Pathol. and Bacteriol..* III, 2) mais qui a été profondément modifié et amélioré par un de nos anciens élèves. GRYSEZ, médecin militaire.

Ces modifications apportées à l'appareil primitif de DURHAM, sans que le principe même du procédé ait été atteint, ont eu malheureusement l'inconvénient de donner à l'agencement définitif une apparence de complexité qui effraierait peut-être le lecteur et nuirait à l'intelligence de la description. Afin d'éviter cela nous figurons tout d'abord schématiquement (fig. 122) le dispositif de DURHAM et nous l'accompagnons des explications nécessaires ; ce n'est qu'ensuite que nous présenterons (fig. 123) et décrirons, d'après GRYSEZ (1) lui-même l'appareil modifié dont il est l'auteur.

Voici comment DURHAM décrit son appareil, dans le *Journal of Pathology and Bacteriology* :

On utilise la réaction du sodium sur l'eau ; on emploie l'amalgame à 25 p. 100 pour éviter la réaction trop énergique du métal pur. On opère l'extraction de l'air de deux manières : par la trompe à l'eau et par l'acide pyrogallique et la soude caustique et on s'oppose à sa rentrée par un bouchon en caoutchouc et une colonne de soude.

L'appareil est formé de deux éprouvettes à gaz : l'une A (fig. 122) chambre anaérobique, est fermée par un bouchon en caoutchouc *a* percé d'un seul trou sur le côté qui permet d'y faire passer un tube de verre *b* allant

---

(1) V. GRYSEZ, *Contribution expérimentale à l'étude de la putréfaction dans un milieu aseptique.* Th. inaug. Lyon, 1897.

jusqu'au fond, où l'on place de l'acide pyrogallique. A l'aide d'un morceau de toile métallique, plié de façon à former deux plates-formes (en Ǝ placée de champ), on dispose, d'une part, l'amalgame de sodium N*a* sur la plate-forme inférieure *d*, et, de l'autre, le tube de culture sur la partie supérieure *c*.

L'autre éprouvette B est disposée comme un flacon laveur ; le tube plongeant est uni au tube de sortie de la chambre anaérobique par un tube de caoutchouc ; on

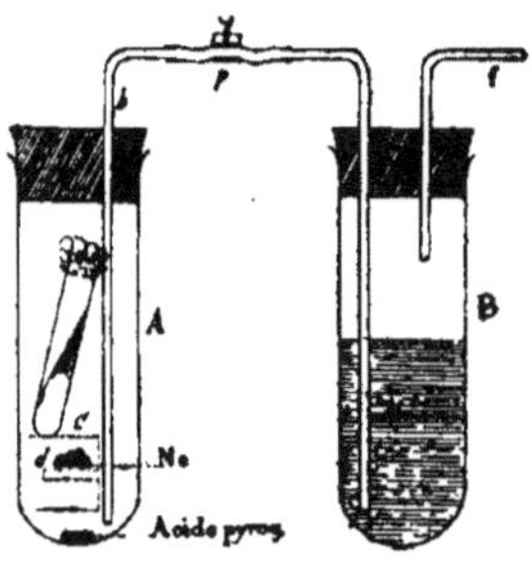

FIG. 122. — Appareil primitif de DURHAM
pour la culture des Anaérobies.

verse de la soude caustique à 5 p. 100 dans cette éprou-vette. On peut, mais ce n'est pas indispensable, placer sur le tube de caoutchouc une pince à vis *p*.

Pour se servir de l'appareil, on met en communication le réservoir de soude B avec une trompe à eau par le tube coudé *f* et on fait un vide tout à fait relatif dans l'appareil ; le tube de caoutchouc s'affaisse, on le serre dans la pince à vis. On a ainsi isolé les deux réservoirs ; en supprimant la communication de celui qui contient la soude avec la trompe, on y rétablit la pression atmosphé-rique. Dès lors, en desserrant peu à peu la pince à vis, on force la solution de soude à passer lentement dans la chambre anaérobique. Elle rencontre d'abord l'acide pyrogallique, et l'oxygène qui restait est absorbé; puis, elle atteint le sodium et il y a un dégagement d'hydrogène. Ainsi, dans la chambre anaérobique, on a supprimé tout l'oxygène et on l'a remplacé par de l'hydrogène.

L'importante modification (fig. 123) apportée à l'appa-

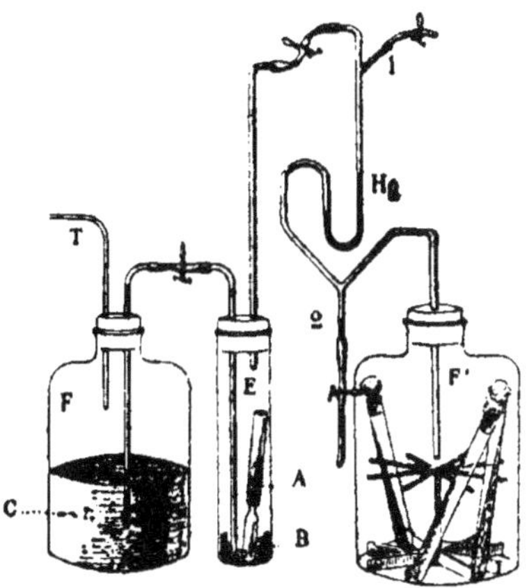

Fig. 123. — Appareil de Durham, modifié par V. Grysez. — F. Flacon renfermant une solution de soude C, mis en communication avec une pompe aspirante par le tube T. — E. Eprouvette renfermant l'acide pyrogallique B et l'amalgame de sodium dans le tube A. — F'. Chambre anaérobique avec son tube manométrique Hy.

reil de Durham par Grysez consiste à rendre la chambre anaérobique tout à fait indépendante des flacons qui produisent l'hydrogène et absorbent l'oxygène. Pour cela, on a intercalé entre la chambre anaérobique et le flacon laveur une éprouvette munie d'un bouchon percé de deux ouvertures par où passent deux tubes; l'un plonge, d'une part, au fond de l'éprouvette et est uni, d'autre part, au tube de sortie du réservoir de soude F par un tuyau de caoutchouc muni d'une pince à vis; l'autre s'arrête au niveau du bouchon, il est joint, par un tuyau de caoutchouc également avec pince, au tube du flacon F'. Pour contenir l'amalgame de sodium, il a paru commode, au point de vue du maniement de l'appareil, d'employer des tubes de verre larges de 2 centimètres, étranglés à leur tiers inférieur, analogues aux tubes à pommes de terre de Roux. Dans l'étranglement on fixe un rouleau de toile métallique et c'est dans la partie supérieure du tube, sur la toile métallique. qu'on place l'amalgame A; quant à sa partie inférieure, elle présente une petite ouverture pour laisser passer la solution de soude ; il est facile d'introduire au moment de l'expérience, suivant la capacité de la chambre anaérobique, un ou plusieurs de ces tubes dans l'éprouvette. Celle-ci et le flacon laveur peuvent être unis l'un à l'autre par deux liens en fil de fer et ne former qu'un seul appareil producteur de gaz facilement transportable.

Il arrive parfois que, malgré la fermeture hermétique de la chambre anaérobique, et à cause sans doute de la facile diffusion de l'hydrogène, ce gaz s'échappe et est remplacé par de l'air ; dès lors les cultures cessent de se développer. Pour remédier à cet inconvénient, on emploie le mode de fermeture suivant de la chambre anaérobique : sur le tube de sortie de cette chambre est fixé un tube en U dont la grande branche communique avec le tube de dégagement de l'appareil producteur du gaz. tandis que la petite branche se recourbant en U forme un V à pointe terminée par un ajutage vertical 2. un autre ajutage 1 étant placée sur la grande branche de l'U; à chacun de ces ajutages est fixé un tube de caoutchouc que l'on peut fermer à l'aide d'une pince.

Quand l'hydrogène s'est dégagé, ce que l'on constate au reflux de la soude dans le flacon laveur. on verse par l'ajutage 1 du mercure dans le tube en U, qui forme manomètre, et on détache l'appareil producteur du gaz; il s'établit dans le tube en U une différence de niveau du mercure mesurant la pression de l'hydrogène.

Dès lors, on peut à tout instant surveiller la marche de cette pression; si elle devient négative, par exemple, ou égale à la pression atmosphérique, le mercure a le même niveau dans les deux branches de l'U; si l'on veut alors remettre de l'hydrogène dans la chambre, on attelle de nouveau l'appareil producteur de gaz, on ferme l'ajutage 1, et on ouvre l'ajutage 2; en faisant écouler le mercure on rétablit ainsi la communication avec la chambre anaérobique.

Ces différentes dispositions offrent les avantages suivants :

1° La chambre anaérobique est indépendante de l'appareil producteur du gaz et les tubes, qu'on peut y placer en grand nombre, ne risquent pas d'être souillés par l'acide pyrogallique;

2° On peut mettre plusieurs chambres anaérobiques en communication avec un même appareil gazogène;

3° On peut se rendre compte à tout instant de la quantité d'hydrogène contenue dans la chambre anaérobique et la renouveler sans mettre les tubes de culture au contact de l'air.

Appliqué à la culture et à la dissociation des Bactéries très strictement anaérobies, comme le *B. tetani* ou le *B. septicus*, le procédé de DURHAM et l'appareil modifié de GRYZEZ nous ont toujours donné d'excellents résultats, bien supérieurs à ceux obtenus avec les autres méthodes.

Or, ce sont précisément les deux microorganismes que nous venons de citer, le Bacille de Nicolaier et le Vibrion septique, que l'on a le plus souvent l'occasion de rechercher dans des eaux limoneuses ou dans les dépôts vaseux qu'elles peuvent former; ils s'y rencontrent très fréquemment et, comme nous l'avons déjà vu, ils ont pu être mis en évidence dans la vase des galeries de filtration de Saint-Clair, à Lyon (ARLOING, LORTET, G. ROUX), dans celle de la mer Morte (LORTET), dans les dépôts qui incrustent la surface extérieure des bougies Chamberland (ARLOING), etc.

Pour les isoler à l'état de pureté et pour permettre en même temps le développement exclusif des anaérobies quelconques qui peuvent se rencontrer dans l'eau, on procède, au point de vue de l'ensemencement, exactement comme nous l'avons fait pour les aérobies, en mélangeant intimement un volume parfaitement déterminé de liquide, dilué ou non (les dilutions à titre élevé sont rarement nécessaires) à la gélatine-peptone de larges tubes à essais que l'on solidifie ensuite sur un plan horizontal; seulement, au lieu de laisser ces tubes à l'air libre, on les enferme aussitôt dans la chambre anaérobique de l'appareil de DURHAM que l'on met en fonctionnement.

Après quelques jours d'incubation et lorsqu'à travers les parois de verre du flacon on a pu se rendre compte qu'un assez grand nombre de colonies ont fait leur apparition, on retire les tubes, on pratique une numération et on ensemence sur milieux variés des parcelles de chacune d'elles; ces nouvelles cultures sont placées à nouveau dans une chambre anaérobique, laquelle peut être détachée de l'appareil gazogène et mise à l'étuve si cela est nécessaire.

Quant à la façon dont on doit s'y prendre pour faire la diagnose différentielle du *B. tetani* et du *B. septicus*, elle est suffisamment indiquée dans les monographies consacrées au chapitre III (pp. 317 et 329), à ces deux

Bactéries pour qu'il soit inutile d'y revenir ici. On constatera les caractères les plus saillants d'ordre morphologique, biologique ou expérimental et on n'aura dès lors
aucune peine à aboutir.

§ 2. — Analyses bactériologiques de l'air et des poussières atmosphériques. — Analyse des poussières sédimentées.

Les opérations de mise en culture, de numération et
de détermination spécifique étant, en ce qui concerne
l'air atmosphérique ou les poussières qu'il tient en suspension, exactement les mêmes que celles sur lesquelles
nous venons de nous appesantir à propos de l'eau, nous
n'aurons à décrire, dans ce paragraphe, que la façon
dont on doit s'y prendre pour recueillir aseptiquement
cet air avec ses corpuscules animés, et, si cela devient
nécessaire, conserver ces derniers, dans leur état primitif, originel, tant au point de vue quantitatif que qualitatif.

A. — ANALYSE BACTÉRIOLOGIQUE DE L'AIR AVEC LES
POUSSIÈRES QU'IL TIENT EN SUSPENSION.

L'air atmosphérique, on le sait aujourd'hui de façon
précise, est toujours, sauf au niveau de la surface de la
mer, très loin des côtes et sur les sommets des plus
hautes montagnes, plus ou moins riche en bactéries,
d'une part, et en moisissures, de l'autre (ces dernières
sont au contraire extrêmement rares dans l'eau) et le
nombre de ces microorganismes va en augmentant au
fur et au mesure qu'on aborde les couches les plus inférieures de l'atmosphère ou que, des régions peu habitées,

on se rapproche des grandes agglomérations humaines.

Le tableau suivant suffira, sans de plus amples explications, à bien fixer dans l'esprit du lecteur la réalité de ces faits d'observation. Nous avons à dessein négligé les moisissures, qui suivent à peu près la même progression :

LIEUX DE LA RÉCOLTE	BACTÉRIES PAR MÈTRE CUBE D'AIR
Océan Atlantique (surface) à 100 kilom. des côtes	0,3 à 0,6
Alpes bernoises (2.000 à 4.000 mètres d'altitude)	0
Col de Théodule, près Zermatt (3.350 mètres) .	3,3
Lac de Thoune (surface) (560 mètres)	8
Voisinage de l'hôtel de Bellevue (560 mètres). .	25
Sommet du Panthéon.	28
Parc de Montsouris	760
Rue de Rivoli	5.500
Hôtel de ville de Paris	9.780
Salle d'enfants malades à l'Hospice de la Charité de Lyon	15.000

Ce nombre, relativement considérable, de germes animés dans l'air des grandes cités et dans celui de nos appartements, comme aussi le rôle prédominant que certains épidémiologistes sont tentés d'attribuer, dans la propagation de quelques maladies infectio-contagieuses, au transport par cet air des microorganismes pathogènes, ont de bonne heure suggéré aux bactériologues l'idée d'étudier avec le plus grand soin la flore bactérienne atmosphérique. A ce point de vue, MIQUEL, en France, a rendu de signalés services à la Microbie, à la Météréologie et à l'Hygiène. On trouvera dans son ouvrage: *les Organismes vivants de l'atmosphère* (Paris, 1883) et dans la collection des *Annuaires de l'observatoire de Montsouris* des renseignements du plus haut intérêt sur le sujet que nous ne pouvons qu'esquisser très rapidement, en nous bornant à son côté exclusivement pratique.

La façon dont il convient de recueillir les micro-organismes maintenus en suspension dans un volume déterminé d'air varie considérablement suivant que la mise en culture peut être opérée sur-le-champ ou qu'elle ne le sera qu'à plus ou moins longue échéance.

Nous allons faire connaître comment on doit procéder dans l'une ou l'autre de ces alternatives.

Récolte des Bactéries de l'air pour une analyse immédiate. — Le principe 'de la méthode est très simple; il consiste à faire barbotter aseptiquement, par aspiration, dans un liquide stérilisé, un volume exactement mesuré de l'air à analyser, lequel y dépose ses corpuscules. gros ou petits, inertes ou vivants, et parmi ces derniers : les microorganismes (Bactéries ou Moisissures). Le liquide ainsi pollué est le point de départ, direct ou indirect, de la mise en culture dissociatrice. Nous avons. pendant longtemps, employé le procédé de STRAUS et WURTZ qui font barbotter l'air directement dans de la gélatine-peptone liquéfiée à basse température, puis solidifiée, après répartition homogène des germes. comme dans un tube d'Esmarch (plaque enroulée). Ce *modus operandi* est à coup sûr très ingénieux et séduisant. mais il est, en pratique, défectueux à plusieurs égards et nous avons dû (tout en conservant le principe) complètement transformer le matériel opératoire. Voici celui que nous avons adopté (fig. 124).

C'est un tube à essai à *T*. à parois résistantes. dont l'ouverture supérieure est fermée. avec un très bon bouchon de liège percé de deux trous. dont l'un laisse passer une pipette droite *BB* analogue à la pipette centrale de l'appareil de STRAUS. pipette dont l'effilure atteint presque l'extrémité inférieure du tube *T* laquelle, au lieu d'être arrondie et close. se termine en un tronc de cône perforé qu'un tube en caoutchouc *C* réunit à un petit tube de verre effilé et scellé à sa pointe *P*. Quant au second trou du bouchon, il livre passage à une tubulure de verre coudée, pénétrant peu profondément dans l'intérieur du tube *T* et mise en communication par un fort

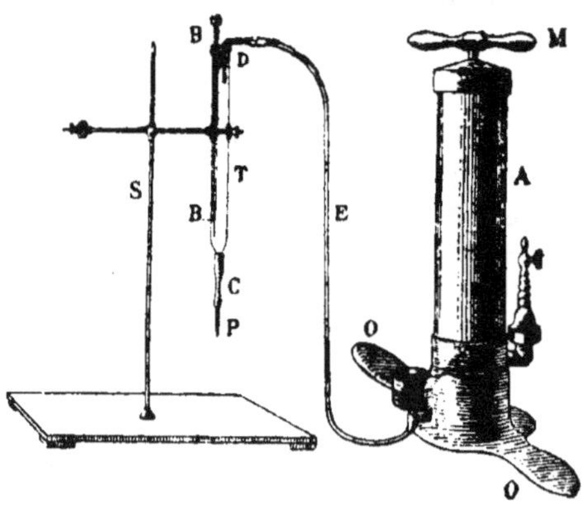

Fig. 124. — Appareil pour l'aspiration et e barbottage de l'air destiné à l'analyse bactériologique. — *A*. Pompe aspirante et foulante avec son piston muni de la poignée *M* et ses deux ailettes inférieures *OO*. — *T*. Tube pour le barbottage de l'air. — *BB*. Tube pipette donnant accès à l'air. — *C*. Tube en caoutchouc. — *P*. Tube en verre, effilé. — *D*. Tube coudé établissant, par l'intermédiaire du tube en caoutchouc *E*, la communication entre la pompe et l'appareil barbotteur. — *S*. Support métallique.

tube de caoutchouc *E* avec une pompe aspirante et foulante *A* que nous avons fait construire de telle sorte qu'à chaque coup de piston un litre d'air se trouve aspiré.

Quant au tube *T*. il est maintenu dans la position verticale au moment de la prise d'air et se trouve très solidement fixé sur le support *S*.

Les préparatifs indispensables sont les suivants : on

dispose à l'avance un certain nombre de tubes semblables à celui que nous venons de décrire; on verse dans chacun d'eux 4 ou 5 centimètres cubes d'eau distillée (peu importe le volume exact); on munit les deux petits tubes B et D d'un tampon de ouate recouvert d'un capuchon de papier à filtrer et on stérilise le tout à l'autoclave, à 115°–120°, pendant une demi-heure ou quarante-cinq minutes, la pointe P étant, bien entendu, scellée et le caoutchouc C fortement ligaturé en haut et en bas. Retiré de l'autoclave, l'appareil est enveloppé dans du papier et conservé dans un placard fermé.

Au moment où on veut opérer la prise d'air, le tube T est dressé sur le support S, sa tubulure coudée D est reliée à la pompe A par le caoutchouc E et le tampon de ouate du tube BB, qu'on a eu soin de laisser quelque peu saillant en dehors, est retiré à l'instant précis où va se faire la première aspiration.

Pour cela, l'opérateur place ses pieds sur les deux ailettes ou pédales OO. maintenant ainsi fortement fixé au sol le corps de pompe; il tire à lui de bas en haut et lentement le piston. grâce à la poignée M, et immédiatement il constate que par le tube-pipette BB toute une série de bulles d'air pénètrent dans l'eau du tube T et viennent crever à sa surface. Le débit de ces bulles doit être régulier, uniforme et non tumultueux.

Il faut avoir bien soin de noter, d'autre part, le nombre de coups de piston donnés; car, si le volume de l'eau importe peu ici, il n'en est pas de même de celui de l'air aspiré qui servira bientôt à établir les calculs de l'analyse quantitative.

Supposons que nous ayons relevé cinquante fois le piston et que nous jugions inutile de continuer la prise. nous avons donc aspiré et fait barbotter dans de l'eau stérilisée cinquante litres d'air qui. en traversant la couche liquide, s'y sont dépouillés des corpuscules de toute sorte et, par conséquent, des microorganismes qu'ils tenaient en suspension; le premier temps de notre opération analytique est terminé. Nous nous hâtons alors de replacer à l'extrémité libre de la pipette *B* son tampon de ouate, après l'avoir flambé, et nous détachons le tube *T* de la pompe *A*.

Nous allons maintenant ou procéder immédiatement à la mise en culture des germes recueillis ou surseoir à cette opération; dans ce dernier cas, le tube devra être placé au milieu d'un mélange de glace et de sciure de bois et pourra à la rigueur être ainsi transporté à de petites distances à condition d'être maintenu vertical, à l'instar de nos récipients d'eau dont il a été question dans le paragraphe précédent. Si l'analyse est faite tout de suite, on place sur le caoutchouc *C*, au-dessus de *P*, une pince à forci-pressure, on brise dans la flamme d'un bec Bunsen la pointe *P*, sur laquelle on avait eu soin de ménager un petit trait au couteau de verre puis, soufflant avec la bouche par l'extrémité libre du tube coudé *D*, on force l'eau du tube *T* à monter et à descendre à plusieurs reprises à l'intérieur de la pipette *BB*, afin de mobiliser et d'entraîner les quelques germes qui auraient pu rester adhérents à ses parois. On souffle aussi plusieurs fois sur l'extrémité supérieure de cette même pipette *B*, et l'on détermine de la sorte la production de bulles d'air, aseptisé par le tampon de ouate, qui viennent faire bouillonner l'eau, la brasser énergiquement et remettre en suspension homogène les bactéries qui auraient pu déjà se déposer.

On a, pendant ce temps, liquéfié au bain-marie la gélatine-peptone d'un certain nombre de larges tubes à essais, exactement semblables à ceux décrits pour l'analyse de l'eau, et qui vont recevoir, à doses fractionnées, la totalité du liquide renfermé dans la petite éprouvette T. Pour opérer cette répartition, on reflambe à nouveau l'effilure ouverte P. on approche un des tubes de gélatine dont le tampon de ouate a été retiré avec précaution et, pressant légèrement sur les branches de la pince à forci-pressure, on laisse s'écouler et tomber dans l'intérieur du tube quelques gouttes de l'eau de barbottage de l'air. Ce premier tube ainsi ensemencé, un second l'est de la même façon et ainsi de suite jusqu'à ce qu'il ne reste plus de liquide dans le tube T ; on peut même alors, pour pousser à l'extrême les garanties d'exactitude, verser rapidement et aseptiquement dans ce tube T 1 ou 2 centimètres cubes d'eau stérilisée qui, après avoir servi à laver ses parois internes et celles du tube-pipette dont elle mobilisera les quelques germes non entraînés par les premières opérations, sera à son tour répartie dans un ou deux tubes de gélatine. Quant à ces tubes, une fois ensemencés, ils sont roulés en tous sens à plusieurs reprises. puis, déposés sur un plan horizontal où s'opérera la solidification de la gélatine, traités, en un mot, comme l'ont été ceux qui ont servi à la mise en culture, en vue de l'analyse quantitative. des échantillons d'eau de boisson.

Nous venons de supposer une répartition directe. dans la gélatine. de l'eau même qui a servi à faire barbotter l'air, sans dilution préalable : c'est qu'en réalité c'est presque toujours ainsi qu'on agit dans la pratique. les microbes de l'air étant infiniment moins nombreux que ceux des eaux, même relativement pures, nécessitant donc, de ce fait, très rarement une dilution quelconque.

Tout ce que nous avons dit dans le paragraphe précédent, au sujet des numérations, de l'immobilisation des colonies fluidifiantes, etc.. est applicable à l'analyse de l'air.

Quant à la façon de calculer le quantum de Bactéries par mètre cube, elle est des plus simples et a son point de départ dans la détermination du volume d'air aspiré.

Supposons que les 50 litres qui ont servi à l'opération qui vient d'être décrite aient donné 24 Bactéries et 15 Moisissures (1), nous dirons :

$$50 \text{ litres} = 24 \text{ B. et } 15 \text{ M.}$$

$$1.000 \text{ litres } (1 \text{ m}^3) = \frac{24 \times 1.000}{50} \text{ ou } 480 \text{ B.} = \frac{15 \times 1.000}{50} \text{ ou } 300 \text{ M.}$$

d'où, s'appliquant à tous les cas, la formule générale suivante :

$$\text{Nombre de Bactéries de l'air par m}^3 = \frac{N \times 1.000}{L}$$

N indiquant ici le nombre des colonies apparues dans les tubes et L celui des litres d'air aspiré.

En ce qui concerne maintenant l'analyse qualitative et la détermination des espèces rencontrées dans l'air, elles s'opèrent exactement de la même façon que pour les Bactéries des eaux.

Il y a quelques années, encouragés par les excellents résultats que nous avait donnés, pour la mise en évidence rapide et la dissociation, dans l'air des salles d'hôpitaux, du champignon du muguet (*Oïdium* ou *Saccharomyces*

---

(1) Autant il est rare de constater dans les tubes de gélatine la présence de Moisissures lorsqu'il s'agit d'analyses d'eau, autant il est fréquent d'en rencontrer, et souvent en plus grand nombre que les Bactéries, dans les analyses d'air. On recommande, lorsqu'on n'a pas intérêt à compter les Moisissures, de se servir d'une gélatine-peptone un peu plus fortement alcalinisée que d'ordinaire, de même que si on désire au contraire les voir coloniser à l'exclusion des Bactéries, on rendra le substratum nutritif acide. En thèse générale, en effet, les Bactéries préfèrent des milieux neutres ou alcalins, tandis que les Moisissures affectionnent davantage ceux qui sont acides ; mais il y a de nombreuses exceptions à cette règle et il était bon de les signaler.

albicans) l'emploi de milieux nourriciers en quelque sorte sélectifs (tranches de citron cru ou de carotte jaune cuite), nous avions abordé l'étude systématique de ces substrata sélectifs et fait construire, dans ce but, un appareil spécial pouvant permettre la dissociation à l'état de quasi-pureté de plusieurs espèces bactériennes.

Des raisons d'ordre matériel nous ont obligés à abandonner momentanément ces recherches, mais non sans leur avoir donné cependant un commencement de sanction, en procurant aux Bactériologues un moyen simple, facile et peu coûteux de déceler dans l'air des pièces habitées la présence du Streptocoque pyogène dont l'action pathogène peut être parfois, on l'a vu, des plus redoutables. Nombre de faits expérimentaux des plus probants sur ce point sont exposés dans la thèse de CHATIN (*Contribution expérimentale à la recherche des Streptocoques dans l'air atmosphérique*, Lyon, 1893) faite sous notre direction.

Pour réussir, il suffit de faire barbotter 50 à 100, ou même 200 litres d'air dans quelques centimètres cubes de décoction de touraillon à 5 ou 10 p. 100, filtrée, stérilisée (1) et renfermée dans un appareil de STRAUS ou dans un des tubes représentés figure 124. Après l'opération, l'appareil barbotteur est mis à l'étuve, à 37°, et au bout de quatre à cinq jours, quelquefois même de quarante-huit heures, s'il existe des streptocoques dans l'air aspiré, on les retrouve très nettement au microscope au sein de la décoction de touraillon qui est devenue trouble (le trouble est presque toujours uniforme, parce qu'en même temps que les streptocoques qui sont prédomi-

---

(1) Nous croyons devoir insister sur ce fait que les décoctions de touraillon sont très difficiles à stériliser : il ne faut pas craindre de les laisser longtemps (une heure à une heure et demie) dans l'autoclave à 120°.

nants, il s'est développé aussi quelques autres Bactéries banales de l'air).

On ensemence alors, soit en plaques, soit en strie, des tubes renfermant de la gélatine au touraillon et avec la décoction initiale fertilisée, à la dose de 1 ou 2 centimètres cubes, on inocule, en même temps, un ou plusieurs lapins dans le tissu cellulaire sous-cutané de l'oreille.

Les cultures permettent d'obtenir des colonies pures ou vraiment caractéristiques de streptocoques et assez souvent les animaux inoculés présentent un érysipèle typique de l'oreille; les tissus œdématiés contiennent une sérosité où pullulent les streptocoques.

Nous ne désespérons pas, lorsque nous pourrons reprendre à nouveau ces recherches interrompues, d'arriver à découvrir pour les principaux microbes pathogènes de l'air toute une série de milieux sélectifs analogues à celui au touraillon.

Récolte des bactéries de l'air en vue d'une analyse à assez longue échéance. — Lorsqu'on veut analyser microbiquement l'air de l'océan, des montagnes élevées ou des régions de l'atmosphère que l'on aborde en ballon, il faut pouvoir conserver un temps plus ou moins long les germes recueillis, sans qu'ils puissent pulluler ou, au contraire, périr, et cela dans des appareils solides, peu encombrants et facilement transportables.

On ne saurait guère songer ici, pour les raisons longuement exposées déjà, à des liquides même inertes, conservés dans une glacière, lorsqu'il s'agit surtout d'un laps de temps de plusieurs semaines ou de quelques mois.

Frankland (1886), Petri (1887) et quelques autres auteurs ont tranché la difficulté en recueillant par aspiration les germes de l'air sur des bourres filtrantes et sèches de nature variée, mais insolubles dans l'eau (amiante, laine et coton de verre, sable fin) entre les mailles desquelles les microorganismes restent inertes et intacts jusqu'au moment de la mise en culture.

MIQUEL, en 1887, reprenant une idée déjà ancienne de PASTEUR (1863) qui avait songé à utiliser des bourres solubles (coton-poudre soluble dans l'éther, silicates solubles dans l'eau) et une autre, plus récente, de A. GAUTIER (1886) qui préconisait le sulfate de soude préalablement déshydraté par la chaleur, améliora les procédés connus, créa une nouvelle méthode et inventa le petit appareil représenté dans la figure 125.

C'est l'un et l'autre, procédé et appareil, que nous adoptons à notre tour et que nous allons décrire d'après les indications formulées par le bactériologue de Montsouris.

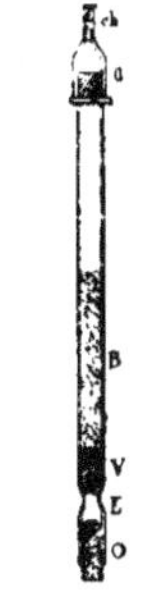

FIG. 125.
Tube à bourre soluble et à capuchon rodé de MIQUEL.

On emploie comme appareil le tube droit représenté figure 125, en verre épais et très solide, recouvert supérieurement d'un capuchon en verre rodé à cheminée,

ch., obturé, en dehors des opérations, avec un petit bouchon de ouate et muni inférieurement d'un double tampon, l'un intérieur V, en coton de verre, destiné à retenir la bourre soluble B et l'autre O, faisant un peu saillie à l'extérieur, en ouate ordinaire ; les deux sont séparés par un léger rétrécissement E.

Ce tube est commode, mais il a l'inconvénient de coûter assez cher, et son capuchon de verre se brise par trop fréquemment, lors des stérilisations ou des flambages. On peut lui substituer la pipette cylindrique, d'une capacité de 5 à 10 centimètres cubes de la figure 126, qui se trouve dans tous les laboratoires et convient aussi bien ; elle offre une extrémité effilée *P*, que l'on brise au moment de l'opération, une portion moyenne renflée *B*, contenant la bourre soluble, et enfin un col muni en *C* d'un tampon en coton de verre pour retenir la substance filtrante, un rétrécissement *E*, peu accusé et un autre tampon mobilisable, en ouate, *K*.

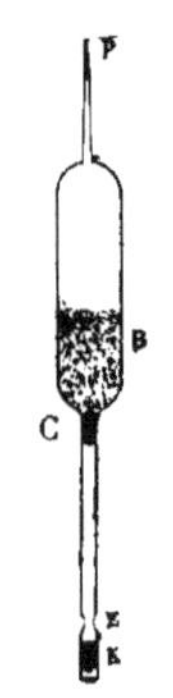

Quant à la matière choisie pour servir de bourre filtrante et soluble, ce sera ou du sulfate de soude desséché à très haute température et pulvérisé, ou du chlorure de sodium pur et recristallisé, chauffé à 200° pendant quelques heures, pilé grossièrement au mortier, puis tamisé de façon à posséder à peu près le grain du camphre râpé. Miquel attribue au sel marin les mêmes avantages qu'au sulfate de soude de Gautier.

Il ne nous reste plus qu'à décrire l'opération même de la récolte des germes aériens ; on a, bien entendu, en réserve un certain nombre de tubes de l'un ou l'autre modèle préalablement garnis de leurs bourres solubles (1 à 2 grammes par pipette) qui ont été introduites en *C* pour le tube de la figure 125 et en *K* pour celui de la figure 126 et stérilisés au four Pasteur, à 200°.

Fig. 126.
Pipette à bourre soluble, pour le captage des Bactéries de l'air dans les régions lointaines.

Supposons que nous utilisions la pipette de la figure 126 ; elle est dressée verticalement sur un support, sa pointe *P*, que l'on vient de briser, regardant en haut, et les grains de la bourre *B*, bien uniformément tassés par une série de petits chocs imprimés avec la main sur un plan horizontal ; l'extrémité inférieure *K*, toujours munie de son tampon de ouate, est alors mise en communication avec l'appareil aspirateur, qui peut être un vaste récipient rempli d'eau s'écoulant peu à peu, ou un aéroscope quelconque, ou une trompe à eau (auquel cas il est indispensable d'interposer un compteur pour connaître le volume d'air aspiré) ou, tout simplement, la pompe à main qui a été décrite. C'est elle que, pour notre part, nous préférons à tous les autres instruments d'aspiration, car elle peut être utilisée en toutes circonstances.

S'il est nécessaire de capter un volume par trop considérable d'air, on se servira avec avantage, si l'on est outillé pour cela, d'une pompe aspiratrice mue par l'intermédiaire de la vapeur ou de l'électricité. Il suffira alors, pour connaître le nombre de litres ayant traversé le filtre soluble, de savoir combien il y a de coups de piston dans un temps donné et quelle a été la durée de l'opération.

Quant au mécanisme intime de celle-ci, il est des plus aisés à comprendre : l'air entre en P, traverse avec plus ou moins de lenteur toute l'épaisseur de la bourre filtrante B et vient sortir en K ; chemin faisant, il se dépouille forcément de tous ses corpuscules en suspension et notamment de ses microgermes, qui restent emprisonnés entre les mailles très ténues du filtre. Nous établissons parfois, pour juger du degré de résistance de la bourre, un flacon laveur entre la pipette et la pompe, la marche des bulles à travers l'eau nous fournissant les indications voulues.

Une fois la prise terminée, la pipette est enlevée du support, séparée de la pompe, puis sa pointe étant scellée à nouveau, elle est placée verticalement dans une boîte *ad hoc* où elle se trouve calée de telle sorte qu'elle ne peut craindre aucune avarie.

Si on a fait porter son choix sur le tube de la figure 125, on opère de façon identique : l'air est aspiré par l'ouverture supérieure débarrassée de son bouchon de verre rodé, que l'on replace ensuite, lorsque tout est terminé, et c'est l'extrémité *O* qui est reliée à l'appareil aspirateur.

Lorsque le moment est venu de procéder à la mise en culture, on brise une seconde fois la pointe *P* de la pipette (fig. 126), on aspire avec la bouche, par l'extrémité *E*, quelques centimètres cubes d'eau stérilisée qui vont dissoudre le sel constituant la bourre et s'emparer des microorganismes existants ; on verse cette première eau dans un tube ou ballon stérilisé ; on en aspire encore une certaine quantité pour bien laver les parois de la pipette. on l'ajoute à la précédente et c'est avec ce mélange, pris dans sa totalité, que le praticien ensemencera, comme s'il s'agissait d'une analyse quantitative d'eau, un plus ou moins grand nombre de tubes de gélatine-peptone. Il est important de noter qu'une quantité assez considérable d'eau doit être employée pour dissoudre le sel et répartir les microbes dans le milieu nutritif ; on risquerait, en agissant autrement, ou de voir la gélatine s'opacifier par le fait de la cristallisation d'une solution saline trop concentrée, ou de provoquer un léger état antiseptique du substratum nutritif qui gênerait singulièrement le développement ultérieur des colonies.

Celles-ci, dès leur apparition, sont surveillées avec soin, comptées tous les deux jours comme celles de l'eau ordinaire et immobilisées avec le stérésol, si elles liquéfient la gélatine. Les calculs à effectuer pour le rapport au mètre cube sont les mêmes que ceux dont nous avons ci-dessus donné la formule générale.

L'analyse qualitative est basée sur les mêmes principes que ceux exposés à l'occasion de l'examen microbique des eaux et l'expérimentation sur les animaux pourra ici encore fournir de précieux renseignements.

B. — Analyses bactériologiques des poussières sédimentées ou au repos.

Comme tous les corps solides. les poussières, si ténues soient-elles. les Bactéries et les spores des Moisissures par conséquent. obéissent aux lois de la pesanteur et, tombant normalement au sein d'une atmosphère calme. finissent par gagner les parties les plus déclives où elles se sédimentent en couches successives. à moins que. poussées par les courants aériens. elles ne viennent s'appliquer sur des parois obliques ou verticales.

Or. ces poussières qui, à la longue. s'insinuent partout. dans les rainures. les plus petites fissures des pièces habitées, etc.. renferment, cela a été maintes fois constaté par les bactériologues. les germes animés d'un très grand nombre de maladies. d'affections intercurrentes. ou de complications des plaies. Ils sont, en effet. la cause de la plupart des complications immédiates ou secondaires des plaies accidentelles ou opératoires qui autrefois rendaient si graves et si souvent mortelles les interventions chirurgicales ;érysipèles. phlegmons. septicémies. pyohémies. pourriture d'hôpital. etc.), complications que, grâce aux découvertes de la Microbie, on est arrivé à faire presque totalement disparaître aujourd'hui des hôpitaux bien tenus.

Il n'est pas besoin d'en dire davantage pour faire comprendre au lecteur combien il est parfois nécessaire de pratiquer sur les poussières au repos les. mêmes opérations analytiques que sur celles en suspension dans l'atmosphère. Des renseignements complémentaires se trouvent disséminés çà et là dans les diverses monographies consacrées, dans le chapitre III. aux espèces pathogènes.

Nous n'avons ici, en somme, qu'à décrire sommairement les procédés de récolte, les autres opérations techniques étant exactement les mêmes que celles suivies pour l'eau et pour l'air.

Nous recueillons de la façon suivante les poussières déposées sur un plan horizontal ou dans une fissure : après les avoir toutes ramenées à la surface et accumulées en un petit tas, nous en recueillons une petite quantité au moyen d'une petite pelle semi-cylindrique, ressemblant un peu à un transplantoir de botaniste. Cette pelle peut être en platine ou tout simplement constituée par une forte plume à écrire dont la pointe est solidement soudée à l'extrémité d'un agitateur de verre. Sur une bonne balance et dans un petit tube de verre, préalablement taré et stérilisé, on pèse exactement 1 gramme ou une fraction de gramme de cette poussière ; puis, on verse la quantité choisie dans un des tubes à essais contenant 9 ou 10 centimètres cubes d'eau stérilisée, que nous connaissons déjà. On procède, suivant les cas, à plusieurs dilutions et, après agitation répétée et mélange intime de la poussière et de l'eau, on ensemence 1 centimètre cube de chacune des dilutions dans une série de tubes de gélatine-peptone destinés à fournir les plaques fermées, minutieusement décrites dans le précédent paragraphe (eau). Le reste de la technique qu'il convient de suivre, pour parfaire l'analyse quantitative ou qualitative, est connu ; nous n'y revenons donc pas.

L'examen microscopique, en s'aidant des divers procédés différentiels de coloration, les cultures sur milieux variés, l'expérimentation sur les animaux, tous ces moyens d'information appliqués à l'étude des colonies suspectes, permettront de mettre en évidence certaines bactéries pathogènes et de formuler de précieux conseils d'hygiène prophylactique. S'il s'agit maintenant de recueillir des poussières sur des surfaces fortement inclinées ou verticales, nous utilisons le petit appareil très simple que MAREUGE, dans sa thèse inaugurale (1), décrit de la façon suivante : « C'est un tube à essais (à parois solides) fermé par un bouchon de liège percé d'une ouverture centrale ; à travers cette ouverture passe un agitateur de verre, à l'extrémité inférieure duquel est fixé fortement un tampon fait avec de la toile d'amiante ou du coton cardé et plongeant dans quelques centimètres cubes d'eau. Le tout est stérilisé à l'autoclave. Au moment de s'en servir, on retire avec les précautions habituelles, c'est-à-dire dans la flamme d'une lampe à alcool, le bouchon et, avec lui, l'agitateur portant son tampon ; on promène celui-ci à plusieurs reprises sur une surface de 10 à 20 centimètres carrés, préalablement mesurée et délimitée à la craie ou au charbon. Les poussières restent adhérentes au tampon mouillé, lequel est reporté à plusieurs reprises et agité dans l'eau du tube, puis y est replacé à demeure jusqu'au moment de la mise en culture. »

Celle-ci s'opère, comme il a été dit tant de fois, à la dose de 1 centimètre cube du mélange d'eau stérilisée et de poussières et avec des dilutions de titres variés. Les numérations se font comme d'habitude ; mais l'unité de mesure est ici le décimètre ou le mètre carré et les résultats quantitatifs n'ont qu'une exactitude relative. quelques grains de poussière ayant bien pu échapper à l'action du tampon.

(1) *Le rôle et l'importance de la sédimentation des germes atmosphériques dans l'épuration totale des pièces habitées*, Lyon, 1895.

§ 3. — Analyse bactériologique du sol.

Ici encore les méthodes d'analyse sont identiquement les mêmes que celles décrites dans les paragraphes précédents et nous n'avons à fournir quelques indications nouvelles qu'à propos du mode de prélèvement et de récolte des échantillons.

L'un de nous a montré dans son *Précis d'analyse microbiologique des eaux* (1) (page 38), en nous basant sur des données certaines empruntées à MIQUEL, que chaque année, dans le parc de Montsouris, rien que du fait de la pluie, 4.500.000 germes au minimum étaient déposés à la surface du sol, par mètre carré.

On peut juger par là de l'extrême abondance des Bactéries occupant les couches superficielles de la terre, abondance que les quelques exemples numériques suivants permettront de mieux apprécier.

Nombre de bactéries (aérobies) par gramme de terre,
à la surface de :

Terre gazonnée du parc de Montsouris.	900.000
— sableuse du jardin de l'Institut agronomique de Leipzig.	380.000
— argileuse — —	500.000
— d'un champ cultivé, près de Turin. . . .	11.000.000
Boues des rues de Turin	78.000.000

Et encore. qu'on le remarque bien, il ne s'agit ici que de microbes aérobies et on sait que les anaérobies sont très fréquents dans les portions supérieures du sous-sol où ils aident singulièrement à l'accomplissement des processus de la végétation.

En ce qui concerne les aérobies. C. FRÆNKEL (1887) a

(1) Dʳ GABRIEL ROUX, *Précis d'analyse microbiologique des eaux.* Paris, J.-B. Baillière et fils, 1892.

constaté que leur nombre décroissait brusquement à
1 m. 85 environ de profondeur pour s'atténuer ensuite
progressivement et devenir nul vers 4 ou 5 mètres. C'est
même pour cela que la nappe souterraine est le plus
ordinairement amicrobique, c'est-
à-dire complètement privée de
Bactéries.

Pour opérer le prélèvement des
échantillons de sol destinés à l'analyse bactériologique, on peut pro-
fiter d'une tranchée qui vient
d'être ouverte ou utiliser des sortes de sondes à forage dont Frænkel et quelques autres auteurs
allemands ont indiqué plusieurs
types.

Nous représentons fig. 127 et
nous décrivons ici deux modèles
différents d'une semblable sonde,
l'un pour le sol humide et l'autre
pour le sol desséché. Ils ont été
construits pour notre laboratoire,
sur les indications d'un de nos
élèves. V. Grysez, qui. dans sa
thèse inaugurale (*loc. cit.*, fournit à leur sujet les détails que
nous reproduisons ici :

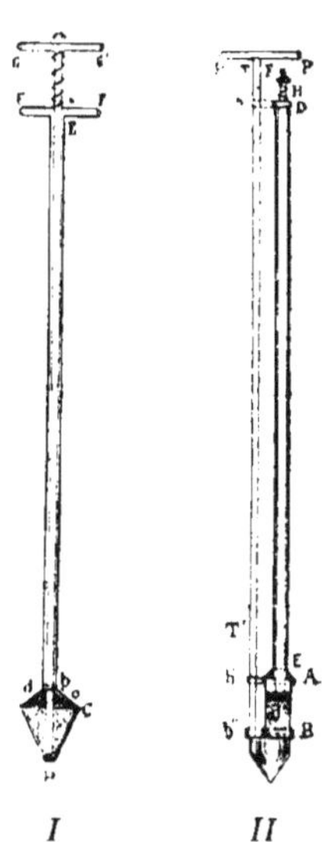

Fig. 127. — Sondes pour
le prélèvement des
échantillons de terre
destinés à l'analyse
bactériologique.
I. — Sonde pour la terre
sèche.
II. — Sonde pour la terre
humide.

La sonde destinée à prélever de
la terre sèche fig. 127. *I* se com-
pose d'un réservoir *DBC*, de forme conique. dont la capacité est exactement de 2 centimètres cubes. Ce réservoir
est fixé, pointe en bas, à l'extrémité d'une tige *AB*.

Il est fermé par un couvercle *dbc*. mobile de bas en
haut, traversé en son centre par la tige *AB* et fixé à l'ex-

trémité d'un tube *Eb* qui engaine cette même tige. Le tube *Eb* est plus court que la tige *AB* d'environ 5 centimètres ; il est terminé en haut par une poignée transversale *FF"* ; la tige *AB* est, elle aussi, terminée par une poignée *GG'* ; entre les deux poignées se trouve un ressort à boudin *A* qui entoure la tige *AB*. De cette façon, lorsqu'on rapproche la poignée *FF"* de la poignée *CC'*, on soulève le couvercle *dbc* et le réservoir est ouvert ; lorsqu'on l'abandonne, le ressort *H* force le couvercle à s'appliquer sur la base du réservoir qui se trouve fermé.

La hauteur totale de la sonde pourra varier de 0,50 centimètres à 2 ou 3 mètres et même plus ; sur le tube extérieur se trouve une graduation en centimètres. Toutes les parties de cet instrument sont vissées, ce qui permet une stérilisation et un nettoyage faciles.

Pour faire avec cette sonde une prise d'échantillon, on l'enfonce dans le sol jusqu'à la profondeur voulue (indiquée par la graduation), en appuyant sur la poignée *GG* seule. On rapproche alors la poignée *FF"* ; la terre pénètre ainsi dans le réservoir et il ne reste plus qu'à abandonner la poignée *FF'* et à retirer la sonde, en se servant de la poignée *GG'*.

Passons maintenant à l'instrument destiné à la terre mouillée. Le réservoir de cette sonde est cylindrique, *AB*, ouvert en bas et fermé en haut par un disque plein *C*, qui peut en parcourir toute la hauteur. Il est fixé à l'extrémité d'un tube *DE*. Le disque *C* est commandé par une tige *EC* qui glisse à l'intérieur du tube *DE* et se dirige en haut d'une quantité égale à la hauteur du cylindre. Cette tige se termine en haut par un bouton assez large *F* ; enfin, un ressort *H* prend point d'appui, d'une part sur l'extrémité supérieure du tube *DE*, d'autre part sur le bouton *F*. La fermeture du réservoir est obtenue par un cône plein, dont la base s'applique sur

le cylindre et la pointe est dirigée en bas. Ce cône
déborde le cylindre sur un point ; en ce point, il est fixé
à l'extrémité d'une tige TT'. Cette tige est appliquée le
long du réservoir et du tube DE par trois bagues $bb'b''$;
elle se termine en haut par une poignée PP'. En faisant
faire à cette poignée un demi-tour complet, on force également le cône à tourner, de façon qu'il découvre complètement le réservoir.

Pour opérer les prises de terre avec cette sonde, on
l'enfonce jusqu'au niveau voulu (déterminé par une
graduation en centimètres qui se trouve sur la tige T),
puis on tourne la poignée P de 90 degrés ; on continue
à enfoncer d'une quantité égale à la hauteur du cylindre ;
la terre pénètre dans le réservoir. On place alors la poignée dans sa position première et on retire la sonde.
Pour la vider, on ouvre comme tout à l'heure le réservoir, et, en poussant le bouton B, on chasse, par l'intermédiaire du disque, la terre mouillée qui adhérait aux
parois du réservoir. En lâchant le bouton, le ressort le
force à remonter entraînant avec lui le disque et la sonde
est prête à resservir.

En suivant fidèlement les indications que nous venons
de formuler, un serrurier quelque peu habile sera parfaitement capable de construire ces sondes, auxquelles,
suivant l'usage qu'on en voudra faire, on donnera des
dimensions variées ; il sera toujours utile d'avoir à sa
disposition un grand et un petit modèle.

Quant à l'échantillon ainsi recueilli, il est, sous un
poids très exactement déterminé, traité comme les poussières, agité dans de l'eau stérilisée qui, elle-même,
après dilutions successives et de titres toujours très
élevés, sera ensemencée dans les tubes de gélatine-
peptone.

Les Bactéries les plus importantes qui se rencontrent

dans les sols de diverse nature sont celles des fermentations ammoniacales et de la nitrification et parmi les pathogènes : le *Staphylococcus pyogenes aureus*, le *Streptococcus pyogenes*, le *Bacillus typhosus*, le *B. coli communis*, le *B. anthracis*, etc.. qui sont aérobies et se mettent en évidence par les moyens déjà étudiés, puis parmi les anaérobies, le *Bacillus septicus* et le *B. tetani*. Il est presque toujours préférable, en ce qui concerne ces deux dernières espèces, au lieu d'avoir recours aux cultures en anaérobiose, de procéder, comme nous l'avons déjà dit, par l'inoculation directe, sous la peau des cobayes, de petites quantités de terre ; parmi les animaux inoculés, les uns succombent à la septicémie gangreneuse, d'autres au tétanos, d'autres, enfin, à une infection mixte.

CHAPITRE V

Examens bactérioscopiques des produits pathologiques.

Produits pathologiques des cavités naturelles directement accessibles (voies digestives et respiratoires; voies génito-urinaires). — Examen des crachats, des fausses membranes, etc., des matières fécales, des sécrétions génitales. des dépôts urinaires, etc. — Produits pathologiques profondément situés; notions sommaires sur la flore bactérienne du tégument cutané; nécessité d'une antisepsie radicale de celui-ci avant toute opération de recherche microbique. — Lésions tégumentaires: abcès et phlegmons sous-cutanés et profonds. — Récolte aseptique et examen bactérioscopique du pus, du sang et des autres liquides pathologiques profondément collectés.

Les notions de Microbie que nous nous sommes efforcés de condenser dans les précédents chapitres ont suffisamment préparé le lecteur, croyons-nous, à en faire lui-même l'application aux divers cas de bactérioscopie clinique qui pourront se présenter dans la pratique pour qu'il nous soit permis d'être très brefs et fort concis en ce qui concerne l'exposé des manipulations qui doivent porter sur les produits pathologiques du corps de l'homme.

Ceux-ci se répartissent naturellement en deux grandes catégories, suivant qu'ils sont directement accessibles à la main du praticien, leur siège étant dans les cavités ouvertes de l'organisme (bouche, pharynx, bronches, fosses nasales, gros intestin, vagin, urèthre, etc.) ou qu'au contraire ils nécessitent, pour être recueillis, un traumatisme opératoire quelconque (ponction superficielle ou profonde, aspiration, trépanation, etc.).

Le médecin seul est autorisé à aller à la recherche de ces derniers ; cependant, comme dans des cas d'extrême urgence, le pharmacien peut être appelé à le suppléer et lui sert en tout cas très souvent d'aide dans les petites localités, il n'est pas mauvais que, lui aussi, sache comment il faut s'y prendre pour recueillir aseptiquement à travers la peau et avec toutes les précautions d'usage les produits pathologiques qu'il aura à examiner ; d'où quelques très brefs développements à ce sujet.

§ 1. — Produits pathologiques des cavités naturelles directement accessibles.

A. — Voies respiratoires et digestives supérieures.

La flore bactérienne de la bouche et du pharynx, vestibule commun aux voies digestives et respiratoires, est, on le comprend aisément, même à l'état normal, des plus riches et des plus variées ; le contact permanent ou accidentel de ces cavités avec les milieux naturels (air, eau et les aliments de toute sorte) qui, non seulement les traversent plus ou moins hâtivement, mais séjournent encore un certain temps, très long parfois, dans les interstices des dents, les cavités de celles qui sont cariées, les culs-de-sac gengivo-dentaires, etc., surtout chez les personnes peu soucieuses des soins de propreté, nous fournissent une explication suffisante de cette richesse microbienne habituelle.

Mais ce qui, malheureusement, est plus grave, c'est qu'à côté des espèces bactériennes saprophytiques qui ne peuvent nuire, qui souvent même jouent un rôle utile dans la transformation de quelques aliments, il en est d'autres, et en assez grand nombre, qui sont douées de propriétés très nettement pathogènes et bien que ne se révélant pendant des mois et des années que par leur seule présence, sont néanmoins capables, tout à coup, sous l'influence de facteurs étiologiques les plus divers, de manifester brusquement leur virulence en donnant naissance à des infections de gravité très inégale, depuis les plus banales et les plus inoffensives (angine herpétique, pultacée, abcès dentaire, gingivite, amygdalite aiguë, etc.) jusqu'aux plus redoutables (exemple : stomatite, pneumonie, otite et parfois méningite par voie ascendante, etc.).

Parmi ces dangereux commensaux du vestibule buccopharyngien et aussi des fosses nasales, nous citerons : les *Staph. pyogenes aureus* et *albus*, le *Diplococcus pneumoniæ*, le *Méningocoque* de WEICHSELBAUM, le *Strept. pyogenes*, le *Bacillus coli communis*, le *Micrococcus tetragenus*, le *Spirillum buccale* lequel, d'après VERNEUIL et CLADO (1889), produirait parfois des abcès spéciaux, dentaires ou autres, dits abcès spirillaires, enfin le *Leptothrix buccalis* de CH. ROBIN (1853), très longtemps regardé comme un vulgaire saprophyte, mais que des recherches récentes ont montré capable de donner naissance à un *mycosis*, bénin il est vrai, mais extrêmement tenace des voies respiratoires supérieures et notamment des cryptes amygdaliennes (CHAVAS. Th. inaug. Lyon, 1898).

G. ROUX et A. ROCHAIX.   30

Ce *Leptothrix*, un des microorganismes les plus communs de la bouche, du tartre dentaire et des cavités dues à la carie n'ayant pu, parce qu'en somme ce n'est que très rarement qu'il devient pathogène, trouver place dans notre chapitre III, mérite cependant une courte description qui permettra au praticien de le reconnaître quand il le rencontrera, ce qui arrivera assez fréquemment.

Le *Leptothrix buccalis*, découvert et bien décrit par Ch. Robin dès l'année 1853, est un très long bacille filamenteux ayant une longueur de 30 à 50 μ, mais pouvant osciller entre 15 et 100 μ et une largeur de 0 μ 8 à 1 μ; se colore bien par les couleurs basiques d'aniline, qui démontrent l'existence de segments placés bout à bout (strepto-bacille); reste coloré après traitement par la méthode de Gram; traité par iode, montre çà et là des points bleus qui sont dus à une substance amyloïde; filaments ordinairement rectilignes, mais quelquefois spiralés, ce qui l'a fait confondre à tort par Zopf avec le *Spirillum buccale*.

Il s'agit certainement ici d'une espèce bactérienne remontant aux temps les plus reculés, puis que Miller (1882) l'a trouvé dans le tartre dentaire des momies égyptiennes.

Les cultures sur milieux nutritifs artificiels ont été difficiles et longues à être réalisées et c'est à Vignal (1886) que revient le mérite de les avoir instituées à l'état de pureté.

Sur *gélatine-plaque*. — En trois-quatre jours, colonie arrondie. saillante, blanc grisâtre avec, plus tard, un bord festonné. semi-transparent qui s'étend peu à peu, au fur et à mesure que se liquéfie la gélatine.

Sur *gélose* à 37°, le pourtour de la strie d'ensemencement est très hâtivement recouvert d'une membrane plissée blanc jaunâtre.

Sur *pomme de terre*. — Petites taches blanches et aplaties.

Dans *bouillon*. — Trouble léger et mince sédiment, pas de voile.

L'affection pharyngienne causée par *Leptothrix* a quelquefois l'aspect d'une angine pultacée avec revêtement blanchâtre mais plus fréquemment elle est représentée par des touffes blanches, isolées, fortement et profondément implantées dans les cryptes amygdaliennes d'où il faut les arracher avec une forte pince ; un examen microscopique immédiat assurera le diagnostic.

D'après Arustamow (1889), il y aurait, pouvant produire le mycosis spécial de l'arrière-gorge, deux espèces distinctes de *Leptothrix* dont l'une, très probablement celle que nous venons de décrire, est aérobie et dont l'autre, filamenteuse aussi, est anaérobie vraie : peut-être doit-on incriminer encore, d'après Dobrzyniccki (1897) et Macé, certaines espèces de *Cladothrix*.

A côté des diverses bactéries d'ordre banal que nous venons d'énumérer, nous devons indiquer aussi le bacille de la tuberculose de Kock dont Straus (1894) et bien d'autres ont démontré l'existence assez fréquente dans le mucus nasal de sujets sains, le bacille de la diphtérie de Loeffler, survivant parfois plusieurs mois à l'affection qu'il avait provoquée ou se rencontrant dans la bouche de gens bien portants, etc.

Les produits bactérifères sans contredit les plus importants qui passent par le pharynx et la bouche et sont expulsés, sinon toujours formés par cette dernière sont les crachats, mélange de sécrétions normales (salive, mucus pharyngien, etc.) et pathologiques (mucus, muco-pus, pus du pharynx, du larynx, des grosses et petites bronches, des alvéoles pulmonaires); dans maintes cir-constances ils fournissent au clinicien, grâce à l'examen bactérioscopique, de précieux éléments de diagnostic et permettent souvent une affirmation là où les symptômes cliniques n'autorisaient tout au plus que le doute.

On recueille les crachats en faisant expectorer le ma-lade soit dans un petit cristallisoir, un verre de montre, un pot à pommade, un flacon à large ouverture, etc., bien lavés et préalablement flambés, soit tout simplement dans un mouchoir ou toute autre pièce de linge propre. L'examen peut être pratiqué aussi bien sur les crachats frais et humides que sur ceux qui sont depuis assez long-temps desséchés; il suffit, dans ce dernier cas, de déposer à la surface du crachat formant croûte et en un point que l'on choisit aussi verdâtre et épais que possible une ou deux gouttes d'eau stérilisée; puis, après imbibi-tion et gonflement de la parcelle humectée, on saisit celle-ci avec une pince ou une œse et on procède comme il va être dit pour les crachats frais.

Les microorganismes qui peuvent se rencontrer dans ces sécrétions morbides des voies respiratoires sont très abondants et d'espèces variées. Mais ceux que le prati-cien a le plus fréquemment l'occasion de rechercher et mettre en évidence par les procédés de coloration sont relativement peu nombreux : Staphylocoques pyogènes, Tétragène, Streptocoque pyogène, Pneumocoque, parmi les Microcoques; Bacille de la tuberculose de Koch, Ba-cille de la diphtérie, dans le groupe des Bactéries cylin-driques. Que l'on recherche microscopiquement l'un ou l'autre de ces microbes, les premiers temps de l'opé-ration sont communs et ont été décrits avec détails, page 79.

Afin de faciliter la tâche du commençant, nous y revenons cependant ici à nouveau, mais brièvement : une particule très fine et aussi opaque que possible du crachat frais ou humecté est saisie avec l'œse recourbée en crochet et déposée à la surface d'un cover (lamelle couvre-objet) très propre et flambé ; au moyen d'un second cover appliqué par-dessus le premier, on étale par frottement des deux lamelles l'une contre l'autre le produit à examiner en couche aussi mince et aussi uniforme qu'il se pourra ; ceci fait, les deux petites lames sont séparées l'une de l'autre et leur face positive (celle qui présente l'enduit organique) est vivement desséchée à l'air libre. Ce n'est qu'une fois cette dessiccation *à froid* opérée — ceci a une extrême importance — que l'on doit procéder au temps de la *caléfaction*, en passant trois fois et pas trop vite, suivant le précepte de Koch, chacune des lamelles au-dessus de la flamme d'une lampe à alcool ou d'un bec Bunsen, la face positive regardant en haut. Le coup de main nécessaire à la réussite de cette petite opération, au cours de laquelle le produit pathologique doit être suffisamment chauffé, mais non brûlé, ne s'acquiert que par une assez longue pratique ; aussi engageons-nous les commençants qui se méfieraient de leur habileté à avoir recours de préférence à la petite table chauffante à étages, représentée dans la figure 12, p. 66, grâce à laquelle la caléfaction pourra s'opérer sans danger, mais sera un peu plus longue. Quant au but poursuivi, il consiste en ceci qu'on obtient de la sorte une préparation fortement adhérente à la petite lamelle de verre par suite de la coagulation des matières albuminoïdes, et cela sans précipité granuleux pouvant gêner l'observation, précipité qui se produirait fatalement si on procédait à la caléfaction d'un produit non préalablement desséché (Koch).

30.

Les lamelles (covers) ainsi préparées, quel que soit, nous le répétons, le microorganisme recherché, on utilise, pour s'éclairer, les divers modes de coloration par les couleurs basiques d'aniline : coloration simple, par la méthode de GRAM ou de NICOLLE, par des procédés spéciaux.

Nous allons successivement et rapidement décrire les opérations techniques se rapportant à chacun de ces trois principaux modes de coloration en en faisant l'application, à titre d'exemple, aux bactéries ci-dessus désignées dont. on l'a vu, le praticien aura le plus souvent à rechercher l'existence.

COLORATION SIMPLE. — *Recherche du Streptococcus pyogenes et du Micrococcus tetragenus.* — Le mode de groupement tout à fait spécial et si caractéristique des éléments micrococciens de chacune de ces espèces nous permet de n'avoir recours ici le plus ordinairement qu'à une coloration simple, largement suffisante pour que nous puissions établir une diagnose.

Voici donc comment nous procéderons : un des covers préparés comme il a été dit. sera saisi, par un de ses bords, entre les mors d'une pince de CORNET (voir fig. 28, p. 97). sa face positive regardant en haut (une saillie ou une œillère pratiquées sur le plat d'une des branches de la pince de CORNET sert de point de repère et permet de retrouver facilement la face qu'il importe de ne point essuyer) ; au moyen du flacon compte-gouttes (fig. 15, p. 74), on verse sur cette face de la lamelle quelques gouttes de la solution hydro-alcoolique de violet de gentiane (n° 1, p. 74) non chauffée ; on laisse en contact deux ou trois minutes, puis on lave copieusement la lamelle dans un cristallisoir rempli d'eau bien propre ; ceci fait ou bien on examine directement au microscope

la préparation encore humide, la face positive du cover
étant placée sur une gouttelette d'eau qu'on a eu soin de
déposer au centre d'une lame porte-objet, ou bien, ce qui
est préférable à tous égards, on dessèche lentement la
préparation, soit en la promenant à une assez grande distance au-dessus de la flamme d'une lampe à alcool, soit
en la déposant sur la petite table chauffante de la figure 12,
p. 67 ; la déshydratation ayant été ainsi obtenue à peu
près complète, on monte la préparation dans le baume de
Canada dissous dans le xylol, en prenant les précautions
indiquées page 80.

Après avoir mis au point, l'observateur verra très nettement, si le grossissement est suffisant (600 à 700 diamètres), des chaînettes plus ou moins longues formées
de points violets s'il s'agit de streptocoques, ou les
groupes de tétrades si caractéristiques, constitués par
quatre cocci colorés en violet et entourés par une capsule commune incolore, si l'on a affaire au *Micrococcus
tetragenus*. Ces caractères sont suffisants pour fixer
l'opinion et en recherchant la façon de se comporter de
ces deux microorganismes vis-à-vis de la méthode de
GRAM, on n'ajouterait pas grand'chose aux renseignements déjà enregistrés.

COLORATION PAR LA MÉTHODE DE GRAM OU CELLE DE
GRAM-NICOLLE. — *Mise en évidence du Staphylocoque
pyogène et du Pneumocoque de Talamon-Frænkel.* —
Nous avons eu l'occasion déjà d'insister sur l'importance
au point de vue de la diagnose différentielle de certaines
espèces bactériennes, de la réaction colorante dite de
GRAM : la méthode de cet auteur, connue depuis 1884 et
dont nous allons faire ici une première application, consiste essentiellement en ceci : les lamelles, préparées
comme nous l'avons indiqué plus haut, sont mises en

contact pendant cinq à six minutes avec la solution suivante :

Solution alcoolique saturée de violet de
    gentiane . . . . 5 cent. cubes
Eau d'aniline . . . . 100 cent. cubes

puis, après lavage à l'eau, elles sont plongées dans la solution de Lugol faible (nº 8, p. 77) pendant deux à trois minutes; elles ressortent de ce dernier liquide avec une teinte noire ou grisâtre et sont alors lavées à plusieurs reprises, jusqu'à décoloration presque complète, dans de l'alcool absolu, lavées de nouveau à l'eau et traitées pendant quelques secondes par une solution aqueuse saturée d'éosine soluble dans l'eau, cette dernière ayant pour but de recolorer le fond de la préparation, auquel l'alcool a complètement enlevé sa teinte primitive, Or, si à la suite d'un semblable traitement, les éléments anatomiques (globules de pus, cellules épithéliales, etc.) et les produits fibrillaires ou autres (mucine, fibrine, etc.) qui constituent le fond et le stroma de la préparation microscopique ont perdu, comme aussi du reste certains microorganismes, grâce au pouvoir extracteur de l'alcool, leur teinte violette plus ou moins accusée du début et apparaissent en rose (teinte fournie par l'éosine) aux yeux de l'observateur, il peut se faire cependant que quelques bactéries aient victorieusement résisté à cette action décolorante de l'alcool par l'effet d'une sorte de combinaison colorante très stable formée entre l'iode de la solution de Lugol, d'une part, et le violet du liquide aniliné, de l'autre; si, en effet, on avait fait agir directement l'alcool, avant le traitement par la solution iodo-iodurée, la décoloration se serait opérée pour ces microbes comme pour le reste de la préparation. Les bactéries qui se comportent

comme il vient d'être dit sont celles qui, suivant le
langage conventionnel de la Microbie, *prennent le
Gram*. Or, le microbe orangé et le pneumocoque appartiennent tous deux à cette catégorie et comme, dans
quelques cas, le premier pourrait être confondu, par
exemple, avec le gonocoque qui, lui, ne prend pas le
Gram et que le pneumocoque de TALAMON et FRÆNKEL
a de grands points de ressemblance morphologique avec
le pneumo-bacille de FRIEDLÆNDER, qui se décolore
après action du liquide de LUGOL, on voit qu'il sera
souvent utile, pour la mise en évidence microscopique
et la détermination spécifique de ces deux microorganismes, d'avoir recours à la méthode de GRAM en suivant la technique que nous venons d'exposer ou, mieux
encore, en utilisant cette même méthode modifiée par
NICOLLE (1895) et que l'on applique de la façon suivante :

La préparation, étalée et desséchée à la surface du
cover, au lieu d'être fixée par la chaleur (caléfaction),
l'est par l'action d'un mélange à parties égales d'alcool
absolu et d'éther, mélange dans lequel elle est rapidement plongée; on fait alors agir sur elle, pendant cinq à
six secondes, quelques gouttes de la solution colorante :

> Solution saturée de violet de gentiane
>   dans alcool à 95° . . . .   10 cent. cubes
> Eau phéniquée à 1 p. 100 . . . . .   100 cent. cubes

puis, sans lavage préalable, on la met en contact pendant cinq à six autres secondes avec le liquide de LUGOL
fort (n° 8, p. 77) renouvelé à deux ou trois reprises; la
décoloration du fond s'obtient par l'alcool-acétone (alcool
absolu additionné de 1 3 d'acétone) et sa recoloration
s'opère avec l'éosine.

Cette méthode de NICOLLE donnant des résultats plus

certains et plus nets que celle primitive de Gram doit lui être préférée.

Avec le procédé de Gram, en effet, il arrive assez fréquemment que, suivant le temps pendant lequel la préparation est restée en contact avec l'alcool, on observe de très grandes différences dans la façon de se comporter d'un même microbe vis-à-vis cet extracteur de la matière colorante, d'où d'assez fréquentes erreurs commises de bonne foi et des discordances d'opinion paraissant au premier abord inexplicables. Il est bien évident qu'au cas où l'on applique la méthode de Gram-Nicolle, non plus à des produits pathologiques, mais à des cultures microbiennes, il est absolument inutile d'avoir recours à une seconde solution colorante et de rechercher une double coloration qui ne se produirait pas.

Celle-ci, au contraire, lorsqu'il s'agit de crachats, de pus, etc., donne de très bons et très beaux résultats et lorsque, par exemple, sur le fond rose de la préparation les Staphylocoques et les Pneumocoques, apparaissent, tranchant par leur coloration violette, ils frappent plus vivement l'attention du commençant et l'intéressent davantage.

C'est pour cela que nous ne saurions trop engager les débutants à traiter par la méthode de Nicolle, avec double coloration, toute une série de produits normaux ou pathologiques qui constitueront les premiers spécimens de leur collection microbique.

Coloration par des procédés spéciaux. — *Bacille de la diphtérie de Lœffler et Bacille de la tuberculose de Koch.* — Il est quelques Bactéries qui ne se colorent que très mal ou parfois même pas du tout par les procédés ordinaires et pour lesquelles il faut avoir recours à des solutions colorantes spéciales et à une série de mani-

pulations non encore précisées. Le Bacille de la diphtérie, bien que susceptible d'être imprégné par les solutions hydro-alcooliques, n'apparaîtra nettement avec
tous ses caractères morphologiques que si on fait agir
sur la préparation qui le renferme, soit le bleu de Lœffler
soit mieux encore le bleu de Roux dont la double formule a été donnée page 76 (n° 6). On plonge le cover,
revêtu d'un mince enduit provenant de la fausse membrane suspecte, dans quelques centimètres cubes d'un
mélange constitué par 1/3 de la solution A pour 2/3 de
la solution B (voir p. 76, n° 6).

Les bacilles, courts ou longs, oui ou non enchevêtrés
les uns avec les autres, tels, en un mot, qu'ils sont
décrits page 240, apparaissent alors très fortement colorés, ce qui les distingue des autres microorganismes
coexistants, qui le sont moins; une seconde préparation
d'après la méthode de GRAM est, malgré cela, nécessaire, pour montrer qu'ils restent colorés après action du
liquide de LUGOL et de l'alcool.

Ici, nous devons formuler quelques indications complémentaires sur la façon dont doivent être recueillis
les produits pathologiques dans lesquels se rencontrent
les bacilles de LOEFFLER; leur siège habituel n'est plus,
en effet, comme pour les Bactéries précédemment signalées, dans les sécrétions bucco-pharyngiennes ou bron-
cho-pulmonaires à l'état liquide ou visqueux, c'est-à-
dire les crachats; ils se trouvent inclus dans l'épaisseur
des fausses membranes diphtéritiques ou parfois sont
adhérents au mucus pharyngien ou nasal. Il importe
donc de savoir comment on les doit recueillir le plus
aseptiquement possible, non seulement pour en faire des
préparations microscopiques, mais encore pour procéder
— ce qu'il ne faut jamais omettre dans les cas douteux —
à des cultures dissociatrices.

Les laboratoires de microbiologie publics ou privés, spécialement outillés pour ce genre de recherches adressent aujourd'hui à tout médecin ou pharmacien qui leur en fait la demande des petits nécessaires *ad hoc* renfermant tout ce qui est indispensable pour recueillir les fausses membranes et pratiquer *in situ* un premier ensemencement. Ce matériel instrumental est si peu compliqué que tout bactériologue praticien est capable de se le procurer lui-même ; il comprend en effet : de petits écouvillons que l'on fabrique en enroulant à une des extrémités d'une très mince baguette de bois de 15 à 20 centimètres de longueur un petit tampon de ouate hydrophile qui est maintenue fortement fixé par une ligature, une petite spatule de métal (le platine est celui qui convient le mieux) assez longuement emmanchée et enfin deux ou trois tubes de sérum de bœuf gélatinisé (voir p. 127).

Tout cela, bien entendu, est stérilisé à l'avance (les écouvillons étant conservés dans un tube fermé), ou flambé (la spatule) au moment de l'usage.

Si la mise en culture des fausses membranes ou du mucus suspect ne doit pas être immédiate, on se contente d'en enlever quelque peu à l'aide de l'écouvillon que l'on replace aussitôt dans son tube ; si, au contraire, on désire ensemencer de suite les tubes de sérum, on racle légèrement avec la spatule de platine les portions superficielles (c'est là surtout, nous l'avons vu, que se trouvent les bacilles spécifiques, dans les couches sous-jacentes à la surface libre) de la fausse membrane détachée de l'écouvillon, déposée dans un verre de montre ou sur une lame porte-objet et essuyée avec un morceau de papier Joseph. La spatule, ainsi chargée du produit bactérifère, sert à ensemencer par stries (trois ou quatre pour chaque tube) et successivement, sans qu'elle soit remise en contact avec la fausse membrane ou le mucus, trois tubes de sérum gélatinisé qui, aussitôt, sont placés à l'étuve à 35°; si après vingt, vingt-quatre heures au plus d'incubation, aucune colonie ne s'est développée, il y a bien des chances pour que l'on n'ait pas affaire au bacille de LŒFFLER; si, au contraire, celui-ci existe, ses colonies apparaissent hâtivement, dans les premières vingt-quatre heures, bien avant celles des autres microbes des voies aériennes et présentent, surtout dans le second et le troisième tubes ensemencés, là où elles sont plus espacées et plus grandes, les caractères à peu près typiques qui ont été signalés, page 245. Cependant, comme quelques micrococques, un surtout, celui de BRISOU, coexistant parfois avec le *Bacillus diphteriæ*, ont des colonies qui pourraient être confondues avec les précédentes, il est toujours bon et prudent de prélever une fine parcelle de la colonie objet du litige et d'en faire une préparation microscopique colorée; son examen lèvera tous les doutes.

Il est bien rare, en effet, qu'une fausse membrane diphtéritique ne renferme exclusivement que des bacilles de LŒFFLER; le plus ordinairement d'autres microbes, dont les saprophytes habituels de la bouche et du pharynx, s'y rencontrent en plus ou moins grand nombre; assez souvent aussi l'association au bacille spécifique d'autres bactéries pathogènes, comme les staphylocoques ou le streptocoque pyogènes, le pneumocoque, le colibacille, etc., imprime à la maladie un caractère de gravité variable. L'existence de ces microorganismes sera aisément décelée, soit par l'examen des préparations microscopiques, soit par l'étude attentive des colonies développées sur sérum, postérieurement à l'apparition de celles qui appartiennent au *Bacillus diphteriæ*.

Il est à peine besoin d'ajouter que l'étude bactérioscopique des fausses membranes non diphtéritiques ou de tous autres produits pathologiques du vestibule bucco-pharyngien s'opérera de même façon, en ce qui concerne la technique opératoire, que celle que nous venons d'indiquer.

Mise en évidence du Bacille de la tuberculose de Koch. — C'est pour déceler la présence dans les crachats du bacille tuberculeux de KOCH qu'il est plus particulièment indispensable d'avoir recours à une méthode de coloration spéciale et, on peut ajouter, spécifique; seul ou à peu près, en effet (il faut faire exception pour les Bacilles de la lèpre, de l'influenza, du smegma préputial et des Bacilles acido-résistants), ce microbe reste coloré après avoir été traité comme nous allons l'indiquer.

Nous devons tout d'abord aviser le lecteur que les procédés préconisés par différents auteurs pour distinguer le bacille de KOCH des autres bactéries sont, à l'heure actuelle, extrêmement nombreux et plus ou moins recommandables; nous avons déjà (p. 261), à titre de curiosité historique, signalé le procédé primitif de KOCH et nous nous bornerons à formuler ici avec quelque détail les indications techniques se rapportant à celui que nous employons couramment depuis longtemps et qui nous a toujours donné entière satisfaction; ce procédé est celui de ZIEHL-NEELSEN. Son importance et la fréquence de son emploi sont telles que nous croyons devoir, nous départissant à son sujet de la règle que nous nous sommes imposée, rééditer des préceptes dont quelques-uns sont déjà connus.

La marche à suivre pour opérer sûrement se trouve résumée dans la série de prescriptions suivantes :

1° Au moyen du fil de platine flambé déposer une parcelle très petite et la plus opaque possible de crachat sur une lamelle couvre-objet (cover); recouvrir avec une seconde lamelle et étaler la préparation en couche très mince et très uniforme; séparer alors vivement les deux lamelles l'une de l'autre;

2° Dessécher rapidement les deux lamelles à l'air libre en les agitant et avoir soin de remarquer sur quelle face se trouve la préparation étalée (face positive);

3° Saisir une des lamelles avec la pince *ad hoc* (pince Cornet), en prenant bien garde que la face positive regarde en haut, du côté du petit bouton en relief incrusté sur une des branches de la pince; passer alors trois fois la lamelle (la face positive regardant en haut) au-dessus de la flamme d'un bec Bunsen. C'est là le temps très important de la *caléfaction*, qui coagule et fixe sur la lamelle, en les homogénéisant, les matières albuminoïdes de la préparation;

4° Déposer la lamelle (la face positive toujours en haut) dans une petite capsule de porcelaine dans laquelle on aura versé au préalable un mélange de quelques centimètres cubes de solution d'acide phénique à 5 p. 100 et de quelques gouttes de solution alcoolique concentrée de fuchsine rubine ou bien encore une petite quantité de la solution de ZIEHL (n° 4, p. 76).

Chauffer la capsule au-dessus d'un bec Bunsen jusqu'à ce que quelques vapeurs apparaissent. Laisser alors la lamelle dans le bain colorant pendant environ deux minutes, puis la retirer et la laver à grande eau.

5° Verser avec précaution sur la lamelle quelques gouttes de solution aqueuse d'acide sulfurique au quart jusqu'à ce que la lamelle, après nouveau lavage dans l'eau ne présente plus qu'une très légère teinte rosée.

6° Placer alors la lamelle, pendant à peu près deux minutes, dans un verre de montre contenant une solution hydro-alcoolique de bleu de méthylène ; laver encore à grande eau ;

7° Dessécher à l'air libre ; déshydrater au-dessus du bec de Bunsen, mais un peu haut. Monter dans le baume du Canada au xylol et examiner au microscope à un grossissement d'au moins 600 à 7.0 diamètres et, mieux encore, avec un objectif à immersion homogène.

Les bacilles tuberculeux apparaîtront dès lors très nettement en rouge sur fond bleu de la préparation, les éléments anatomiques (globules de pus, cellules épithéliales) et les microorganismes autres que celui de Koch ayant été plus ou moins fortement teintés, après décoloration préalable par l'acide, par le bleu de méthylène ; le doute n'est guère possible, à moins que les bacilles de la tuberculose ne soient tellement rares que le praticien hésite à se prononcer sur le vu d'un ou de deux bâtonnets seulement. Dans ce cas, il est bon de traiter, avant une nouvelle tentative de coloration, les crachats pauvres en bacilles par une solution saturée d'acide borique et de borax (Kühne), d'opérer un mélange intime et de laisser reposer vingt-quatre heures au moins dans un verre à expérience. Spengler (1895) préconise le traitement par la pancréatine qui s'opère de la façon suivante : un mélange *aa* de crachats et d'eau tiède faiblement alcalinisée avec soude reçoit de 0 gr. 20 à 1 gramme de pancréatine et est mis à l'étuve à 30°-35° ; après deux heures, on ajoute quelques centigrammes d'acide phénique et on laisse reposer douze à vingt-quatre heures ; on peut alors procéder à l'examen microscopique. On obtient, en agissant de la sorte, la dissolution d'une partie des substances qui constituent le crachat, la répartition homogène et la concentration des bacilles par sédimentation et, enfin, une assez longue résistance aux processus de putréfaction. Nous devons dire, au reste, que les bacilles de Koch sont susceptibles de se colorer aussi bien dans des crachats putréfiés et tombés en déliquium que dans ceux desséchés depuis longtemps ; dans ce dernier cas, on opère comme il a été dit plus haut, en humectant le produit croûteux avec quelques gouttes d'eau stérilisée.

Pour terminer ce qui a trait à l'examen bactérioscopique des sécrétions pathologiques bucco-pharyngiennes ou des voies respiratoires, nous dirons que pour recueillir les produits quelque peu adhérents aux surfaces accessibles, comme celles des amygdales, des muqueuses de la bouche, du pharynx ou du nez, on s'y prendra comme nous l'avons indiqué à propos des fausses membranes, en se servant soit d'un écouvillon stérilisé soit d'une spatule de platine ou d'une pince flambée.

On agira de même pour se procurer les sécrétions ou autres productions anormales de la conjonctive oculaire et du conduit auditif externe. Les examens microscopiques, après coloration, et les mises en culture se pratiqueront en suivant les errements déjà connus ; il est donc inutile d'y insister.

B. — Analyse bactériologique des matières fécales.

L'analyse bactériologique des matières fécales est un des problèmes les plus délicats que puisse avoir à résoudre le technicien bactériologue. Les matières fécales renferment en effet, à l'état normal, un nombre considérable de germes, appartenant aux espèces les plus variées ; or ce sont le plus souvent ces mêmes germes qui vont pulluler dans les états pathologiques et il sera très difficile de savoir le rôle exact joué par eux.

D'autre part, une très grande difficulté provient de la présence dans l'intestin, aussi bien à l'état normal que pathologique, de bactéries à développement exubérant, qui, sur les milieux de culture, pullulent de telle sorte, qu'on les isole seuls au détriment des autres qui peuvent alors rester inconnues.

La technique pour la recherche des microbes dans les matières fécales est donc très délicate et devra être très rigoureuse, si l'on veut obtenir des renseignements utiles.

Nous nous contenterons d'indiquer quelques règles pour la recherche spéciale du bacille de Koch et du bacille d'Éberth.

La recherche du bacille de la tuberculose se fera suivant la méthode indiquée par STRASSBURGER. On délaie une petite quantité de matières fécales dans quelques centimètres cubes d'eau et on centrifuge rapidement pour séparer les parties les plus volumineuses. Le liquide surnageant est recueilli et dilué dans l'alcool. Après nouvelle centrifugation, on examine le culot. Dans ce but, on étale une trace de ce culot sur une lame et on colore par la méthode de Ziehl-Neelsen ci-dessus indiquée.

La recherche du bacille d'ÉBERTH est basée sur l'emploi de milieux électifs dont nous avons déjà dit quelques mots à propos du bacille d'Éberth et du coli-bacille. Trois de ces milieux se partagent les préférences des bactériologues : la gélose lactosée au krystall violet de DRIGALSKI-CONRADI, la gélose fuchsinée d'EUDO et la gélose au vert malachite de LÖFFLER.

Sur le milieu de DRIGALSKI-CONRADI. les bacilles d'Éberth apparaissent sous la forme de colonies bleues alors que les colonies de coli-bacille sont rouges ; sur milieu d'EUDO, l'Éberth donne des colonies transparentes, le coli-bacille rouges, sur milieux de Löffler des colonies vert clair.

Depuis deux ans nous poursuivons des travaux qui nécessitent la recherche fréquente des bacilles d'Éberth dans les matières fécales; nous nous sommes arrêtés au milieu d'Eupo, le plus facile à préparer et celui qui donne les meilleurs résultats.

Voici d'abord comment nous le préparons, suivant d'ailleurs le mode opératoire indiqué par Eupo (1) lui-même :

Nous ajoutons à 500 grammes de viande hachée, 1 litre d'eau, 10 grammes de peptone, 5 grammes de sel, 30 grammes de gélose; après avoir porté le mélange à l'ébullition, nous filtrons et nous ajoutons au liquide préalablement neutralisé 10 centimètres cubes de solution de bicarbonate de soude à 10 p. 100, 10 grammes de lactose chimiquement pur et 5 centimètres cubes de solution alcoolique de fuchsine. A ce moment, le milieu est coloré en rouge, mais en ajoutant 25 centimètres cubes de solution de sulfite de sodium à 10 p. 100, on le décolore à tel point que la gélose, une fois solidifiée est complètement incolore. Le milieu est réparti en tubes de 15 centimètres cubes et stérilisé à l'autoclave pendant une demi-heure.

Déjà après quinze heures de séjour à 37°, les colonies de coli commencent à rougir au centre et deviennent complètement rouges après vingt-quatre heures. Un peu plus tard, les colonies du coli sont colorées en un rouge intense avec reflet verdâtre pareil à celui que l'on observe dans les cristaux de fuchsine; les colonies de B. typhique restent pendant tout ce temps complètement incolores.

La couleur rouge des colonies de coli est due à ce

(1) S. Eupo, Ueber ein Verfahren zum Nachweis der Typhus-bacillen. *Centralbl. f. Bakt., I, origin.,* t. XXXV, n° 1, 5 nov. 1903, pp. 109-110.

fait que la fuchsine, qui est un chlorhydrate de rosaniline et qui se réduit facilement en se décolorant, par le sulfite de sodium, recouvre sa couleur en présence des acides produits par le coli-bacille.

Pour la recherche nous opérons de la façon suivante :

Les matières fécales à examiner sont diluées dans 4 ou 5 centimètres cubes d'eau physiologique stérile, de manière à ce que l'émulsion présente un léger trouble.

Une goutte de ce mélange est déposée à la surface du milieu coulé en boîte de Pétri et étalée à l'aide d'une baguette de verre plein, coudée. Nous ensemençons successivement ainsi trois boîtes, sans recharger la spatule.

Les boîtes sont placées à l'étuve à 37°, couvercle en bas, et examinées ensuite au bout de vingt-quatre heures.

Les colonies transparentes ou blanches, mais peu opaques, sont seules prélevées et ensemencées en bouillon lactosé carbonaté.

Après vingt-quatre heures de culture, tous les tubes qui ont fermenté sont rejetés; ceux qui sont restés intacts sont conservés et leur contenu est ensemencé dans les milieux suivants : gélose inclinée, gélatine inclinée, gélose glycosée au neutral-roth, lait, petit lait tournesolé de Petruchsky, eau peptonée (pour l'indol) et pomme de terre. On s'est assuré au préalable qu'il s'agit de bacilles mobiles ne prenant pas le Gram.

On fait enfin l'épreuve de l'agglutination avec un sérum typhique dont on connaît le titre et qui doit agglutiner à un taux élevé.

Toutes ces opérations se feront en même temps sur un bacille d'Éberth authentique et on n'admettra comme typhiques que les germes qui satisferont à *toutes* les réactions du bacille d'Éberth.

Il faut, en effet, se mettre en garde contre certains germes très voisins du bacille, les paratyphiques dont nous avons donné les caractères pages 575 et 576, et Le *Bacillus fœcalis alcaligenes* qui donne en petit lait tournesolé une coloration bleu vif témoignant de sa fonction alcaligène, qui donne des cultures épaisses sur pomme de terre et n'est pas agglutiné par le sérum typhique.

Il existe enfin toute une série de bacilles dits « intermédiaires » étudiés par RIMBAUD et RUBINSTEIN (1908), VALLET et RIMBAUD (1909), J. COURMONT et A. ROCHAIX (1910) très voisins du bacille d'Éberth type et qu'il est difficile de classer.

Quant aux autres bactéries de l'intestin, elles sont très difficiles à rechercher et ne présentent pas d'intérêt pour la pratique courante.

C. — VOIES GÉNITO-URINAIRES DE L'HOMME ET DE LA FEMME.

Ici encore pullulent, à l'état normal, un très grand nombre de bactéries dont la plupart sont saprophytes, mais dont quelques-unes cependant appartiennent au groupe des microbes susceptibles de pathogénisme, lorsque certaines conditions favorisantes se trouvent réalisées.

L'urètre de l'homme, même à l'état sain, renferme, dans sa partie antérieure surtout, plusieurs espèces microbiennes et celui de la femme est plus riche encore, si l'on s'en rapporte aux travaux de LUSTGARTEN et MANNABERG (1887), de LEGRAIN (1888), de CHATINIÈRE (1895), etc.

La vessie, les uretères et les reins sont, à l'état de santé, amicrobiques, ainsi que l'urine qui en provient;

31.

mais, dans bien des circonstances, ils abritent et laissent pulluler certaines bactéries dont plusieurs se trouvent être des plus nocives (staphylocoque, streptocoque, gonococque, pneumocoque, bacille d'Éberth, coli-bacille, diplo-strepto-bacille de la grippe, bacille de la tuberculose, etc.). Parmi celles-ci, il est utile de citer une espèce, le *Micrococcus ureæ*, que nous étudierons bientôt avec quelque détail, qui, d'ordinaire, est purement zymogène mais peut, en quelques cas, produire de graves lésions vésicales ou rénales.

Les organes génitaux de la femme sont, en raison de leur constitution, plus particulièrement pourvus de microbes et plus exposés aux infections. La richesse de leur flore bactérienne habituelle varie quelque peu suivant les régions : très grande à l'ouverture de la vulve, dans les replis des grandes et petites lèvres, elle s'affaiblirait singulièrement dans le vagin, d'après DODERLEIN (1895), MENGE et KRONIG (1894-1897) et deviendrait même nulle chez la femme saine bien qu'enceinte, si l'on en croit ce dernier auteur. Le gonocoque lui-même ne pourrait pas, d'après AUBERT et ERAUD, de Lyon, s'implanter sur la muqueuse vaginale et il n'y aurait pas de blennorrhagie du vagin.

Cela tient très vraisemblablement à la réaction acide du mucus vaginal, réaction que DODERLEIN croit être produite par un bacille spécial.

Il est vrai de dire qu'il n'y a pas, sur ce point, unanimité d'opinions, d'autres bactériologues dignes de créance, comme BUMM (1884), WINTER (1888), STROGANOFF (1895), ayant rencontré sur la muqueuse du vagin normal un assez grand nombre d'espèces dont plusieurs pathogènes (staphylocoques, streptocoque, coli-bacille, etc.).

Le col utérin serait très pauvre, lui aussi, en microorganismes, d'après STROGANOFF, tandis que, d'après WINTER, il en posséderait un certain nombre, surtout en état de grossesse.

L'accord est plus parfait en ce qui concerne l'utérus sain et ses annexes, qui seraient absolument aseptiques (WINTER et PERRAIRE, STRAUS et TOLEDO, 1888), comme le sont aussi les lochies normales (DODERLEIN, 1887. ARTEMIEFF, 1892).

L'étude bactérioscopique des divers produits pathologiques bactérifères provenant des voies génito-urinaires porte presque toujours soit sur des sécrétions muco-purulentes ou purulentes, soit sur l'urine et ses sédiments.

Examen bactérioscopique des sécrétions morbides des voies génitales. Recherche du gonocoque. -- Parmi les sécrétions morbides, la plus importante à tous les égards, celle au sujet de laquelle le praticien est le plus fréquemment consulté, est à coup sûr la sécrétion gonorrhéique, c'est-à-dire le pus ou le muco-pus blennorrhagique qui renferme, on le sait, un microorganisme absolument spécifique, le Gonocoque de NEISSER, dont nous avons présenté une histoire morphologique très détaillée dans notre chapitre III (page 176 et suivantes).

Le pus suspect qu'il s'agit d'examiner est, chez l'homme aussi bien que chez la femme, recueilli à l'aide d'une des pipettes longuement effilées décrite page 71 (fig. 17) ou d'une œse à extrémité recourbée en anse (fig. 26, p. 96) puis traité comme il va être dit :

1° On étale comme de coutume une très fine gouttelette de pus sur un cover ; toutefois il est à noter ici que si l'on veut conserver les rapports qui existent entre les éléments cellulaires et les microbes, il ne faut pas, comme cela se pratique d'ordinaire, frotter deux lamelles l'une contre l'autre, mais bien étaler avec précaution le pus au moyen du fil de platine, afin d'éviter de briser les globules et d'en expulser les gonocoques. C'est faute de prendre cette précaution, minime en apparence, que, bien souvent, on ne voit pas les amas intracellulaires, si importants comme élément de diagnose.

2° Placer alors une des lamelles sur sa face positive, après la dessiccation et la caléfaction classiques, au-dessus d'un bain ainsi composé :

<table>
<tr><td rowspan="5">Solution
anilinée de
Frœnkel</td><td>Huile d'aniline incolore</td><td>3 c. c.</td><td rowspan="3">5 c. c.</td></tr>
<tr><td>Alcool à 80° . . . .</td><td>7 c. c.</td></tr>
<tr><td>Eau . . . .</td><td>90 c. c.</td></tr>
<tr><td>(filtrer)</td><td></td></tr>
<tr><td>Sol. hydr. alcool. de violet de
gentiane . . . .</td><td>10 gouttes</td></tr>
</table>

et l'y laisser deux à trois minutes, à froid.

Pratiquer alors, dans l'eau, un premier examen microscopique ; on y verra les gonocoques (s'il en existe) très fortement teintés en violet et présentant leur forme asymétrique et leur disposition en amas intra ou extracellulaires si caractéristiques (V. fig. 67, 68 et 69, p. 178 et 179). Cet examen, après coloration simple, suffit le plus ordinairement pour fixer la diagnose, mais il est quelques cas douteux, plus nombreux qu'on ne croit, où il ne faut pas manquer d'avoir recours à la méthode de Gram dont nous avons ailleurs (p. 181) signalé l'extrême importance, au point de vue de la diagnose différentielle du gonocoque.

On retirera, en ce cas, de dessus la lame porte-objet le cover coloré et déjà examiné et :

3° Après l'avoir lavé à grande eau on le baignera pendant deux minutes dans le liquide de LUGOL faible (n° 8, p. 77).

4° Aspirer, en appuyant le cover par sa tranche sur du

papier joseph, l'excès de liqueur iodo-iodurée et le placer dans de l'alcool absolu jusqu'à ce que la décoloration soit complète, ce que l'on constatera en plaçant la lamelle sur un fond blanc.

5° Laver de nouveau à l'eau, jusqu'à ce que le liquide coule librement à la surface de la préparation, et faire agir sur cette dernière, pendant deux ou trois minutes, une solution aqueuse concentrée d'éosine soluble dans l'eau.

6° Déshydrater par l'alcool ou par un léger chauffage et monter dans le baume au xylol.

Malgré le nombre assez considérable de temps opératoires ci-dessus indiqués, nous estimons que toute cette série de manipulations ne prendra guère plus de vingt à vingt-cinq minutes, le temps le plus long et le seul variable comme durée étant celui de la décoloration par l'alcool. Or si, pour un simple examen de curiosité, tout ceci parait compliqué, nous pensons que lorsqu'il s'agira d'un cas douteux, le même reproche ne pourra pas être adressé à cette méthode, en réalité très simple et facile à employer.

Si maintenant, dans le pus ainsi traité, il n'existait que des gonocoques, la préparation, à un examen superficiel, apparaitra teinte, toute entière et de façon uniforme, en rose plus ou moins foncé et il faudra chercher avec grand soin pour retrouver les cocci dont un premier examen, avec la coloration simple, avait démontré l'existence. On les trouvera sûrement, mais possédant la couleur rose du fond, un peu plus accentuée cependant, en raison de leur volume moindre et de leur réfringence plus grande.

L'aspect de la préparation sera bien différent, si d'autres microbes que les gonocoques existent seuls ou coexistent avec ces derniers ; ils trancheront, pour la plupart alors (ceux qui prennent le Gram), sur le fond rosé par leur coloration violette et ne pourront pas passer inaperçus, même aux yeux de l'observateur le plus novice. On pourra constater, de la sorte, la présence des staphylocoques, du streptocoque pyogène, etc.

Des microorganismes autres que le gonocoque seront donc mis en évidence soit par l'examen microscopique après coloration, soit par des cultures sur les divers milieux nutritifs et celles notamment dites de dissociation sur gélatine ou gélose-plaques. Nous avons assez insisté précédemment sur ces diverses opérations pour ne pas y revenir.

Examen bactérioscopique de l'urine et de ses sédiments. — L'urine normale, nous l'avons vu, est aseptique ; mais dans un très grand nombre d'infections, les unes localisées à la vessie, les autres ayant leur siège dans les reins et d'autres encore généralisées, on trouve dans ce liquide d'excrétion les bactéries appartenant aux espèces les plus variées. Nous croyons inutile de passer en revue chacune d'elles prise en particulier et nous nous contenterons de dire comment on doit s'y prendre, de façon générale, pour pratiquer un examen bactérioscopique de l'urine qui les renferme.

On obtient celle-ci (l'urine), soit en la puisant directement dans la vessie au moyen d'une sonde stérilisée, ou, plus rarement, par une ponction sus-pubienne, soit en recueillant dans un récipient flambé le second jet de la miction. Il est des cas où le liquide est assez riche en microorganismes (urine purulente, ammoniacale) pour qu'il suffise d'en placer une goutte sur une lame de verre et de l'examiner au microscope après coloration, avec ou sans dessiccation préalable ; mais, le plus souvent, les microbes sont rares et il est nécessaire de favoriser leur concentration par le repos et la sédimentation dans un verre à expériences très conique ou dans un tube à essais à effilure inférieure, ou bien encore en ayant recours à un appareil centrifugeur (un petit appareil mû par l'eau d'un robinet sous pression est ordinairement suffisant). Il est particulièrement utile d'agir de la sorte, lorsqu'on soupçonne l'existence du bacille de la tuberculose de Koch, ayant donné naissance à une cystite ou à une néphrite tuberculeuse. On prélève alors, à l'aide d'une pipette ou d'une œse, une fine parcelle du sédiment et on en fait une préparation suivant les règles maintes fois exposées, en s'adressant successivement à la coloration simple, à la méthode de Gram et au procédé de Ziehl-Neelsen. Ce même sédiment servira, en outre, à instituer des cultures ou à inoculer des animaux.

Lorsqu'il s'agit en effet du bacille de Koch, il arrive assez fréquemment que l'on ne puisse déceler sa présence par l'examen microscopique et comme les cultures dissociatrices de cette bactérie sont des plus difficiles, le praticien se voit dans l'obligation de recourir aux inoculations.

On choisira de préférence le cobaye, qui constitue le réactif vivant le plus sensible au virus tuberculeux et on l'inoculera, en suivant strictement les prescriptions formulées pages 150 et 151, dans le péritoine ou sous la peau de la face interne de la cuisse, ce dernier moyen étant préférable parce qu'il permet de suivre en quelque sorte jour par jour le développement et la marche de l'infection.

« Tout cobaye, dit avec raison J. Courmont (*Précis de Bactériologie pratique*, 1907, page 478), inoculé sous la peau de la cuisse, qui présentera douze à quinze jours plus tard une induration marquée et unilatérale des ganglions inguinaux correspondants, est tuberculeux. »

Les urines, surtout chez les vieillards atteints d'hypertrophie de la prostate et que l'on est obligé de sonder fréquemment, deviennent souvent, on le sait, ammoniacales, et sont le point de départ de cystites et parfois de néphrites ascendantes dont le professeur Lépine et un de nous (G. Roux) ont démontré expérimentalement la genèse et le mécanisme (1885).

Cette fermentation anormale de l'urine et les lésions qui en découlent sont produites par les ferments ammoniacaux de l'urine et notamment le *Micrococcus ureæ* de Van Tieghem. Cette bactérie, que nous n'avons pas cru devoir placer parmi les microbes pathogènes classiques, parce qu'elle ne devient nocive que très exceptionnellement pour l'homme, mérite cependant une brève description : c'est un microcoque, vu pour la première fois par Pasteur, en 1862, bien étudié par Van Tieghem, en 1864, et dont les éléments, qui mesurent de 1 μ à 1 μ, 5 de diamètre, sont groupés en diplocoques, en tétrades et, plus fréquemment, en longues chaînettes flexueuses (d'où le nom de *Torula* donné primitivement à cette espèce par Pasteur).

Maintenus d'abord en suspension dans l'urine, au sein de laquelle ils pullulent avec une très grande activité, ces éléments micrococciens attaquent rapidement l'urée et finissent par former un sédiment blanchâtre dans lequel on les trouve mélangés avec des cristaux d'urates et de phosphate ammoniaco-magnésien. Ils se colorent très vite et très intensément par toutes les solutions hydro-alcooliques de couleurs d'aniline et sont facilement reconnaissables à leur mode de groupement en chaînettes. Comme cependant, en raison précisément de ce dernier fait, ils pourraient être confondus avec des streptocoques (la confusion sera rare néanmoins, à cause de l'odeur ammoniacale de l'urine), *il* sera bon parfois d'instituer des cultures de dissociation sur plaques de gélatine-peptone. En vingt-quatre ou quarante-huit heures, à la température du laboratoire, apparaitront alors de petites colonies arrondies, très homogènes, peu proéminentes, étalées en un disque plat, d'un blanc brillant ; on les a comparées avec raison à des gouttelettes de stéarine que l'on aurait projetées à la surface de la gélatine.

Si l'on désire affirmer plus sûrement encore la diagnose, il suffira d'ensemencer, avec une particule d'une de ces colonies, un ballon d'urine stérilisée ; la fermentation ammoniacale qui ne tardera pas à s'établir lèvera tous les doutes.

Indépendamment de cette espèce, MIQUEL a découvert et décrit sous le nom d'*Urocoques* et d'*Urobacilles* toute une série d'autres bactéries capables, elles aussi, de faire fermenter l'urée.

§ 2. — Étude bactérioscopique des produits pathologiques profondément situés.

Les produits pathologiques bactérifères dont il a été question dans le paragraphe précédent présentent ce grand avantage d'être facilement accessibles à la main de l'observateur, de pouvoir être recueillis très commodément et sans qu'on ait besoin de recourir à un traumatisme quelconque. Ils ont, d'autre part, le grave inconvénient d'être fatalement et à chaque instant pollués par les nombreux microorganismes des milieux extérieurs (air, eau, aliments, poussières, etc.) qui, venant se surajouter aux pathogènes qu'il importe surtout au praticien de mettre en évidence, compliquent singulièrement les opérations bactérioscopiques, les rendent malaisées et font que les résultats obtenus sont trop souvent obscurs ou trompeurs. Il ne saurait guère, en effet, être question ici d'asepsier ou d'antisepsier au préalable les surfaces sur lesquelles portent les investigations ; car on risquerait fort, en agissant ainsi, d'enlever ou de détruire, en même temps que les bactéries inoffensives et normales, celles que l'on a précisément pour but de découvrir et d'isoler.

Pour les produits profondément situés qu'il nous reste maintenant à étudier, les conditions sont inverses : nous avons bien des chances pour obtenir d'emblée, à l'état pur ou à peu près, les microbes pathogènes recherchés ; mais il nous faut, pour cela, pratiquer presque toujours une ouverture grande ou petite à la peau et faire abstraction des si nombreux représentants de la flore bactérienne cutanée.

Comme le revêtement tégumentaire joue, d'un autre côté, un rôle beaucoup plus considérable qu'on ne serait tenté de le penser *a priori* dans la genèse des infections même profondes, il nous a paru indispensable de consacrer ici quelques lignes à la Microbie de la peau, intéressante à tant d'égards.

Malgré son apparence d'absolue continuité et alors même qu'elle nous semble, à un examen attentif, être dans son état d'intégrité normale et posséder toutes les propriétés requises pour bien remplir son rôle de barrière vivante entre le monde extérieur et le milieu interne, la peau n'en constitue pas moins une des voies les plus étendues et les plus fréquentes de pénétration des microbes pathogènes dans l'intimité des tissus et dans le système circulatoire (sanguin et lymphatique).

Indépendamment, en effet, des minuscules érosions superficielles de l'épiderme qui ne font presque jamais défaut, en un point quelconque du revêtement cutané, chez ceux-là même qui prennent le plus grand soin de leur corps et, à plus forte raison, chez les négligents ou les travailleurs des professions manuelles sans cesse exposés à d'imperceptibles et inconscients traumas, il existe en outre, on le sait, constamment béantes à la surface du tégument, des millions et des millions de microscopiques ouvertures naturelles qui, destinées à donner issue à la sueur ou au sebum, permettent aussi malheureusement l'introduction. en maintes circonstances, de très fines particules solides et, par conséquent, de bactéries, dans l'intérieur ou des glandes sudoripares et sébacées ou des follicules pileux.

En cas de très légères et à peine apparentes excoriations ou coupures. le mécanisme de la pénétration possible des microorganismes dans l'épaisseur de l'épiderme ou du derme est des plus simples et se comprend aisément : nous citerons à titre d'exemple les inoculations positives de vaccine jennerienne (homme) ou de morve (animal) à la suite de scarifications extrêmement superficielles et pratiquées sans effusion de sang. Quant à la façon dont peut être déterminée l'infection par les ouvertures normales des glandes de la peau, il semble résulter d'observations et d'expériences nombreuses qu'un frottement plus ou moins énergique, une irritation préalable, mécanique ou autre, sont nécessaires pour que les bactéries puissent transformer en portes d'entrée des ouvertures qui. physiologiquement, ont pour exclusive fonction de favoriser la sortie de substances excrétées, liquides ou semi-solides.

On connaît, en effet, la prédilection marquée de quelques lésions cutanées (furoncles, ecthyma, intertrigo, acné, etc.) pour certaines régions du corps, plus particulièrement exposées (naturellement ou professionnellement) aux frottements réitérés ou aux irritations mécaniques (l'ecthyma des cavaliers).

La laxité anormale des tissus peut aussi favoriser l'effraction microbienne et c'est à cette cause que Rosenthal attribue l'existence assez fréquente de bactéries dans la mamelle de la femme.

Depuis les expériences classiques de Garré (1) qui, par simple frottement avec du liquide de cultures du microbe orangé, produisait sur la peau des pustules et des furoncles, des observations multiples sont venues mettre hors conteste la réalité et l'importance de ce mécanisme, dans l'étiologie des affections cutanées parasitaires et dans celle d'infections plus profondes.

Ainsi, c'est au curage du conduit auditif externe avec des objets durs et souvent malpropres qu'il faut, d'après Schimmelbusch (2), A. Maggiora et G. Gradenigo (3), attribuer l'assez grande fréquence des furoncles essentiellement douloureux de cette région de l'oreille. Ces dernières allégations nous paraissent d'autant plus justifiées que le conduit de l'oreille sécrète en abondance une matière grasse, le cérumen ; or, Roth (4) a démontré, il y a longtemps déjà, que la pénétration des microorganismes à travers la peau intacte se faisait plus facilement et plus sûrement si l'on avait soin de frotter le tégument avec un mélange de culture virulente et de graisse, tandis que, en l'absence de cette dernière, les résultats étaient incertains. Roth a pu, de la sorte, inoculer avec succès à des animaux diverses maladies nettement infectieuses et notamment le charbon bactéridien et la septicémie des souris.

(1) Garré, *Fortschritte der Medicin*, 1885. n° 6.
(2) Schimmelbusch, *Arch. f. Ohrenh.*, Bd. XXVII, 1889.
(3) A. Maggiora et G. Gradenigo, *Ann. Inst. Pasteur*, octobre 1891.
(4) Roth, *Zeitschr. f. Hygiene*, t. IV.

Ce rôle favorisant des matières grasses, ainsi prouvé expérimentalement, peut nous donner l'explication de certains faits d'observation banale ou clinique. On sait, par exemple, que les personnes à peau grossière, huileuse, sécrétant beaucoup de sebum (lequel renferme de la graisse) semblent plus prédisposées que les autres aux éruptions pustuleuses et surtout acnéiques : elles ont très souvent le visage non seulement gras, mais boutonneux.

Ne serait-ce pas aussi, peut-être, la graisse du tissu adipeux des cadavres qui, en lubréfiant presque toujours, pendant les dissections, les avant-bras et les mains des anatomistes, favoriserait chez eux la production fréquente de pustules ou pustulettes anatomiques sur ces diverses régions plus particulièrement aptes, il est vrai, à recevoir l'infection ?

Il est des cas, enfin, ou le simple dépôt de substance virulente à la surface de la peau, sans érosion ni frottement préalables, semble avoir été suffisant pour rendre l'inoculation positive. DIECKERHOFF et GRAWITZ (1) ont fourni la preuve expérimentale de la possibilité de faits semblables, en infectant des cobayes par simple onction de l'épiderme intact (2) avec le bacille de l'acné contagieuse du cheval. Il est hors de doute, d'autre part, que la peau exceptionnellement fine et délicate de certaines personnes, celle des enfants en bas âge notamment, est le siège d'éruptions d'une fréquence très anormale.

Quels que soient, au reste, les divers modes de pénétration des bactéries, pathogènes ou non, à travers le

(1) DIECKERHOFF et GRAWITZ, *Virchow's Archiv.*, t. CII. 1885.
(2) Nous ferons observer ici que du fait seul que les cobayes ont dû être rasés avant l'onction, il y a bien des chances pour que l'épiderme, dans les expériences ci-dessus, n'ait pas été histologiquement intact, bien qu'il ait pu paraître indemne, en apparence.

tégument cutané macroscopiquement intact, ce qui est et reste indéniable, c'est le fait même de cette pénétration, dont l'importance théorique et pratique ne saurait échapper à personne.

Et cette importance est d'autant plus grande que la peau représente, sans contredit, la partie du corps humain qui a le plus de chance d'être, à chaque instant et malgré toutes les précautions prises, contaminée par les germes infectants. Ceux-ci, en effet, peuvent se rencontrer dans l'air qui nous environne et nous pénètre, dans l'eau qui nous ablutionne ou nous baigne, à la surface de nos vêtements, même les plus intimes, partout, en un mot, sur les objets qui journellement se trouvent mis en contact avec nos téguments.

Ces divers objets sont théoriquement susceptibles de recevoir, d'abriter et, le cas échéant, de laisser pénétrer dans l'organisme à peu près toutes les espèces connues de bactéries oui ou non nocives.

Cependant, quelques-unes d'entre elles ont été plus spécialement rencontrées sur la peau humaine et constituent ce qu'on pourrait nommer sa *florule bactérienne*. JAMES EISENBERG en note et décrit vingt-cinq espèces dont douze pathogènes, sans compter six espèces de champignons parasites qui, n'appartenant pas au groupe des Bactériacées, ne doivent pas être étudiées, ici, malgré leur rôle prépondérant en pathologie (1).

Nous croyons devoir reproduire cette liste des microbes de la peau dressée par EISENBERG, en conservant leur division en inoffensifs et pathogènes, sous réserve toutefois de quelques observations ci-après exprimées.

Indépendamment des espèces signalées par EISENBERG,

____

(1) J. EISENBERG, *Bacteriologische Diagnostic.* etc., Léopold **Voss**. Hamburg et Leipzig, 1891.

la plupart de celles qui se rencontrent le plus fréquemment dans l'air, les poussières et même l'eau peuvent être trouvées à la surface du tégument cutané, et c'est très probablement pour ne pas faire double emploi que l'auteur allemand n'a pas indiqué dans sa liste une des plus importantes et des plus communes, le *Staphylococcus pyogenes aureus* et sa variété *albus*, nettement indiqués par MARKOFF (1894). tandis qu'il y mentionne le *Micrococcus pyosepticus* de RICHET et HÉRICOURT qui présente, il est vrai, de très grandes ressemblances morphologiques avec le staphylocoque blanc, mais s'en distingue biologiquement par des propriétés pathogéniques qui ne se manifestent qu'assez rarement.

Nous devons citer encore avec BORDONI UFFREDUZI (1886) plusieurs espèces de microcoques, dont celui qui est considéré par SEHLEN (1885) comme la principale cause de la pelade et que THIN (1885) a décrit sous le nom de *Micrococcus decalvans*; un bacille longuement filamenteux qui ressemble beaucoup au *Leptothrix epidermidis* de BIZOZZERO et aussi très probablement la *Sarcina lutea*.

MAGGIORA a. de son côté, rencontré sur la peau du corps humain, et particulièrement sur celle des pieds, un assez grand nombre de microbes saprophytes (1889).

On sait enfin qu'il est des cas où la sueur de l'homme bien portant ou malade peut être colorée, lumineuse même parfois; or, ces colorations sont dues, on en a aujourd'hui la preuve, à des microbes sécréteurs de pigments, au *Bacillus pyocyaneus*, lorsqu'elles sont bleues (SCHWARTZENBACH. AUDOUARD, 1879), au *Micrococcus hæmatodes*, lorsqu'elles sont rouges (BABÈS, 1882). Quant à leur phosphorescence, bien observée par NUESCH (1885), elle serait produite par l'un ou l'autre des bacilles phosphorescents connus.

Si nous avons énuméré avec tant de complaisance les nombreuses espèces bactériennes, nocives ou non, qui constituent la flore microbienne de la surface de notre tégument cutané, ce n'est certes pas dans l'intention de fournir au praticien les moyens de les rechercher spécialement et d'en faire l'objet d'études, assurément très intéressantes, mais d'une utilité médiocre pour l'instant. Le but poursuivi par nous est tout autre et, en démontrant, dès l'abord. combien était riche en bactéries de toutes sortes la peau humaine, nous avons simplement voulu mettre l'observateur en garde contre les difficultés qu'il aura à surmonter toutes les fois qu'il se trouvera mis en demeure de rechercher dans une lésion cutanée, sous-cutanée ou plus profonde, et cela à travers la peau, un microorganisme nettement déterminé qu'il faut obtenir à l'état de pureté et débarrassé de tous autres germes coexistants.

Ces difficultés sont vraiment très considérables, insurmontables même si l'on en croit certains auteurs. « L'asepsie absolue de la peau, dit VINAY dans son *Manuel d'asepsie* (1890), est certainement un problème insoluble quant à présent, si l'on entend par là la stérilisation complète des couches épithéliales du tégument. Dans sa profondeur, le corps muqueux de Malpighi renferme assez communément des parasites épidermicoles; il y en a toujours dans les glandes sébacées et fréquemment aussi dans la gaine externe des poils. »

Tout ceci est parfaitement exact au point de vue hygiénique et médical et ce serait en effet un leurre que de s'imaginer qu'il est possible de maintenir un certain temps une portion quelconque de la surface cutanée dépourvue de tout microbe; mais, en ce qui concerne les opérations de bactérioscopie. nous possédons les moyens d'antiseptiser la peau de façon suffisante pour faire avec

Non pathogènes	Pathogènes
Diplococcus citreus liquefaciens (UNNA-TOMMASOLI).	Streptococcus erysipelatis (FEHLEISEN).
Diplococcus flavus liquefaciens tardus (UNNA-TOMMA-SOLI).	Diplococcus du Pemphigus acutus (DEMME).
Staphylococcus viridis flavescens (GUTTMANN).	Bacille de l'érythème noueux (DEMME).
Diplococcus albicans tardus (UNNA-TOMMASOLI).	Bacille de l'infection hémorragique (TIZZONNI et GIO-VANNINI).
Ascobacillus citreus (UNNA-TOMMASOLI).	Bacillus lepræ (ARMAUER HANSEN).
Bacillus fluorescens liquefaciens minutissimus (UNNA-TOMMASOLI).	Bacillus nomæ (SCHIMMELBUSCH).
Bacterium graveolens (BORDONI-UFFREDUZZI).	Bacillus sykosiferus fœtidus (TOMMASOLI).
Bacillus Scheurlen (SCHEURLEN).	Micrococcus pyogenes tenuis (ROSENBACH).
Bacillus aureus (UNNA-TOMMASOLI).	Bacillus saprogenes II (ROSENBACH).
Bacillus spiniferus (UNNA-TOMMASOLI).	Bacillus necrophorus (LŒFFLER).
Bacillus albicans pateriformis (UNNA-TOMMASOLI),	Staphylococcus pyosepticus (HÉRICOURT et RICHET).
Bacillus epidermidis (BORDONI-UFFREDUZZI).	Bacillus parvus ovatus (LŒFFLER).
Bacillus ovatus minutissimus (UNNA-TOMMASOLI).	

sûreté nos prises de semence, imitant en cela le chirurgien qui, préalablement à toute opération sanglante, fait la toilette du revêtement tégumentaire.

Il est évident cependant que lorsqu'il s'agit de recueillir les organismes d'une lésion cutanée superficielle, sèche ou humide, plane ou saillante, il faudra bien se garder de pratiquer à l'avance un nettoyage quelconque ; on se contentera, tout au plus, d'un lavage rapide à l'éther, afin de dissoudre une partie des matières grasses. Avec une pipette ou une œse, s'il s'agit d'une surface sécrétante, on aspirera ou on prélèvera un peu de liquide qui sera ensuite utilisé, en suivant les prescriptions maintes fois formulées déjà, soit pour un examen microscopique, soit pour une mise en culture. Si la surface est sèche, on la grattera avec une petite spatule de platine et on recueillera de la sorte une série de lamelles épidermiques que l'on pourra dissocier dans quelques gouttes d'eau stérilisée déposées dans un verre de montre ; s'il s'agit enfin de vésicules ou de pustules, après avoir pulvérisé à leur surface une très petite quantité d'éther, on les ouvrira avec un fin sacrificateur flambé, en appuyant de façon à ce que la gouttelette qui en sort passe sur le plat de l'instrument sur lequel on chargera aussitôt un fil de platine ou le tube capillaire d'une pipette.

Le microbe du chancre mou, les staphylocoques ou les streptocoques des affections vésiculaires ou pustuleuses, le bacille de la séborrhée grasse de SABOURAUD (très petit bâtonnet de 1 μ de long sur 0 μ 5 de large, isolé, par deux ou en courtes chaînettes. immobile, prenant le Gram, cultivable à partir de 30° et donnant sur gélose des colonies blanches puis rosées, en mamelons coniques, pouvant atteindre jusqu'à 2 millimètres de haut), le bacille de la tuberculose. etc., seront recueillis par l'un ou l'autre des procédés ci-dessus indiqués et étudiés comme il est spécifié à chacune de leurs monographies dans le chapitre III.

Les opérations d'antisepsie de la peau commencent à devenir nécessaires lorsqu'on désire examiner bactérioscopiquement le lait de femme. Il n'est point besoin ici de traumatisme; on se contente de laver soigneusement le mamelon, d'abord avec de l'eau boriquée (40 p. 1.000), le sublimé pouvant présenter de graves inconvénients et même des dangers pour le nourrisson, puis avec de l'eau stérilisée. On fait sourdre alors le lait par pression. on le recueille dans un récipient stérilisé, on le laisse reposer un certain temps et on fait porter la série des examens sur les couches les plus profondes. Lorsqu'il s'agit de déterminer si du lait de vache, par exemple, renferme des bacilles tuberculeux, on ne peut guère s'en rapporter d'ordinaire au seul examen microscopique, qui est presque toujours négatif; et l'on doit alors, après sédimentation ou centrifugation, en inoculer une certaine quantité dans le péritoine de deux ou trois cobayes qui auront des chances de devenir tuberculeux, si le bacille de Koch existe réellement.

Nous voici enfin arrivés à l'étude des cas dans lesquels un traumatisme plus ou moins profond et grave deviendra nécessaire pour aller à la recherche des produits bactérifères. Ceci n'est plus de la compétence du pharmacien, qui, dans bien des circonstances cependant. pourra être chargé du lavage antiseptique de la peau ; aussi ne décrirons-nous avec détail que cette opération préalable, nous bornant à indiquer sommairement le but et la nature des opérations traumatisantes que le médecin seul devra pratiquer.

Par contre, il n'est pas inutile que le pharmacien sache comment seront recueillis, conservés et utilisés les divers produits provenant d'organes profondément situés et dans lesquels il peut avoir à rechercher des microorganismes pathogènes.

La toilette préparatoire du tégument cutané, quelle que soit la région sur laquelle on aura à opérer, devra se faire de la façon suivante :

1° Lavage énergique et brossage (sauf en cas d'endolorissement trop grand) à l'eau tiède et au savon ;

2° Lavage à deux ou trois reprises avec une solution fraîchement préparée de sublimé à 1 p. 1.000 ;

3° Lavage à l'alcool à 90°, puis à l'éther.

Ces divers lavages se pratiqueront de préférence avec de la ouate hydrophile, et, si un temps appréciable devait s'écouler entre la fin de la toilette et l'opération, il sera bon de recouvrir la région nettoyée avec une forte couche de ouate antiseptique (boriquée ou autre).

L'opérateur devra naturellement avoir, lui aussi, les mains en état d'asepsie aussi parfaite que possible et tous les instruments dont il se servira, comme aussi les récipients destinés à recevoir les produits à examiner, seront stérilisés.

Quant aux opérations elles-mêmes, celles qui se pratiquent le plus fréquemment sont : l'ouverture, au bistouri ou à la lancette, d'abcès sous-cutanés ou profonds ; la ponction, à l'aide d'une seringue stérilisable, de kystes, d'abcès profondément situés, de la vessie, de la plèvre, du péricarde, du poumon, de la rate, etc. ; la trépanation, après incision de la peau et des tissus sous-jacents, des divers os, notamment de ceux du crâne.

Si on a pris soin de stériliser parfaitement à l'avance les appareils de Dieulafoy ou de Potain, avec lesquels se font les ponctions thérapeutiques, on peut utiliser pour les opérations bactérioscopiques les liquides ainsi retirés sans qu'il soit nécessaire alors d'avoir recours à une première ponction exploratrice.

Ces liquides, qui peuvent être de nature très variée (pus, sérosité ordinaire ou purulente, suc d'organes, sang, urine) sont aspirés, s'il s'agit d'une incision superficielle, dans une pipette longuement effilée qui présente à sa partie supérieure, un peu au-dessous de l'ouverture munie de ouate, un étranglement qui permettra, une fois le puisage effectué, de la sceller à ses deux extrémités dans la flamme d'une lampe à alcool ou d'un bec Bunsen. Si l'on s'est servi d'une seringue, les liquides pathologiques sont, au contraire, refoulés dans un tube à essais stérilisé et bien obturé avec un bouchon de liège ou de caoutchouc. Des étiquettes indicatrices permettront de reconnaître exactement la provenance de chaque produit, s'il y en a plusieurs.

Examen bactériologique du sang. — Il est encore un liquide que le bactériologue aura assez souvent à puiser à travers la peau et plus aseptiquement que tous les autres, s'il est possible, c'est le sang.

S'il n'en faut qu'une quantité très minime, une simple piqûre à la pulpe d'un des doigts, l'index de préférence, suffira; après la toilette, faite comme nous venons de l'indiquer et de façon très stricte, une ligature (bande de toile, mouchoir, etc.) est apposée à la racine du doigt et, par un brusque coup de lancette ou d'épingle bien affilée, on fait sourdre une gouttelette qui, si la peau est bien sèche, au lieu de s'étaler, restera globuleuse et sera immédiatement aspirée au moyen d'une pipette à effilure capillaire. On recueille de la sorte un certain nombre de gouttes, en ayant bien soin que l'extrémité de la pipette ne frôle pas la peau et qu'il n'y ait pas pénétration de bulles d'air dans son intérieur. Il faut, en général, s'arranger de façon à ce que les lamelles destinées à l'examen microscopique puissent être immédiatement chargées. Le sang est étalé en couche extrêmement mince et rapidement desséché par agitation à l'air libre, tout cela avant que la coagulation ne se soit produite. De même, il est préférable que les ensemencements soient, eux aussi, pratiqués de suite.

Mais lorsqu'on veut déceler, par la culture, la présence de microbes dans le sang (bacille d'Eberth, staphylocoque, streptocoque, tétragènes, etc.) il est absolument nécessaire de puiser le sang directement dans les vaisseaux et l'on ne doit jamais se servir de sang recueilli par simple piqûre du doigt.

Les *hémocultures* ne sauraient être pratiquées selon les règles ordinaires : on se trouve en effet aux prises avec des difficultés de technique inaccoutumées qui tiennent au petit nombre de microbes que renferme le sang de l'homme au cours des septicémies et aux propriétés bactéricides du sérum. La technique la meilleure sera donc celle qui permettra d'introduire dans le milieu de culture une grande quantité de sang, sans exposer les germes présents à l'action empêchante du sérum. La technique de J. COURMONT donne d'excellents résultats. « Ensemencer un ballon contenant 300 à 500 centimètres cubes de bouillon ou d'eau peptonée avec 2 à 4 centimètres cubes de sang, puisé aseptiquement avec une seringue dans la veine au pli du coude. L'ensemencement doit être pratiqué aussitôt le sang sorti de l'organisme. Le ballon est mis alors à l'étuve à 37° et examiné au bout de vingt-quatre heures. Si, au bout de ce temps, le bouillon n'est pas trouble, il faut agiter le dépôt pour favoriser le développement des microbes, mettre de nouveau à l'étuve et examiner les jours suivants. Il est des cas, en effet, où la culture n'a pu être considérée comme positive que le dixième jour qui suivit l'ensemencement. »

Ce que nous venons de dire peut s'appliquer aux sucs d'organes (poumon, foie, rate) qui sont toujours mélangés de sang et se coagulent parfois très hâtivement. Cette prise en masse ne constitue pas, au reste, il importe de le noter, un obstacle absolu à la réussite des manipulations d'ordre bactérioscopique, mais elle les rend plus laborieuses et beaucoup moins sûres.

Pour l'examen des *exsudats séro-fibrineux*, on utilise une technique voisine de celle qu'on emploie pour l'examen du sang.

Pour l'examen direct, étaler le liquide au sortir de la plèvre ou du péritoine, *avant qu'il soit coagulé*, on en prélève une goutte que l'on répartit en couche mince, uniforme au moyen du bord rodé d'une autre lame ; on sèche à l'air, on fixe à la flamme ou par l'alcool éther ; on colore par le bleu de KÜHNE, par le GRAM, par ZIEHL-NEELSEN. L'examen direct est souvent négatif. Dans ce cas on est obligé de recourir à une méthode plus compliquée.

On peut recueillir le liquide dans un vase contenant des perles de verre stérilisées, comme le conseille MARCEL LABBÉ, dissocier ainsi le caillot au fur et à mesure qu'il se forme, puis centrifuger.

On peut utiliser la *méthode inoscopique,* imaginée par JOUSSET. On recueille le liquide par ponction en prenant les précautions les plus rigoureuses d'asepsie ; on laisse le liquide au repos jusqu'à ce que le coagulum soit formé. Dès que la coagulation est achevée, on décante le liquide en le filtrant sur une compresse stérilisée et bouillie dans de l'eau alcaline. On exprime la compresse pour chasser le sérum et pour se débarrasser de toute trace de celui-ci on lave le caillot à l'eau distillée.

On fait ensuite agir sur le caillot une sorte de suc gastrique artificiel dont voici la formule :

Pepsine.	. . . .		3 grammes.
Glycérine pure	. . . . . .	} $\overline{aa}$	10 cent. cubes
HCl à 22° Reaumur.	. . . . .	}	
Fluorure de sodium.	. . . . . .		3 cent. cubes
Eau distillée	. . . .		1.000 cent. cubes

Le caillot est mis dans un flacon de 50 centimètres cubes, à large embouchure, on y verse 20 à 30 centimètres cubes de suc gastrique artificiel ; on porte à l'étuve à 38° ; la digestion est terminée en deux à trois heures, si l'on a soin d'agiter de temps en temps le flacon ; la digestion se fait plus rapidement si celui-ci a été placé dans une étuve à 50°. On centrifuge le liquide, on décante et on prélève une parcelle du dépôt obtenu par centrifugation. On l'étale, on le fixe et on recherche les microbes (bacille de Koch, pneumocoque, staphylocoque, etc.) par les procédés de coloration usuels.

On peut enfin utiliser le procédé d'*homogénéisation du caillot* (BESANÇON, PHILIBERT et GRIFFON) ; on reçoit le caillot dans un mortier, on l'additionne de quelques gouttes de lessive de soude et d'eau distillée ; le caillot se dissout facilement, surtout si le liquide est mis au bain-marie à chaleur douce ; le caillot une fois dissous, on centrifuge et l'on examine le dépôt.

Ces deux derniers procédés peuvent s'appliquer également à l'examen du sang.

Si l'on veut faire des cultures, on procède comme lorsqu'il s'agit du sang, en se servant du milieu le plus favorable pour le développement du microbe que l'on recherche.

Quant au *liquide céphalo-rachidien* où l'on peut avoir à rechercher soit les microbes du pus, soit les divers méningocoques (de Weichselbaum, de Bonome, etc.), soit enfin le bacille de Koch, on procédera d'identique façon. L'examen de cette humeur est même beaucoup plus facile que celui des exsudats séro-fibrineux; le liquide céphalo-rachidien ne contient pas en général de fibrine et les méthodes d'inoscopie et d'homogénéisation sont inutiles.

Ces opérations bactérioscopiques, qu'il importe dès lors d'instituer pour éclairer le médecin sur la véritable nature microbienne des divers produits recueillis, se rapporteront toujours à l'un ou à l'autre et parfois même à l'ensemble des trois principaux modes d'investigation que nous avons fait connaître, à savoir : les examens microscopiques après coloration, les cultures, les inoculations aux animaux.

Le lecteur qui aura lu avec attention les précédents chapitres et notamment ceux consacrés à la technique bactérioscopique et à la monographie des principaux microbes pathogènes (chap. II et III), sera parfaitement en état, croyons-nous, sans qu'il soit nécessaire d'insister davantage, d'entreprendre avec succès cette série de manipulations.

Qu'il ne craigne pas de prodiguer son temps, ni sa peine; qu'il ait toujours présentes à la pensée les multiples causes d'erreurs qui, plus que tout autre expérimentateur, guettent le bactériologue et qu'il ne formule un avis, toujours motivé, qu'en toute conscience.

Si, malgré ses efforts, ses tâtonnements et ses laborieuses recherches, un doute subsiste dans son esprit sur la matérialité ou l'interprétation du résultat obtenu, qu'il n'hésite pas à le proclamer, en exposant avec clarté les motifs qui l'engagent à ne pas se prononcer d'une façon absolue et définitive. Ceux auxquels il s'adressera et qui presque toujours seront des médecins, savent assez, s'ils sont vraiment instruits, quelles difficultés accompagnent et paralysent trop souvent les investigations d'ordre microbique, pour ne pas apprécier à leur juste valeur les restrictions du praticien et ne pas lui en savoir gré; par contre, ils ne lui pardonneront jamais de les avoir sciemment induits en erreur.

Voici, en ce qui nous concerne, notre tâche achevée ; puisse-t-elle ne pas être totalement stérile.

Rompant avec les usages traditionnels relatifs aux ouvrages du genre de celui-ci et afin de souligner encore une fois le caractère que doit avoir ce Précis et que nous avons cherché à lui conserver de la première à la dernière ligne, nous allons, sous forme de conclusions, rappeler au pharmacien qui désire se livrer couramment aux opérations de bactérioscopie pratique, les préceptes fondamentaux auxquels il doit se conformer toujours et strictement.

CONCLUSIONS

I. — Le laboratoire ou la pièce affectée à cet usage
devra être constamment tenu dans un état d'extrême
propreté et débarrassé le plus souvent possible de toute
poussière en suspension ou stagnante; il sera, en outre,
en tout temps. copieusement approvisionné d'eau pour le
lavage des mains. des instruments, des tables, etc. ; son
éclairage naturel devra être très bon et la table spécialement destinée aux examens microscopiques sera placée
de préférence devant une large baie orientée au nord
dont le bord inférieur sera peu surélevé au-dessus du
plancher.

II. — Tous les instruments, objets de verrerie. etc..
seront renfermés dans des placards hermétiquement clos
et à l'abri de la poussière ; les produits chimiques et notamment les solutions colorantes seront, en outre, mis à
l'abri de la lumière : les acides minéraux occuperont un
compartiment spécial, éloignés des instruments métalliques (les microscopes et balances surtout). des milieux
de cultures et des autres produits chimiques.

III. — Il devra toujours. afin d'éviter toute surprise
désagréable. y avoir en quantité suffsante. dans le labo-

ratoire, des pipettes de diverses sortes et des récipients variés qui, après avoir été bien et dûment stérilisés, seront enveloppés dans du papier à filtrer scellé à la cire; de même, il existera en permanence un certain nombre de ballons de bouillon stérilisé, de tubes de gélatine-peptone (préparés soit pour l'ensemencement en strie ou en piqûre, soit pour faire des plaques fermées ou enroulées), d'agar-agar, de sérum gélatinisé, de pommes de terre, etc., également stérilisés.

Il est extrêmement important aussi d'avoir toujours prêts et sous la main des ballons ou tubes renfermant des quantités variées et exactement dosées d'eau stérilisée pour les dilutions auxquelles on a si souvent recours.

IV. — Des solutions alcooliques concentrées des couleurs basiques d'aniline les plus usuelles (violet de gentiane, bleu de méthylène, fuchsine rubine, etc.) seront préparées à l'avance et pourront être conservées un assez long temps; les solutions hydro-alcooliques ne se feront, par contre, qu'au moment de l'usage. On devra avoir aussi, mais en ayant soin de les renouveler de temps à autre, de l'eau anilinée, la solution de Lugol (liqueur iodo-iodurée), de l'eau phéniquée à 5 p. 100, etc.

V. — Quelques lames (porte-objets) et lamelles (covers) pour les examens microscopiques seront conservées prêtes à servir, dans de petits cristallisoirs fermés, après avoir été soigneusement lavées à l'eau acidulée, à l'alcool et à l'éther. On ne manquera pas de les flamber encore sur la lampe à alcool ou le bec Bunsen, immédiatement avant l'usage. — L'absolue propreté, l'asepsie même de ces lames est une condition *sine qua non* du bon résultat de certains examens microscopiques.

VI. — Avant de procéder à n'importe quelle opération

bactérioscopique (examen microscopique ; mise en culture, analyse, etc.), le praticien revêtira une longue
blouse qui protégera tous ses vêtements contre les contaminations possibles ; il ne manquera jamais de se laver
soigneusement les mains à l'eau et au savon et parfois
même, pour plus de sûreté, avec une solution de sublimé
à 1/1.000 et de l'alcool ; il fera de même, une fois les
manipulations terminées, et si celles-ci ont porté sur des
produits particulièrement dangereux (tuberculose, diphtérie, morve, charbon, etc.), il agira avec prudence en se
lavant le visage et la bouche avec une solution boriquée
à 40/1.000. Tous les instruments ou récipients ayant été
en contact avec les produits virulents ou suspects seront
rigoureusement flambés (fils de platine, pinces, ciseaux, etc.), ou détruits par le feu (pipettes, bourres de
coton, papier, etc.), ou lavés avec une solution antiseptique forte avant d'être plongés dans l'eau bouillante
(éprouvettes, tubes, ballons, capsules, verres de montre,
lames et lamelles microscopiques, etc.). L'énoncé de semblables précautions semblera peut-être à certains trop
minutieux et même puéril ; mais nous nous ferions un
cas de conscience de les passer ici sous silence, dans un
manuel spécialement destiné à des praticiens qui devront
avoir constamment souci de sauvegarder les intérêts
sanitaires de leur propre famille et des clients qu'ils
approcheront.

Les victimes des négligences ou des imprudences de
laboratoire sont, dans les laboratoires de Microbie, beaucoup plus nombreuses qu'on ne se l'imagine et nous ne
voyons pas pourquoi on ne mettrait pas en garde les
futurs bactériologues contre les dangers qu'ils pourront
courir et on ne leur enseignerait pas les moyens de s'en
préserver, alors que les hygiénistes, les administrateurs
et les industriels se font un devoir de prémunir les ou-

vriers des industries dangereuses contre les mauvaises chances qu'ils doivent fatalement courir.

VII. — Pour les mêmes raisons que celles qui viennent d'être invoquées et en vue de prévenir de grands dangers publics, le bactériologue aura toujours soin de détruire radicalement, par la chaleur de préférence, tous les produits pathologiques suspects, les cultures bactériennes, etc., qui, répandus au hasard sur le sol, dans les fosses d'aisances, dans les conduites d'évier, etc., auraient chance de contaminer l'air, les couches superficielles du sol, la nappe d'eau souterraine, les puits, les rivières, etc. et risqueraient ainsi de déterminer parfois des épidémies meurtrières.

De même, les animaux ayant servi à des inoculations seront, non enfouis dans la terre mais détruits par le feu dans un foyer quelconque, à combustion vive. Tous les grands laboratoires de bactériologie possèdent aujourd'hui, en vue de la destruction complète et sûre des substances dangereuses et des cadavres d'animaux suspects, des petits fours à incinération (1).

VIII. — Toutes les opérations de Microbie devront, autant que possible, être effectuées aussitôt après la récolte ou le prélèvement des substances à examiner, lesquelles, en tout cas, seront toujours recueillies et conservées aseptiquement, dans des récipients stérilisés.

IX. — Chaque opération sera notée, avec les détails nécessaires, séance tenante, sur un registre ou carnet *ad hoc* et des étiquettes nettement explicatives seront aussitôt apposées sur les préparations microscopiques,

---

(1) Ce qui s'est passé en 1898 à Vienne (Autriche) à propos de la peste témoigne en faveur de l'opportunité de ces prescriptions.

tubes ou ballons de cultures, etc. ; les animaux inoculés recevront, eux aussi, un signe distinctif.

Vouloir se fier à sa seule mémoire serait s'exposer à des erreurs parfois regrettables et à une confusion certaine.

X. — Il va de soi que l'entrée du local réservé aux manipulations bactériologiques doit être strictement interdite à toute personne étrangère, non accompagnée de qui de droit, et qu'aucun produit microbien dangereux ne sera confié, même momentanément, à quiconque en ignorerait la véritable nature et le réel danger.

TABLES

ALPHABÉTIQUE ET ANALYTIQUE

TABLE DES FIGURES

TABLE DES MATIÈRES

CHAPITRE II

ÉLÉMENTS DE TECHNIQUE BACTÉRIOSCOPIQUE GÉNÉRALE
LE LABORATOIRE DU MICROBISTE PRATICIEN

CHAPITRE III

HISTOIRE NATURELLE DES PRINCIPALES ESPÈCES BACTÉRIENNES

CHAPITRE IV

DES OPÉRATIONS BACTÉRIOSCOPIQUES PORTANT
SUR LES MILIEUX NATURELS

CHAPITRE V

EXAMENS BACTÉRIOSCOPIQUES DES PRODUITS PATHOLOGIQUES

TABLE ALPHABÉTIQUE

A

B

C

D

E

F

G

H

I

K

L

M

N

O

P

R

S

Sécrétions microbiennes, 32.
Sensibilisatrice, 49.
Septicémie gangréneuse (bacille
  de la), 329.
Séro-réaction, 368, 370, 372.
Sérothérapie streptococcienne, 220.
Sérum anti-diphtérique, 248, 252.
Sérum anti-tétanique, 328.
Sérum sanguin, 123.
  —   —   gélatinisé, 127.
  —   —   glycériné, 128.
Sol (analyse bactériologique du),
  522.
  — (bactéries pathogènes du),
  526.
  — (nombre des bactéries du),
  522.
Solution anilinée d'EHRLICH, 75.
  —   d'acétone, 77.
  —   phéniquée de ZIEHL, 76.
  —   de thionine, 76.
Solutions colorantes, 72, 75.
Sondes pour le prélèvement
  d'échantillons de terre, 523.
Spasmotoxine, 324.
Sphérique (type), 11, 12. 58.
Spirillaire (essaim), 22.
  —   (forme), 22.
  —   (zooglée), 22.
Spirilles, 156, 419.
Spirillum, 22, 58, 156.
  —   choleræ, 419, 491.
  —   — (diagnose du),
           434, 492.
  —   Finckleri, 430.
  —   rugula, 38.
Spirochœte, 21.
  —   pallida, 435.
  —   obermeïri, 445.
Spores bactériennes, 6, 23, 235,
           236.
  —   —   (endogènes),
           23, 24, 235,
           236.
  —   —   (exogènes),
           23.
  —   —   (technique
           de la co-

loratio[n]
       des), 291
Sporulation, 22, 24, 235.
Staphylococcus pyogenes aureus
  158, 493, 563.
Staphylococcus pyogenes aureus
  (diagnose du), 173.
Staphylococcus pyogenes albus
  174, 563.
Staphylococcus pyogenes citreus
           175.
  —   *viridis flavescens*
           565.
Staphylocoques, 19, 158.
Staphylocoque pyogène (colora-
  tion dans les crachats du), 535.
Staphylo-spirille, 22.
Stérésol, 480.
Stérilisateur à vapeur, 89, 112.
Stérilisation par chaleur sèche, 82.
  —   par filtration, 91.
  —   par vapeur sous pres-
           sion, 86.
Stimulines, 46.
Strepto-bacille, 21.
Strepto-bactérie, 21.
Streptococcies, 220.
Streptococcus erysipelatosus
           206.
  —   *lanceolatus*
           Pasteuri
           195.
  —   *pyogenes*, 206.
  —   *pyogenes bre-*
           vis, 210.
  —   *pyogenes lon-*
           gus, 210.
  —   *pyogenes* (dia-
           gnose du),
           221.
Streptocoque pyogène (coloration
  dans les crachats du), 534.
Streptocoques, 18, 158.
Strepto-spirilles, 22.
Sucrase, 38.
Support chauffant, 66, 67.
Syphilis (agent de la), 435.
  —   expérimentale, 441.

T

U

TABLE DES FIGURES

34.

2779. — Tours, imprimerie E. ARRAULT et Cⁱᵉ.